JN232318

新版 テキスト 母性看護 Ⅰ

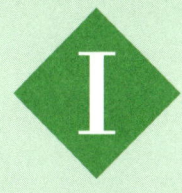

後藤節子・森田せつ子・鈴木和代・大村いづみ 編

名古屋大学出版会

まえがき

　今回，『テキスト母性看護』を全面的に改訂し新版を発行する運びとなった。初版を刊行して8年余が経過したが，この間，日本では，少子化，非婚，晩婚化がさらに進み，人口減少の時を迎えることになった。「合計特殊出生率」は2003年に平均1.29となり，現在の総人口を維持するために必要な「置換水準」（2.07前後）からは，ほど遠い数字である。少子高齢化社会が予測を上回るスピードで進んだ現状である。

　日本の周産期医療のレベルは非常に高いが，妊産婦死亡や乳幼児の死亡事故など，世界の最高水準に達しきれない課題が存在し，さらに思春期における健康問題，育児不安や児童虐待をはじめとする心の問題が存在する。このため，さまざまな取り組みが提案されるようになった。なかでも，「健やか親子21」は，21世紀の母子保健における取り組み課題を目標（値）でもって示す国民運動計画である。その中の第二の課題である「妊娠出産の安全性と快適性の調和と不妊への支援」は，周産期母子保健に深く関係し，母性看護に大いに関連するが，妊娠出産の安全性をさらに向上させるには何をすれば良いのか，妊娠出産の快適性とは何を意味しているのか，そして快適性の追求が安全性の向上と相反するのではないかという議論が続いている。

　多様なニーズを持つ妊婦・産婦に個別的に対応するには今までの産科医療では応えきれないかもしれない。しかし，実際には助産所での出産の良いところと，その現実的な危険性と問題点を調和させ，それが産科診療所や病院にも取り入れられつつある。これは，助産婦外来や母乳外来，病院内助産所（併設助産院）の考え方であり，産科オープンシステムの提案でもある。

　一方，周産期の心の問題として，大阪レポートでも産後の1～2ヶ月間が母親にとって最も不安が強い時期であると報告している。周産期の母親の生理的・心理的大転換は妊娠により引き出されてくるが，これを乗り切るには支援を受けることが不可欠であり，困難性を克服することで，子どものいる家族へと成長してゆくことになる。産褥期の特殊な心理状態も，病的なものとしてとらえるよりは，適応のための軋轢ととらえたほうが理解しやすいのかもしれない。

　これに対して，母子関係のスムーズな成立のための取り組みとして，胎内の我が子の像を具体的にイメージさせる3次元超音波画像を観て，妊婦・夫・その家族が生まれてくる新しい家族のメンバーを共通の表象像として共有することや，さらに，出産直後のカンガルーケア，母乳育児などの取り組みが始まっている。職種間の垣根をこえたネットワーク作りが水面下で進行しているといえる。また，各地において baby friendly hospital（BFH）に認定される施設も徐々にではあるが数を増し，周産期から育児期への支援のあり方のモデルを示してくれている。

　男性・女性のライフサイクルのなかに，子育てを組み込みつつ，社会がこれを全面的に支援し，子育て自体が人生の自己実現であることを，日本中のすべての人が共通認識を持つようになる時，子どもたちは健やかに育ち，それがまた私たちが住む日本社会を良くし，心豊かな未来へとつながっていくことになるように思われる。

以上のようなことを考えつつ，現在の母性看護に求められる学習内容に応えるべく，今回の新版を編集した。

　今回の新版でも初版と同じく『テキスト母性看護Ⅰ』では母性看護学への導入としての概論と共に保健を扱い，『テキスト母性看護Ⅱ』は妊婦・産婦・褥婦・新生児の基本的な看護と，それらの異常および看護を扱った。
　本書『新版 テキスト母性看護Ⅰ』は，全9章および別冊付録の関連法規を含む。
　第1章では母性看護の概念を，初版から質・量ともに大幅に増補し「次世代育成力」という概念の視点も持って解説した。
　第2章では人間の1つの性としての母性への理解を深めたうえで母性看護を学ぶために，人間の性と生殖の章とした。
　第3章は母性の特性を記述する章とし，母性の発達，さらに母性看護の基盤である母性・家庭・母子関係に対する考え方とそれらに影響する社会的・経済的環境およびその動向を学ぶ章とした。
　第4章では母性看護の変遷を歴史的に諸外国の母性看護と対比させて学び，母子保健に関する統計と，母子保健に関する法律の要点を解説し，さらに世界保健機構（WHO）を含めての母子保健事業の概要を解説した。
　第5章では健全な母性を育成するための看護として，小児・思春期・成熟期までの母性看護を述べると共に，結婚生活・家族計画の考え方を解説し，さらに近年人口の長寿化に伴う更年期・老年期女性の健康援助について解説した。
　第6章においてはヒトの生殖において常に倫理を伴う問題として提起される，健康と遺伝の問題について，近年の生殖遺伝学を理解しやすく解説した。
　以上の第2章〜第6章では母性を担う女性を取り巻く現存する諸問題については，それぞれの専門領域から最新の学問進歩を取り入れた内容とした。
　第7章〜第9章は新版で新たに設けた章である。第7章では1980年代から米国で台頭した性差医学（医療）を紹介し，第8章では過去20年間で急速に進歩し，医療技術として定着した生殖補助医療を紹介した。生殖補助医療は多くの生命倫理問題も含み，この論議には看護師を含めたあらゆる専門職の参加が求められているところである。第9章は母性看護の基本的技術をすべて紹介した。本書が看護師を目指す学生の教科書として学びやすくなると思われる。
　付録の関連法規は，今後も母性看護に関連する新しい法律の成立および改正が予測されるために，あえて別冊とし，刊行後も必要時に関連法規の稿は改めることを予定する。今回の関連法規には母子保健法などの基本的法律に加えて，近年，相次いで成立した女性のライフスタイルに関わると思われる法律，男女雇用機会均等法，育児・介護休業法，最近では男女共同参画社会基本法，DV法，児童虐待防止法なども掲載した。

　本書は看護学生を対象にしているが，産科診療所，産科外来，産科病棟の看護師の方々のレフレッシュ教育に，また実地診療に携われる医師の方々が看護師への指導として活用されることを期待している。

本書の改訂にあたり，多大なご尽力をいただいた名古屋大学出版会の神舘健司氏に感謝します。

2005 年 1 月

編者を代表して
名古屋大学医学部保健学科教授
後 藤 節 子

目　次

まえがき　i

第1章　母性看護の概念 …… 1

1.1　母性看護学とは　1

1.2　母性とは　1
A．日本における母性概念の流れ　1／B．母性概念　2／C．母性への新たな視点　4

1.3　父性とは　6
A．父子の接触時間の短さ　6／B．歴史的にみた日本の父親　7／C．ケアラーとしての父親　8

1.4　母性看護学を理解するために必要な基本概念　8
A．リプロダクティブ・ヘルス／ライツ　8／B．人間の性　12／C．セルフケア　13／D．エンパワーメント　14

1.5　健康教育　14
A．健康教育の定義と目的　15／B．健康教育とヘルスプロモーションとの関係　15／C．健康教育と行動変容　16／D．健康教育のモデル　16

1.6　看護過程　17
A．アセスメント　17／B．診断　17／C．実践　18／D．評価　18

第2章　人間の性と生殖 …… 20

2.1　性と生殖の概念と意義　20
A．セックスとジェンダー，そしてセクシュアリティ　20／B．セクシュアリティの概念　21／C．人間の性：ヒューマン・セクシュアリティの特質　22

2.2　ライフステージにおけるセクシュアリティの特徴，問題点，発達課題　23
A．胎児期　23／B．乳児期　24／C．幼児期　24／D．学童期　25／E．思春期　25／F．成熟期　26／G．更年期　27／H．老年期　28

2.3　ヒトにおける性の決定　29
A．遺伝的な性の決定　29／B．内部生殖器の性決定　30／C．外部生殖器の性決定　32／D．性成熟の性差　33／E．脳の性決定　33

2.4 生殖器の形態 35

　　A．外性器 35／B．腟 36／C．内性器 37／D．内性器の血管と神経 39／E．骨盤 40／F．乳房 40／G．男性生殖器 41

2.5 成熟期の性機能 42

　　A．視床下部・下垂体・卵巣から分泌されるホルモンの種類 42／B．月経周期におけるホルモン分泌動態 44／C．卵巣の周期的変化 46／D．子宮内膜の周期的変化 47／E．月経 48

第3章　母性の特徴 ……………………………………………… 50

3.1 身体の特徴 50

　　A．一次性徴と二次性徴 50／B．性の決定と性の分化 50／C．性的二型性の現れ 50／D．生殖腺の構成 50／E．生殖腺である卵巣の機能 51

3.2 母性の心理 52

　　A．日本における女性に対する意識の変化 52／B．母性意識の発達 52／C．母性を支えるもの 55

3.3 母性行動と母子関係 57

　　A．母性行動 57／B．母子相互作用 57

3.4 母性の健康と生活環境 58

　　A．母性とコミュニティ 58／B．母子を取り巻く社会の変化 59／C．環境汚染と母性の健康 60／D．母性と就労 62

第4章　母性看護の沿革 ………………………………………… 64

4.1 母性看護の変遷 64

　　A．諸外国における母性看護の変遷 64／B．日本における母性看護の変遷 69

4.2 母性看護に関する統計と法規 75

　　A．母性看護に関する統計 75／B．母性看護に関する法規 97

4.3 母子保健事業と母性看護 102

　　A．母子保健事業の推進体制 102／B．地域における母子保健事業の現状 103／C．母子保健活動および母性看護を提供している拠点 108／D．母子保健活動および母性看護における看護職の役割 109

第5章 健全な母性育成への看護 ……………………………………………… 111

5.1 母性看護と家族 111
A．家族に関する概念 111／B．家族の構成に注目した分類 112／C．家族はどのように変化したのか 113

5.2 思春期女性の健康 115
A．思春期とは 115／B．思春期女性の特徴 115／C．思春期の保健教育 117／D．思春期の保健対策 121

5.3 結婚に関する指導 122
A．結婚の意義 122／B．結婚をめぐる状況 122／C．結婚前後の保健指導 124

5.4 女性への暴力 126
A．女性に対する暴力とは 126／B．女性が暴力を受けやすいのはなぜか 127／C．夫・パートナーからの暴力 128／D．DVによる健康障害 128／E．性犯罪被害 129／F．暴力被害を受けた女性への支援 131／G．暴力を予防するには 131

5.5 家族計画 132
A．家族計画の定義 132／B．家族計画の歴史 133／C．妊娠を望まない時期における家族計画の条件 134／D．避妊方法の実際 134／E．家族計画と人工妊娠中絶 139／F．家族計画の今後の課題 140

5.6 更年期女性の看護 140
A．更年期の定義 140／B．身体的特徴 140／C．心理的特徴 142／D．社会的特徴 142／E．更年期女性の健康問題 142／F．更年期女性への看護 143

5.7 老年期女性の看護 145
A．老年期の定義 145／B．身体的特徴 145／C．心理的特徴 146／D．社会的特徴 147／E．セクシュアリティの特徴 147／F．老年期女性への看護 147

第6章 母子の健康と遺伝 ……………………………………………… 150

6.1 親からの遺伝子伝達 150
A．染色体の働き 150／B．染色体の構成 151／C．DNAの構造 152／D．遺伝子伝達とDNAの複製 152／E．ミトコンドリア遺伝子の伝達 153

6.2 遺伝病とこれに関与する遺伝子 154
A．遺伝子の働き 154／B．遺伝子の変異による疾患：その1 154／C．遺伝子の変異による疾患：その2 156

6.3 染色体異常　156

A．染色体異常の種類　156／B．染色体異常の原因　157／C．染色体異常の頻度　157／D．染色体異常の症状　157／E．ダウン症について　158／F．染色体異常の治療　158

6.4 遺伝カウンセリングとインフォームド・コンセント　158

A．遺伝カウンセリングとは　158／B．遺伝カウンセリングの基本と原則　158／C．遺伝カウンセリングで扱われる内容　159／D．出生前診断と遺伝カウンセリング　159／E．遺伝カウンセリングとインフォームド・コンセント　159／F．遺伝カウンセラーの資格について　160

第7章　性差医学　161

7.1 人間における性　161

A．生物学的性（セックス）とは　161／B．社会学的性（ジェンダー）とは　162

7.2 生涯健康における性差　163

A．胎生期　163／B．思春期から青年期　163／C．成人期　164／D．女性におけるメノポーズと男性におけるアンドロポーズ　164／E．老年期　165

7.3 疾患治療における性差　166

A．薬物の反応性における性差　166／B．代謝機能，ライフサイクルおよび身体活動　167／C．骨代謝および骨粗鬆症　167／D．自己免疫疾患　168／E．冠動脈疾患　170

7.4 性差医学の今後の展望　171

第8章　生殖補助医療　172

8.1 生殖補助医療総論　172

A．定義　172／B．分類　172／C．不妊治療との関係　172

8.2 生殖補助医療各論　172

A．人工授精　172／B．体外受精・胚移植　173／C．顕微授精　175／D．卵管内移植　176／E．生殖補助医療周辺技術　177

8.3 生殖補助医療の問題点　178

8.4 生殖補助医療の発展と生命倫理　178

8.5 生殖補助医療を考えるキーワード　180

8.6 生殖補助医療における新しい専門職とその役割　181

第9章 母性看護における基本的技術 …………………………………………………… 182

9.1 新生児計測 182
A．目的 182／B．必要物品 182／C．留意点 182／D．方法 182

9.2 新生児の沐浴 184
A．目的 184／B．留意点 184／C．沐浴前後の観察 186／D．沐浴の種類 186／E．方法 186

9.3 母児同室の指導 189
A．日本での母児同室 189／B．開始時期 190／C．母児同室の影響 190／D．母児異室の問題点 190／E．看護者として必要なこと 190

9.4 おむつ交換 191
A．目的 191／B．留意点 191／C．方法 191

9.5 褥婦の悪露交換 193
A．目的 193／B．観察 193／C．留意点 194／D．方法 194

9.6 乳房マッサージ 196
A．乳房の解剖 196／B．乳汁分泌のしくみ 196／C．妊娠期の乳房ケア 197／D．産褥期の乳房ケア 198／E．トラブルが生じた場合 201

9.7 産褥体操 202
A．目的 203／B．禁忌 203／C．留意点 203／D．準備 203／E．種類 203／F．進め方 203

索　引 208

第1章
母性看護の概念

1.1 母性看護学とは

　母性看護学は，母子とその家族を対象とし，健康促進・維持・回復に向けて看護を提供する。
　その対象は，次世代育成という発達課題に関し健康問題をもつすべての人間である。すなわち，現在，妊娠・分娩・産褥期にある女性と新生児を対象とするのみではなく，妊娠の有無に関わらず一生を通して，この発達課題達成のための健康問題を有するすべての女性を対象としている。
　また，次世代を育成するという発達課題は，男性においても課題であるから，性・年齢に関わらずすべての人間が対象となる。次世代育成の営みの主体は家庭であるから，家族集団も対象となる。
　母性看護学が対象とするのは，このように次世代の育成に関わる健康問題をもちながら生活している人間とその集団であり，女性の健康支援の中でも性と生殖を中心とした支援である。

1.2 母性とは

　母性という用語は，歴史を通して繰り返し語られてきた。私たちが「母性」という言葉で表現するものは，妊娠・分娩・哺乳に関わり女性固有の生理的特性を意味するものから，わが子に対する慈悲や献身といった特定の態度および感情をさすものまで多義にわたっており，母性の概念は用いる人や領域によって大きく異なる。

A．日本における母性概念の流れ

　「母性」ということばが用いられるようになったのはそれほど早い時期ではない。1911（明治44）年に『青鞜』が創刊され，ようやく女性たちは自らの，恋愛，貞操，避妊，堕胎，出産，そして母性について語りはじめる。その中心にいたのが，平塚らいてう（1886〜1971）であり，そのらいてうと共に与謝野晶子（1878〜1942），山川菊栄（1890〜1980）らが母性保護論争をたたかわせた。
　「母性」ということばはスウェーデンの思想家エレン・ケイのmoderskapの訳語（スウェーデン語，英語のmotherhood, maternityにあたる）として登場した。当初は必ずしも「母性」ということばだけでなく，「母心」「母性愛」などと併用されており，「母性」と定着したのは昭和初期になってからと沢山[1]は述べている。原語は，「母」を意味する部分に「らしさ」とか「期間」という意味の語尾部分がついたもので，「母らしさ」とか「母である期間」を意味している。舩橋[2]は，この「らしさ」とか「期間」という意味の部分に「性」という日本語をあてて「母性」ということばがつくられたと指摘している。原

語では,「母らしさ」とか「母である期間」という意味にすぎなかったことばに「性」がついた結果,「母性」という多義的な複雑な意味をもつことばとして用いられてきた。

歴史研究によると，大正時代には乳幼児死亡率が高く，母親の役割を強調し，母親の自覚を促す目的で，母性教育に関する本や母性を重視した雑誌がつぎつぎに出版された。そのような流れのなかで，1920年代には「母性愛」ということばが使われるようになり，1925（大正14）年には「母性本能」ということばが使われている。

B. 母性概念

(1) 母性の3つの側面

母性に関しては，普遍的な定義はないのが現状であるが，最も包括的な母性の捉え方として，ドイッチュ（H. Deutsch）[3]が「母性とは，社会学的・生物学的・感情的な統一体としての，母の子に対する関係を示すものである」と定義している。ドイッチュの定義に基づいて大日向は[4]，母性を「生理的・生物的側面」，「社会的・文化的側面」，「個（パーソナリティや対人関係など）に関する側面」の3つから把握することを提起している。これらはWHOの健康概念と同様に身体的・心理的・社会的の3側面から包括的に捉える考え方といえる。

(2) 社会通念としての母性観

母性の3側面を総合的に把握することが大切であるが，こうした視点が明確にされず，1つの視点から把握される母性の側面が強調されるといった状況がみられる。従来の母性に対する関心は，主として生理的・生物的側面に向けられてきた傾向がある。

たとえば母性とは,「女性が母としてもっている性質。または母たるもの」とし，また母性愛を「母親がもつ，子に対する先天的・本能的な愛情」（広辞苑）とする説明が，日常的に用いられている。ここでは，母たる性質や愛情について具体的記述がみられず，母性が先天的な特性であるという点が強調されている。

このように，社会通念としての母性観は，女性の生物的側面である出産能力に注目し，あるいはそれに価値的な解釈を追加していったものが多く，母性本能説を，いまなお人びとの脳裏に根強く存続させているものである。

(3) 広義の母性概念

ドイッチュは[3]，母性の継続期間を「受胎と共に始まり，その後の妊娠，出産，飼養，養育の生理的過程を通じて続く」と周産期，育児期に限定して捉えている。しかし，近年では，妊娠・分娩・産褥期を対象とする母性定義にかわって，思春期から更年期に至る年齢層にある女性を対象とした母性の定義を採用する傾向が認められる。その背景の一つとして，母子保健法の制定（1965（昭和40）年）がある。その第1条には「母性並びに乳幼児及び幼児の健康の保持及び増進を図るため，母子保健に関する原理を明らかにするとともに，母性並びに乳児及び幼児に対する保健指導，健康診査，医療その他の措置を講じ，もって国民保健の向上に寄与することを目的とする」と記されており，一貫した母子の健康管理をめざしている。翌年1966（昭和41）年に，同法の制定を受けて厚生省の実施要領が公示され，母子保健の対象を思春期から更年期にわたる年齢層とし，妊娠・分娩・産褥期にかぎらず，母となる可能性のある全期間を母性として把握する方向を打ち出している。

女性の出産能力を前提としつつ，それをその後の長期にわたる育児や女性のライフサイクルに及んで把握するという視点である。

◆母性概念の変遷
☆自分の子どもだけでなく，すべての子ども達や幼いもの，弱いものへの愛情と，それを貫くための理性（高良留美子，母性の解放，亜紀書房，1985）
☆自分以外のいのちに対する慈しみの心，弱い存在へのいたわり。わが子意識に限られるものではない（青木やよひ，母性とは何か，金子書房，1986）
☆包み保護する精神機能。母親も父親ももち得る（織田尚生，父性と母性，小児医学，19(1)，1986）
☆三用法①妊娠出産機能としての生物学的医学的母性，②母子間のやりとりによって母親側に形成され発達する心理的母性，③女性一般に期待される，女性の性質の核としての社会心理的母性(イデオロギー)（矢木公子，母性イデオロギー一考，城西大学短期大学部紀要(3)1，1986）
☆狭義には，母親の子に対する感情，行動，態度の背後にあって，さまざまな養育行動を喚起し，維持する機能を持つ行動—情動複合体。広義には，それを可能にするような母親の心身の条件や知識・価値体系を含む（仁平義明他，母性確立への乳児の個性の影響，母性衛生，27，1986）
☆女性が母として持っている性質。また，母たるもの（新村出編，広辞苑（第五版），岩波書店，1987）
☆子どもとの関係をつくりながら人間として育てていく能力(育児力)。父親も備えるべき性質（舘かおる，母性，原ひろ子他編，読む事典・女の世界史，新曜社，1987）
☆個性的な，具体的な，多くの母達がもっている，すばらしいさまざまな本性をすべて集めて一つとしての本質であり，神的ともいえる実存（布村一夫，中山そみ他，脇田晴子編，「母性を問う」を読む，歴史評論，1987）
☆子どもを保護しようとする傾性。健全な人格を形成しているような大人なら，誰でももっていなければならないもの（繁多進，母性はどこへ行くのか，新曜社，1988）
☆新しい生命を創造し，それを健全な個体へと育てあげていくための，女性の身体的および心理的な特性あるいは条件（村井憲男，妊娠・出産・母性—身体の変化とその意味，繁多進他編，母性，新曜社，1988）
☆母親であることを可能にしている母親の内部の，愛情を中核とした仮説的な特性。母親の行動は，たんなる義務感や役割意識だけで持続できる性質のものではなく，積極的にその行動に向かわせ，持続させる何かが母親の中に存在することを仮定させる。そこで仮定されたのが「母性」である（仁平義明，妊娠・出産・母性—こころの変化とその意味，繁多進他編，母性，新曜社，1988）
☆子どもを持つ女性(母親)が，子どもとの関係で発揮し得る育児能力（大日向雅美，母性の研究—その形成と変容の過程，伝統的母性観への反証，川島書店，1988）
☆母なる性質，生殖と子育てに関する性質（糸魚川直佑，母性のエソロジー，こころの科学，30，1990）
☆母子関係を育む力（安達倭雅子，思春期の性と母性，こころの科学，30，1990）
☆女性の男性とは異なった特別な役割，自分の体内で胎児を育て分娩し，子供が生まれた後も，抱擁や授乳，吸乳というような動作を中心として生じる強い母子相互作用によって，子供の発育に強い影響力を与え，その過程では正に母子一体としてとらえるべき機能に関連したものである（松本清一，第32回日本母性衛生学会理事長講演，母性衛生，(33)1，1992）
☆女性がもっているとされている母親としての本能や性質，また母親として子を産み育てる機能（大辞林（第3版），三省堂，1995）
☆母性とは女性の母としての状態や特質を意味する。妊娠，分娩，産褥期の女性を対象として用いる場合には，その生殖機能や哺乳能力をさし，妊産婦のみならず広く女性一般を対象として用いるときには，幼い子どもへの愛情は従来母性本能という言葉があるように，女性独自の先天的特性とされてきた，こうした概念は今なお存続している（発達心理学辞典，ミネルヴァ書房，1995）
☆女性が生まれながらにして有する母としての天分を総称して母性という。女性は自己の胎内で胎児を育て，分娩し，その生命を健全な人間として発達させるという使命を有し，そのために身体の解剖的生理的，機能的特徴と精神的特性をもっている（小倉一春発行，看護学大事典（第4版），メジカルフレンド社，1995）

C. 母性への新たな視点

(1) 母性観の再検討

母性は女性の生得的な特性であり、育児は母親となった女性に託すことが最も望ましいとする従来の認識に対して再検討の機運がおこっている。その1つとして、大日向[4]は、母性の発達的側面に注目し、その形成と発達の過程を社会的・文化的、および個別な要因(生育歴や夫婦関係)との関連のもとに検討する必要性を主張し、実証的な研究を通して、母親としての感情や行動について明らかにしている。また父親の存在に対する関心も高まりをみせはじめている。

一方、女性自身にとっても、育児不安や育児ストレスに陥る母親が増加し、子どもをかわいく思えなくなったり、育児放棄や虐待にはしる事例が社会的に問題視されてきている。こうした現象は、母性が女性に自明の特性だとする通念を再検討する必要性を示唆するものである。

(2) 母性は形成され発達変容するという視点

従来のような母性を価値的な概念として扱うことを否定するとしても、決して母親存在の重要性を否定することではない。子どもの発達環境の1つとして母親が果たす役割は非常に大きく、女性の心理発達にとって母性機能がになう意義は大きい。

母性は形成され発達変容するという視点から、その形成発達を支える条件を検討していくことが必要である。その結果から、母親以外の人びとや社会的機能が育児に参加することの必要性が明らかにされると考える。

乳幼児期の育児には女性の生理的・生得的特性が重要な役割を果たすことも否定することはできない。しかし、女性や子どもを産んだ母親だけの課題ではなく、男女共通の課題として、その発達変容が検討されていくことが必要である。

従来の母性・父性という用語は、伝統的性別役割分担という価値観を浸透させた用語でもあり、母性には産みの母と子という生物学的な関係性を強調させがちである。このような、用語のもつシンボル性から、母親・父親の役割を固定して考えさせるという感がいなめない。

原田[5]は大阪レポート(養育環境は子どもの発達にどのような影響を及ぼすかというテーマのもとにデータ検討)のなかで、母性は育つものであること、また、母親の持つ母性が発揮されるためには、適切な環境が必要であることを明らかにしている。そして、子育てにおいて母性が豊かに発揮されている母親は、①子どもとの接触経験や育児体験が多かった母親、②現実の自分自身の子どもの子育て経験を持っている母親、③夫が育児によく参加・協力する母親などに大きく影響されていることを実証した。このことは、「母性」が女性として生まれながらにもっている天分というようなものではなく、母親自身の子ども時代からの体験により育つこと、また、母親がもつ母性性が十分に発揮されるためには、適切な環境が必要であることを示している。

(3) 新たな用語、概念

1) 育児性

大日向[6]は、母性・父性という価値的概念にかえて、「育児性」という新たな概念を提起している。未来の社会を担う子どもたちの発達力を信頼し、その発達を支援する営みとして育児をとらえ、幼い生命が人間的に成長していく過程に手をさしのべることは、わが子、父と母、産む産まないといった関係性に必ずしもとらわれることなく、大人として当然になうべき役割として位置づけている。幼いもの、弱いものへの愛や共感や援助は、母親のそれに限られるべきものではなく、人間愛、両性の養育行動として論じられるべきであるという意図から「育児性」という概念を提唱している。

◆母性に関連する用語の定義

「母性愛」や「母性意識」は母親の子どもに対する関係の中から生まれる「子どもがかわいい」「子どもを産んで幸せである」というような感情を示している。また，女性の人生において子どもが重要な位置を占めていると感じる価値観を表す「母性性」や，授乳など子どもの身体的な世話行動を示す「母性行動」などの用語がある。

(1) 母性意識

心理学者の平井信義（『母性愛の研究』同文書院，1981）は母性意識の本質を「母親の子どもを思いやる心，子どもの心を汲み取る能力」と規定し，「他者への共感的理解の能力」であるとその考えを発展させた。また，子どもへの共感的理解の能力を育てるためには，子どもの頃の幼い子どもの世話体験が関連していることを明らかにした。

母性意識は一般的に，「子どもが好き」「子どもと一緒にいて楽しい」などのような，女性が子どもの存在に対して感じる肯定的な感情・期待などに注目して定義されている。

(2) 母性愛

母性愛に関する社会通念として，母親の子どもへの献身や自己犠牲は，女性であれば誰でももつ感情であり，本能であるという考え方がある。

しかし，バダンデール（『母性という神話』鈴木晶訳，筑摩書房，1991）によると，18世紀以前のヨーロッパの上流階級の子育ては，乳児は産後すぐに乳母を探して里子に出し，幼児は家で家庭教師に世話をさせ，母親は育児をしないことが一般的であった。その理由として，当時は乳幼児死亡率が高く，子どもの死に対する悲しみから自分を守るために，母親は子どもの世話を放棄することによって，子どもに愛情をもたないよう防衛したのではないかと説明した。

哲学者ルソーは，これまで親の所有物と考えられていた子どもが，過酷な労働により死においやられる現実を改善するために，子どもの幸福が親権を正当化すると述べ，子どもを守るために親の世話と援助が必要であると主張した。ルソーの出現により母親は，これまで軽視していた家事や育児という家庭の仕事が重要であるという価値観を得て，良い母親であることが女性の価値であるという意識改革が進んだ。19世紀には，子どもの授乳もしつけも女性の重要な責務と考えられるようになった。子どもとの接触，世話行動を通して，女性は子どもに対する愛情を感じるようになり，「母性愛」という認識が定着したと考えられる。

2) 養護性

小島[7]は，「養護性」について，相手の健全な発達を促進するために用いられる共感性と技能と定義している。ここでの相手として子どもが含まれるのは当然であるが，老人や病人，障害を持つ人びとに加えて，一時的に身体的・心理的な有能性を失っている人も，そして動植物も，養護性が発揮される対象と考えられている。いわば，生きとし生けるものに対する慈しみと育みの心と行為が，養護性の本質なのである。

3) 親性

汐見[8]は，子どもには相反する二つの欲求があると述べ，一つは不快や不安状況があるときに，それを共感して受けとめてくれ，いつでも安心や快状態に戻してほしいという欲求であり，これを受容＝安心欲求と呼び，二つめは鎮静した状態に長くいるときに精神の興奮を求めるような欲求であり，これを興奮欲求と呼んでいる。通常，受容＝安心欲求を満たすのが母親で，その能力や態度を「母性」，それに対して，興奮欲求を満たすのが父親で，その能力や態度を「父性」ととらえている。このような子どもの欲求を，両親双方が形式的に分業すればよいというわけではなく，二つの欲求をうまく満たしてやることが親の役割であることを了解しあっておくことが重要である。こうした考えを，「母性」，「父性」という代わりに，「親性」，「両親性」と言っている。

このように，父親も母親も区別なく，親であることとその立場を自覚し，その役割を遂行することを強調することが，より積極的な意味をもちうる。

4）次世代育成力

原[9]は「母性は女性のみに備わった本能だ」という説を否定し，「母性」に代えて「次世代育成力＝男女ともに次の世代を産み育てる能力」という言葉を提唱している。

父親や，父母以外の人でも，新生児や乳幼児に対して心から深く関わる場合には，その愛情を糧として子どもは育つし，父親や父母以外の人が自らの心の中で愛情を培うことができる。母親も愛情を心に培う必要があり，その愛情によって育っていくのであるが，このことを「女性＝母性」に限定しない。「次世代育成力」という言葉には「男性による」とか，「女性による」という対立を越えて，人々が共に生きていこう，そしてさらに次世代へものごとを引き継ごうという願いがこめられている。なお「次世代育成力」という言葉は，親が子どもを育てるという家族の枠を包含するのみでなく，家族を越えた人と人との絆のなかで子どもが育つという現象も含まれる。世代から世代への継承に際して，男であるか女であるかが状況への参加に対する決定的分かれ目になるといったことのない社会を構築しつつ，ヒトが一人ひとり自らの心と体を大切にしていきたいとの願いを，「次世代育成力」という言葉にこめている。

1.3 父性とは

今，父親は一種のブームである。父親の子育て実践記が多く出版されている。なかでも母子手帳ならぬ『父子手帳』（汐見・長坂・山崎著，1994）も刊行され，父親の育児誌まで登場した。東京都や相模原市など，いろいろな自治体が，父親の育児を勧めるパンフレットを配布している。地域においても「親父の会」がつくられはじめている。しかし，日本の父親は育児に関わるようになってきているのだろうか。父性の概念については，広辞苑では「男性が父として持つ性質，また父なるもの」とあるが，父なるものとはどのような意味をもつのか，現実には夫性や父性に関する研究，概念についても未整理のままである。

ここでは，日本の父親の実態から，歴史的な父親像の変遷を踏まえ，父性を考えてみる。

A．父子の接触時間の短さ

1986年に総務庁が実施した「子供と父親に関する国際比較調査」をみると，日本の父親は，米国や旧西ドイツと比べて，子どもにかかわる時間が非常に短いことがわかった。平均では37.4％，休日でさえ16.1％の父親が，子どもに直接にかかわる時間をほとんどもっておらず，休日の平均接触時間が1時間32分，平日の平均接触時間は36分と，3か国のなかで最も短い。

次に，文部省が日本女子社会教育会に委託し1994年に実施した「家庭教育に関する国際比較調査」では父子の接触時間は，日本の父親が子どもと共に過ごす時間は，平均3.32時間，他の5か国に比べて最も短く，母親と父親の落差は韓国に次いで非常に大きい（表1-3-1）。現代日本の子育てシステムが，「父子関係の希薄さ」と「性

表1-3-1 子どもと一緒に過ごす時間（平均）

(時間)

	父親	母親	母親と父親の差
日　　　本	3.32	7.44	4.12
韓　　　国	3.62	8.40	4.78
タ　　　イ	6.00	8.06	2.06
ア メ リ カ	4.88	7.57	2.69
イ ギ リ ス	4.75	7.52	2.77
スウェーデン	3.64	6.49	2.85

注：各国とも0～12歳の子どもと同居している親1000人に対して，平日どのくらい一緒にすごしているか（睡眠時間は除く）を聞いた結果の報告。
出典：日本女子社会教育，家庭教育に関する国際比較報告書，1995．

別役割分業の強さ」を物語っている。その背景には，父親たちの企業社会へのまきこまれが考えられる。

B．歴史的にみた日本の父親
　　　（表 1-3-2）

　歴史的にみて，日本の父親は子育てに直接関わることが希薄だったのであろうか。

(1) 父親が子どもをそだてた時代

　太田[12]は，下級武士であった楠瀬大枝の日記『ひうち袋』（1809～35）を資料としながら，子どもの教育に心を砕く父親の姿を紹介している。太田は，江戸時代の子育てと親子の関係を『父親が子どもを育てた時代』と述べている。また，小嶋[7]は，渡部勝之助と平太夫の間で交わされた『桑名日記・柏崎日記』（1839～48）から，父親と祖父による情愛あふれる子育て・孫育ての様子を伝えている。多産多死の時代の子育ては，父親も母親も近くの大人たちも性別にとらわれずに協力し合っていたのではないかと思われる。このような，教育史の知見をみると，日本の父親は決して昔から子育てにおいて間接的な役割を担ってきたのではなく，むしろ歴史的には直接的な父子のかかわりは豊富であったと言える。

(2) 近代的な性別役割分業育児の成立

　子どもを直接に世話し教育する家長としての父親像は，明治以降の近代化・産業化と学校教育制度の整備に伴って，変容していった。小山[13]は「公教育制度の成立は子どもの社会化のありようを一変させ，子どもは次第に学校に囲い込まれていった」と述べている。ここでは二つの変容が進行し，第一は，子どもの教育が学校化するにつれて家庭がその下請機関化した。第二は，家庭教育の主体が父親から母親に移行したことである。それまでは子どもの教育という大事は女に任せておけない男の仕事であったが，子どもの教育を果たすことができる賢い母親をつくりだすことが目指された。

　高度経済成長期から，子どもの責任はもっぱら母親に向けられ，女性は男性と異なり，子どもを育てるにふさわしい特性を生来そなえていると思いこむ母性神話は，この時期に広がり，父親を育児から疎遠にしていった。

表1-3-2　母親像・父親像の変遷と研究動向

時　期	母親像・父親像（理念）	研　究　動　向
江戸時代	（父親が子どもを教育した時代）	
明治期後半～大正，昭和前期	「教育する」母親像の登場（都市新中間層） 育児からの父親の疎外	
戦後高度経済成長期	「教育する」母親像の大衆化	西欧の科学的育児法による啓蒙
1970年代	母性強調，母性抑圧の時代 3歳児神話の隆盛期	母性強調の心理学・教育学・社会学
1980年代	専業母・母性神話への懐疑と抵抗の時代 女性による「子どもも仕事も」（女性の孤軍奮闘）	女性学の成立
1990年代	父親の再発見の時代 父親と母親（両親）による共同育児の時代 男女による「男も女も，家庭も仕事も」	男性学の登場 ジェンダー研究の進展 心理学・教育学・社会学における父親研究の増加

出典：文献11)．

(3) 性別役割分業育児と父親への注目

性別役割分業育児はいろいろな問題をはらんでいた。専業主婦の育児の苦しさは，育児ノイローゼ，さらには子どもへの虐待などの形としておこった。このようななかで父親を待望する世論がたかまってきた。柏木[18]によれば，1970年代から世界的に父親研究がすすめられてきたが，日本では80年代後半から少しずつされてきており，父親の直接的な育児参加は乳幼児の発達にプラス面があることが，牧野ら[14]によって実証された。しかし，問題なのは，父親の過度の強調である。父親の育児は，親として当然のこととして遂行されるべきで，母親にない特別な力を父親に期待をするのは，行き過ぎであろう。

C．ケアラーとしての父親

EU（ヨーロッパ連合）では，EU社会政策のアイデアを広く求めるためにヨーロッパ委員会の官僚機構のもとに各国専門家ネットワークが多数組織された。その1つに「保育ネットワーク」があり，1986年から1996年まで11年間にわたって，数種の報告書を刊行した。そのなかに，男性の子育て参加促進についての研究報告がある。

EU保育ネットワーク報告書によれば，男女が，教育，職業，家庭，余暇，政治など社会生活のあらゆる領域で平等な機会をもち，責任を分かち合うことが，平等社会の実現にとって大切である。そのなかで，男性が子育てを女性と分かち合う場所として，第1に家庭，第2に保育職における男性保育者を取り上げている。それを「ケアラーとしての男性」（men as carers）と呼んでいる。男性保育者は，女性と協力しながら対等に幼い子どものケアをする「新しい男性像」を子どもたちに提供する。舩橋[10]は北欧諸国の研究から，父親・母親を問わず親というものの子どもに対する基本的役割として，①扶養（provider），②社会化（socializer），③世話（carer）を述べている。

このように，父親・母親といった性別にとらわれず，「親」の役割を両性が果たすと考えるならば，今後，ますます多様化するであろう家族のあり方を考える時，混乱は少ないと思われる。

1.4 母性看護学を理解するために必要な基本概念

A．リプロダクティブ・ヘルス/ライツ（性と生殖に関する健康と権利）（Reproductive Health/Rights）

生涯を通して健康に生きることは誰でも願っている。リプロダクティブ・ヘルス/ライツは，1990年にWHOによって提唱され，1994年のカイロで開催された国連の国際人口開発会議（カイロ会議）において採択された概念である。

日本では，「性と生殖に関する健康と権利」と訳されており，これは日本国憲法の基本的人権として規定されている幸福を追求する権利（13条）の一つといえよう。

リプロダクティブ・ヘルス/ライツは単なる家族計画や母子保健ではなく，性に関する健康や女性に対する暴力まで含む広い概念であり，具体的なサービスをも意味する。

2015年までに誰もがリプロダクティブ・ヘルス/ライツに関する情報とサービスを受けることができるようにすることを180カ国が合意した。

(1)「女性の健康と権利」といわれる理由

リプロダクティブ・ヘルス/ライツは両性にかかわることであるが，特に女性にとって重要である。その理由として芦野[19]は以下のものを挙げている。①妊娠，出産，人工妊娠中絶を行うのは女性だけである。②世界的にも避妊は多くの場合女性が行っており，従って副作用によ

るリスクを負うのはほとんど女性である。③女性は生殖器が体内にあり，性感染症，HIV/エイズの症状なども一般的に女性の方が深刻である。④女性の健康は子どもの健康にも直接的な影響を及ぼす。⑤女性には，ジェンダーによる様々な差別や不公平がある。

(2) リプロダクティブ・ヘルス/ライツの意味

リプロダクティブ・ヘルスとは，生殖システムおよびその機能とプロセスにかかわるすべての事象において単に病気や障害がないということではなく，身体的・精神的・社会的に完全に良好な状態（well-being）にあることをいう。

すなわち，①人々が安全で満足のいく性生活を営めること，②人々が子どもを産む可能性を持つこと，③人々がいつ何人産むか産まないかを決める自由を持つこと，である。

上記③の「自由」を行使するのは次の権利が含まれる。①男女とも自分が選んだ家族計画の方法と，その他の合法的な出生調節の方法について情報と手段を入手する権利。家族計画の方法は安全で効果があり支払い可能な利用しやすいものであること。②女性が安全に妊娠・出産できるよう，またカップルが健康な乳児をもてるよう適切なヘルスケア・サービスを受ける権利。

(3) リプロダクティブ・ライツの意味

すべてのカップルと個人の基本的権利で，各国の法律や国際文書で認められた人権のなかに含まれる。次のような内容を意味する。

①すべてのカップルと個人が自由にまた責任をもって子どもの数と産む時期，産む間隔を決めること。②そのために必要な情報と手段を入手すること。③性と生殖に関する最良の健康を得ること。人には，差別や強制や暴力を受けず自由に産むか産まないかを決める権利がある。

(4) リプロダクティブ・ヘルス/ライツの歴史

女性の人権の推進の取り組みは，国連の中で1968年テヘランで開催された国際人権会議であった。ここでは「女性の地位向上のための統一的長期国連計画を含む現代社会における女性の権利推進のための方策」が決議された。

1975年メキシコでの第1回世界女性会議，それに続く10年間を国連婦人年（1976～85）とし，1979年には国連総会で女性差別撤廃条約が150カ国以上批准した。この条約において，男女平等をもとに，教育や雇用，経済的社会的給付，ヘルスケア，国籍，投票，法的能力，結婚の権利という多数の人権が保障された。

第2回，3回世界女性会議がコペンハーゲン（1980），ナイロビ（1985）で開催され，女性のための平等達成が強く支持された。

1994年カイロで開催された国際人口開発会議（通称カイロ会議）では，人口問題を人口の量だけではなく，個人，ことに女性の権利を尊重するという立場から議論され，2015年までに誰もがリプロダクティブ・ヘルスに関する質の高い情報とサービスを利用できるようにするという目標に関して180カ国が行動計画を採択した。

1995年北京で第4回世界女性会議が開かれ行動要領が採択された。

日本ではこれらの動きを受けて1996年に「男女共同参画2000年プラン」にリプロダクティブ・ヘルス/ライツの普及を盛り込んでいる。

1999年には「男女共同参画社会基本法」が施行された。

(5) リプロダクティブ・ヘルス/ライツの現状（世界人口白書，2002による）

「開発途上の世界では健康の最大の敵は貧困である」とコフィ・アナン国連事務総長の，2001年の世界保健会議でのあいさつがある。

貧しい人々は，裕福な人々よりも病気にかかりやすい。また，ヘルスケアの利用手段が少な

く，仮に利用できたとしてもそのサービスは質の低いものである。彼らのニーズに対応していない。後開発途上国（国連の基準による）では，平均寿命はわずか49年であり，10人の子どものうち1人は，最初の誕生日まで生きられない。これと対照的に，高所得国では平均寿命は77年であり，乳児死亡率は，出生1000人に対し6人である。

1）負担の状況

不健康による負担，特に出産可能な女性への負担の多くは，性と生殖に関係している。その比率は開発途上国全体では20％以上，サハラ以南では40％以上となっている。

2）妊産婦死亡率

いかなる国でも，出産時の死亡は豊かな女性よりも貧しい女性の間ではるかに多い。妊産婦死亡率は，一般的に用いられる他のどの指標よりも貧富の格差が大きい。

開発途上国で妊娠する女性は，先進国の女性よりも，80倍から600倍も高い妊産婦死亡のリスクに直面している。

女性がその生涯で妊娠・出産が原因（妊娠・出産，および関連する合併症）で死亡するリスクは，以下の通りである。

- アフリカでは，19人に1人
- アジアでは，132人に1人
- ラテンアメリカでは，188人に1人

毎年，50万人の女性が，妊娠・出産が原因で死亡している。またその数の何倍もの女性が，妊娠・出産に付随した病気や障害で苦しんでいる。これらの死亡の99％は，開発途上国で起きている。

3）HIV/エイズ（ヒト免疫不全ウイルスおよび後天性免疫不全症候群）

性と生殖に関する病気の中で最も死亡率が高く，最も急速に広まっている。現在，平均して毎日1万4000人の男性，女性，そして子どもが感染している。サハラ以南のアフリカでは死因の第1位であり，世界全体でも死因の4位である。

HIVは，感染している母親から子どもに胎内感染することもある。HIVに感染している母親の3分の1が，このようにして子どもに感染している。

4）女性の性器切除手術（世界人口白書，1995による）

世界で8000万人の女性がこの処置を受けていると予測されている。これは主に東西アフリカとアラビア半島の一部の約49か国においてさまざまな形態で行われている。国際人口開発会議ではその行動計画において，女性の性器切除は基本的人権を侵害し，女性の健康を生涯にわたって脅かすものであるとして，これを排除することを国際社会に呼びかけている。

5）女性と女児に対する暴力（表1-4-1）

世界中で女児，女性が身体的・心理的・性的暴力の対象になっている。1990年代になり，国

表1-4-1　女性の生涯を通じたジェンダーにもとづく暴力

時　期	暴力の種類
出産前	性選別による中絶，妊娠期間中の暴力，強要された妊娠（戦時下のレイプ）
乳幼児期	女児殺し，感情的・身体的虐待，食物や医療ケアへのアクセスに関する差別
子ども時代	性器切除，近親姦および性的虐待，食物や医療ケアや教育へのアクセスに関する差別，児童売春
思春期	デート中や求愛時の暴力，経済的に強要された性行為，職場での性的虐待，レイプ，性的いやがらせ，強制的な性産業従事
妊娠・出産期	親密な関係にあるパートナーによる女性の虐待，夫によるレイプ，ダウリー[1]に関連した虐待と殺人，パートナーによる殺人，心理的虐待，職場での性的虐待，性的いやがらせ，レイプ，障害のある女性の虐待
老年期	夫に先立たれた妻に対する虐待，ほとんどの場合女性に対して行われる老人虐待

注1：インドでは，特にヒンズー教では結婚の時に，新婦に対し夫の側から莫大な結納金・結納品を要求することがある。ダウリーが少ないと，夫や家族が新婦を虐待することなどがある。

出典：L. Heise, Violence Against Women : The Hidden Health Burden, World Bank Discussion Paper, Washington D.C, The World Bank, 1994.

際的に多くの子どもたちが買春(かいしゅん)やポルノ(もっぱら性的刺激をもたらすことを目的としてつくられた写真や絵,映像,文章),人身売買の被害を受けていることが明らかになり,アジアだけでも100万人いることがわかった。

甲斐田[20]は『立ち上がる世界の子どもたち』の中で人間として誇りを失ってしまうような残酷な扱いを受けている子どもたちを紹介し,そんな困難を体験したり生活をしたりしている子ども達であっても同情を求めているわけではなく,自分達でそれらを解決し,奪われた権利をとりもどしたいと考えていることを指摘している。

また,世界中で起こっている子どもの権利の侵害をなくしていくためには,社会のなかで,①家庭や地域でも子どもの意見は尊重されなければならない,②子どもは意見を聞く人がいれば,意見がいえるようになる,③子どもと大人のパートナーを築くことが大切である,と述べ,子どもはからだは小さくても,大人と同じように人格と尊厳をもつ人間であることを述べている。

(6) ライフサイクルからみたリプロダクティブ・ヘルス（図1-4-1, 1-4-2）

女性の生涯において,誕生から死に至るまで,性と生殖に関する健康問題は様々な形で現れてくる。女性に焦点があてられているのは,生物的性差のため,月経や妊娠,出産,子宮筋腫,乳癌など,女性特有の身体の変化や病気があるからである。女性の病気の5分の1は妊娠・出産が原因で起きている。このような疾病の特徴は男性には認められない。さらに,ジェンダー意識が現存している現在,女性の身体が,女性自身の意思決定ではなく,男性の意思決定にいかにゆだねられているかを表している。

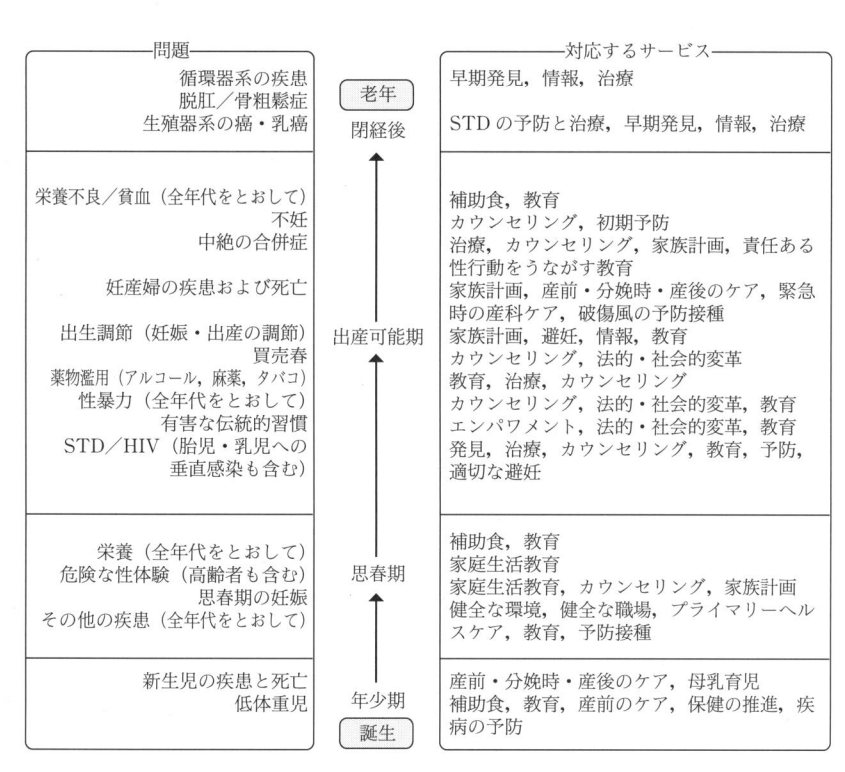

問題		対応するサービス
循環器系の疾患 脱肛／骨粗鬆症 生殖器系の癌・乳癌	老年 閉経後	早期発見,情報,治療 STDの予防と治療,早期発見,情報,治療
栄養不良／貧血（全年代をとおして） 不妊 中絶の合併症 妊産婦の疾患および死亡 出生調節（妊娠・出産の調節） 買売春 薬物濫用（アルコール,麻薬,タバコ） 性暴力（全年代をとおして） 有害な伝統的習慣 STD／HIV（胎児・乳児への垂直感染も含む）	出産可能期	補助食,教育 カウンセリング,初期予防 治療,カウンセリング,家族計画,責任ある性行動をうながす教育 家族計画,産前・分娩時・産後のケア,緊急時の産科ケア,破傷風の予防接種 家族計画,避妊,情報,教育 カウンセリング,法的・社会的変革 教育,治療,カウンセリング カウンセリング,法的・社会的変革,教育 エンパワメント,法的・社会的変革,教育 発見,治療,カウンセリング,教育,予防,適切な避妊
栄養（全年代をとおして） 危険な性体験（高齢者も含む） 思春期の妊娠 その他の疾患（全年代をとおして）	思春期	補助食,教育 家庭生活教育 家庭生活教育,カウンセリング,家族計画 健全な環境,健全な職場,プライマリーヘルスケア,教育,予防接種
新生児の疾患と死亡 低体重児	年少期 誕生	産前・分娩時・産後のケア,母乳育児 補助食,教育,産前のケア,保健の推進,疾病の予防

図1-4-1　ライフサイクルからみたリプロダクティブ・ヘルス
出典：世界人口白書,国連人口基金,1995.

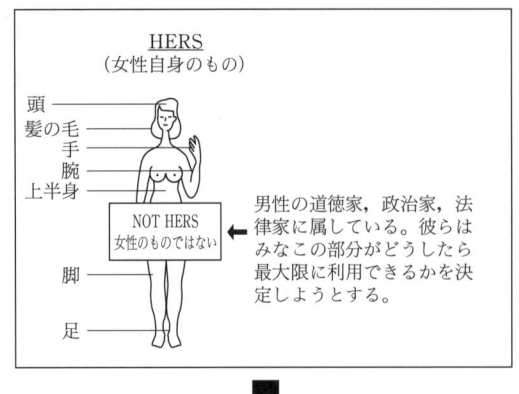

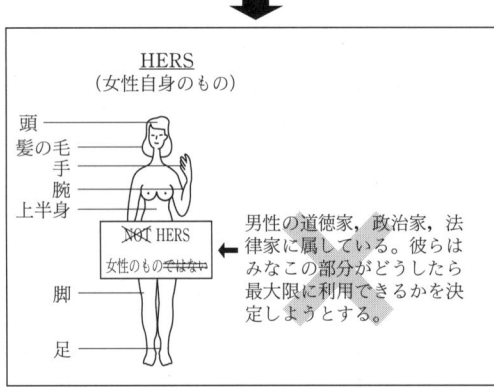

図1-4-2 女性の身体は誰のものか？
出典：芦野由利子，女性のライフサイクルと性・健康・権利，日本家族計画協会，1997（IPPF事務局次長 Dr. Pramilla Senanayake 提供の図より一部改変）．

B．人間の性

(1) セクシュアリティ (sexuality)

性には，オス，メス，人間では男性，女性という生殖を目的とした生物的な性（セックス，sex）と男らしさ，女らしさといった性差・性役割を含んだ心理・社会的な性（ジェンダー，gender）がある．

日本語の性ということばにはセックスとジェンダーという両方の意味が含まれておりきわめてあいまいである．女性の問題をとらえ直すためにはセックスとジェンダーを区別することが必要である．これらの訳語として，「性」をあてるのは不適当である．セックスまたはジェンダーとそのまま用いるか，「生物学的性」または「文化・社会的性」というように，その意味を限定して用いる必要がある．

セクシュアリティは，セックスとジェンダーの両面を含む性的存在としてのあり方全体を指し，人間の性を示す概念であり，米国の性教育学者のカルデローン（M. S. Calderon）によって提唱された概念である．男女や親子の心の結びつきなどの人間関係のすべてを含む，性に関する広い概念である．

人間の性は大脳辺縁系にしくまれた性本能より，発達した大脳新皮質系における生後の学習によって，性意識や性行動の内容が方向づけられる．これを「可塑性」という．従って，人間の性は，動物のようにステレオタイプの性行動をとるのではなく，学習内容に応じた多様な道を選ぶことができるようになった．これを「多面性」という．さらに，人間の性は単に性ホルモンの作用による生理的な次元だけで性の営みが行われるのではなく，心理面や社会面の諸条件と絡み合って性意識や性行動の内容が決定される．これらを「多次元性」という．

このように，人間の性は生後の学習により，その人の精神構造，パーソナリティ（人格）と深く結びついて，方向性や内容がつくられていく点に特徴がある．

(2) ジェンダー (gender)

一般的にはジェンダーとは，「社会的・文化的・心理的に形成され，区分された男女の性差」とみなされている．セックス（sex）が男女の生物学的な器官の差異，すなわち，「生物学的性差」であるとするならば，ジェンダーは，性による社会的な位置づけおよび心性の差異，すなわち「社会的・文化的・心理的性差」をさす用語として，両者は区別される．

ジェンダーはしばしば，女性の権利の問題，あるいは男女不平等の問題としてとらえられる傾向がある．「ジェンダーって，結局女性が損しているということでしょう」と言う女性たちもいる．ジェンダーとは，「格差がある」とか「損

表1-4-2 文献レビューから見た日本における性差の存在とその内容（10年をはさんで）

	湯川（1979）	伊藤（1988）
知能	一貫した明確な傾向なし	一貫した明確な傾向なし
言語能力	概して女子が優位	概して女子が優位
認知型	一貫した明確な傾向なし（テスト間で一貫せず）	性差の存在認められない（テスト間で結果異なる）
知的機能とラテラリティ	＊検討なし	一貫した明確な傾向なし
達成動機	性差の存在不明確（男女間に質的差異あり）	性差の存在不明確（男女間に質的差異あり）
親和動機	＊検討なし	性差の存在認められない
原因帰属	＊検討なし	性差あり（ただし男女間に質的差異あり）
道徳性	ないか，あれば概して女子が高い	ないか，あれば概して女子が高い
不安	ないか，あれば概して女子が高い	ないか，あれば概して女子が高い
依存性	一貫した明確な傾向なし（あれば女子がやや高い）	一貫した明確な傾向なし（あれば女子がやや高い）
攻撃性	一貫して男子が高い	一貫して男子が高い
共感性	＊検討なし	ないか，あるとすれば女子が高い
向社会的行動	＊検討なし	ないか，あるとすれば女子が高い
自己概念 自己同一性	＊検討なし	女子が低い（男女間に質的差異あり）

注：＊は研究分野が未発達か，性差の文献数が不十分で検討していないことを意味する。
出典：文献21）．

をしている」ということ自体をさしているのではなく，男女は社会にどのように位置づけられているのか，現実に男女間で差異や差別的扱いがあるとすれば，なぜそうなのかを「分析する視点」なのである。ジェンダーをめぐる議論には，女性が男性に挑むことであるかのような誤算や偏見がつきまといがちだが，ジェンダーに関連する議論の第一歩は，まずそうした偏見から解放されることである。

これまでの性差研究の結果，性差は人びとが思っているほどには存在せず，あってもごく限られた領域に見られるにすぎないことがわかった。湯川や伊藤[21]により性差研究のレビューが行われた（表1-4-2）。

C．セルフケア（self-care）

看護理論家のオレム（Dorothea E. Orem）は，セルフケアを「生命，健康，あるいは安寧のために自分の発達と機能を調整する目的で自分自身と環境に向けられる行為の結果」であるとし，セルフケアのセルフ（self：自己）は人間の全体的存在という意味を持ち，セルフケアは「自分のために」と「自分で行う」という二つの意味を持ち，「人が生命や健康，そして安寧を維持する上で自分自身のために行動を起こし，やり遂げる」と説明している。また，セルフケア不足が生じた時に看護援助が必要であり，また，援助がどのような時に必要なのかを一般化した。

セルフケアを行っていくうえでは，対象者の自己決定が重要な鍵となる。その人が必要としている情報を入手し，その中から選択していくのである。たとえば，里帰り分娩をするのかしないのか，夫立ち会い分娩をするのかしないのか。母乳授乳だけでいくのか，いかないのかなど，自己決定をする場合，自分自身や家族の価値観や意思，行動パターンを反映して決定していくことが多い。

セルフケアの援助をする場合，主人公はいつも対象者であり，今，何が必要なのか自ら考え，何ができるか，最善な方法を選択できるように，支援していくことが必要である。

D. エンパワーメント
(empowerment)

エンパワーメントということばは17世紀に最初に法律用語として用いられたと言われる。このことばが広範に用いられるようになったのは，第二次大戦後，米国での社会変革活動を契機としてである。1950年代にかけての公民権運動や，1970年代のフェミニズム運動のなかで使用されるようになった。これらの活動の中で，エンパワーメントは，社会的に差別や搾取を受けたり，自らをコントロールしていく力を奪われた人びとが，そのコントロールを取り戻すプロセスを意味するようになってきた。エンパワーメントは，社会福祉，医療と看護，教育，発展途上国の開発など様々な領域で，同じようなプロセスを意味することばとして用いられ，当初の狭い法律用語からより社会的なプロセスを表すより広い概念を意味することばとして使われるようになったと言える。

久木田[22]はエンパワーメントが「すべての人間の潜在能力を信じ，その潜在能力の発揮を可能にするような人間尊重の平等で公正な社会を実現しようとする」価値を根ざしていることと，エンパワーメントのプロセスが「人間発達のプロセスと同様の概念である」ことを提起している。また，エンパワーメントのプロセスとして，以下の5段階を述べている。

第1段階：基本的ニーズ・レベル：日常生活での健康，栄養の確保など，基本的なニーズを満たすために行動する。

第2段階：アクセスレベル：自由な時間の確保や，様々なサービス，新しい知識などのリソースへのアクセスが可能になる段階である。

第3段階：意識化レベル：サービスを利用しての社会的なネットワークが広がり，家庭以外でも他者と接したり，女性同士の集会などに参加する機会が増え，自己のおかれている状況についての意識が進む。

第4段階：参加レベル：意識化された価値や目標に向けて，積極的な社会活動に参加し，家庭やコミュニティの意思決定にも参加するようになる。

第5段階：コントロール・レベル：全ての側面でのエンパワーメントが進み，それによって得たパワーのコントロールと自由な選択によって男女間のパワー・バランスがとれてくる。

母性看護において，このプロセスを例に挙げると，産婦自らが自分の出産を「このようにしたい」というような取り組みができるような支援とエンパワーメントを育成するための出産前プログラムの検討が必要と考える。また，子育てにおいて，多くの困難を体験している母親達への支援の方法として，サポートグループを通してエンパワーメントの育成をはかるという方法も有用な支援の方法といえる。

1.5 健康教育

健康教育といえば，小中高等学校での性教育を思い浮かべたり，臨床での患者教育などをイメージする。健康教育はそれらすべてを含む，より大きな概念である。

戦後の健康問題は，生活環境劣悪のため，赤痢・結核などの伝染病の感染症，衣食住などの環境上の問題や栄養問題などが主であった。母子保健においても子どもの発育不良や感染症が問題であった。その後，医療・保健の発展や公衆衛生活動により諸問題が解決され，乳児死亡も激変し，平均寿命も延長した。また，工業化や都市化が進展し，ライフスタイルの変化や価値観の多様化なども見られ，生活習慣病を中心とした健康上の新たな問題が注目されてきた。これまで専門職者が行ってきた健康教育も知識重視型ならびにコンプライアンス重視型の方法から，個人の自発的行動変容を支援するような健康教育が求められている。

A．健康教育の定義と目的

世界規模における保健活動の潮流のなかで健康教育のとらえ方として，WHOの定義（1969）がある。それは，「健康という言葉はたくさんの意味があるが，大別すると2種類ある。その最広義のものは，健康に関する態度や行動に影響する，個人・集団・地域住民のすべての経験を含むだけでなく，そのような影響を与えるための努力や過程を含むものである。一方，比較的に狭義の場合には，健康教育は，上記のすべてを網羅するような経験・努力・過程のうち，意図的な計画されたものだけを意味する」。

ここでいう最広義と狭義の違いは，それが計画されているものかどうかという点である。たとえば，母親が毎日の生活のなかで自然に子どもに与えている影響は，多くは教育と呼ばれない。

わが国の健康教育のとらえ方として，日本医師会健康教育委員会(1976)は次のように定義している。「健康教育は，生命の尊厳を前提とし，人々が人類生存の基本的価値である健康の意義を十分に理解し，健康生活に対する意欲と能力を高め，個人，家族，地域の生活集団などの責任と連帯において生涯にわたる包括的な健康生活を実践し，人間としてのすべての活動の基礎を固めることを目的とするものである」。

長年健康教育の目的は疾病予防，早期発見，早期治療などであり，健常者の健康増進も疾病モデルの延長であった。しかし，次に述べるヘルスプロモーションは疾病や障害を越えた健康づくりを目指しており，よりよい生活の質（QOL）を目指すことが目標である。

医学モデルよりむしろ生活モデルの活用や教育モデルが求められている。健康教育では，ニードの発見，健康生活の基本知識・理念や活用できる既存の知識・理論の確認，計画や方策の決定，実践，そして評価を行う。

B．健康教育とヘルスプロモーションとの関係

健康教育の上位の概念として位置づけられているものにヘルスプロモーションがある。

今までの健康教育は，一般的に病気の予防に関する学習をすることが中心的な活動内容であった。しかし，上記の定義からも，健康教育の目標は，人々が自助努力により健康を維持し増進することに重きが置かれている。健康教育の関心は，人々が自らの健康状態をコントロールし，改善しようという個人の動きから，個人を取り巻いている家族，学校，職場，そしてコミュニティを巻き込み，それらを健康に役立つように改善しようとする活動までに及ぶ。これは，ヘルスプロモーションの概念の中で中心的な考えと一致することである。

ヘルスプロモーションはオタワ憲章で「人々が自らの健康をコントロールし，改善することができるようにするプロセスである」と定義されている。さらに，個人の努力として，精神的，身体的，社会的に健康な状態に達するためには，自らの健康課題を認識し，そのために行うべきことを実践し，さらに自らを取り巻く環境をも改善していくような努力が必要であるとしている。このようにヘルスプロモーションは，自らが，自身の健康問題の解決に向けて，自らの生活のありようを改善し，さらなる健康を目指すための過程を指している。そして，このような活動を行うために，以下の条件が満たされることが求められる。

①健康のための前提条件：健康増進のために平和，住居，教育，食料，収入，適切な生態系，資源，社会的正義と公平性，などが整っていること。

②提唱：政治的，経済的，社会的，文化的，環境的，行動科学的，生物的な諸要因を健康にとって望ましいものへと変えていくこと。

③能力の付与：すべての人々が自らの健康を，

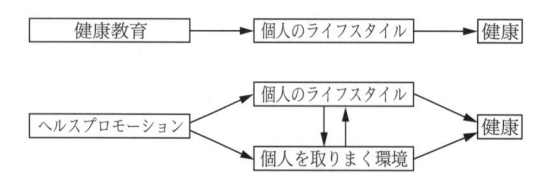

図1-5-1 健康教育とヘルスプロモーションの違いの概念図
出典：文献24).

その人の潜在的能力として備わっている最高の健康レベルになるように，機会や資源を活用する能力を付与すること．
　④調停：すべての関係部門の調停．
　ヘルスプロモーションの活動方法には以下の5つが挙げられている．
　①健康に関する公共政策づくり
　②健康をサポートする環境づくり
　③地域活動の強化
　④個人技術の開発
　⑤ヘルスサービスの方向転換
　健康教育とヘルスプロモーションの概念上の違いについて武藤，福渡ら[24]は，「健康教育は対象が人であり，その人に直接何らかの働きかけをして，その知識，態度，行動，ライフスタイルを健康的な方向に変えようとする」のに対し，「ヘルスプロモーションでは人を取り巻く環境にも働きかける点であるといってよいであろう」．（図1-5-1）と述べている．

C．健康教育と行動変容

(1) 保健行動

　保健行動は，健康に関して人々がとろうとする行動であるが，行動はその人の生活に関係し，生活行動の一部である．生活行動には，意識的な部分と習慣的な部分があり，より人々の行動を複雑化している．
　保健行動とは「個人または集団の健康の保持・増進のためになる行動，あるいは健康上好ましい行動」である．

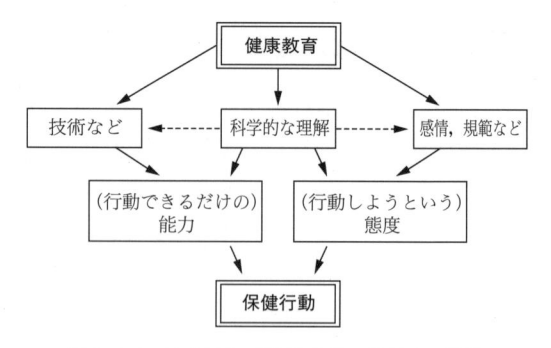

図1-5-2 健康教育が保健行動に貢献する道筋
出典：健康教育への招待，高橋浩之，大修館書店，2003.

(2) 保健行動の変容

　保健行動の変容とは，大別すると①今まで経験していない行動を新たに始めること，②かって経験したことのある行動を再開したり，やり始めた行動を継続すること，③好ましくない行動をやめること，④行動を修正すること，などがある．
　健康教育が保健行動に貢献する道筋について図1-5-2のように示される．

D．健康教育のモデル

　ライフサイクルの改善を目指す健康教育においては，プリシード―プロシードモデル[27]（PRECEDE–PROCEED model）によると，ライフサイクルに関係する3つの要因群を考慮する必要があるとされる（図1-5-3）．
　プリシード―プロシードモデルは，プランニングモデルの代表的なものであり，プログラムの計画・実施・評価を9段階に分けて行うものであるが，プログラムの計画・実施・評価は6段階で進められるのが一般的である．
　①前提要因群：対象となる人々の知識・態度・価値観などであり，行動を始める際の動機づけとなる．
　②強化要因群：行動後の満足感などであり，行動の持続や阻止に関係する．周囲の人のサポートなどがこれにあたる．

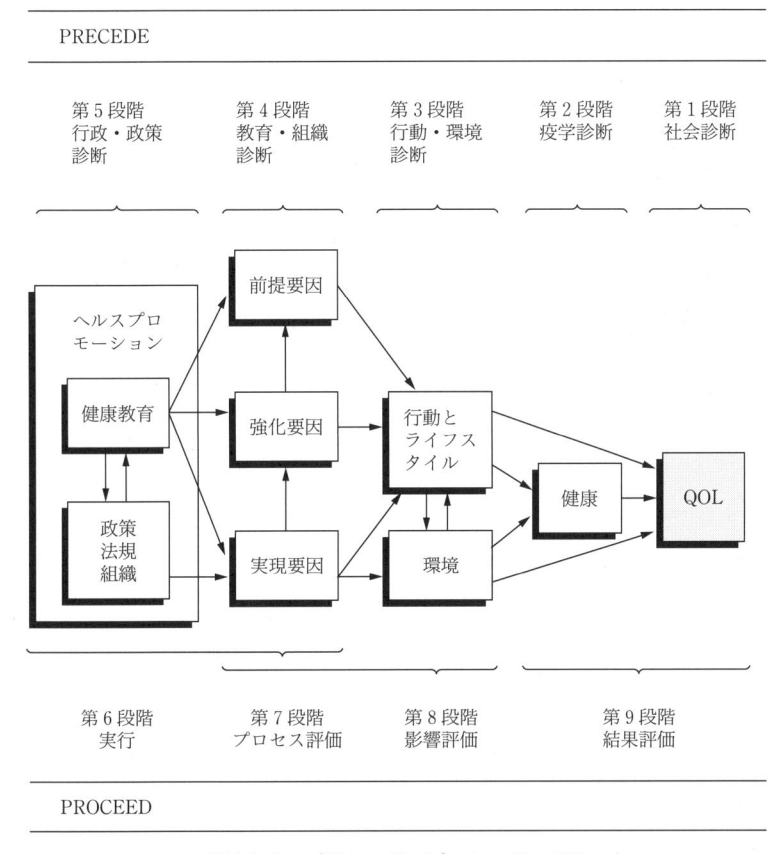

図1-5-3 プリシード−プロシードモデル
出典：文献27）.

③実現要因群：行動の実現を助ける受け皿や身近な設備などである。

健康に望ましい行動が自発的にとれるようにするためには，前提要因だけでなく，強化要因，実現要因にも働きかけをする必要がある。

1.6 看護過程

ケアの対象となる人びとへの介入の根拠を明らかにするために採用された問題解決過程である。そのプロセスは，アセスメント・診断・実施・評価という段階とするものが一般的である。最初に行うのが対象の状態をアセスメントすることである。対象のもつ健康ニーズや問題を対処するためには，適切なアセスメントができなければならない。

A．アセスメント

アセスメントとは，クライエントの健康状態を分析するためにデータを収集する組織だったプロセスを示す。母性看護における情報収集に関する主な技術として，フィジカルアセスメントや面接による情報収集などがある。

B．診 断

診断とは，アセスメントしたデータを分析し，関連あるものを一まとめにして，健康状態について診断をする一連のプロセスである。

診断の結果の記述は，看護理論に基づくもの

も含め多くの方法が提唱されている。その中でも，系統だって検証作業を進めている世界的組織として北米看護診断学会（North American Nursing, School of Nursing Diagnoses: NANDA）がある。NANDAでは看護診断を実在型看護診断・リスク型看護診断・ウェルネス型看護診断に分けている。

ここでは，ウェルネス型看護診断について紹介することにする。

ウェルネス型看護診断（Wellness nursing diagnosis）とは，より高い状態へ促進される準備状態にある個人・家族・地域社会のウェルネス（健康）のレベルに対する人間の反応を記述するものである。NANDAが承認する看護診断の大部分は問題志向であり，病気，あるいは，不健康な反応を扱い，またその表現も否定的なものであることが指摘されてきた。

ストルテ（1994）は[28]，これらの状況を批判し，健康増進のためのウェルネス型看護診断を提唱している。ストルテはウェルネス型看護診断を「ウェルネスのパターン，健康的な反応あるいはクライエントの健康上の強みに着目したアセスメントのデータからの結論である」と述べている。ストルテの提案するウェルネス型看護診断は，健康行動の段階的な達成あるいは発達課題の解決を目指すプロセスに主眼をおいているということができる。ストルテの提唱しているウェルネス型看護診断の例を示す。

妊娠期の発達課題にかかわるウェルネス型看護診断例として
・現実となった妊娠を受け入れ始めている
・妊娠初期のケアを求めている
・妊娠の喜びが増している

分娩とその準備にかかわるウェルネス型看護診断として
・分娩の準備を進めている
・分娩上の望みを伝え分娩の計画を立てている
・分娩のコーチの役割を獲得しつつある（夫）

産後のウェルネス型看護診断として
・母乳保育の確立が始まっている
・育児技術に自信を深めている
・新生児を家族のなかに統合し始めている

しかし，ウェルネス型看護診断については世界的な動向に注目し，さらに検討を加えていくことが重要である。

C. 実　践

看護行為，介入などともいう。この過程の中で，再アセスメントしたり，計画を再検討し修正を加える。ケアについても優先度や方法を変更するなど，目標達成に向けて検討をする。

D. 評　価

看護行為によって起こる対象者の変容について評価する。実施したケアによって，目的・目標は達成できたのか，もし効果がなければそれはなぜか，未解決の問題の有無等について検討し，再び看護過程に反映させていく。

引用・参考文献

1) 沢山美果子：近代日本における「母性」の強調とその意味，人間文化研究所（編），性と文化，白馬出版，1979．
2) 舩橋惠子・堤マサエ：母性の社会学，サイエンス社，2002．
3) ドイッチュ，H.（懸田克躬・原百代訳）：母性のきざし，母親の心理1，日本教文社，1964．
4) 大日向雅美：母性の研究，川島書店，1988．
5) 原田正文：育児不安を越えて，朱鷺書房，1998．
6) 大日向雅美：母性を問い直すとき，有斐閣，1982．
7) 小嶋秀夫：子育ての伝統を訪ねて，新曜社，1989．
8) 汐見稔幸：母性，父性から親性へ，母子保健情報，36，10〜13，1997．
9) 原ひろ子・舘かおる編：母性から次世代育成力へ，新曜社，1991．
10) 舩橋惠子：EUの男性変革戦略—男性の子育て促進へ向かって，時の法令，1530号，1996．
11) 宮坂靖子：親イメージの変遷と親子関係のゆくえ，

藤崎宏子編，親と子，ミネルヴァ書房，2000．
12) 太田素子：江戸の親子，中公新書，1994．
13) 小山静子：良妻賢母という規範，勁草書房，1991．
14) 牧野カツコ・中野由美子・柏木恵子編：子どもの発達と父親の役割，ミネルヴァ書房，1996．
15) 根ヶ山光一編：母性と父性の人間科学，コロナ社，2001．
16) 渡辺秀樹編：変容する家族と子ども，教育出版，1999．
17) 高橋種昭他：父性の発達，家政教育社，1994．
18) 柏木恵子編著：父親の発達心理学，川島書店，1994．
19) 芦野由利子：カイロ会議と思春期のリプロダクティブ・ヘルス/ライツ，思春期医学，17(3)，1990．
20) 甲斐田万智子編：わたしの人権みんなの人権⑤立ち上がる世界の子どもたち，ポプラ社，2004．
21) 伊藤康子編著：ジェンダーの発達心理学，ミネルヴァ書房，2000．
22) 久木田純他：エンパワーメントとは何か，現代のエスプリ，11，至文堂，1998．
23) 芦野由利子：リプロダクティブ・ヘルス/ライツ，ペリネイタルケア，17，1998．
24) 武藤孝司・福渡靖：健康教育・ヘルスプロモーションの評価，篠原出版社，2000．
25) 後閑容子・蝦名美智子・大西美智子編集：基礎看護学：健康科学概論，ヌーベルヒロカワ，2003．
26) ノラ，J. ペンダー(小西恵美子訳)：ペンダーヘルスプロモーション看護論，日本看護協会出版会，2002．
27) グリーン，L. W. ・クロイター，K. W. (神馬征峰ほか訳)：ヘルスプロモーション―PRECEDE-PROCEED モデルによる活動の展開，医学書院，1997．
28) Karen M. Stolte (小西恵美子・太田勝正共訳)：健康増進のためのウェルネス看護診断，出産家族のウェルネス看護診断，南江堂，2003．

第2章
人間の性と生殖

2.1 性と生殖の概念と意義

性と生殖とは何であろうか？ 一緒なのか？ 違うのか？ なぜ今日セクシュアリティという用語が盛んに使われてきたのであろうか？ 一方で，ジェンダーという概念も浸透しつつある。人間にとって性とは何か？

わが国においては生≠性＝SEXという根強い性文化がある。そのような状況の中で"性"は常に隠蔽された暗いイメージをいだきやすい。しかしそれでいいのだろうか？ 人間として死ぬまで"性"を全うしたいし，看護専門職として自らの"性"を理解し，看護に役立てていくことが求められている。

そこで，本節では，セックス，セクシュアリティ，ジェンダーの概念を明らかにした上で，セクシュアリティの特徴を明らかにしていく。

A．セックスとジェンダー，そしてセクシュアリティ

性という概念にはさまざまな意味が内包されていて，その使われ方も多種多様である。改めて「性とは何か」を問い直してみると，明らかなようで曖昧である。そこで，性概念に含まれている意味を整理すると，「性別としての性」と「かかわりとしての性」の2つに大別することができる。

(1) 性別としての性：セックスとジェンダー

「性別としての性」は，さらに2つに分類することができる。1つは，生物学的にとらえ，男性と女性とを区別する場合の性であり，この時セックスという概念が用いられる。

元来，SEXの語源は，ラテン語のSEXUS（「ものを2つに分割する」ことの意）に由来するとされ，人間が切断・分離されて男と女に分かれているといわれている。

性科学者のジョン・マネーによれば，「生物学的性」を意味するセックスにおいて，男性と女性との間で，動かしがたい性差は4つしかない。すなわち，男性のみが妊娠させることができ，月経，妊娠，授乳が可能なのは女性だけだと指摘している[1]。したがって，これらの4つの基本的生殖機能以外には，生物学的に決定づけられた性差は何もなく，この性差による性差別が行われることが問題となる。

もう1つは，生物学的意味合いよりも，むしろ心理的または文化的次元で男女を区別する場合の性である。これをジェンダーといい，「歴史的・社会的・文化的に形成された性差」を意味する。女らしさ／男らしさというイメージや，女は家事・育児／男は仕事というように，性別役割が言語や服装などから労働，経済，政治に至るまで，社会生活のあらゆる面にわたって築かれ

ている。これらの男女関係の差別が，あたかも「自然」に備わったもののように社会構造に組み込まれているために，性差別として意識化されにくくなっている[2]。例えば，性行動において，男性に比べて女性はやや受動的となり自己主張しにくい社会状況がいまだつくられている。より豊かな男女関係を築くためにも，ジェンダーに敏感であり，対等な人間関係を築いていく必要がある。

(2) かかわりとしての性

「かかわりの性」とは，人間関係における性的かかわりを示すものである。これには男女間はもとより，同性同士の性的なかかわりも含まれる。人間は，他の動物と同様に，性行動によって生殖を行っているが，性行動を生殖のための役割行動として一義的に規定しきれないところに人間の特徴と複雑さがある。例えば，男女間の性行動においても生殖を回避させるための手段や方法を工夫し見つけ出そうと努力してきた。その結果，妊娠を目的としない多くの性行動が広く展開されている。

(3) セックスとセクシュアリティ

今日では生物学的な次元でのセックスに対して，全人間的な広がりをもつものとしてセクシュアリティという言葉が用いられるようになってきた。セクシュアリティとは，社会の中で自分らしく自己実現していくための基礎であり，生きる意欲の原動力[3]となる。つまり，すべての人が胎内に生命が宿ったその瞬間から，この世を去る瞬間まで備えているものである。そして，それは何人にも侵すことのできない人間としての尊厳と権利である。

B．セクシュアリティの概念

20世紀中頃から世界的に性に関する研究が進行し，人間の性の多様さや複雑さが究明され，人間の性をこれまでのセックスという概念でとらえることができなくなり，幅広い概念が必要になってきた。その契機となったのは，1964年のアメリカ性情報・教育協議会（SIECUS，シーカス）の創設であり，シーカスが人間の性をセクシュアリティと提唱した。また，1978年には世界性科学会（WAS）が創設され，「多面的な性の研究を推進するための学際研究」を呼びかけ，医学，心理学，教育学，文化人類学，経済学などさまざまな分野の研究者が，性の研究に参画するようになってきた[4]。1995年，アジアでははじめて横浜において第12回世界性科学学会が開催された。1999年の第14回香港での世界性科学学会では，セクシュアリティとは，人間ひとりひとりの人格に不可欠な要素であると，性の権利宣言を採択した。

セクシュアリティの厳密な定義づけは困難であり，学問領域においては，その捉え方に違いがみられている[5]が，ここでは，看護学・医学など保健医療領域において活用されているセクシュアリティの概念を紹介しておく。

先に述べたシーカスの設立者のひとりである，L. A. カーケンダールは「セックスとは身体部分やそれに関わる行動の総称として考えてきたが，セクシュアリティとは，人格と人格のふれあいのすべてを包含するような幅広い概念で，人間の身体の一部としての性器や性行動の他，他人との人間的な繋がりや愛情・友情・融和感・思いやり・包容力など，およそ人間関係における社会的・心理的側面やその背景になる生育環境などもすべて含まれる」[5]と述べている。また，M. キャルデロンによる「セックスとは，2本の脚の間（下半身）にあるものではなく，2つの耳の間（脳）にあるものである」という言葉は有名である。そして，『人間の性とは何か』の著者である，M. ダイアモンドは「セクシュアリティとは，人間の感情・思想・行為などの構造体系すべてに関わるもので，一方で社会に影響を与え，一方で社会からの影響を受けて存在している。

われわれ一人一人は，自分が男であるか，女であるかを認識しているし，社会的，情緒的影響を受けつつ自分の社会的役割によって，生：性や生殖に関わる行動パターンを発達させている。セクシュアリティとは，人間であることの一部であり，人間であれば誰でももっている1つの複雑な潜在能力である[6]」としている。

3者ともセクシュアリティとは，単にセックス・性行為だけではなく，男性，女性としての人間の根源であると指摘している。カーケンダールは，生育環境という用語を使い，キャルデロンは両耳の間の脳，つまり精神活動とし，またダイアモンドは，人間の感情・思想・行為などすべてに関わるとしている。以上から，セクシュアリティとは，その人の生き方を決めていくときに欠かすことのできないもの，つまり生きることそのものがセクシュアリティであり，人間の生＝性であり，性≠SEXといえる。

セクシュアリティはその概念から考えると，人と人との関係性の中のことがらである。つまり，人と人，ひいては人間を取り巻いている生活上の組織や家族・地域・国や政治・経済・宗教などの文化と密接な関係をもっているといえる。

C．人間の性：ヒューマン・セクシュアリティの特質

人間の性は，全人格的な性で，人間存在そのものである。このような人間の性は多様性に富んでおり，その時代の文化と価値観の影響を受けながら，大脳の働きと心の働き，そして対人関係の中で育まれるものである。

1）生殖性

これは動物すべてに存在しており，基本的な特質であるといわれている。動物の性はほとんど生殖性を意味しており，生命を意味した本能的な行動である。そして，発情期の期間に種の保存のために交尾が行われる。一方，人間の場合には，生殖期間という制限はなく常時活動的であるが，大脳皮質の前頭連合野が発達し，そのために創造，信仰，責任感，価値などといった理性が存在し，性意識や性行動を促進したり，抑制したり，あるいは転換することができる。そのために生殖性を選択できる。

今日では結婚しても子どもを持たないディンクス（DINKS：double income no kind）の存在や，医療技術の進展に伴い，人工授精や体外受精などの生殖医療が急激に進んでいる。つまり，性行為をすることなく，子どもを得ることができる時代となり，また，自らこの特質を選択しない生き方によって，生殖性が基本的特質であるという概念が揺らぎはじめているといえる。

2）快楽性

性欲求つまり性欲が強ければ強いほど快感を感じることができ，これを快楽性という。人間の性欲は，性ホルモンと性中枢，外的刺激の総和で発動するとされる。人間は大脳皮質の前頭野の発達により，精神的，情緒的側面からの影響を受けて，全身で真の快楽であるオーガズムが得られる。また，キス，抱擁，撫でる，触れる，さするなどの愛撫だけでも快楽を得ることができ，これは自分自身だけではなく，パートナーにとっても快楽を与える。時として生殖性と切り離して快楽だけを目的に追求される場合が多い。

黒川は，この快楽性は，猿類などの高等な哺乳類にも認められる現象なので人間特有とはいいきれないと指摘している[7]。

3）連帯性

お互いの心と心が結ばれて人間的関係が深まっていくという連帯性である。これは人間のセクシュアリティの中で最大の特質である。心の結びつきを重要視するため親密性ともいわれる。心の奥まで表現しあえる親しい信頼感情がわき，自分の性的な欲求の満足・不満足についても率直に表現することが可能で，相手のそのような表現も受けとめることができる。性交だ

けではなく，愛撫やあるいは相手の声を聴く，相手がいるだけでも安心し，満足感が得られ，相互にそのような感情を持ち合うことで，親密性は一層高まる。

恋愛・夫婦愛・親子愛などと表現される心と心の結びつきは，この連帯性に基づいている。また連帯性とは，愛情の豊かな表現やお互いの価値観を理解し合って心の結びつきを深める，あるいは人格と人格のふれあいを伴うもので，愛し合い，信頼しあった人間関係の中に存在する。そして，人間関係の中で，心理的・社会的な側面も含まれていくために，人間としての存在そのものの結びつきともいえる。

この連帯性という特質があるからこそ，人間は単なる「生物」ではなく，「充実した人生を生きるための性」であるといえる。

2.2 ライフステージにおけるセクシュアリティの特徴，問題点，発達課題

従来，人間の性は子孫繁栄をめざす生殖性のみが強調され，結婚後の妊娠・出産，いわゆる成熟期の性のみが許容されるという風潮がみられていた。

図2-2-1のように女性のライフサイクルは大きく変化している。1935（昭和10）年の女性の平均寿命は，49.6歳だったが，94（平成6）年には83.0歳まで延長した（2003年には男性78.4歳，女性85.3歳）。35年では末子出産後約15年後の50歳になると死亡していた。子育てから解放されると間もなく人生の終焉を迎えていたことになる。また，14.7歳で初経を迎え，妊娠・出産の機能を備えた6年後には結婚している。つまり，この時代においては結婚・妊娠・子育ての時期が大半を占め，成熟期以外での性が問題になることはなく，認知もされていなかったといえる。しかし，今日において，平均寿命が延長し，末子が大学を卒業し親元を離れ自立しても，母親の平均年齢は52.4歳（30.4歳＋22歳）であり，残り30年の人生がある。また，身体の早熟によって初経年齢は低年齢化し，一方で，高学歴化や結婚観の変化によって晩婚化傾向がみられている（2003年の平均初婚年齢は，男性29.0歳，女性27.2歳）なかで，性開放の風潮や性情報が氾濫し援助交際，テレクラ，出会い系サイトなど，青少年の性，あるいは，老年期の性が社会問題となって久しい。

先に述べたようにセクシュアリティは，単にセックスではなく，生殖性，快楽性，連帯性という特質をもちながら，その人の生き方を決定する際，不可欠なものであり，人間の一生を通して絶えず変化しながら成長・発達していくものである。つまり，ライフステージにおける性の発達課題がそれぞれにあり，それを乗り越えていくことが重要となる。

そこで，ここでは各ライフステージにおける性の発達の特徴と問題点および課題を明らかにしていく。

A．胎児期

胎児期とは受精した瞬間から出生する直前までをいう。胎内での受精卵の分化過程において生物学的性の分化，つまり，内性器および外性

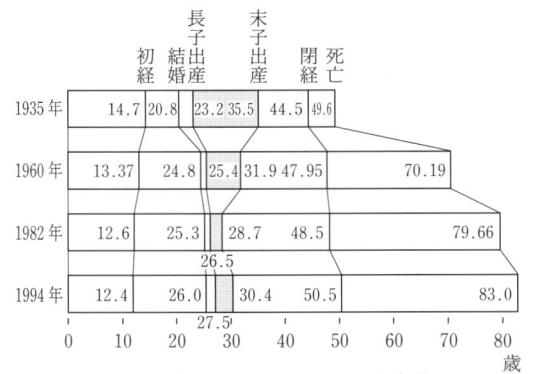

	初経	結婚	長子出産	末子出産	閉経	死亡
1935年	14.7	20.8	23.2	35.5	44.5	49.6
1960年	13.37	24.8	25.4	31.9	47.95	70.19
1982年	12.6	25.3	26.5	28.7	48.5	79.66
1994年	12.4	26.0	27.5	30.4	50.5	83.0

図2-2-1　女性のライフサイクルの変化
出典：松本清一編，母性看護学概論，医学書院，1999．

器の分化によって男あるいは女として生まれてくる。詳しくは次節で述べられるが、出生後は、その性をもって生きていくことになる。性が生の出発点であるといえるこの時期は重要である。

B．乳児期

　乳児期とは，出生から歩行がおおむねできるようになるまでの期間であり，およそ1歳から1歳半ごろまでをいう。
　精神分析の創始者であるS.フロイトは，小児期のセクシュアリティの発達を①口唇期，②肛門期，③男根期，④潜伏期と分類している。この口唇期にあたる時期が乳児期である。乳児は自らの口を使って，母親の乳首をとらえ，吸い，空腹を満たし満足感を得る。フロイトは，この行為によって同時に口唇による性的満足も得ていると指摘している。
　一方，乳児は乳首を吸う，抱かれる，献身的世話を受けるなど，乳児の欲求に対する母親の適切な受け答えや，欲しいときにそれに応じてくれるというさまざまな愛を受ける。この体験を通して，乳児は自分の世界を信頼できるようになるとして，精神分析のE. H. エリクソンは，これを「基本的信頼」と呼んでいる。この基本的信頼は，その後の健康なパーソナリティの形成や対人関係を発展させる上での基礎となる重要なものである。
　したがって，この時期のセクシュアリティの課題は，性的満足により基本的信頼を獲得することである。そのため，乳児の欲求を満たすことができない母親（養育者）に育てられた場合や，哺乳障害，母子隔離，発達遅延など子どもと母親（養育者）の間でコミュニケーションに困難さがある場合などは，乳児は基本的信頼の獲得障害を生じる可能性がある。

C．幼児期

　幼児期とは，乳児期を過ぎた1歳半ごろから小学校に入学するまでの6歳ごろまでの時期をいう。この時期は歩行・言語の開始から他人との会話が一応自由になるまでの時期といえる。この幼児期の前期である1歳半ごろから3歳くらいまでの，トイレット・トレーニングを中心課題とした時期を，フロイトは肛門期と呼んでいる。口唇期では，口唇に性感帯があるといわれているが，この時期，排泄の確立・自立が発達課題となり，肛門と尿道が性感帯となる。つまり，便が通過することや，尿が尿道を通過することで快感を得ていくことから肛門期とよばれる。
　幼児期の後期，3歳から6歳になると，男女ともに生殖器に興味・関心が集中し，フロイトは男根期と呼んでいる。男の子はペニス，女の子はクリトリスに性的関心を募らせ，男女の区別が理解されるようになる。この時期の性行動は，「お医者さんごっこ」「性器いじり」などがあり自分の性器を友達と比べたり，調べたりする。また，コタツやテーブルの角に外性器をすりつける行動などもみられる。これらは，子ども自身が性器と認識して触ったりみせたりしているのではなく，自分の身体にはこういう部分がある，つまり，自分の身体部分の発見であったり，触ると心地よい感じがするという好奇心から生じる行動である。またこの時期，異性の親に対して強い性的関心を持つようになり，反対に同性の親に対しては敵視，ライバル意識をもつ。このことをフロイトは，エディプス・コンプレックスと名づけている[3]。
　これらの行動を通して，自分が男あるいは女であることを認識し，性同一性（セクシュアリティ・アイデンティティ）が形成されていく。最も身近にいる母親や父親を「女性」「男性」のモデルとして，性別役割意識や行動を学んでいく。

幼児期のセクシュアリティの問題点

1）トイレット・トレーニングの失敗により羞恥心や自己疑惑を発展させやすい。
2）同性の親を受容できない罪悪感を抱きやすい。
3）母親や父親への愛着に不均衡をきたしやすい，つまり過度な母親または父親への執着が生じやすい。
4）「性器いじり」に対する親の否定的な反応によって，将来，性に対し罪悪感や嫌悪感などの感情を持ちやすい。

幼児期のセクシュアリティの発達課題

1）性別認識の確立。
2）男の子は父親，女の子は母親との同一化を果たし，性別役割の行動様式を学習していく。

D．学童期

　学童期とは，小学校入学から第二次性徴が現れ始めるまでの期間で，おおよそ6歳から12歳までをいう。この時期は同性に対する友人集団への帰属欲求が増大する。フロイトは潜伏期とよび，性的関心や情緒的葛藤がみられないとしたが，異性に関する関心や好意を持ち始めているものの，それを表現することに抑制がかかるようになった結果である。そのために，異性に対して興味を持ちながらも，それとは反対に反発的な態度や行動が現れる。

　現在では性情報が氾濫し，それに刺激され性への関心・好奇心は高まってくるが，大人に質問することに抵抗を示し，友達同士で話をするにとどまっている。また個人差は大きいが，学童期の後期は思春期の移行期と重なり，第二次性徴によって身体的発育も顕著になり，自分自身の体つきが次第に大人になっていくことに気づきはじめる。大人の女性あるいは男性としての身体的な特徴を受けとめ，お互いの変化を認め合っていくことが重要といえる。

　この時期のセクシュアリティの問題としては，性の問題について興味・関心を持つことや，考えたりすることに対して本人自身が後ろめたさを感じることがある。また，課題としては，外へ向かうエネルギーが旺盛なこの時期に，性に対する興味・関心も外へ向かい，好奇心や思考力を発展させる。そして，同性の友人や仲間集団の中で性の同一性を行うことである。

E．思春期

　思春期とは子どもから大人への移行期であり，第二次性徴の出現から性の成熟までの時期をいう。

　日本産婦人科学会小児思春期問題委員会では，思春期の定義を「性機能の発現開始，すなわち乳房発育ならび陰毛発生などの第二次性徴発現に始まり，初経を経て第二次性徴が完成し，月経開始がほぼ順調になるまでの期間をいう。そして，その期間はわが国の現状では，8～9歳ごろから17～18歳までになる」と定義している。現在では，思春期から成人期（成熟期）までの移行期間は長くなっており，18歳以降の大学生時代あるいは高校卒業後の3～4年経過した22歳ごろまでを青年期として区分することもある（セクシュアリティに関する問題や課題などは重複しているものも多く，紙面の関係から青年期の詳しい説明はここでは省略する）。

　思春期になると，身体的には性腺刺激ホルモンの作用によって，急激な変化が起こってくる。具体的には，男子の場合，声変わり，喉仏が目立ち，体重・身長が急激に増加し，がっしりとした体格となる。また性器の変化としては，恥毛・腋毛の発生，ペニスの成長，精通が起こる。また女子は，女性ホルモンの分泌により皮下脂肪が発達し，身体全体が丸みを帯びてくる。乳房が膨らみはじめ，恥毛・腋毛の発生，女性器の成長，初経が起こる。これらの第二次性徴の開始や完成の年齢は個人差が激しい。

　このような身体的成熟，特に生殖器系の成熟

には本人自身が驚き，自分の身体が変化していくことに過敏になったり，人の目が気になるようになる。変化していく自分の身体像，特に女性の場合，女らしくなる身体的変化や顔に対して，心の成熟がついていけないときに不適応症状が出現することがある。また容姿に関する他人の言葉に動揺したり，劣等感を感じたりする。これは同時に自分自身への関心の高まりであり，このプロセスを経て，「自分は自分である」というように自分自身を受け入れることができるようになっていく。これが自己同一性（アイデンティティ）の確立であり，同時に「自分は男である」「自分は女である」という性同一性も確立していく。これが習得できず，自分を受け入れられない場合，自己同一性の拡散が生じる。

性ホルモンの分泌が著明になるこの時期の性意識や性行動としては，異性について強い関心を抱き異性に近づきたいが，それを素直にできない，恥ずかしいというように2つの相反する気持ちがぶつかって葛藤を生じ，異性に対してかえって反発したり，性に嫌悪感を示したりすることもある。一方で，近づきたい，親しくなりたいという接近欲求から，触れたいという接触欲求に移行し，性行為の引き金となっていく。

思春期のセクシュアリティの問題点

1）性に関する心理的葛藤を起こしやすい。

女子にとっては初経は大きな身体的変化である。この初経に対してマイナスイメージをもつと女性としての性を否定的にとらえてしまうことがある。一方，男子にとっても遺精や夢精は大きな変化であり，本人にとっては大きな驚きである。

2）自己同一性の拡散に伴う問題が生じやすい。

自分が生きていることに意味を見出せなくなり，何事に関しても無気力・無関心となりやすい。例えば，登校拒否，家庭内暴力，拒食症，不純異性交遊などがある。

3）性行動や性衝動に関する問題が生じやすい。

例えば，性感染症（sexually transmitted disease）や望まない妊娠，それに伴う人工妊娠中絶。また，性情報の氾濫，性モラルの低下，それに伴う性に対する価値観の変化など，社会状況の変化によって，思春期売春，援助交際，出会い系サイトなど，そして性的虐待などの問題も浮上してきている。

4）生殖機能・形態に対して不安を抱きやすい。

第二次性徴の発育に伴って自分自身の性器や機能に関して誰にも相談できず，一人で悶々と悩むことが多い。例えば，生殖器の形・大きさ・色，特に男子に多くみられるのが，マスターベーションによる身体的害についての不安である。

思春期のセクシュアリティの発達課題

1）自己同一性および性同一性の確立。

2）同性・異性など，他人との関係の取り方などの人間関係の形成。

3）社会が自分に期待している性役割の正しい理解。

F．成熟期

成熟期とは，性機能が最も成熟する時期で，更年期に移行するまでの時期をいう。この時期は，思春期のような著しい身体的・心理的変化がみられず，心理的にも安定した時期といえる。多くの女性は性周期が規則的となり，妊娠や避妊も計画的に行いやすくなる。一方で，安定した時期であるからこそ性機能に関連した問題も生じやすくなる。

社会的特徴としては，就職により職業人としてのアイデンティティが形成され，異性との間に成熟した関係を生み出し婚姻関係に発展する。結婚することによって，定期的な性行為が営まれ，性的満足感を得ると共に，子どもを生み育てるという大きな変化が起こってくる。このように社会においても，家庭内においても生産的メンバーの一人として自分の立場を見いだし基盤を作り上げていく時期といえる。また，親としての役割を果たす時期で，人間として夫婦と

して社会の一員として，社会的にも安定した成熟された時期といえる。

成熟期のセクシュアリティの問題点

1）結婚形態の多様化による問題が生じやすくなってきた。

　今日，結婚しない男性・女性がわずかではあるが増えてきている。特に女性の高学歴化に伴い，仕事での自己実現をめざし，そのため結婚や妊娠・出産が仕事に及ぼす影響を考えて，自らシングルを選択する場合もある。また，結婚することによって，家事および育児の負担が女性にかかってくることに加え，パートナーの家族や親類との付き合いの気兼ねなど，女性が結婚することによって得る利益が少ないということから，シングル・マザーを選択するケースや同居して子どもを生み育てながら，法律婚ではなく事実婚を選択している人もみられている。

　一方で，ディンクスもわずかながら増加してきている。この中には，子供を作らないことを主体的に選択したカップルだけではなく，子どもを持つことにより女性の仕事に影響を与えることを回避するため，結果的にディンクスになったカップルも含まれている。

2）妊娠に関連した問題が生じやすい。

　妊娠・出産といういわゆる自然な営みができない不妊症およびその治療である体外受精など，生殖医療を受ける心身の問題，出産後の望まない妊娠や予期しない妊娠などがあげられる。初婚年齢の高齢化や高年初産の増加なども含まれる。

3）性行動や性欲に関連した問題が生じやすい。

　例えば，性感染症，性的欲求の減退あるいは増加，婚外交渉や不倫に関連してくる離婚の増加，不感症やインポテンツ，セックスレスなどもあげられる。

4）親になることへの葛藤や親としての役割行動がとれない。

成熟期のセクシュアリティの発達課題

1）健康な性生活の維持。

2）結婚の有無，妊娠の有無にかかわらず，男性と女性の間で対等な関係を確立する。

3）家族計画の責任。

4）親子関係の確立。

G．更年期

　更年期とは，成熟期に続き，子育てが終了し子どもの独立・自立，職業を持っている場合は，定年退職するまでの時期ととらえることができる。年齢的にはおおよそ40歳半ばから60歳前後といえる。

　この時期の特徴は職業上の地位は向上し，子育ての責任もおおむね終了し，経済的にも安定した時期といえる。子どもの社会的独立と共に家族構成や生活様式に変化が起こり，夫婦二人による生活設計の再構築や，しだいに定年に伴う経済的問題が身近になってくる。

　更年期前半での性行動は活発で，性機能には大きな変化はみられない。この時期のセクシュアリティは，生殖性から離れ，快楽性や連帯性に重点がおかれてくる。しかし，働き盛りで多くの役割をもち社会活動も盛んになっていく時期で，日々の生活の中では夫婦二人だけの時間は減少し，会話も少なくなり，結果として夫婦間に不和が生じたり緊張状態が起こりやすくなる。更年期後半になると，身体的機能は徐々に低下して老化の兆しが現れ，性ホルモンをはじめとするホルモン分泌が低下してくる。

　性ホルモンと性行為の関係でみると，女性は卵巣機能が低下し，卵巣の萎縮によって女性ホルモンの分泌が減少する。それによって閉経が起こる。そして，これらのホルモンの分泌低下によって，皮膚乾燥，灼熱感が起こりやすくなる。また，外性器や腟の退縮・萎縮，さらには腟の潤滑性も弱まり，それにより性交が不快となったり痛みを感じ，回数が減少する。

　一方，男性の場合も男性ホルモンが50歳くらいになると徐々に減少してくる。それにあわせ

て，精巣の硬さや精子の運動率も低下し，勃起までの時間もかかり，射精欲求や射精排出力も弱まって，性的能力の低下がみられるようになる。

このように身体的機能，特に性ホルモンの急激な変化に伴っておこる身体的変化は，心理的にも，社会的にも影響を与える。特に女性にとっては，閉経になることで，排卵・妊娠・出産という機能はなくなり，それに伴い女性性の喪失感を体験する。これが女性としての価値観の喪失につながり，急速に老け込みやすくなることもある。

思春期では，月経に関して比較的マイナス・イメージを持ちやすいが，妊娠・出産という経緯を経て，この時期では月経に関して肯定的な捉え方が主流を占めている。したがって，閉経により女性性の喪失感を感じ，ストレスを生じやすい。

また，子どもが自立するということで，子どもを自分の生きがいと感じていた場合は急に生きがいをなくし，人生の目標を失ったり，役割がなくなって急に老け込んだり，自分は何のために生きているのかというように大きなストレスを感じることがある。

この時期は男女ともに加齢に伴う身体的老化や性機能の変化が生じて，また家庭環境や夫婦関係なども変化をきたすため，自分自身が混乱をきたしたり，一時的に自己を見失い「更年期の危機」に陥りやすくなる。したがってこの時期は「自分は何者であるか」という自己のアイデンティティの問いに再度真剣に取り組み，自己を見つめ直すこと，自己価値の意識化や確認をすることや，夫婦間の信頼関係の維持に努め，前向きにこれからの人生設計をしていく必要がある。

更年期のセクシュアリティの問題点
1) 性ホルモンの分泌低下による更年期障害が生じやすい。
2) 性的活動と性的関心の減退。
3) 離婚の増加。

更年期のセクシュアリティの発達課題
1) 自己のアイデンティティの再構築。
2) 夫婦の信頼関係の維持。
3) 新しい人生設計の取り組み。
4) 日常生活の調整。

H．老年期

老年期とは性機能が停止した静止期で，この内分泌の平衡状態に適応する時期である。ライフステージからみると，定年後から人生の終焉までとされ，約20年近くある。

この時期は老化現象が顕著に現れてくるのと同時に，性機能も顕著に低下してくる。しかし，性機能が消失するわけではない。男性の場合，60歳を過ぎると性行動が急速に減退するが，若いときから適切な性行動が維持され健康ならば，普通70歳代になっても80歳代になっても積極的な性的表現を維持することができるとされている[8]。

一方，女性の性反応は更年期以後低下するが，健康であれば性行動は閉経後も可能であるし，特に閉経前から適度な性生活を続けている場合は，性機能衰退の速度は弱められる。しかし，女性の場合は，男性の場合と異なり，配偶者がいないと性的欲求そのものがなくなる人が多く，ここに男女差がみられてくる。

図2-2-2は60歳以上の高齢者が思う望ましい性的関係であるが，男性の場合，「性交を望む」

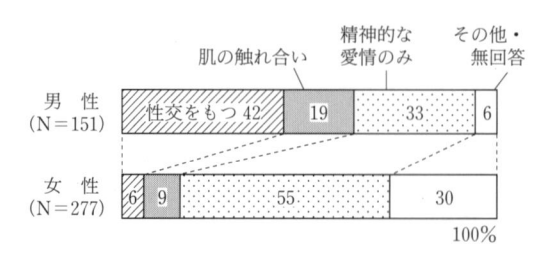

	性交をもつ	肌の触れ合い	精神的な愛情のみ	その他・無回答
男性(N=151)	42	19	33	6
女性(N=277)	6	9	55	30

図2-2-2 高齢者（60歳以上）の望ましい性的関係
出典：荒木乳根子，老年期のセクシュアリティー，井上勝也・木村周編，新版 老年心理学，朝倉書店，1993.

人が最も高く，次が「精神的な愛情のみ」「肌の触れ合い」と続いている。一方，女性の場合は「性交をもつ」という人は少なく，「精神的な愛情のみ」が最も多く，ここでも男女の性行動・意識に違いが生じている。

このように老年期の性的欲求や関心は減少するが消失するのではないことや，男女差が激しいこと，そして，性交だけではなく，「精神的な愛情」や「肌の触れ合い」など性のあり方がバラエティに富んできている。

ライフサイクルの変化により，平均寿命も延長して人生80年の時代である。昔のように結婚して，子育てをして子どもが自立してヤレヤレと思う間もなく人生が終わる時代から，子育てをして子どもが自立してからもなお20年30年の自分の人生が残っている時代へと変化してきている。人間の発達の最終段階である老年期をいかに健康に過ごすかを考えるとき，生＝性，セクシュアリティを実現していくことは重要であろう。

老年期のセクシュアリティの問題点
1）性行為および性的活動への不安が生じやすい。
2）性に対する周囲の理解不足

人間の性には「生殖性」「連帯性」「快楽性」と3つの特質があるが，この「生殖性」としての性が第一義的に考えられてきたため，性を結婚や妊娠・出産という過程の中で位置づけられている。したがって，それ以前や以後の性というものは，無視されていた。このような状況の中で，高齢者自身や周囲からの「いい年をして」といった性に対する罪悪視があり，また，高齢者自身が家族の気持ちを察して，自分の感情を抑圧してしまう傾向がある。
3）性機能障害。

老年期のセクシュアリティの発達課題
1）性行為に関する男女差の欲求への理解。
2）高齢者に対する性の正しい理解。

高齢者の性は，性交のみではなく，連帯性に含まれる人と人との親密性として，性的な性の喜びに重要な意味がある。慰め，いたわり，自らの存在を確認することで孤独から救われ，生きがいを見出すことができる。

2.3　ヒトにおける性の決定

ヒトの「性」は，いくつかのプロセスを経て決定される。男女の違いは，もともと遺伝子の違いに端を発し，これによって性腺の性が決定され，さらに性腺から分泌されるホルモンの違いによって，内部および外部生殖器の性がかたち作られる。脳にも性差があると考えられており，その違いもまた，性ステロイドホルモンにより決定されると考えられている。

A．遺伝的な性の決定

ヒトの体細胞には，母方および父方由来の染色体からなる一対の相同染色体がある。母方および父方の遺伝情報は，染色体の主成分であるDNAを通して子に引き継がれる。ヒトの染色体数は46本であり，その内訳は，22対，44本の常染色体と2本の性染色体である。この性染色体の違いが，男性と女性の遺伝的な性を決定する。

ヒトを含むすべての哺乳類の性染色体は，メスではXX型であり，一方オスではXY型である。Y染色体は，X染色体に比べはるかに小さく（図2-3-1），X染色体が約1000から2000におよぶ遺伝子をコードするのに対して，Y染色体は50以下の遺伝子をコードするにとどまる。配偶子である卵子あるいは精子は，それぞれ卵巣あるいは精巣内で形成される。その過程で起こる減数分裂によって，配偶子に含まれる染色体は2nからnへと半数になる。形成された卵子はすべて，性染色体としてX染色体を持つが，精子の場合はX染色体を持つものとY染色体を

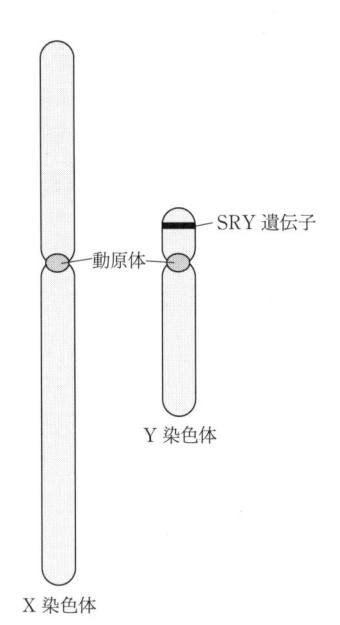

図 2-3-1　X 染色体と Y 染色体
Y 染色体の短腕上には性決定を担う遺伝子（sex-determining region Y, SRY 遺伝子）が存在する。

持つものの 2 種類に分かれる。

　遺伝的な性は受精時における精子由来の性染色体の違いにより決定される。何億もの精子のうち，受精に成功した精子がたまたま X 染色体をもっていればその個体は女性となり，一方受精を担った精子の性染色体が Y 染色体であれば男性となる（図 2-3-2）。それぞれの個体は，発生初期の段階から形態的な雌雄差をもっているわけではなく，遺伝的に男であるか女であるかに関係なく，ある時期まで性腺を含めた全ての器官は雌雄同型のまま発生する。Y 染色体の短腕上には性決定を担う遺伝子（sex-determining region Y, SRY 遺伝子）が存在し（図 2-3-1），この遺伝子の発現がいくつもの遺伝子発現の連鎖を引き起こすことにより，胎児の性腺を男性型の精巣へと分化させる。一方，SRY 遺伝子を持たない女性では，未分化の性腺はやがて卵巣となる。このように，未分化の性腺には胎児期のある時期まで男女の違いはなく，Y 染色体をもつ男児のみが，精巣を持つことになる。後に配偶子（精子あるいは卵子）となる原始生殖細胞は，胎児期初期に体腔上皮から発生し，アメーバ運動により移動して，のちに性腺（精巣あるいは卵巣）となる生殖隆起に到達する。到達した原始生殖細胞が精子になるか卵子になるかは，その場が精巣か卵巣かに依存して決まるので，結局性腺の性の決定が最も重要である。

　ヒトの場合，受精後約 7 週間目まで男女の性腺に形態的な違いは見られないことから，その頃以降に，SRY 遺伝子が発現し始め，男性型への性分化の引き金となると考えられている。精巣の発達は卵巣よりも急激であり，SRY 遺伝子の発現によって，後に内部生殖器の性分化に重要な役割を果たすセルトリ細胞が分化してくる。ヒト胎児精巣は，約 9 週齢ほどで性ステロイドホルモンのアンドロゲン（いわゆる男性ホルモン）の一種であるテストステロンを多量に分泌し始め，その濃度は約 5 ヶ月齢まで非常に高い値を示す。この時期のアンドロゲンが，内外生殖器を男性化させる最も重要な因子である。一方，卵巣では，中性的な状態がしばらく続いた後，胎生期の 11 から 12 週齢ほどで卵巣内の生殖細胞が減数分裂期にはいり，また約 12 週齢で卵巣がステロイドの生合成の機能を持つようになる。その後，精巣あるいは卵巣には著しい変化が見られない時期が続くが，思春期に性的な成熟をむかえると精巣は精子を，一方卵巣は卵子を形成する能力を持つようになる。

B．内部生殖器の性決定

　ヒトの内部生殖器は，発生の初期段階においてはもともと男女同型であり，男性型と女性型のいずれにも分化することができる。内部生殖器の性分化をむかえる以前の胎児には，後に女性型あるいは男性型の生殖器に分化する 2 種類の管，すなわちミュラー管とウォルフ管の両方が存在する（図 2-3-3）。ミュラー管およびウォルフ管はそれぞれが一対の管であり，双方とも尿生殖洞につながっている。ヒトの場合，約 7 週

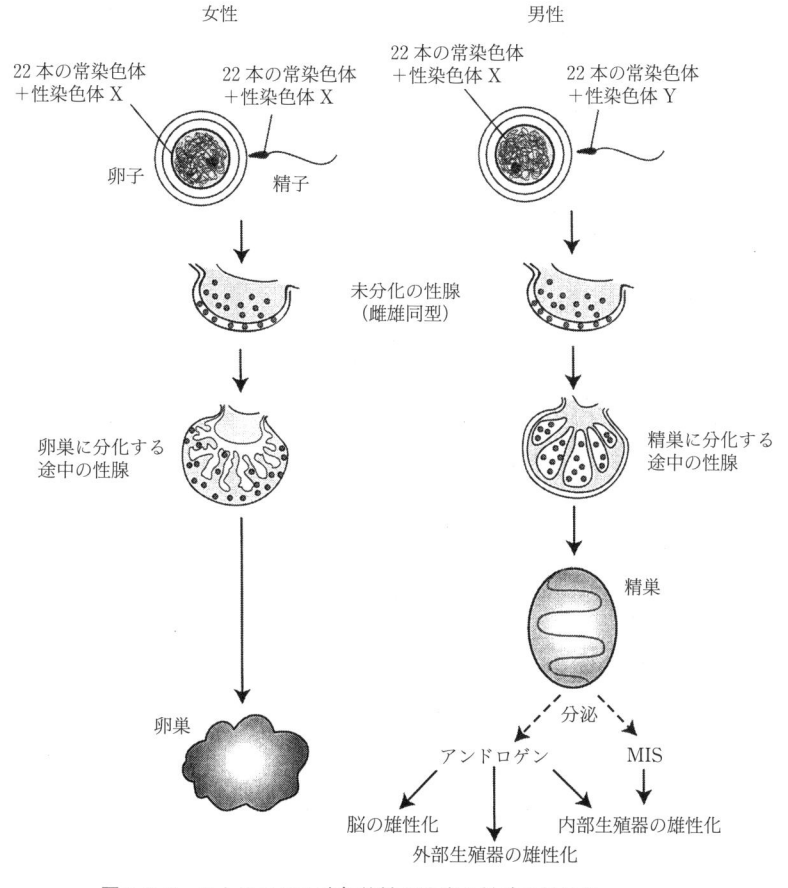

図2-3-2 ヒトにおける遺伝的性の決定と性腺の性分化

ヒトの遺伝的性は精子由来の性染色体によって決定される。卵子は性染色体として X 染色体をもつ。卵子と受精した精子が X 染色体を持つ場合，その受精卵の性染色体は XX 型となり，遺伝的な性は女性となる。一方，受精した精子が Y 染色体を持つ場合は，受精卵の性染色体は XY 型となり，遺伝的性は男性となる。Y 染色体上の SRY 遺伝子の作用により，男性では未分化の性腺が精巣となる。胎児精巣から分泌されるアンドロゲンおよびミュラー管抑制物質（MIS）は，内部生殖器の雄性化を引き起こす。アンドロゲンはまた，外部生殖器の雄性化をも引き起こす。これらの物質の関与がない場合は，内部・外部生殖器は女性型へと分化する。

齢の胎児では，内部生殖器として，ミュラー管およびウォルフ管の両方を持つことが知られており，その後，胎生期約3ヶ月齢までの間に，男の胎児ではミュラー管が退行し，一方女の胎児ではウォルフ管が退行していくことが認められている。

胎生期初期に雌雄同型であった内部生殖器は，精巣から分泌されるホルモンの作用によって男性型に分化する。もしも精巣由来のホルモンの感作がなければ，その胎児は遺伝的な性に関係なく女性型の内部生殖器をもつことになるので，内部生殖器の基本形は女性型であるといえる。

ヒトにおける内部生殖器の分化の過程を図2-3-3 に示した。遺伝的な男児では，性腺は精巣へと分化し，分化した精巣のライディッヒ細胞からアンドロゲンが分泌される。アンドロゲンはウォルフ管の発達を刺激する作用を持つので，これによって感作されたウォルフ管は発達し，後に精巣上体，精管あるいは精嚢腺などになる。胎児精巣のセルトリ細胞からはミュラー管抑制物質（MIS）が分泌される。MIS は抗ミュラー管ホルモン（AMH）とも呼ばれ，ミュラー管の退

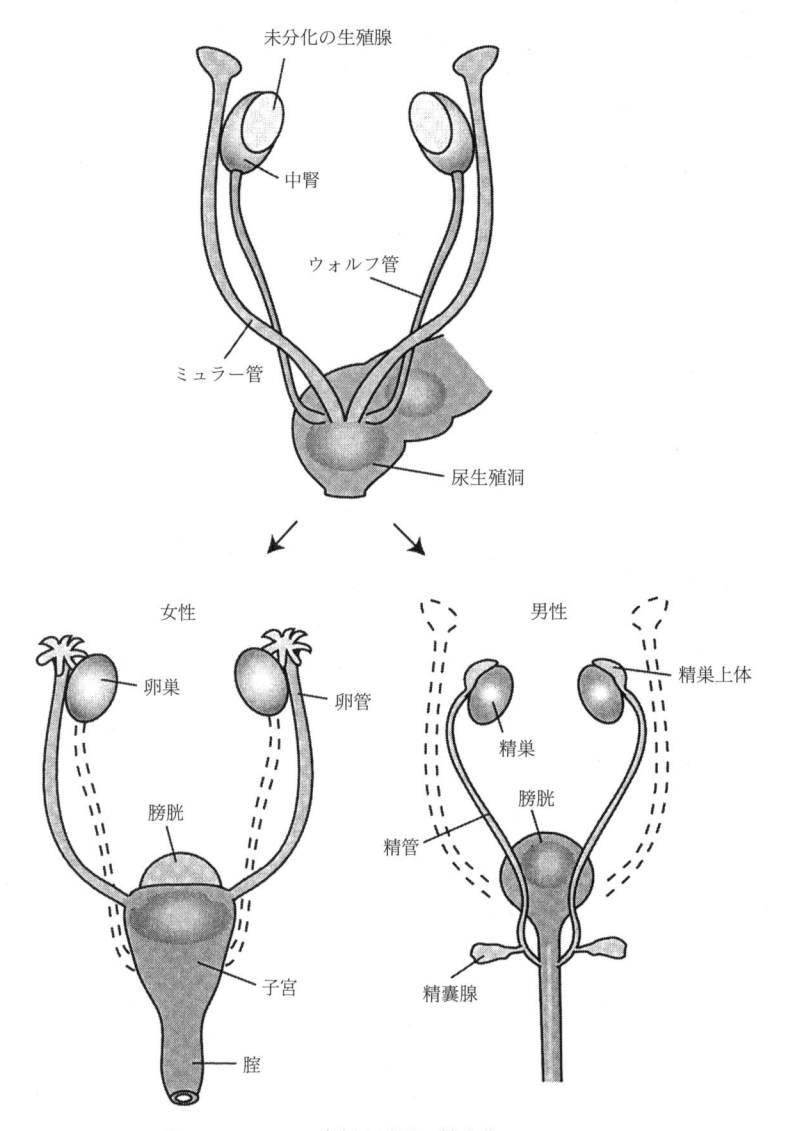

図 2-3-3　ヒトの内部生殖器の性分化

内部生殖器はもともと男女同型であり、いずれの性の胎児もミュラー管およびウォルフ管と呼ばれるそれぞれ1対の管を持つ。胎児精巣由来のアンドロゲンはウォルフ管を発達させ、また MIS はミュラー管を退行させる。このため、男性ではウォルフ管由来の精巣上体、精管などが残り、ミュラー管は消失する。一方、女性では MIS がないので、ミュラー管は残って卵管や子宮の一部となり、またウォルフ管は刺激因子であるアンドロゲンがないため退行し、消失する。

行を促す作用をもつため、男児のミュラー管はやがて消失する。一方、女児では、卵巣からこれらのホルモンは分泌されないため、女児のウォルフ管は退行し、またミュラー管は発達する。ミュラー管はやがて卵管や子宮の一部となり、女性型の内部生殖器が形成される。

C. 外部生殖器の性決定

外部生殖器もまた、もともと男女同型であり、いずれの性の外部生殖器にも分化することができる。内部生殖器の場合と同様、ホルモンによる感作がなければ女性型となるが、男性では主にアンドロゲンの感作により、男性型に分化す

ることが知られている。胎生約8週齢の胎児において，外部生殖器は同型であることが認められている。性分化する以前の外部生殖器は，生殖結節，尿生殖ひだとその外側にある陰唇陰嚢隆起，および尿生殖ひだに挟まれた溝（尿生殖裂）からなる。外部生殖器のうち，たとえば男性の陰茎と女性における陰核は，起源を生殖結節にもつ相同器官である。また，胎児期の尿生殖ひだおよび陰唇陰嚢隆起は，女性型の場合は離れたまま残ってそれぞれ小陰唇および大陰唇に分化するが，男性型の場合は癒合してそれぞれ尿道海綿体部や陰嚢に分化する。

このような外部生殖器の性分化は，性腺から分泌されるホルモンの違いによる。胎児期の男児の場合，精巣から分泌されたテストステロンの代謝物であるジヒドロテストステロン（DHT）が男性型の外部生殖器を形成するための中心的な働きを担う。DHT はアンドロゲン受容体に結合することにより，その作用を発現し，未分化の外部生殖器から男性型の外部生殖器を形成させる。一方，女児の場合は，胎児性腺由来のホルモンなどの液性因子から影響を受ける必要なく女性型の外部生殖器が形成される。すなわち女児では，未分化の外部生殖器はアンドロゲンによる感作を受けないため，生得的な変化として女性型の外部生殖器が形成される。

外部生殖器の男女差は，遺伝的な性によらず，アンドロゲンの作用によることを示す例がある。精巣性女性化症（TFM）のヒトは，性染色体は XY 型であるにもかかわらず，外見は完全な女性となる。TFM のヒトは，Y 染色体の SRY 遺伝子の作用により性腺としては精巣を持ち，アンドロゲンを分泌するが，アンドロゲン受容体に異常があるため，アンドロゲンが作用することができない。その結果，外部生殖器は男性型に発達することができず，わずかなエストロゲン（いわゆる女性ホルモンの総称）の作用により，正常な女性と同様な外見を示すことになる。

D．性成熟の性差

胎児期に内外生殖器の性分化が終了した後，しばらく生殖機能に大きな変化がみとめられない時期が続く。その後，思春期をむかえると，性的に未熟な状態から成熟状態に移行する。この時期に，男女とも，生殖能力を獲得し，性成熟を迎える。すなわち，卵巣は卵胞発育と排卵を繰り返す月経周期をもつようになり，精巣は精子形成を開始する。またこの時期に，いずれの性の個体も著しい二次性徴を示し，女性らしい，あるいは男性らしい体格を持つようになる。精巣由来のテストステロンは，筋肉を発達させる作用を持つため成人男性の「男らしい」体つきを作る。女性における乳房の発達はおもに卵巣由来のエストロゲンなどのホルモン作用による。

E．脳の性決定

内外生殖器のみならず，脳にも形態的および機能的な性差がある。この脳の性差が生殖にかかわる神経内分泌系や生殖行動に性差をもたらす。

性的に成熟した女性は，約 28 日ごとに月経をくりかえす月経周期をもつ。卵巣内の卵胞の発育に伴って，エストロゲンの血中濃度が徐々に上昇し，下垂体から黄体形成ホルモン（LH）の大量放出（LH サージ）を引き起こす。LH サージは，排卵を誘起し，その後，排卵後の卵胞より黄体が形成され，黄体ホルモン（プロゲステロン）が分泌される。妊娠が成立しなかった場合，黄体は約 2 週間で退行し，維持できなくなった子宮内膜がはがれ落ち体外に排出されて月経となり，次の卵胞発育期がこれに続く。このような生殖機能における周期性は，女性のみに見られるものである。男性はこのような周期性をもたず，生殖能力があるかぎり，精子を作り続ける。その違いは，「視床下部—下垂体—性腺軸」

の機能的な違いによる。

視床下部には性腺刺激ホルモン放出ホルモン（GnRH）ニューロンがあり，その軸索は正中隆起に投射している。下垂体門脈に放出されたGnRHは下垂体前葉からの性腺刺激ホルモン（ゴナドトロピン）の分泌を促す。性腺刺激ホルモンには，LHおよび卵胞刺激ホルモン（FSH）があり，血中に放出されたLHやFSHは性腺に到達すると，配偶子形成や，性ステロイドホルモンの合成・分泌を促進する。性ステロイドホルモン（男性では主にアンドロゲン，女性では主にエストロゲン）は，上位中枢にフィードバックし，GnRHや性腺刺激ホルモン分泌を調節する。このような一連の神経内分泌機構は「視床下部―下垂体―性腺軸」と呼ばれ，これによって正常な生殖機能が保たれる。

視床下部―下垂体―性腺軸のフィードバック機構は男女で異なる。男性には性ステロイドホルモンによる上位ホルモン分泌に対する抑制的な効果（ネガティブフィードバック）のみが存在し，女性ではポジティブおよびネガティブフィードバックの両方が存在する。男性においては，精巣から分泌されるアンドロゲンは，主に視床下部にフィードバックし，GnRH分泌を抑制し，結果的にLH分泌が抑制される。一方女性では，卵胞から分泌されるエストロゲンが血中に低濃度に存在するときには，上位中枢に対してネガティブフィードバック効果をもち，GnRH分泌やLH分泌を抑制するが，エストロゲンの血中濃度が卵胞発育にともない上昇し続けると，一転してポジティブフィードバック機構が作動し，GnRH分泌を急激に促進して，LHサージを引き起こす。つまり，エストロゲンの血中濃度の増加を介して，十分に発育した卵胞が卵巣内に存在することが中枢へと伝えられ，視床下部がこれに反応し，排卵を促すためのLHサージが引き起こされる。

雌雄の生殖行動や神経内分泌機構に性差をもたらす脳の性分化のメカニズムは，ラットなどの実験動物をモデルとした研究によって詳細に検討されている。性成熟後のメスのラットに高濃度のエストロゲンを投与するとLHサージが引き起こされる。ところが，同様の処置をオスの個体に施しても，決してLHサージが引き起こされることはない。このことは，メスは高濃度のエストロゲンへの反応性を維持しており，オスでは，このような反応を示す機能が失われたためであると解釈される。ラットでは，脳の性分化は，誕生前後の時期に起こることが確かめられている。この時期に精巣由来のアンドロゲンの感作があることによって脳は雄性化し，オス型の生殖行動を示すことができるようになる。メスラットに対し，出生の直前あるいは直後にアンドロゲンを投与すると，そのラットは，成長した後に高濃度のエストロゲンを投与されてもLHサージを示さなくなるし，メス型の性行動も示さない。これらのことから，脳の基本形もまたメス型であり，出生前後にアンドロゲンにさらされることによって，不可逆的にオス型に分化するものと考えられている。

「脳の性分化」はある限られた時期（臨界期）にアンドロゲンに感作されることによって起こる。脳の性分化の臨界期は動物種によって異なり，ラットの場合は誕生前後であるが，アカゲザルでは胎齢1ヶ月半から2ヶ月くらいとされている。ラットの妊娠期間は約3週間であり，アカゲザルでは約半年である。妊娠期間が長い動物は脳の性分化の臨界期が胎児期にあたり，一方ラットのように妊娠期間が短い動物では，脳の性分化が不完全な状態で誕生し，その後の数日間に性分化が完了する。ヒトの場合，胎児精巣からのアンドロゲン分泌が一過性に高くなる胎生3ヶ月から5ヶ月にかけて脳の雄性化が起こるのではないかと考えられている（図2-3-2）。

2.4 生殖器の形態

女性の生殖器は，腟とともに主として性交に関連する外性器と，妊娠，胎児の発育，出産および内分泌機能に関連する内性器に分けられる。

A．外性器（図 2-4-1, 2-4-2）

骨盤の外にあって外部より見える部分を外陰（vulva）と呼び，恥丘，大陰唇，小陰唇，陰核，腟前庭，会陰からなる。

(1) 恥丘（mons pubis）

恥骨結合の前面を覆い皮下脂肪に富む丘状の皮膚の盛り上がりの部分である。思春期になると発毛を認め，大陰唇へと広がる恥毛（pubic hairs）は底辺を上にした逆三角形に生える。

(2) 大陰唇（labium majus pudendi）

大陰唇は前方では左右が連合し，前陰唇交連を形成し，恥丘下から左右後方に向かう皮下脂肪に富む皮膚の隆起である。皮脂腺，汗腺に富み，主として外側面は色素沈着が強く，陰毛もあるが，恥丘に比し少ない。思春期以降には皮下脂肪は増加し，左右の大陰唇は互いに接するが，経産婦では左右が離れて陰門が開く。下方は隆起がなくなり後陰唇交連となる。大陰唇は胎生期の陰唇陰嚢隆起から発生し，男性の陰嚢に相当する。

(3) 小陰唇（labium minus pudendi）

左右の大陰唇の内側にはさまれた皮膚の薄いひだで皮脂腺に富むが，陰毛はなく，色素沈着は強い。粘膜様にみえるが重層扁平上皮からなり，陰核とともに血管と神経に富んでいる。左右の小陰唇は前方では陰核包皮を形成して陰核亀頭を包み，その直下では陰核小帯を形成して

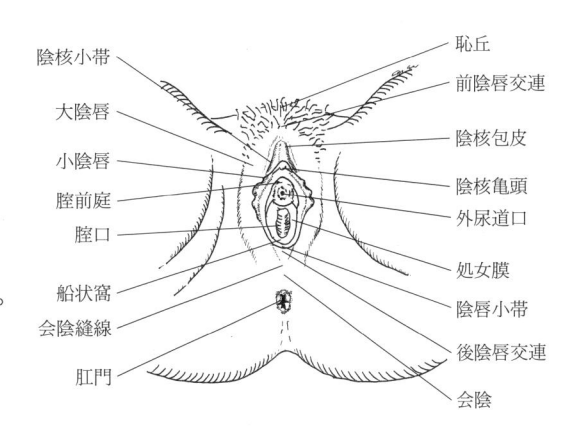

図 2-4-1 女性の外陰部

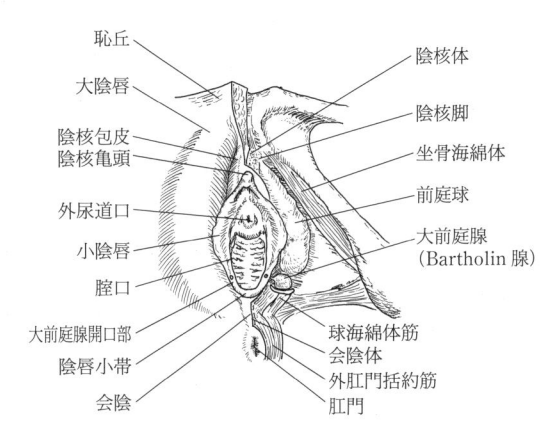

図 2-4-2 女性の外陰部
左側は皮膚を除去した深層を示す。

いる。その下方では左右に分かれ，内側では腟前庭に，後下方では大陰唇に移行し，陰唇小帯となる。男性の陰茎腹側に相当する。

(4) 陰核（clitoris）

小陰唇の前端にあり，陰核包皮および陰核小帯により囲まれた円柱状の小体で，陰核亀頭，陰核体，および左右の陰核脚からなる。左右一対の陰核海綿体があり，性的興奮時には勃起する。男性の陰茎海綿体に相当する。陰核上皮は重層扁平上皮からなり，皮脂腺はない。陰核包皮には汗腺や皮脂腺が豊富に存在する。陰核亀頭の真皮には神経終末が豊富に分布し，極めて敏感である。

(5) 腟前庭

左右の小陰唇で囲まれた浅いくぼみをいい，内胚葉性の尿生殖洞由来である。男性の先端部を除く尿道陰茎部に相当する。粘膜様を呈する重層扁平上皮で被われ，その下層には左右両側に静脈叢に富む前庭球がある。これは男性の陰茎海綿体に相当する。

上方に外尿道口とその両側に尿道傍管（スキーン管 Skene's tubule）の開口部がある。その下方には腟口があり，その両側には大前庭腺（バルトリン腺 Bartholin's gland）開口部を認める。性的興奮時には分泌液を放出し陰茎の挿入を容易にする。その排出管はしばしば感染をおこして閉塞しバルトリン腺膿瘍や嚢胞ができる。男性の尿道球腺（カウパー腺 Cowper's gland）に相当する。

腟口は，腟前庭のくぼみ部分にあり，腟の入り口である。処女膜 hymen は腟口のすぐ内側に位置し，腟と腟前庭の境を形成している。薄い膜様のもので小指を挿入できるぐらいの小孔がある。小孔のかたちは個人差がある。小孔を欠くと（処女膜閉鎖 hymen imperforatus）月経血が貯留するため，見かけ上の無月経となり，思春期から周期的な下腹部痛をおこす（月経モリミナ）。処女膜は初回性交で容易に破綻し，経産婦では痕跡を残すのみとなる。

(6) 会陰

後陰唇交連と肛門とのあいだを会陰といい，その長さは個人差が大きい。その下層には骨盤底筋肉群が存在し，分娩時に会陰裂傷が生じやすい箇所である。肛門から尾骨先端までを後会陰という。

B. 腟 (vagina)（図 2-4-3）

腟前庭と子宮とのあいだをつなぐ伸展性に富む長さ 6～10 cm の管で，前後に圧平されているため，横断面は H 状を呈する。腟前庭との境には処女膜があり，奥中央は子宮腟部と接する。腟の奥（上部）は広くなっており，腟円蓋といい，中央に子宮腟部が突出している。子宮腟部の前後・左右をそれぞれ前・後・側腟円蓋といい，後腟円蓋は前腟円蓋よりも 1～2 cm 深い。腟壁は重層扁平上皮からなる粘膜と，粘膜下組織，筋層，腟傍組織からなる。腟粘膜には横のひだがあるが，分娩後は平坦になる。腟には分泌腺はないがリンパ濾胞があり，グリコーゲンが豊富な粘膜組織のため，グリコーゲンを分解して栄養源とするデーデルライン桿菌が存在し，腟内容は産生された乳酸のため腐敗チーズ様臭気を有するが酸性となりこのため感染防護作用をもつ。これを腟の自浄作用という。グリコーゲン濃度はエストロゲンの作用を受けるため，卵巣機能が未発達の思春期以前や産褥期，機能停止した閉経期以後にはデーデルライン桿菌は生存しにくくなり酸性は弱くなり感染しやすくなる。

腟の前方は膀胱腟中隔を隔てて膀胱および尿道と接し，後壁は直腸腟中隔を隔てて直腸と接している。その上部の後腟円蓋部では腹腔の最下部である直腸子宮窩（ダグラス窩 Douglas's pouch, cul-de-sac）と接している。

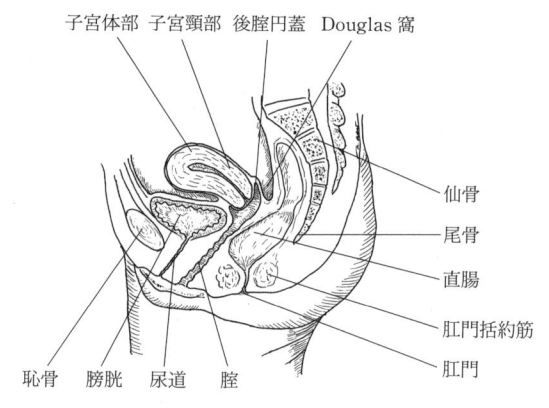

図 2-4-3　腟と周辺臓器の位置関係（矢状断）

C．内性器（図2-4-4）

骨盤内にあって外部から見えない性器をいい，子宮，卵管，卵巣，子宮支持組織からなる。

(1) 子宮 (uterus)（図2-4-5）

子宮は小骨盤腔の中央に位置し，前方の膀胱と後方の直腸とにはさまれ，その上端の左右は卵管に連なる。前方の膀胱との間のくぼみを膀胱子宮窩といい，後方の直腸との間のくぼみをダグラス窩という。大きさは成人の経産婦で，長さ7～8 cm，最大幅約4 cm，最大厚約3 cm，とほぼ鶏卵大である。左右の卵管の間にある部分を子宮底 (fundus) といい，子宮は構造と機能の異なっている上方2/3の子宮体 (corpus) と下方1/3の子宮頸 (cervix) とに分けられる。子宮頸は血管や神経の出入りする腟上部と腟内に突出している子宮腟部とに分かれる。子宮体と子宮頸との境で，子宮内腔の下端である解剖学的内子宮口と子宮内膜の下端である組織学的内子宮口の間の部分は子宮峡部と呼ばれ，分娩時には子宮下部 (lower segment) を形成する。子宮破裂の切迫徴候の一つである子宮収縮輪 (Bandl's ring) が形成される部位である。

子宮体の内腔を子宮腔 (uterine cavity) といい，子宮底左右端で卵管に通じる。受精卵が着床する部位である。子宮腔は峡部に向かって逆三角形を示し，頸では細くなって子宮頸管 (cervical canal) をつくる。子宮頸管の上端の入り口を内子宮口といい，下端の出口で腟に開口する部位を外子宮口という。外子宮口は未産婦では小さな孔であるが，経産婦では横長の裂孔となる。

子宮腔の内面を覆う子宮内膜 (endometrium) は腺組織に富み，月経周期のホルモン環境により厚さと組織像が変化し，周期的に剥離して月経を来す。子宮筋は交差した平滑筋よりなり，その走行は他の動物ほどはっきりはしていないが，輪状筋と縦走筋よりなる。子宮の外側は腹膜に覆われ，子宮漿膜といい，骨盤腹膜を構成する。

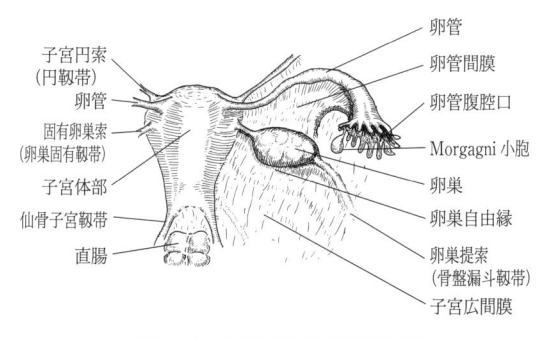

図2-4-4 女性内性器の位置関係
頭側から骨盤内を見た図。

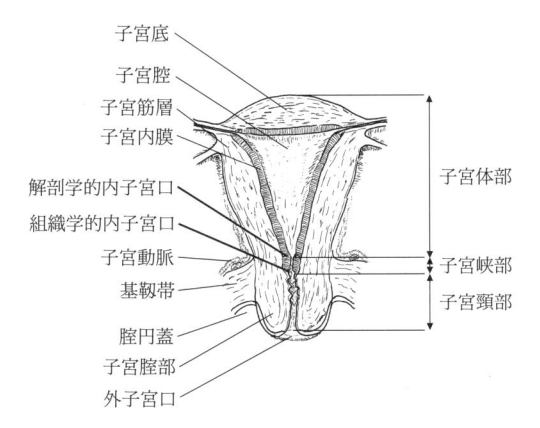

図2-4-5 子宮の形態と各部の名称（断面図）
子宮峡部の場所に注意。

(2) 卵管 (tube)（図2-4-6）

子宮底の両端，卵管角から側方に走る7～12 cmほどの管で，一端は子宮腔（卵管子宮口）に他端は腹腔に開いており（腹腔口），その先端はイソギンチャクのようになっている（卵管采）。子宮壁内を走る間質部（子宮部），子宮を出て細くなる峡部，広くなっている膨大部，腹腔口につらなる采部の4部に分けられる。卵管を包む卵管間膜は子宮広間膜につながる。

卵管の機能は，卵巣から排出された卵の捕獲と卵の輸送を行うと共に，膨大部では卵子と精子の受精の場を提供し，受精卵の分割などの生殖現象の場となる。卵管は線毛上皮細胞と分泌

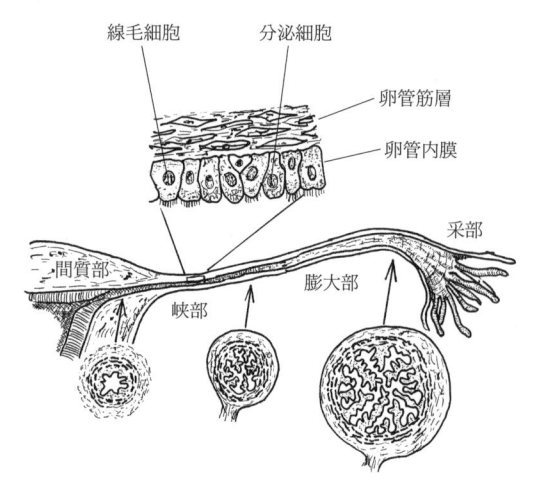

図 2-4-6　卵管各部の名称とその断面図

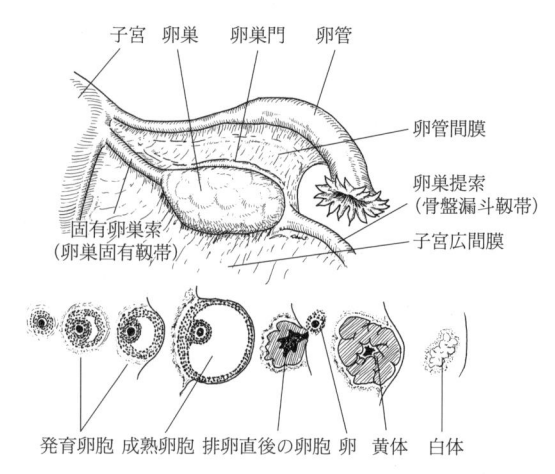

図 2-4-7　卵巣付近の臓器と卵胞の変化

細胞を有する粘膜，蠕動運動を行う筋層，外膜の三層よりなり，線毛細胞や蠕動運動は卵の輸送に関与している。内腔は間質部や峡部では狭いが，膨大部や采部では複雑なひだを有する。上行性感染による炎症がおこりやすく，線毛細胞の障害や，内腔のみならず卵管周囲の癒着をおこしやすい。卵管の閉塞は不妊の重要な原因になるし，卵の輸送障害は子宮外妊娠の原因となる。

(3) 卵巣 (ovary)（図 2-4-7）

子宮と卵管の後下方で，ほぼ母指頭大の大きさで重さは約 7g である。表面は灰白色で大小多数の卵胞があるため，凹凸がある。卵巣の一部は広間膜の後葉に付着しているが，ここを卵巣門 (hilus) といい，血管が出入りする。子宮側は固有卵巣索（卵巣固有靱帯）により，また骨盤壁とは卵巣堤索（骨盤漏斗靱帯）によって支持されている。卵巣の大部分は腹腔へ露出しており，体腔上皮由来の一層の立方上皮（胚上皮）で被われている。胚上皮の下に繊維組織よりなる白膜があり，さらにその下に卵巣皮質がある。卵巣皮質には多数の原始卵胞 (primordial follicle)，いろいろな成熟段階を示す発育卵胞 (developing follicle)，成熟卵胞 (mature follicle)，閉鎖卵胞 (atretic follicle)，黄体 (corpus luteum)，白体 (corpus albicans) などがある。中心部は卵巣髄質といい，血管や神経の通路となっている。

(4) 子宮支持組織

内子宮口の高さで頸部と体部は前方に向かう 100〜130 度の鈍角を形成し（前屈 anteflexio），かつ全体として前方に傾いている（前傾 anteversio）ことが多い。また，子宮腟部はほぼ左右の坐骨棘を結ぶ棘間線上にある。このような子宮の姿勢と位置は子宮に付着する靱帯により保持されている。

1) 広間膜 (broad ligament)

子宮を覆っている腹膜（子宮漿膜，子宮外膜）が子宮の左右外側に向かって骨盤底まで広がって移行する部分を子宮広間膜という。腸間膜と同様に二葉の腹膜からなり，その間には子宮動静脈や神経を含む。その上縁では卵管外膜となり，その下方では卵管間膜を形成し，これにより広間膜は前後の二葉に区別される。前葉は子宮円索を被った後，膀胱子宮窩を形成している。後葉では，卵管の後下方で卵巣間膜を形成して卵巣を付着させ，その内方の子宮側では固有卵巣索を被い，外後上方には骨盤壁に向かう卵巣

堤索となって卵巣動静脈をおおう。また、後方に向けては直腸子宮窩を形成する。

2）子宮円索（round ligament of the uterus）

広間膜の中には子宮円索（子宮円靱帯）と呼ばれる支持組織があり、子宮の卵管付着部の前下方から広間膜に被われて骨盤側壁に向かい、鼠径管に入り、恥骨結合の前面に付着し子宮を前方に固定している靱帯である。発生学的には、子宮円索と固有卵巣索は同一であり、男性の精巣導帯である。このため、両靱帯は卵管に対し前・後、対称の位置で子宮に付着している。

3）子宮傍組織（parametrium）（図2-4-8）

骨盤腔内の血管、神経、リンパ管、リンパ節、直腸、子宮頸部、腟、膀胱などを包んでいる結合組織で、前部（膀胱子宮靱帯）、中部（基靱帯）、後部（仙骨子宮靱帯）からなる。膀胱子宮靱帯の前層と後層の間を尿管が貫き膀胱に達するが、この周囲には多くの血管が見られる。基靱帯は子宮と骨盤側壁とを固定し、骨盤腔の中央に子宮が位置するように支持しており、血管、神経、リンパ管も豊富な組織である。子宮の重要な懸垂装置であり、基靱帯の弛緩は子宮下垂や子宮脱の主因とされている。仙骨子宮靱帯はダグラス窩の側壁を形成し、子宮頸を支持する重要な役割を持っており子宮の知覚神経を多く含んでいる。重症の月経困難症では、本神経の切断術が行われることがある。

4）骨盤底（pelvic floor）（図2-4-9）

骨盤腔の下部を閉鎖し、その底を形成しているのは、骨盤隔膜、尿生殖隔膜とその外層の筋肉群からなる。これらは子宮やその他の骨盤内臓器の支持装置として重要である。

骨盤隔膜の主体は左右1対の肛門挙筋群で、左右の肛門挙筋の間に尿道、腟、直腸がある。尿生殖隔膜は尿生殖裂孔を閉鎖する筋肉群で深会陰横筋、尿生殖括約筋よりなる。男性と異なり女性は尿道と腟を通し、しかも分娩時には大きく開大するため、多産婦では子宮脱が発生しやすい。

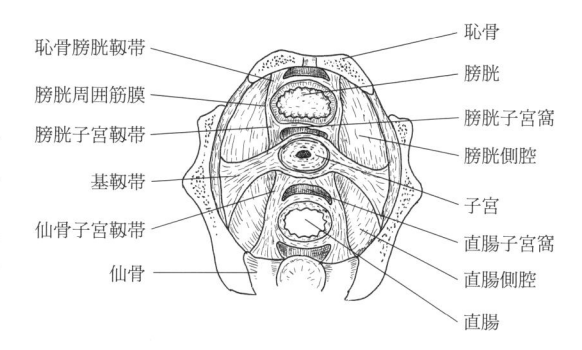

図2-4-8　子宮頸部に付着する靱帯とその走行
上方が腹側である。

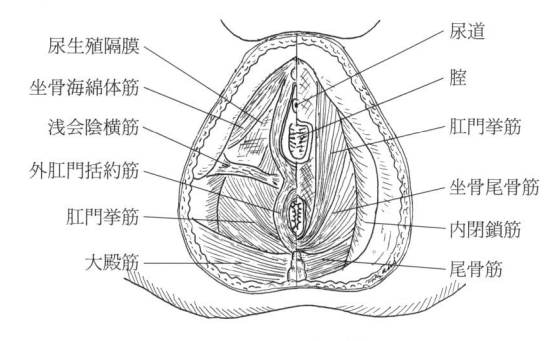

図2-4-9　骨盤底の筋肉
左側が外層、右側が内層である。

これらの隔膜の外側には球海綿体筋、坐骨海綿体筋、外肛門括約筋、浅会陰横筋などがあり、骨盤底を補強している。

D．内性器の血管と神経

(1) 血管系

1）子宮動脈（図2-4-10）

内腸骨動脈から分かれ、基靱帯の上方部分を通って尿管の前方を交差し、内子宮口の高さで子宮頸部の側壁に至り、上行枝と下行枝とに分かれる。上行枝は子宮体部の側壁をのぼり子宮体部を栄養し、卵巣動脈と吻合する。下行枝は子宮頸部や子宮腟部を栄養する。子宮動脈の枝は基底動脈と螺旋動脈になる。基底動脈は子宮筋を栄養し、螺旋動脈は子宮内膜に分布して、月経発来や妊娠中の胎盤への血液補給に大きな

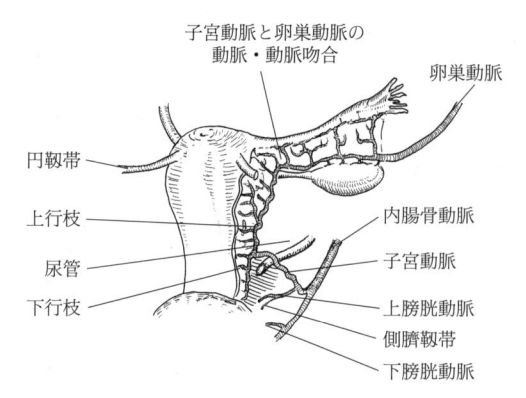

図 2-4-10　子宮とその付属器の動脈
基本的には静脈は動脈と平行して走行する。

図 2-4-11　骨盤内の血管とリンパ節の関係

役割をする。
　内腸骨動脈は子宮動脈を分枝した後は，胎生期の臍動脈が退化した側臍靱帯となり，下腹壁から前腹壁をとおり臍部に連続している。

２）卵巣動脈

　腎動脈付着部位より下方の腹部大動脈より分枝（時に左側が腎動脈より分枝）するが，卵巣堤索（骨盤漏斗靱帯）の内部を走って卵巣門に入り，卵巣と卵管の栄養を司る。卵管を栄養する枝は，子宮動脈の上行枝と吻合するため，子宮からの大出血の際，子宮動脈を結紮して出血を減らすことがあるが，子宮は壊死におちいらない。

(2) リンパ系（図 2-4-11）

　骨盤内のリンパ管はおおむね血管に沿って分布している。それぞれ外腸骨リンパ節，内腸骨リンパ節，総腸骨リンパ節，傍大動脈リンパ節，基靱帯リンパ節，閉鎖リンパ節，鼠径上リンパ節，仙骨リンパ節などと呼ばれる。

(3) 神経系

　骨盤内に分布する自律神経は，上・下の下腹神経叢からのものであり，交感神経は筋と血管の収縮を司り，副交感神経はそれぞれの弛緩を司る。骨盤神経叢はフランケンホイゼル神経叢とも呼ばれる。

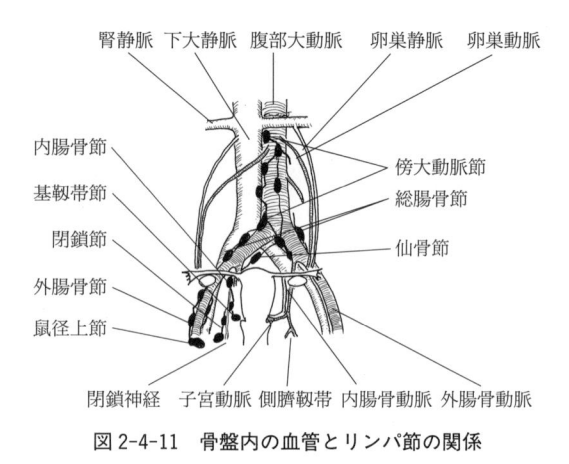

E．骨盤（pelvis）（図 2-4-12，2-4-13）

　骨盤は左右の寛骨，仙骨，尾骨の4つの骨からなる。また，寛骨は腸骨，恥骨，坐骨が癒合したものである。仙骨岬角，腸骨弓状線と恥骨稜および恥骨結合の上縁からなる分界線より上方を大骨盤，下方を小骨盤という。小骨盤は前方に弯曲する管状の小骨盤腔を形成し，骨産道となる。この弯曲を骨盤軸または骨盤誘導線と呼ぶ。その上端は骨盤入口と呼ばれ横長の卵円形であり，下端は骨盤出口と呼ばれ前後径が長い。骨盤の主要な径線を図 2-4-12 に示した。産科真結合線は岬角中央より恥骨結合後面までの最短距離であり，分娩に際し直接に児頭の通過に関係する径線である。平均 10.7 cm であり，9.5cm 未満を狭骨盤と定義している。

F．乳房

　乳房はヒトでは左右一対であるが，発生学的には他の哺乳動物のように腋下から鼠径部までにのびる乳房線上に存在するいくつかの乳房の一対である。腋下におおいが，ときに副乳が存在している女性では分娩後に副乳が腫大することがある。乳房には乳汁を分泌する乳腺があり，これを脂肪組織が囲んでいる。
　乳腺は 15〜20 数個の乳腺葉からなり，さらに

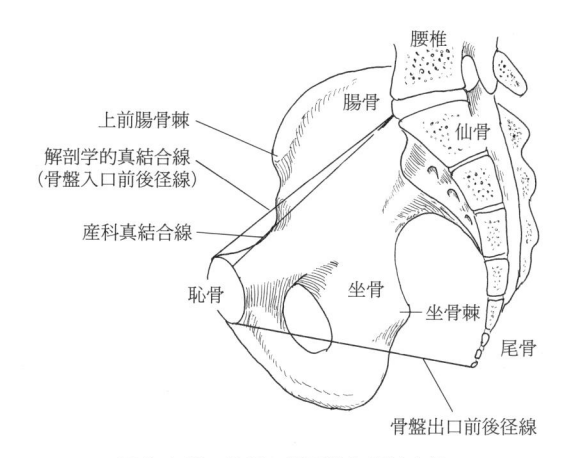

図 2-4-12　骨盤の側面像と真結合線

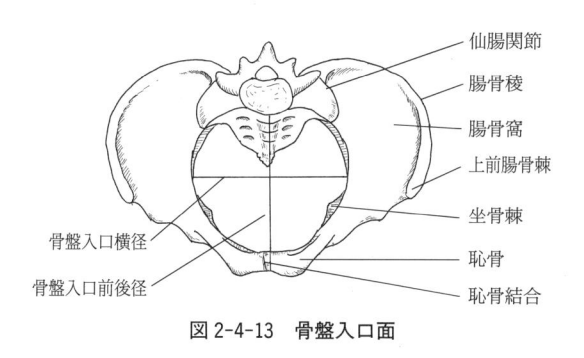

図 2-4-13　骨盤入口面

乳腺小葉に分かれ，さらに腺房に分かれる。乳汁は腺房でつくられ，小腺管に入り，太い乳管に集められ，乳頭に開口する。つまり，乳頭には 15〜20 数本の乳管が開口している。乳頭の周囲には輪状の褐色を呈する乳輪があり，妊娠すると色素沈着が増す。乳輪にはモントゴメリー腺がある。

G．男性生殖器

男性の生殖器の機能は受精能力のある精子と精液を産生し，女性性器内に射出することにある。

(1) 精巣（睾丸）(testis)

左右一対の卵形の器官で，陰嚢内にある。胎生期に精巣導帯の短縮により陰嚢内に下降してくるが，下降がうまくいかず腹腔内にとどまることもある（停留睾丸）。精巣が卵巣と異なり腹腔外にあるのは精子産生の最適温度がおよそ 34℃であることと関連している。精巣は硬いカプセルで覆われ，内部は無数の精細管からなり，精細管の精上皮より未熟な精子が作られる。未熟な精子は精巣上体で蓄えられているうちに成熟する。さらに精細管を通って精嚢でも蓄えられる。

精細管の間にはライディッヒ細胞と呼ばれる細胞があり，男性ホルモンであるアンドロゲン（テストステロン）が産生される。

(2) 精嚢（seminal vesicle）

膀胱と直腸にはさまれた左右一対の器官で，精管を通ってきた精子を一時貯蔵し，精子を活性化する物質を分泌する機能がある。精嚢の分泌液は精液の主要成分を占めている。精液の量を 3.5 ml とすると，精嚢から 2〜2.5 ml，前立腺から 0.5 ml，精管から 0.5 ml，Cowper 腺や Littre 腺から 0.1〜0.2 ml の比率となる。精子は精嚢から射精管を介して尿道経由で体外に排出される（射精）。

(3) 前立腺（prostata）

膀胱の直下で射精管を取り囲んでクルミ大の前立腺がある。前立腺から分泌される液は射精時に精嚢からくる精液と混和される。前立腺には平滑筋がありその収縮によって精液を射精する勢いを付与する。

(4) 陰茎（penis）

精液を女性生殖器に注入するための器官で，通常は約 7 cm であるが，性的興奮時には，陰茎海綿体に血液が貯留し，著しく増大するが個人差が大きい。中心には尿道があり，尿の排泄と精液の排出の二つの機能を持たされている。通常，射精時には内尿道口が閉鎖されるために精液と尿は混じり合わない構造となっている。内

尿道口の閉鎖不全は逆行性射精の原因である。

陰茎の先端部を亀頭と呼ぶ。女性の陰核亀頭に相当し，神経に富んでいる。

2.5 成熟期の性機能

幼・小児期には活動していなかった視床下部の性中枢は，成長とともにその機能を開始し，初経（menarche）を迎える。その後，思春期では月経は不規則であり，排卵を伴わない月経も多い（無排卵性月経）。しかし，数年を経過すると排卵も確立され月経周期も規則的になる。このように性周期が確立すると，生殖機能の準備が整い，性成熟期に入る。

月経とは，限られた日数で自然に止まる子宮内膜の周期的剝離に伴う出血であり，その周期は視床下部―下垂体―卵巣系によって支配されている。視床下部・下垂体・卵巣は分泌するホルモンによって相互に関連し合って，非常に微妙な，またダイナミックなシステムを形成している。

A. 視床下部・下垂体・卵巣から分泌されるホルモンの種類
（図2-5-1）

視床下部からはゴナドトロピン放出ホルモン（GnRH：gonadotropin releasing hormone）が分泌され，下垂体前葉に作用し，卵胞刺激ホルモン（FSH：follicle stimulating hormone）と黄体化ホルモン（LH：luteinizing hormone）を分泌させる。FSHは卵巣に作用し，卵胞を発育させ，LHはFSHとともに顆粒膜細胞からの卵胞ホルモン（estrogen）の分泌に関与するとともに，LHサージにより排卵をおこし，顆粒膜細胞を黄体細胞へと変化させ黄体ホルモン（progesterone）の分泌に関与する。また，プロラクチン（PRL：prolactin）は，下垂体前葉から分泌されるが，高濃度になると卵巣機能を抑制する。

(1) ゴナドトロピン放出ホルモン（GnRH）

GnRH産生神経細胞は視床下部の内側視索前野，視交差上核，弓状核などに比較的密に分布している。GnRHの分泌は通常60〜120分間隔でパルス状に行われている。GnRHはアミノ酸10個が配列した構造を持つデカペプチドであり，容易に分解される。

◆いくつかのアミノ酸を人工的に入れ替えることにより，分解されにくいGnRHが合成されており，GnRH agonistまたはGnRH analogと呼ばれている。分解されにくく長時間にわたって強い作用が下垂体前葉におよぶため，下垂体前葉のGnRH receptorはその数を減らし（down regulation）ついには反応しなくなる（脱感作：desensitization）。その結果，LH，FSH分泌は低下し，卵巣機能も休止し，低エストロゲン状態になる。現在は，子宮内膜症（子宮筋腫に用いることもある）の保存的治療薬としてもよく使われているし，体外受精―胚移植時に自然排卵抑制（LHサージの抑制）のためにも使われている。近々，receptorでその作用をブロックするGnRH antagonistが市販される予定であり，より使いやすくなるであろう。

(2) 卵胞刺激ホルモン（FSH）

脳下垂体前葉から，GnRHの刺激により分泌される。卵胞の顆粒膜細胞の細胞分裂の促進，

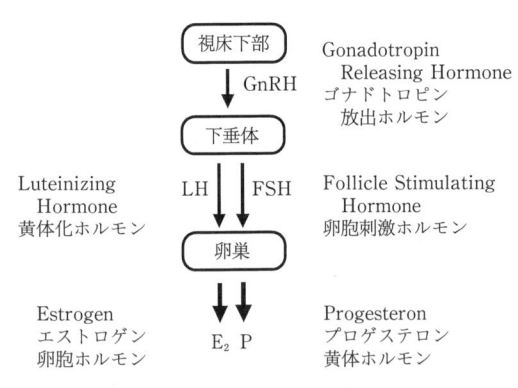

図2-5-1 視床下部―下垂体―卵巣系のホルモン

卵胞発育促進作用を有し，後述の LH とともに顆粒膜・莢膜細胞に作用しエストロゲン（estrogen）の産生・分泌を亢進させる。

> ◆第二度無月経や過排卵をおこすときに使用され，閉経婦人の尿から精製された LH の混じるヒト閉経期ゴナドトロピン（hMG：human menopausal gonadotoropin）や純化された FSH が市販されている。

(3) 黄体化ホルモン（LH）

FSH とともに，下垂体前葉から GnRH の刺激により分泌される。成熟卵胞に作用し排卵誘発の直接的刺激となる。また，排卵後の卵胞の顆粒膜細胞を黄体細胞に変化させ，黄体の形成をするとともに，黄体の賦活・維持作用も持つ。前述のように FSH とともに卵胞発育に協調的に働き，エストロゲンの産生・分泌にも関与している。

> ◆成熟卵胞の排卵刺激をおこすためには LH が必要であるが，現時点では市販されていないため，作用がよく似たヒト絨毛性ゴナドトロピン（hCG；human chorionic gonadotoropin）が使用されている。
>
> LH，FSH はともに分子量3万前後の糖蛋白ホルモンであり，α-，β-の2つの subunit からなる。HCG や甲状腺刺激ホルモン（TSH；thyroid stimulating hormone）も同様に2つの subunit からなり，α-subunit は四者とも類似しているが，β-subunit に違いがありその作用は異なっている。
>
> LH，FSH はともに，GnRH の刺激により分泌されるが，GnRH がどちらのホルモンを分泌させるかは，GnRH のパルス状分泌のパルスの頻度，下垂体門脈血中の GnRH の濃度，血中エストロゲン濃度の違いなどによって，ゴナドトロピン産生細胞からの LH，FSH の分泌の比率が変化すると考えられている。

(4) プロラクチン（PRL）

催乳ホルモンとも呼ばれ，乳腺の発育と乳汁分泌に重要な作用を持つ。蛋白ホルモンで分子量は約21500である。通常は視床下部から分泌されるドーパミンなどのプロラクチン抑制因子（PIF：prolactin inhibitory factor）によってその分泌は抑制されている。

プロラクチンが高濃度になると，エストロゲンのポジティブフィードバック（後述）を障害し，無排卵症から無月経となる。生理的には，授乳期間中で乳児が小さいときに次の妊娠がおこらないようにするための合目的的機序であると考えられている。高プロラクチン血症の原因は下垂体腺腫によるもの，薬剤性のもの，原因不明のものなどがあるが，治療にはブロモクリプチンやテルグリドなどのドーパミンアゴニストが使用される。何らかの理由で産褥期に乳汁分泌を抑制するときにもこれらの薬剤が使用される。

(5) 卵胞ホルモン（エストロゲン）

エストロゲンは LH と FSH の協同作用によって，卵巣の莢膜細胞と顆粒膜細胞から分泌されるステロイドホルモンである。いわゆる女性ホルモンとも呼ばれるエストロゲンには，エストロン（E_1：estoron），エストラジオール（E_2：estradiol），エストリオール（E_3：estriol）などがあるが，卵巣から分泌され生物活性が強いのは E_2 である。女性の性器系の発育や第二次性徴に関与し，性成熟期には周期的に変化し，子宮を中心とした性器に対する作用や性器外作用を持っている。

1）月経周期における性器作用

子宮内膜に対する作用：エストロゲン単独では子宮内膜上皮と間質の細胞を増殖させ，内膜を肥厚させる。排卵後のプロゲステロンの分泌下では，プロゲステロンと協力して子宮内膜の分泌像を形成する。

子宮頸管に対する作用：子宮頸管腺の腺細胞の粘液分泌を高め，粘稠度を低下させ，頸管内への精子の進入を容易にする。頸管粘液の量，

粘稠度，シダ状結晶の程度からエストロゲンの分泌状態や排卵時期を推定することが可能である。

腟に対する作用：腟粘膜上皮の増殖や角化を促進する。腟粘膜細胞診を行うことによりエストロゲンの分泌状態を判定することができる。

2）性器外作用

ゴナドトロピン分泌に対する作用（図2-5-2）：エストロゲンは視床下部に作用してGnRHの産生分泌を調節する。FSH放出に対し抑制的に作用するネガティブフィードバック（negative feedback）と，LH放出に対し促進的に作用するポジティブフィードバック（positive feedback）がある。前者では，エストロゲンが低下するとGnRH分泌が増加しFSHが増加する時と，エストロゲンが増加するとGnRH分泌が減少しFSHが低下する時がある。後者は，排卵直前におこるが，エストロゲン分泌が著増するとGnRHが放出され，LH分泌が著明に増加する（LHサージ）。

血液に対する作用：エストロゲンは血液凝固能を亢進させ，血栓症の誘因となる。電解質調節や水分調節にも関与するが複雑である。

脂質代謝に対する作用：エストロゲンはHDL-コレステロールや中性脂肪を増加させるが，LDL-コレステロールを下げるため抗動脈硬化作用があるとされている。

骨に対する作用：エストロゲンは腸管からのCa吸収を促進し，排泄を減少させ，Ca骨沈着を促進する。また，造骨細胞の発育を促進することにより，骨の増殖を促す。

(6) 黄体ホルモン（プロゲステロン）

プロゲステロン分泌はLHサージによる排卵刺激後，顆粒膜細胞の黄体化により急激に分泌が増加する。受精卵着床のための子宮内膜の準備と妊娠の維持に働く。多くの場合エストロゲンと拮抗する作用を持つ。

1）月経周期における性器作用

子宮内膜に対する作用：エストロゲンにより増殖した内膜の内膜腺に作用し，腺腔の拡大や腺細胞の分泌を活性化させ，着床に適した内膜を作る。さらに脱落膜様変化をおこす。

子宮頸管に対する作用：エストロゲンと反対に，頸管腺からの分泌を抑制し，頸管から子宮内への異物の進入を防ぐ。

腟に対する作用：エストロゲンによって増加した角化細胞は，プロゲステロンによって減少する。

2）性器外作用

代表的な性器外作用として，プロゲステロンは体温中枢に作用し基礎体温（BBT：basal body temperature）を上昇させる。また，ゴナドトロピン分泌に対しては，視床下部および脳下垂体の両方に対してネガティブフィードバックをかけている。

B. 月経周期におけるホルモン分泌動態（図2-5-3）

月経周期における時期の呼び方（呼称）は，何に注目するかによって異なる。

基礎体温では，排卵までは低温相といい，排卵後は高温相という。

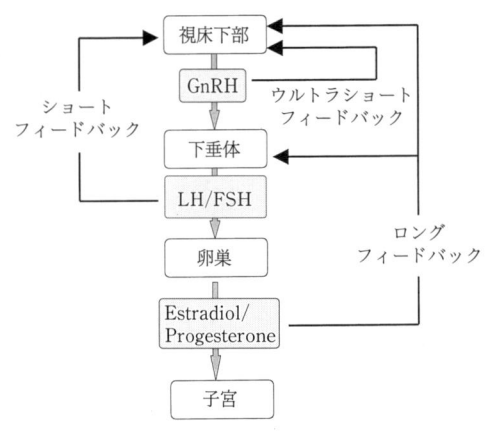

図2-5-2　ホルモン分泌の調節機構
ロングフィードバックにはネガティブフィードバックとポジティブフィードバックがある（詳細は本文参照）。

子宮内膜の周期では，月経期から排卵までを増殖期，排卵から次回月経までを分泌期と呼ぶ。

卵巣の周期では，排卵までの間を卵胞期，排卵後を黄体期と呼ぶ。月経周期は卵巣の周期的変化によって形成されるため，卵巣周期に合わせて解説する。

(1) 卵胞期前期

卵胞期前期では，前の周期の黄体期後期から始まっているエストロゲン，プロゲステロンの分泌低下によるネガティブフィードバックによりFSH分泌が増加した状態が続く。これに伴い卵巣では多数の卵胞発育が進行し始めている。卵胞発育に伴いエストロゲン分泌が増加し始めるため，FSH分泌は低下し始める。このFSH分泌の低下は，選択された主席卵胞以外の卵胞を閉鎖卵胞に変化させる。このため通常一回の月経周期で排卵するのは一つの卵子のみである（単一排卵機序）（図2-5-4）。

(2) 卵胞期後期

FSH分泌は低下するが，卵胞での顆粒膜細胞の数が増加していること，上昇したエストロゲンによる作用として顆粒膜細胞ではFSHにたいする感受性が増すことにより，主席卵胞からのエストロゲン分泌は著明に増加していく。

(3) 排卵期 （図2-5-5）

著明に増加したエストロゲンは，視床下部のGnRH分泌に対しポジティブフィードバックをかけ，GnRH分泌の著増，その結果としてLH分泌の著増を引き起こす。この現象をLHサージと呼ぶ。この時FSH分泌も上昇するが生理的な意味は明らかになっていない。このLH分泌の増加のため顆粒膜細胞からのエストロゲン分泌

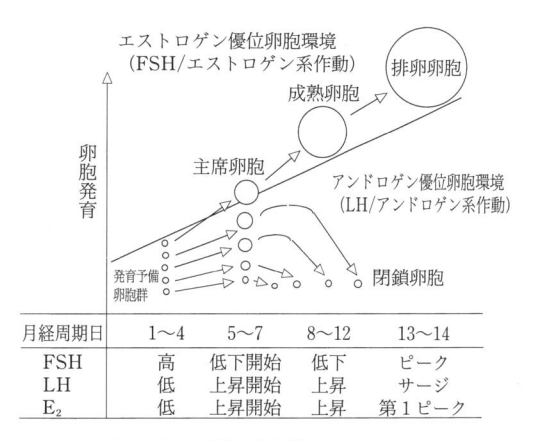

月経周期日	1〜4	5〜7	8〜12	13〜14
FSH	高	低下開始	低下	ピーク
LH	低	上昇開始	上昇	サージ
E₂	低	上昇開始	上昇	第1ピーク

図2-5-4 単一排卵機序

出典：日本母性保護医協会，研修ノートNo.40「排卵のコントロール」．

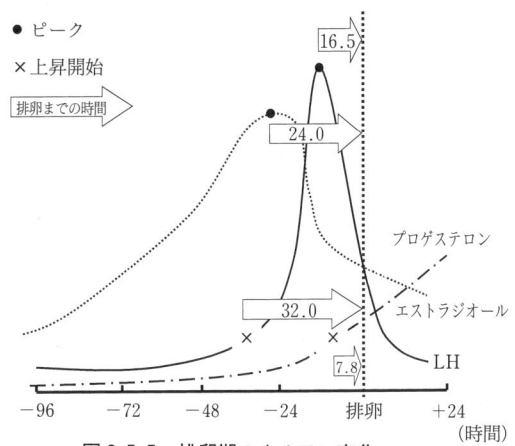

図2-5-5 排卵期のホルモン変化

各ホルモンの上昇開始の定義は基礎値の2倍に上昇したとき。例えば，LHサージの開始から排卵までは32時間，LHサージのピークから排卵までは16.5時間である。LHサージの代わりにhCGを筋肉内注射したときは，注射から排卵までは約40時間とされている。

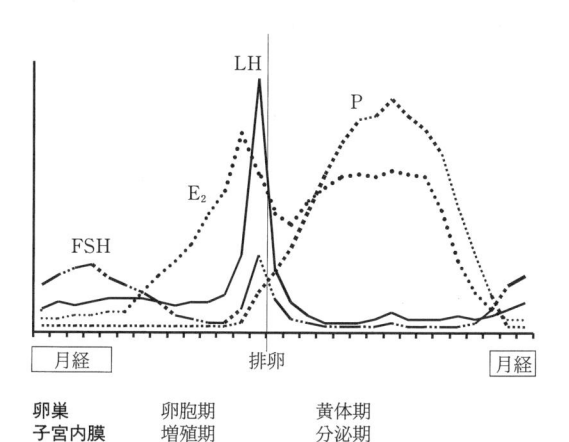

図2-5-3 月経周期のホルモン変化，卵巣周期と内膜周期との関係

卵巣	卵胞期	黄体期
子宮内膜	増殖期	分泌期
基礎体温	低温相	高温相

は若干低下し，プロゲステロン濃度の上昇が開始する（黄体化）。LHサージ開始から約32時間後，LHサージのピークから約16時間後に卵胞壁は破れ，卵は卵丘細胞とともに排出され（排卵），卵管内に取り込まれる。卵管膨大部で精子と出会えば受精する。

> ◆体外受精—胚移植においては，排卵直前の卵を採取する必要があるため，排卵時間を正確に推定する必要がある。このため排卵前後のホルモン変化が詳細に検討されたが，患者からの頻回の採血や採尿が必要であり，非常に多くの労苦を要した。しかし，GnRH agonistの開発により内因性のLHサージを抑制できるようになったため，現在はGnRH agonistを使いながらLH様作用を持ったhCGの投与により人工的にLHサージを作っている。hCG投与後40時間前後で排卵がおこるため，通常hCG投与後36時間で採卵している。

(4) 黄体期

黄体期にはいうまでもなく黄体からプロゲステロンが大量に分泌される。黄体からはエストロゲンも分泌されるため，LHサージにより一旦低下したエストロゲンは，プロゲステロンの上昇とともに再上昇する。黄体機能は排卵後，約一週間で最も活発になるが，プロゲステロンやエストロゲンのネガティブフィードバックによりゴナドトロピン分泌が抑制されているため，自然に黄体機能は低下していく。排卵後12〜13日目になると，黄体の退行変化は著明となり，白体となりその機能を停止する。したがって，エストロゲンとプロゲステロンの分泌は低下し，ホルモンの消退とともに月経が開始する。

エストロゲンとプロゲステロンの分泌低下は，ネガティブフィードバックにより視床下部からのGnRH分泌を促し，FSH分泌が増加し，次の周期の卵胞発育を開始する。

妊娠周期では，排卵後，受精卵の着床が約一週間でおこり，ただちにhCG分泌を開始する。このhCGのLH様の生物学的作用のため黄体は刺激され，退化せず妊娠黄体となり，プロゲステロンやエストロゲン分泌を続けるため月経は発来しない。妊娠黄体は，胎盤からのプロゲステロンやエストロゲン分泌が増加する妊娠7〜8週頃までは必須であり，この時期の黄体の摘出は流産を引き起こす。

C．卵巣の周期的変化（図2-5-6）

卵胞は卵細胞とそれを取り囲む卵胞上皮細胞とその周囲にある間質より成る。卵胞の発育（成熟化）は主に卵胞上皮細胞（顆粒膜細胞）の細胞分裂による増殖であり，その段階により，原始卵胞，発育卵胞，成熟卵胞と呼ぶ。

(1) 卵胞発育

原始卵胞は，直径40〜50μmで，卵細胞は一層の扁平な卵胞上皮細胞で囲まれている。出生時には，約200万個の卵胞はすべて形成され，卵細胞は第一次成熟分裂（減数分裂）の途中の状態でとどまっている。

発育卵胞では，扁平な卵胞上皮細胞は，次第に増殖・肥大し，重層化し，細胞内に顆粒を豊富に含んだ顆粒膜細胞を形成する。透明帯が卵

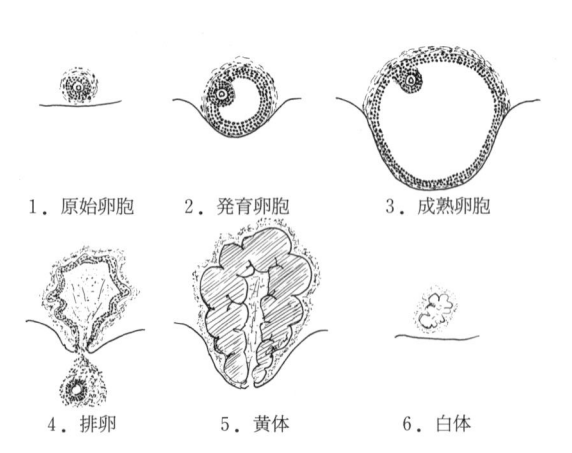

1．原始卵胞　2．発育卵胞　3．成熟卵胞
4．排卵　5．黄体　6．白体

図2-5-6　卵胞の周期に伴う変化
排卵直前の卵胞径は20〜25mm程度であるが，個人差がある。

細胞と顆粒膜細胞の間に形成され，顆粒膜細胞の外側は基底膜を介して間質細胞の増殖によって形成された莢膜細胞に囲まれる。さらに発育すると，顆粒膜細胞の一部が融解消失して空胞を形成し，卵胞液を含んだ卵胞腔を作る。

成熟卵胞は，ゴナドトロピンが作用することにより成長を始めた多くの発育卵胞の内，一つのみがより増大し，直径が20 mm程度になったものをいう。排卵日近くには卵胞直径は，およそ2 mm/日の速度で増大していく。他の同時に発育しだした卵胞は，不完全な成熟段階で発育を停止し，退縮して閉鎖卵胞となる。排卵する卵の構造は，直径120 μm程度の卵細胞のまわりに透明帯があり，その周囲には放線冠(corona radiata)と呼ばれる放射状に配列した細胞に囲まれ，さらにその外側に大きく広がった顆粒膜細胞の塊である卵丘細胞に取り囲まれている。この卵丘細胞は全体で数mmあり，肉眼的に容易に確認できる。

(2) 排卵

排卵期のLHサージにより，膨隆した卵胞壁の一部が菲薄化，脆弱化がおこり，膨隆部から破裂し，卵丘細胞とともに排卵される。第一次成熟分裂の途中で止まっていた卵細胞はLHサージが引き金となり，第一次成熟分裂を完了し，第一次極体を囲卵腔内に放出する。なお，卵の第二次成熟分裂は精子の卵細胞への進入（受精）によって刺激され完了する。

(3) 黄体形成

排卵後におこる卵胞の変化が黄体形成である。排卵後，卵胞内には一時，出血がおこり，出血黄体(血体)となるが，遺残した顆粒膜細胞や莢膜細胞の増殖により黄体が形成される。黄体は排卵後2～3日で形成され，形態上最も大きくなるのは排卵10日目頃である。機能的には排卵後7～10日目頃が最も活発であり，大量のプロゲステロンやエストロゲンを分泌する。妊娠し

ないと，黄体細胞は萎縮，脂肪変性による退行変化を始める。黄体は縮小し白体となり，プロゲステロンとエストロゲンの分泌は急速に低下し，子宮内膜のホルモン消退に伴う剝奪を引き起こす。これが月経（menstruation）である。

D．子宮内膜の周期的変化 (図2-5-7)

子宮内膜は筋層に接する基底層と子宮内腔側の機能層に分けられ，機能層は表層の緻密層と基底層に接する海綿層からなる。機能層はエストロゲンとプロゲステロン量の変化に応じて周期的変化をする。子宮内膜の周期は増殖期，分泌期，月経期に分けられる。

(1) 増殖期

月経終了から排卵までの期間をいう。月経により剝離した子宮内膜はその基底層から再生し始め，エストロゲンの作用により子宮内膜は増殖肥厚し，子宮腺もほぼ一直線に発育する。この時期は基礎体温は低温相をしめす。

(2) 分泌期

排卵から月経直前までの期間をいう。排卵後エストロゲンの作用に加えてプロゲステロンの作用により，子宮内膜はさらに肥厚し，子宮腺は著明に蛇行，分泌物が腺腔に認められる。こ

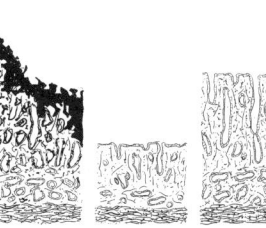

図2-5-7 子宮内膜の変化

ホルモンの消退性出血として始まる月経は機能層が剝脱し基底層のみになる。その後エストロゲンの作用で機能層が増殖し(増殖期)，排卵後プロゲステロンの作用で分泌期となる。

の状態は着床準備状態である。子宮内膜の血管は螺旋状となり螺旋動脈（コイル動脈）と呼ばれる。この時期は基礎体温は高温相をしめす。

(3) 月経期

妊娠に至らなければ，黄体は萎縮し，エストロゲンとプロゲステロンの産生は急速に低下消失するため，ホルモン消退性出血（hormonal withdrawal bleeding）がおこる。月経出血は黄体の退化によるホルモン消退性出血である。子宮内膜の剥離はホルモン消退による螺旋動脈の収縮により子宮内膜の血行障害や酸素欠乏などによっておこると考えられている。剥離するのは機能層と呼ばれる部分のみで基底層は残り，また次の周期のために再生が始まる。

E. 月 経

月経（menstruation）とは，約1ヶ月の間隔で起こり，限られた日数で自然に止まる子宮内膜からの周期的出血と定義されている。

> ◆月経は着床にむけて準備した子宮内膜が妊娠しなかったために，この内膜を捨てて新しい内膜を用意するためにおこると考えられている。年間を通じて周期的に月経が発来するのは霊長類でもヒトだけであり，ニホンザルは夏期のみ排卵を伴う月経があるが，冬期には無排卵・無月経となる。犬・猫では一定の発情期以外月経は来ない。ネズミ類は4～5日の卵巣周期活動があるが，月経はない。またウサギは交尾により排卵するだけで月経はない。ヒトだけが季節や環境に影響されずに妊娠可能であるが，他の動物はきびしい自然環境のために一定の条件が整った時にしか妊娠できないようになっていると考えられている。

月経周期日は，月経の始まった日を第1日目とし，月経開始より第何日目という表現で表し，次の月経の前日までの日数を月経周期日数，月経出血の続いた日数を月経持続日数，月経中に排泄された血液などの量を経血量と呼ぶ。

月経周期日数，月経持続日数，月経量のいずれも正常範囲にある時には正常月経とし，そのどれか1つでも逸脱している時は異常月経とする。

1）月経周期日数

正常範囲は周期日数が25～38日の間にあり，その変動が6日以内である。月経周期が短縮し24日以内に月経が発来した時を頻発月経，月経周期が延長し39日以上で発来した時を希発月経，上記の正常周期に当てはまらない時を不整周期と呼ぶ。

2）月経持続日数

正常範囲は3～7日である。出血日数が2日以内のものを過短月経，出血日数が8日以上を過長月経と呼ぶ。

3）月経の量

ナプキンによる測定では全月経量の正常範囲は22～120gとされるが，月経量を正確に測定することは日常的には困難なため通常は各人の感じで表現される。月経血量が異常に多いと感じられる時は過多月経，異常に少ないと感じられる時は過少月経と呼ぶ。

初経（menarche）とは初めて発来した月経で，閉経（menopause）とは卵巣機能の衰退または消失による月経の永久的閉止を言う。10歳未満の初経発来を早発月経，15歳以上で初経をみた時は遅発月経と言う。43歳未満で閉経した時を早発閉経，55歳以後に閉経した時を遅発閉経と呼ぶ。

月経のない状態を無月経（amenorrhea）といい，初経以前，閉経以後，ならびに妊娠・産褥・授乳期における無月経を生理的無月経と呼び，性成熟期における月経の異常な停止を病的無月経と定義する。満18歳になっても初経が発来しないものを原発性無月経，これまであった月経が3ヶ月以上停止したものを続発性無月経と呼ぶ。

月経時の症状としては下腹部不快感，下腹部

痛, 腰痛や吐き気, 頭痛, 憂鬱感などであるが, 病的に強度な時は月経困難症(dysmenorrhea) と言い, 子宮内膜症や子宮筋腫などの器質的病変も考えられる。

また, 月経開始の7日位前からイライラ, 怒りやすくなるなどの精神症状や, 乳房緊満感や乳房痛, 下腹部痛, 便秘, にきび, 浮腫, アレルギー症状などが出現しやすい。特にこれらの症状が強度な時は, 月経前症候群(premenstrual syndrome, PMS)または月経前緊張症(premenstrual tension)と呼ぶ。

引用・参考文献

1) 井上輝子：新版女性学への招待, 有斐閣選書, 1997.
2) 山崎喜比古・朝倉隆司編：生き方としての健康科学, 有信堂, 1999.
3) 松本清一監修：性：セクシュアリティの看護―QOLの実現を目指して―, 建帛社, 2001.
4) http://www.phatec.or.jp
5) 根村直美編：ジェンダーで読む健康/セクシュアリティ, 健康とジェンダーII, 明石書店, 2003.
6) M. ダイアモンド・A. カーレン（田草川まゆみ訳）：人間の性とは何か, 小学館, 1984.
7) 青木康子編：助産学体系2―人間の性・生殖―, 日本看護協会出版会, 2003.
8) 貴邑冨久子監修, 荒木葉子翻訳編集代表：性差医学入門, じほう, 2002.

第3章
母性の特徴

3.1 身体の特徴

A．一次性徴と二次性徴

　女性は母性機能を遂行するために，形態的，機能的に男性とは全く異なった生殖器系を持っている。性腺や性器の分化は胎生期におこり，出生時にはその形態的特徴は明らかになっているので，これを一次性徴とよんでいる。

　生殖器以外にも，女性と男性はそれぞれ異なった身体的特徴を持っている。この特徴は思春期以降の性ホルモンの作用によって発達し，顕著となるもので，これを二次性徴とよんでいる。男性は一般に体格が大きく，皮膚の下に筋肉の隆起がみられるのに比べ，女性はそれより体格が小さく，筋力は弱いが皮下脂肪が発達し身体の線に丸みがある。骨盤は広く横に大きく発達し，腹壁は伸展しやすく，また下半身が胸郭や肩甲よりも発達している。骨盤底には尿道と腟管が開通していて，男性のように閉鎖していない。これらはすべて妊娠や分娩に備えての特徴である。すなわち，女性が生まれながらに持つ母性としての身体的特徴である。

B．性の決定と性の分化

　受精の瞬間における受精卵の染色体により性は決定され，遺伝的な性による生殖腺の（一次的な）性の確立，そして生殖腺による表現型的な性の分化は順次に起こる連続的な過程である。性染色体のY染色体上に精巣決定因子が存在するが，精巣決定因子が無い時には，生きた生殖細胞が存在する限りは，生殖腺原基は卵巣として発達するという生得的な傾向を持っている。思春期には二次性徴の発達が性的二型性の表現的現れを強調し，より明らかにされる。

C．性的二型性の現れ

　思春期は未熟状態と成熟状態の間の移行期間で，この期間に青年期の成長スパートが起こり，成熟した個体の著しい性的二型性を来す二次性徴が現れ，繁殖力を獲得し，また極めて大きな心理的変化が起こる。思春期は視床下部—下垂体ゴナドトロピン—生殖腺系（視床下部において神経性・ホルモン性情報の統合をするフィードバック系）の再活性化による一連の身体的変化とみなされる。視床下部—下垂体—生殖腺系は胎児期早期から幼児期早期に機能的に分化し，幼児期には活動レベルは低く抑えられ（未熟期休止），思春期において再活性化されるわけである。

D．生殖腺の構成　（表3-1-1）

　生殖腺（男性では精巣，女性では卵巣である）は

3.1 身体の特徴

表3-1-1 女性と男性の生殖器の構成

	女性	男性
生殖腺	卵巣 (卵子形成と女性ホルモン産生)	精巣 (精子形成と男性ホルモン産生)
生殖管	卵管 子宮 腟（管）	精巣上体管 精管
付属腺	小前庭腺 尿道傍腺（スキーン腺） 大前庭腺（バルトリン腺）	精嚢 前立腺 尿道球腺
外生殖器	陰核 外陰部	陰茎 陰嚢

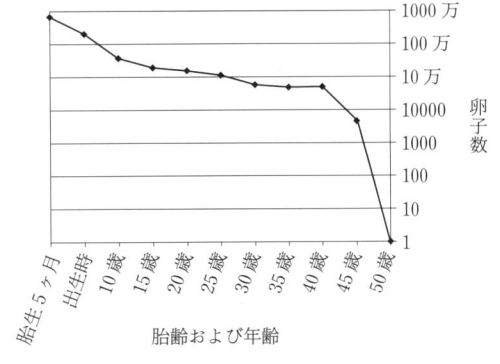

図 3-1-1 卵巣内卵子数の加齢による変化

内分泌腺としても機能する。精巣は胎生期にはミュラー管抑制因子とテストステロン（男性ホルモン）を分泌し，思春期以降はテストステロンを分泌する。胎生期における精巣からのミュラー管抑制因子とテストステロン分泌が男性の生殖腺形成を決定し，女性の生殖腺とは異なる性的二型性を決定づける。精巣が存在する男性では，ミュラー管は退行して予定細胞死に陥るが，ウォルフ管は安定分化し発達を完了する。精巣が無い女性では，ウォルフ管は発達せず，ミュラー管の構造が分化する。子宮と卵管の発達は，たとえ生殖腺がなくても起こるので，女性の発達は卵巣の存在には依存せず，卵巣は胎生期にはホルモン分泌をしない。思春期になると卵胞の発育に伴って卵胞ホルモンと黄体ホルモンを周期的に分泌する。

男性の生殖器と同様に，女性生殖器も内生殖器と外生殖器に区別される。生殖器は配偶子である卵子を形成する卵巣と，受精卵を育てる子宮を中心とするが，生殖腺，生殖管，付属腺および外生殖腺からなる。それぞれ男女共通の起源から分化した器官であるが，位置や形において性差が著しく，内部で起こる現象も男女で異なる。男女間で構造や機能に大きな差が見られることが，生殖器の特徴である。

付属腺は外分泌腺として機能するが，女性は大前庭腺（バルトリン腺），小前庭腺，尿道傍腺（スキーン腺）を持ち，いずれも外陰部の深部に左右一対存在する。これら付属腺の分泌物粘液は，外陰部（腟前庭）に排出され，交接を容易にする。

外生殖器として，女性では大陰唇，陰核が存在し，これが女性の交接器といえる。また，女性では恥丘が発達し，大陰唇，小陰唇および腟前庭とともに外陰部と総称する。女性の場合はさらに乳腺が存在する。

E．生殖腺である卵巣の機能

生殖器の中でも，母性の身体的形成に最も寄与するものは卵巣であり，卵巣は配偶子である卵子を形成し，さらに内分泌腺として女性ホルモン分泌を担う。卵子の形成について述べると卵子は完成すると直径約100 μmで，ヒトの身体の中で最も大きな細胞となる。卵子形成は胎生期に始まるが，卵母細胞は減数分裂の途中で一時停止する。思春期以降，通常毎月1個ずつ排卵され，受精が成立すると減数分裂が完了する。出生時の卵巣には約200万個の卵母細胞があるが，以後減少を続け，思春期には約40万個になる。そのうち排卵にいたるのは一生涯に400個ほどに過ぎない（図3-1-1）。

> ◆ 胎生5週頃に卵黄嚢を離れた原始生殖細胞は卵巣原基に到達して卵祖細胞となった後もさらに有糸分裂を続け，ヒトの卵巣では胎生5ヶ月頃に細胞数はピークを迎え，約700万個に達して有糸分裂を完了する。卵祖細胞は以後全く増殖しないだけでなく，分化の過程でアポトーシス（プログラムされた細胞死）に陥って死ぬ。
> 　出生時には約200万個に減少する。出生時までにすべての卵祖細胞は一次卵母細胞に分化し，減数分裂を開始して，第一減数分裂の前期でいったん分裂を停止する。そして，思春期以降，順次成熟段階に入るまでの間（ながいものは40年以上も）そのままの状態でとどまる。思春期以降，各卵巣周期ごとに10個ほどの卵胞が成長段階に入る。減数分裂を再開して，卵子形成（配偶子形成）に進む。

3.2　母性の心理

A．日本における女性に対する意識の変化

　日本文化史にみる「女性」の生き方は，その時代的な背景にもよるが，本人の意思というよりは親の地位や考え方により方向づけされていた。その昔，女性の幸せは結婚し，子を産み育て家庭を守ることに専念することであるとされ，親は娘がある程度生殖可能年齢になると，親の価値判断により娘の夫となるべく男性を選択し結婚させた。この過程において女性本人の意思は尊重されないことがほとんどであった。日本の家庭は父系社会が中心であり，男尊女卑の考え方が根強く，女性の教育や社会的地位に関して男性と比しその必要性は見出されておらず，結婚に関しても親が決めることが当然であったのである。

　平均寿命が45歳前後である大正から昭和初期の女性は，10歳台の後半に結婚し子どもを産み始め，平均5〜6名の子どもを産み，末子が社会生活ができるようになる頃には人生の終末であり，文字通り子どもを産み育てるだけの一生であった。

　女性は，家長である夫の言いつけを聞き，その家の家風を守り子どもを育て上げること（良妻賢母）が最も重要な役割であり，その過程には女性個人の考え方は存在し得なかった。つまり，母親は子どもを産み，その子に乳をあげあるいは食の世話をし，生活に必要な躾を身につけさせ基本的な生活が送れるように子育てをすることが当たり前であった。男性は，家庭の生計を維持し，個人の社会的役割を果たすことが中心であり，子どもに関しては社会における道徳や規範に関する教育に関わるものの直接的な保育に関しては全く携わることはなかった。

　女性の社会進出が当たり前の時代になり妊娠・出産・子育てをしながら職業人として生きる女性が増加した今日でも，この考え方は日本人の考え方の根底に流れ，育児は母親が担うものであり，母親はいつでも育児は完璧にこなしていく者であると，男性の多くはもちろん女性の中にもどこか気持ちの中に根強く残っているのである。

　平成13年の子育て環境調査によると，妻からみて積極的に家事・育児に協力してくれるという夫は約30%であった。妻は家事・育児での協力を求めているが，夫はそれに十分答えてはいないのが現状のようである。しかし，以前に比べ夫の家事・育児協力度は著しく増加しており，わが国における性別分業の枠が少しずつ変化していると考えられる。

B．母性意識の発達

(1) 生育過程における母性意識の発達

　元来，母性は本能といわれてきた。しかし，昭和40年代頃から児童虐待や児の遺棄といった事件が相次ぎ，母性意識が本能であるとは言い切れないのではないかと考えられてきた。

平井は「母性意識の本質は母親の子どもを思いやる心であり，母親に子どもの心をくみとる能力がいかに備わっているかにある」[1]といっている。生まれたばかりの児に対しては，母親が乳児の発達に伴う乳児のニードの変化を敏感に感じとり，乳児が必要なときに必要な世話を提供することが重要であり，それが乳児に基本的信頼を内在化させ，乳児の自然な発達を促すことになる。そして「思いやりの気持は，自己への信頼をもとに『他を慈しむ』経験のなかで育まれていく」[2]と新道がいうように，母親がわが子にもつ慈しみの感情により児は母親を信頼し，やがて思いやりの気持が育まれていく。これは生まれた時からの母子関係がその子の母性意識発達の原点としてとても重要であるということを裏付けている。

また，「母親との接触体験は自分が親になったときの母親のイメージとしてインプットされており，自分が育児をするようになると子どもの頃の母親のイメージを自分に置き換えて（模倣）行動するようになる。」[1]と平井の調査で示されているように，阿部律も，母親が育児をしていく上で，幼児期や学童期の生活体験やその当時の感情が自分の子どもに対しても再現されるため，この時期の安定した母―子関係が重要であることを明らかにしている。

(2) 妊娠・分娩・育児体験と母性意識の発達

一般的に子どもに対して可愛いとか，優しい気持になることと，自分の子どもに対する胎児感情はまた別の意味をもつものである。牛島が「妊娠中に自然に母性愛がわいてくるものとは限らず，母性意識の成立には時間と生活体験が必要であると考えられる」といっているように，生育過程における生活体験のみならず，妊娠・分娩・育児を体験することは母性意識の発達に強い影響力を与えるといえる。

妊娠により体験するいろいろな身体的変化や徴候は，妊婦に「快」「不快」の両方の感情を抱かせる。当然，「快」の場合は肯定的，「不快」の場合は否定的感情が生じるものであるが，その感情の程度については受け止める妊婦の元来もっている自己知覚・自己認識とその時点まで育まれた母性意識に左右されるといえる（図3-2-1）。

(3) 周産期における母親意識の発達

１）妊娠初期

妊娠・分娩・出産後の経過における母性意

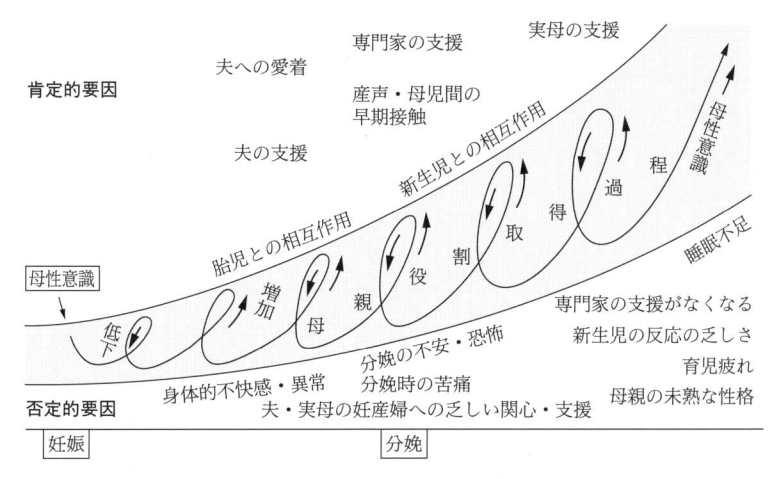

図3-2-1　母性意識の形成・発展と母親役割取得過程
出典：文献２）．

識・母性愛については，特に児に対する特別な感情が生じるため，主に対児感情を中心に述べる。

妊娠がわかった時，妊娠をどのように受け止めるかは妊婦それぞれによって異なる。妊婦の多くは妊娠したことを喜ぶが，同時に妊娠という未知の体験に対する不安や自分が本当に子どもを産み育てられるだろうかといった種々の不安も抱き，嬉しさと不安の入り混じった複雑な心理状態に陥る。また，もともと子どもを有する気持がなかった者，子どもを有する気持はあってもその時点で計画外であった者など，妊娠を最初から肯定的に受けとめられないケースもあり，妊娠の受けとめ方により胎児への思いは様々である。これは母親となった女性が自己の母性をどのように受けとめているかにもよるといわれている。たとえば，初潮を「妊娠できるようになった自己の成長」として受け入れられず嫌悪感を抱いた者は妊娠中につわりがひどいということは承知のことである。

つわりの有無と程度による対児感情については，平井の調査でその関係性が示されている。「つわりの程度が強い者では妊娠についての否定的感情が強く現われているが，つわりをほとんど感じない者も同様に否定的感情が高くなっていたという。つわりの自覚が中等度の者については，妊娠を受容し肯定的感情が高いという結果であった。」[1] つまり，必ずしもつわりの程度と胎児感情は比例しているわけではなく，ある程度の症状は妊娠していることを妊婦に自覚をもたらし，前向きに妊娠を受け入れようとする姿勢につながると考えられる。

2）妊娠中期

妊娠中期はつわりもおさまり妊娠期の中でも最も安定している時期である。特にこの時期は胎動を自覚するようになり，妊婦自身が体内に別の命を宿しているという実感により，今まで以上に母親として児への愛着が増す時期である。また，腹部を手で触れることにより胎動を感じたり，肉眼的に確認できるようになると母親自身のみならず，子の父親にとっても自身の子の存在を認識する機会となり，父親として児への愛着意識が芽生えたり増強したりすることにつながる。これはひいては，父親が妊娠を受容し，妊娠を喜び，妊婦をいたわるといった夫の行動変容や意識の変化につながり，妻はそのような夫との関係の中で自己に対する満足を感じ，より一層胎児への思いや母性意識の高まりにつながる。

3）妊娠末期

妊娠末期は安定した妊娠中期とは異なり，ボディイメージの変化や腹部増大に伴うマイナートラブル，分娩についての不安など必ずしも「快」感情だけではないため，妊娠や生まれてくる児に対して否定的になることがある。花沢の調査では「妊娠後期には児への愛着動機は低減するが，母になることへの意識すなわち母親自覚は高まる」[3] という結果が示されている。出産を目前にしたこの時期には身体的負担が増強するため児への愛着というよりは自己の安楽に関する思いが強くなると考えられる。また，出産を目前に控え，児の存在がいよいよ現実的となり，妊婦は母親になるという覚悟や自覚が最も高くなると考えられる。

4）分娩期

長い妊娠期間を乗り越え，いよいよ分娩を迎えると産婦はこれから始まろうとしている未体験，または過去の体験に対し恐怖感を抱く。その反面体内に育んできた児への思いは現実の存在となり，わが子を自分の腕に抱くことへの期待感も大きくなる。

しかし，陣痛の苦痛は母親の安楽を阻害する因子となり，ともすればその場から逃れたいという否定的な感情を募らせていく。それは，胎児への思いよりも自己の安楽性が優先された結果であり，産婦の性格や妊娠の受容状況に影響される。

分娩もクライマックスを迎え，児が誕生する

と，直前まで自分の苦痛緩和が第一優先であった母親の心理は急速に児への思いに変化を遂げる。「五体満足ですか？」「男ですか？」「女ですか？」と児娩出直後に母親から発せられることばからも推測できる。また，苦痛体験を乗り越えたという気持ちと児の産声を耳にし直接児に触れることにより，母になった喜びや幸福感を感じる。特に満足できる出産をすればするほど，この感情は大きく幸福感は最高潮になる。

反対に妊娠を受容できずに分娩に至った場合や苦痛に耐えきれず児の存在さえも肯定できないまま分娩が終了したようなケースでは，分娩の満足感どころか児の産声に対しても関心を示すことができないでいることがある。このような産婦にとって分娩体験は母性意識の形成を阻害するものと考えられる。

5）産褥期

出産直後の褥婦は母親としての喜びや幸福感に浸っているが，その感情はけっして長く続かないものである。ルービン（Rubin, R.）は母親への適応過程を3つの段階に分けて説明しているが，その内容から母親の感情は必ずしも常に児に向けられているわけではないことが分かる。分娩後24時間〜48時間は特に分娩時に生じた創傷部位の疼痛や疲労感，経産婦では後陣痛により十分な睡眠がとれないといった状態に陥りやすく，母親の関心は自分自身や基本的欲求に向けられている。また，児に対してはわが子の存在を確認する行動はみられても直接育児行動をすることはまれで，他者への依存的傾向がみられる。母親は自己の基本的欲求が他者によって満たされることにより，児に関心が向けられるようになる。

出産後2・3日〜10日頃の時期は，分娩時の疲労感や疼痛が徐々に緩和され，母親はセルフケアが行えるようになることで，児のあらゆることに関心が高まってくる。育児についての学習が始まり実際に児の世話をするようになると，たとえ十分な育児行動がとれない場合でも，周囲にいる医療者たちのアドバイスや身近な人の励ましにより母親としての役割を少しずつではあるがこなせるようになる。特に直接授乳やおむつ交換などの機会に児の反応を実際に確認することにより，母児の関わりを発展させ，母親としての意識を高めていく。

その後，医療施設から離れ自宅または実家に戻り子ども中心の生活の中で母親として関わりをもつようになる。すると今まで気付かなかった児の様子や思い描いていた状況とは異なる現実を発見することにより，育児の大変さを実感するようになる。しかし，授乳のリズムが安定してきたり，母児共に深刻な不安に陥るような異常がみられないといった場合は，母親の精神状態は安定し充実した毎日を送ることで児のあらゆる反応を好意的に受け止められる。そのため児に対する愛着は増加し，母性意識は高まっていく。逆に授乳リズムがいつまでたってもつかめないとか，児の反応が理解できないまま毎日を送っているような母親は，理想としていた現実とのギャップにただ困惑し，児を見ても不安が募り，児が泣けばどうにかして欲しいという思いが積み重なり，児への愛着どころか，育児放棄または最悪の場合自らの手で児を死に追いやってしまいかねない。このような心理状態に追い込まれないためにも，産後はいつどんなときでも相談でき，知識の提供をしてくれる他者の存在が必要である。また，母親の育児行動を認め，誉めながら母親としての成長を促していく身近な支援者（夫や母親，時に医療従事者）の関わりが母親の自立につながり，その結果自信が持てることで児に対する母性意識が高まっていくのである。

C. 母性を支えるもの（図3-2-2）

(1) 生育過程における母親という環境

前述したように母性の育成には，その生みの母である実母の影響が多大である。生まれた時

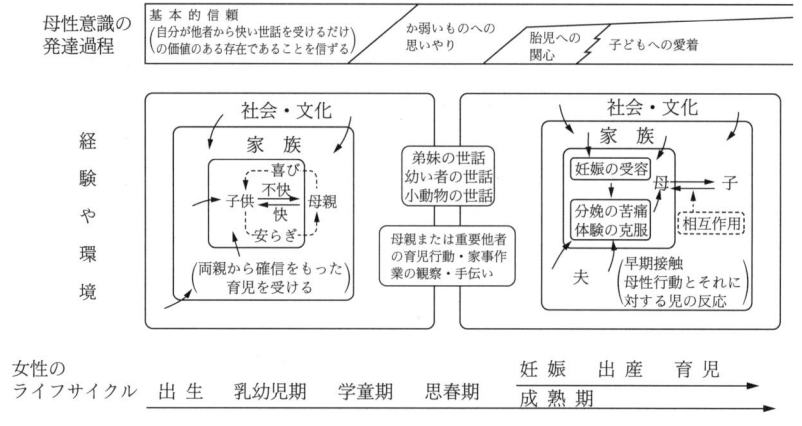

図3-2-2 母性意識の発達過程とそれを促進する経験や環境
出典：文献2）．

から，母親の愛情を十分受けて育てられると，子どもの中には母性の根本的な部分が大きく育つのである。乳児期・幼児期・学童期・思春期と成長する過程において，母親の存在は無意識のうちに子どもに「母親モデル」としてインプットされる。特に母親や祖母などとの世代間での知識の交流や生活行動の継承は，女の子のなかにある母性を知らず知らずのうちに育んでいる。「初潮時の母親の態度がその女の子の母親意識や女性性に大きく影響する」とよくいわれるが，女の子が成長し女性としての機能が活動し始める証である初潮を「大切なもの」「喜ばしい出来事」として子供と一緒に喜ぶことで，その子は女性であることを認識し母性の機能を受け入れられる。将来，自分の子どもを育てる場合には，自分の母親と同じように子どもとのかかわりをもつのである。最近騒がれる児童虐待の事例をみるとほぼ必ずといっていいほど過去に自分も同じ体験をしているケースが多いことからも分かるように，良きに付け悪しきに付け「モデルとしての母親の存在」は子に対して多大な影響を与える。

(2) 父親としての夫の関わり

妊娠することは女性一人では不可能であり両性が存在して初めて可能な現象である。妊娠そのものについては，母親となる女性が自分の体内で胎児を育てるのであり，父親である男性はその肉体的負担や精神的負担を共有することはできない。しかし，女性の体内に生存している胎児に対し父親が親となる立場で関わることは可能である。

親の立場として胎児に関わるということは実際どうあるべきことか。例えば，母親は胎児の環境として健康面に気を配り，栄養を考えた食事に気をつけたり，腹部が増大してくる時期には早産しないように，また転倒などに気をつけた動静に注意を払ったりするであろう。父親といえば，そういった妊婦に気遣い，たとえばつわりの辛い時期には食事を作ったり，重い荷物を持ったりと妊婦の負担を軽くするために家事をすることなどがある。そういった目に見えた行動だけでなく，妊娠中の身体的負担や精神的不安定さを理解し，夫婦の子どもを体内で育てていく妊婦への思いやりの心を示すことで，妊婦自身がどれほどその妊娠を受容でき，安心して妊娠継続ができることにつながるかということを理解した関わりが重要であるといえる。

児の出生後は特に日中一人で育児をしている母親の負担を少しでも軽くできるような家事の分担（例えば，できるだけ早く帰宅し，沐浴を父親が担当するなど）もさることながら，妻の育児に

対する不安や疑問，心配事などに耳を傾け，1日中児と一緒にいて自分の時間も持てず慣れない育児に身も心も疲れている妻をねぎらうことが最も重要である。たとえ，おむつ換えや授乳などを手伝わなかったとしても，「1日大変だったね。困っていることはない？」ということばをかけられたなら，妻はそれだけで心癒され，夫に愛されていることを実感し，また明日も頑張ろうという前向きな姿勢を持つことができるのである。生まれた児に対しても夫が父親としてことば掛けやだっこなどの関わりを持ってくれることで，二人の間に生まれた児に対する母親の愛情は何倍にもなり，その気持ちが児へ注がれるのである。

花沢は「『相手を支えたい・愛したい』『相手に支えてもらいたい・愛されたい』という両者の関係は児の成長や母親自身の属性によって変容し発達することを見出している。」とし，夫に対する愛着が高いほど児へ愛着が高いという相互の関係性を有する結果を示している[3]。児と夫とは機能分化しながらも，母親の愛着の対象として高い関連性を持つ存在であり，児の成長とともに母親の児に対する愛着も発達する必要がある。そのためには調和のある夫婦関係を成立させることが重要であると主張している。

父親の母親となった妻への思いやり・児への思いやりは，妻の母性意識を高め，児の信頼感情を芽生えさせていく上で特に重要である。これは父親の持つ父性性であり，児や妻との関わりの中で夫も父親として成長していくことができるのである。

3.3　母性行動と母子関係

A．母性行動

人間の母親が，子どものために骨身を惜しまずにはたらき，生命をもかけることさえあるように，動物の雌が母親になったときにも類似した行動があらわれる。イヌやネコだけでなく，多くの子どもを連れている母親（雌）は外敵に対して子どもを守る行動が顕著であり，非常に警戒心が強く攻撃的である。こういった哺乳動物が仔を育てる行動は，母親と仔の相互作用によって，母親の内部に内分泌的な過程が生じそれが母性行動を起こさせていることが分かってきた。それらは高等動物において認められるが，意識とは関係が薄く，愛情とはいえないものである。したがって，動物の行動に関するかぎり，「母性愛に基づく行動」とは言われずにたんに「母性行動」と呼ばれている。

人間の母性行動は意識に基づくものであり，文化的・社会的に強く影響されており，内分泌機能や中枢とはほとんど無関係であることが推定される。生後間もない乳児では，新しい脳の機能が未熟であるため，他の動物と同様に本能によって行動している部分が大部分を占める。しかし，月齢が進むにつれて両親の養育により，文化的・社会的な行動を学習していく。また，動物の場合の母子関係はきわめて現実的であり，目の前に存在している母と仔の関係に基づく行動である。たとえば子どもが目の前からいなくなったとすると当座は子どもを捜すがしばらくするとあきらめてしまう。しかし，人間の母親は遠く離れて生活していても子どもをいつくしみ，思いやる。子どもがいなくなったとすれば，自分が死ぬまで嘆き悲しむといったように，人間の場合は母親が死ぬまで母性行動は存続する。つまり，人間の母性行動は母性愛に基づいて起こるものである。

B．母子相互作用

母と子の人間関係は，ひとりの人間が一生の間でもつ多様な人間関係の中で最初のものであって特別な意味をもつ。母子相互作用とは，母親と児（特に乳児）の間にみられる行動的・感

覚的ならびに心理学的な相互作用で，それにより母子関係すなわち，母子結合（mother-infant (child) bond）が形成される。その基盤には，子どもの母親に対するアタッチメント（愛着：attachment）と母親の子どもに対する母性的愛情がある。母性の確立は，分娩直後からの比較的短い期間における児との接触による相互作用が重要であるといわれている。これに対して児の愛着形成は乳幼児期全般にわたる比較的長い期間における母親からの育児行動による相互作用が重要であると考えられている。

母子相互作用を感覚系で分類すると以下のようになる。

1）触覚を介しての相互作用（スキンシップ）

母親の「抱く」「撫でる」「頬ずりする」などの育児行動は，皮膚（肌）の触覚を介しての相互作用である。また，児の舌や口唇の感覚・母親の乳頭に受ける感覚も重要である。

2）視覚を介しての相互作用

母親がわが子を見つめることによって，愛情を確かめ，児もまた母親の目に強い関心をもち，お互いが見つめあって行う相互作用（eye-to-eye contact）である。

3）聴覚を介しての相互作用

母親は，わが子の泣き声・笑い声・喃語を聞くことによって，子どもは母親の語りかけや歌声を聞くことによって相互作用が行われる。母親の語りかけに対応して児が手足の動きを同調させる現象をエントレインメントとよぶ。

4）嗅覚を介しての相互作用

母親は，わが子の乳くさい臭いを快く思い，児は生後まもなくから，母親と他人との体臭を区別することができると考えられている。

5）味覚を介しての相互作用

味覚についての相互作用の意義は明らかではないが，新生児でもいくつかの味を識別できる。飲み始めと終わり頃の母乳の味の変化と人工栄養を区別できることは哺乳行動にとっても重要である。

以上から，母子相互作用の統合されたものの第一はわが子を自分の母乳で育てる行動である。「子どもを抱く」「目と目で見つめ合う」「乳首を含ませる」「話し掛ける」「母乳を味わう」「お互いの臭いを感じる」と全ての相互作用が含まれる行動である。また，母親の話し掛けは，児の模倣相互作用を引き出し，言語発達にも関係するといわれている。

3.4　母性の健康と生活環境

A．母性とコミュニティ

コミュニティ（community）を共同社会とするか，地域社会とするかについては議論の多いところであるが，WHO の専門委員会報告は次のように定義している。コミュニティとは「地理的境界と共通の価値や関心によって決められた社会的集団である。地域の構成員はお互いに知っており，作用しあっている。それはひとつの特殊な社会構造と公開の範囲内で機能し，そして確実な規範と価値と社会的な慣例を作り出す。個人は家族および地域を通して，より広い社会（society）に属している」[6]。これは，町内会のような小さな範囲から，市町村，都道府県，国などの範囲にまで拡大して考えることができ，母性を取り巻く生活環境の基本といえるだろう。

例えば，町内会のような小さな範囲のコミュニティを考えると，その中での人間関係はいろいろな側面で支援になることもあれば，逆に，心理的な健康状態に悪影響を及ぼすこともある。市町村や都道府県，国などの広い範囲になると，社会的な健康状態に影響を及ぼすことになる。母性の健康を考える上で，地域社会は無視することのできない重要な問題である。

B. 母子を取り巻く社会の変化

高齢化や核家族化が言われるようになって久しい。わが国が他に例を見ないほどの速度で人口構造が変化していることは周知のことである。2003年の平均寿命は男性79.00年，女性85.81年であり，人口ピラミッドの裾はスリム化し，少子高齢化を示している。2006年には合計特殊出生率が1.32，人口増加率は0％，東京都，愛知県，神奈川県他10県を除いてはマイナスという状況である。

このような社会の変化は，家族や母子の生活にさまざまな影響を及ぼしており，生活環境を考える上では欠かすことができない。

(1) 産業構造と居住地域

産業構造は，第1次産業（農林業及び漁業）と，第2次産業（鉱業，建設業及び製造業）が減少しているのに対し，第3次産業(第1次，第2次産業以外の産業）が増加してきている（表3-4-1）。

これは，居住地域にも影響を及ぼしている。総務省統計局「平成19年10月1日現在推計人口」をみると，東京都，神奈川県，大阪府，愛知県，埼玉県，千葉県，兵庫県，北海道，福岡県の9都道府県は人口が500万人を超えており，この9都道府県の総人口だけで全体の52.7％を占めている状況である。その一方，人口100万人未満の県が，鳥取県，島根県，高知県をはじめ7県ある。年齢階級別人口をみると，人口が500万人を超える都道府県では25～34歳，35～44歳の人口と0～14歳の人口が多くなっており，大都市とその周辺のベッドタウンを有する県に人口が集中し，特に若い世代が集中している現状がうかがえる。

(2) 家族形態の変化

少子化や核家族化，婚姻や離婚の状況により，家族形態は変化しつつある。

まず核家族化についてみると，近年世帯数は著しい増加を示し，それに対して1世帯あたりの人員は減少の傾向にある。世帯構造では，核家族世帯が59.0％と最も多く，次いで単独世帯25.3％，三世帯家族9.1％となっている（図3-4-1）。核家族世帯のなかでも夫婦のみの世代が増加し，夫婦と未婚の子，三世帯家族は減少傾向にある。2006年の国民生活基礎調査では，1世帯あたりの人員は2.65人であった。

離婚率をみると，1988年頃より上昇傾向となっていたが，2003年からは減少に転じている。世代別の有配偶離婚率では若い世代ほど高い現状である。離婚の際の子どもの有無をみると，2005年では58.8％の夫婦に子どもがあり，ほとんどが母子家庭となっていることがわかる。厚生労働省が2006年に実施した「全国母子世帯等調査」によると，母子家庭になった理由の約

表3-4-1 産業3部門別就業者数

(万人)

区 分	昭和55年平均	60年	平成2年	7年	12年	15年[1)]	16年	17年	18年
全 産 業[2)]	5,536	5,807	6,249	6,457	6,446	6,316	6,329	6,356	6,382
第1次産業	577	509	451	367	326	293	286	282	272
第2次産業	1,926	1,992	2,099	2,125	1,979	1,787	1,738	1,713	1,723
第3次産業	3,020	3,283	3,669	3,940	4,103	4,175	4,236	4,285	4,318

注1：産業分類改定のため平成12年以前と15年以降とは接続しない。
 2：分類不能を含む。
 3：「労働力調査」による。第1次産業は農林業及び漁業，第2次産業は鉱業，建設業及び製造業，第3次産業は第1次・2次産業以外の産業（分類不能の産業を除く）をいう。
資料：総務省統計局統計調査部国勢統計課労働力人口統計室，労働力調査年報。
出典：総務省統計局，日本の統計2008 (http://www.stat.go.jp/data/nihon)。

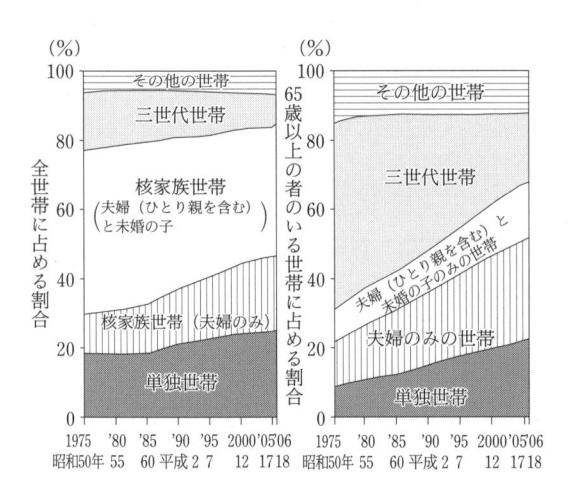

図3-4-1 世帯構造

注：平成7年は兵庫県を除いたものである。
資料：厚生労働省，国民生活基礎調査．
出典：厚生統計協会編，図説 国民衛生の動向2007，厚生統計協会，2007．

8割が離婚であり，その他，夫の死亡，未婚での出産となっていた。1998年の調査と比較すると離婚による母子家庭の割合が11.3％増加しており，未婚での出産による母子世帯は'98年には約6万9300世帯であったのが'06年の調査では約10万2000世帯に増加している。ここで述べた統計の詳細は第4章4.2を参照されたい。

このように，近年の家族形態の変化では，核家族化に加え，近年離婚や未婚での出産による母子家庭が上昇傾向にあることがわかる。

(3) 住環境

2003年の「住宅・土地統計調査」からは，1人あたりの居住室の広さは広くなったが，2階以上の住宅（一戸建て，共同住宅を含む）に居住する人が増加しているという状況がみられる。

前述の調査では，1人あたりの居住室の畳数は増加傾向にあり，2003年の全国平均は12.17畳と，居住密度は緩和されつつある。しかし，共同住宅の割合は拡大しており，なかでも6階建以上の増加率が高いなど，高層の共同住宅で居住する人が増加している状況である。また，大都市を含む都道府県では共同住宅の割合が高く，大都市圏では1住宅あたりの敷地面積が全国平均を下回るなど，人口が集中していることがうかがえる。居住地域の状況を踏まえると，これには若い世代が多く，単独世帯や核家族世帯が集中していることも影響していると考えられる。

都道府県別年齢階級別人口やこれら住宅状況を踏まえると，25～34歳の結婚・子育ての時期にある世代は，人口が集中している都市やその周辺で，全国平均より狭い共同住宅で生活している場合が多いことが推察される。さらに，共同住宅は3階以上が多くなり，11階以上の高層化も進んでおり，これらの住環境が妊娠や子育てに及ぼしている影響を考慮して看護する必要がある。また核家族化の状況と若い世代の都市部への集中を考えると，子育てに対して家族の支援を得にくい状況が生じていることが考えられる。

C．環境汚染と母性の健康

戦後の日本経済の急速な成長は，その一方で工場から排出されるばい煙や汚水による環境汚染を引き起こした。工業化の中で大気汚染や水質汚濁が進み，様々な公害病が発生し，健康への被害をもたらしてきた。胎児水俣病やPCBによる胎児障害，大気汚染による呼吸器障害などは，母子保健領域においても重要な問題である。また，近年ではさまざまな化学物質による汚染が注目されるようになり，化学物質の安全性についてさまざまな問題が指摘されるようになってきた。これらは，母体の健康への被害だけでなく，胎児や生殖機能への影響が懸念されている。今や環境汚染は，特定の地域だけに生じる問題ではなく，われわれの日常生活の中で身近に起こる問題となってきた。公害や化学物質は，食品の衛生にも関係する問題であり，母子の健康への影響を考える上では重要である。

(1) 公害

環境汚染の中でも公害は，我々が日常の生活を送るなかで，知らず知らずのうちに健康上の被害を受けるという点で，母子保健領域においても重大な問題となる。環境基本法（1993）には，公害は次のように定義されている。「『公害』とは，環境保全上の支障のうち，事業活動その他の人の活動に伴って生ずる相当範囲にわたる大気の汚染，水質の汚濁，土壌の汚染，騒音，振動，地盤沈下及び悪臭によって，人の健康又は生活環境に係る被害が生ずることをいう。」

「四日市公害事件」「新潟水俣病事件」「熊本水俣病事件」「イタイイタイ病事件」などの4大公害裁判として注目を浴びた以外にも，多数の地域で気管支喘息をはじめとする大気汚染系疾病や，宮崎県高千穂町土呂久地区と島根県津和野町笹ヶ谷地区で起こった慢性砒素中毒症などがある。これらの健康被害は日常生活の中で生じており，住民には予防の手だてがないだけにその問題は深刻である。これら公害による健康被害は，母体の健康を著しく損なうだけでなく，水銀のように胎盤を通過して胎児に影響をもたらすものもある。

(2) 化学物質

化学物質は様々な製品の製造に使用されており，われわれの生活を便利にしている。しかし，その一方で，健康や生態系に悪影響を及ぼす危険性のある化学物質が排出され，環境汚染を引き起こしている。

これまでは，食用油に混入したポリ塩化ビフェニル（PCB）によって油症が発生している。PCBは1974年に製造等が禁止されているが，30年が経過した現在も，処理されずに保管されているPCBの処理が課題となっている。また，近年ではダイオキシンや内分泌かく乱化学物質による人の健康や生態系への影響が指摘されている。ダイオキシンについては，発がん作用を促進するとされており，ダイオキシン類対策特別措置法（1999）によって規制されるようになっている。内分泌かく乱化学物質は，人や野生生物の内分泌系をかく乱し，生体に障害や有害な影響を及ぼすものを指す。現在，厚生労働省「内分泌かく乱化学物質の健康影響に関する検討会」において有害性の同定やリスク評価などが行われているところであるが，いずれも人の健康に及ぼす影響などの実態はまだ十分には明らかにされておらず，今後の調査結果に注目していく必要がある。

(3) 公害や化学物質の妊娠への影響

水銀（アルキル水銀）やPCBはその催奇形性が確認されている。これらはいずれも胎盤を通過し，胎児性水俣病や胎児油症を引き起こした。胎児性水俣病は小児麻痺様症状を呈し，知覚障害や知能の発達障害が現れる。胎児油症では「黒い赤ちゃん」と言われたようにメラニン色素の沈着が強度におこり，ほか眼脂の増加やざ瘡様皮疹，眼瞼・関節の腫脹などの典型的な油症症状がみられる。

麻薬などの依存性薬物も発生毒性が疑われている（表3-4-2）。

(4) 騒音・振動

騒音は発生源別に，工場・事業場騒音，建設作業騒音，自動車・航空機・鉄道などの交通騒音，営業・家庭生活などの近隣騒音に分けられている。苦情の件数では，工場・事業場騒音が

表3-4-2 麻薬・その他の依存性薬物が胎児に与える影響

モルヒネ	新生児離脱症状，鼠径ヘルニア（？）
ヘロイン	子宮内発育遅延，早産，出生時低体重，周産期死亡，新生児離脱症状，先天異常
コデイン	呼吸抑制，新生児離脱症状，先天異常
コカイン	早産，常位胎盤早期剥離，前置胎盤，出生時低体重，SFD児，先天異常
LSD	自然流産，先天異常，白血球の染色体異常（？）
大麻	胎児心拍数の減少，早産，胎児死亡，先天異常
覚醒剤	出生時低体重・低身長，先天異常

出典：宮岡佳子・上島国利，嗜好品と周産期—麻薬の影響，周産期医学，29(4)，1999.

最も多く，次いで建設作業騒音，営業騒音となっている[7]。騒音は，不快感，生理機能の変化，聴力障害や，睡眠妨害や会話の妨害，作業能率の低下などの生活妨害といった健康への影響をもたらす。

振動は，事業活動などによって発生する地盤の振動が家屋に伝播することで人への影響をもたらしている。直接振動を感じることもあるし，戸やガラス，家具が揺れることによって生じる音から間接的に振動を感じることもある。これによって，睡眠が妨げられたり，気分がイライラするなどの影響をもたらしている。しかし，騒音や振動が妊娠などに及ぼす影響は明らかにされていない。

(5) たばこ

日本たばこ産業株式会社の全国たばこ喫煙者調査(2005)によれば，わが国の喫煙者率は男性で減少傾向にあるものの，女性全体では横ばい，若い女性では上昇傾向にあり，なかでも，20歳代と30歳代がいずれも20.9%と最も高い割合を示している。

たばこの煙には現在判明しているだけで4000種以上の化学物質が含まれており，うち60種以上は発がん物質や発がん促進物質であることが明らかになっている。また，たばこの場合，喫煙者自身の健康を害するだけでなく，非喫煙者にも受動喫煙（環境喫煙）による健康被害を及ぼすという問題がある。喫煙者が吐き出した煙（主流煙）よりもたばこの点火部分から生じる煙（副流煙）のほうが刺激性が強く，発がん物質の含有量も多いため，たばこの煙による室内などの環境汚染が健康にもたらす影響は深刻な問題である。

妊婦の喫煙が低出生体重児や早産，妊娠合併症の危険性を高めることや，子どもの受動喫煙が乳幼児突然死症候群や呼吸器疾患などの危険性を高めることが指摘されている[8]。

健康増進法(2002)の施行により公共の場における受動喫煙予防対策は整備されつつあるものの，20歳30歳代女性の喫煙者率の上昇や男性の喫煙者率が依然高い状況（2005年日本たばこ産業株式会社調べ）を考えると，親の喫煙により子どもが家庭内で受動喫煙する危険性は高く，また，若い女性の喫煙者率が上昇しているなど課題は多い。

D. 母性と就労

女性の就業率は上昇しており，女性が就労する上での母性保護の施策なども整備されつつある。このような母性保護の施策は以前に比べると改善されてきた。しかし，まだまだ課題が多いのも現状である。

女性の就業状況をみると，図3-4-2にもみられるように，女性の雇用者数，雇用者全体に占める女性の割合共に増加傾向を示しており，女性の就業率が上昇していることがわかる。わが国では，結婚・子育ての時期に女性の労働力が低下する傾向にあることは従来から指摘されていた点であるが，年齢階層別女子労働力率の推移をみると，この労働力の低下が緩やかになってきていることがわかる（図3-4-3）。これは一つには，結婚や子育てのために離職する女性の割

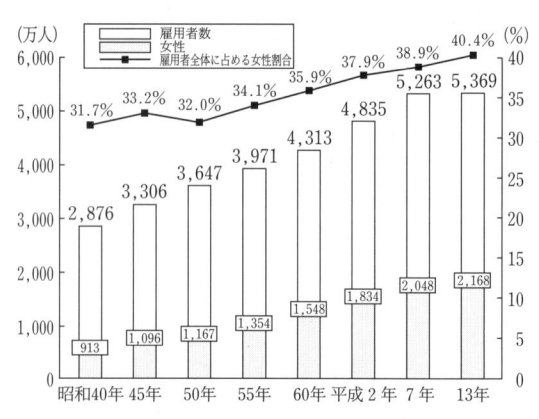

図3-4-2 雇用者数の推移（全産業）

資料：総務省，労働力調査．
出典：母子保健衛生研究会，わが国の母子保健 平成15年，母子保健事業団，2003．

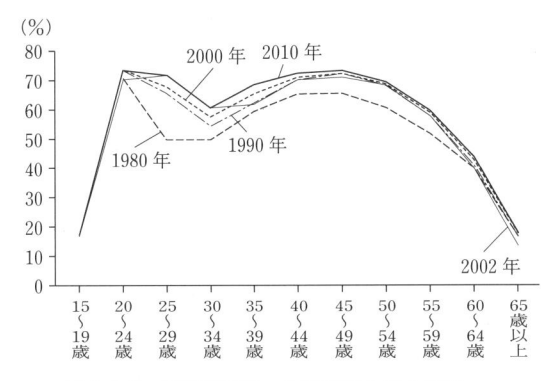

図 3-4-3　年齢階層別，女子労働力率の推移

資料：1．1980年，1990年，2002年は総務省統計局「労働力調査」による．
　　　2．2000年，2010年は雇用政策研究会の推計による．
出典：母子保健衛生研究会，わが国の母子保健 平成15年，母子保健事業団，2003．

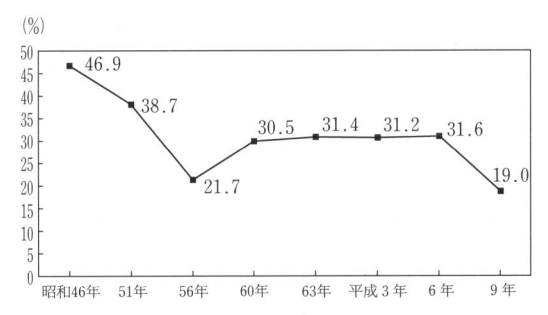

図 3-4-4　妊娠または出産した女性労働者数に対する妊娠または出産による退職者数の割合（事業所規模30人以上）

資料：厚生労働省，女性雇用管理基本調査．
出典：母子保健衛生研究会，わが国の母子保健 平成15年，母子保健事業団，2003．

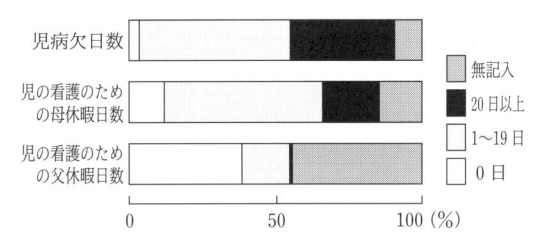

図 3-4-5　児の病欠と看護のための父母の休暇

資料：病児デイケアパイロット事業　平成4年度調査研究報告書．
出典：母子保健衛生研究会，わが国の母子保健 平成15年，母子保健事業団，2003．

合が少なくなっていることによるものであると考えられる．

就労している女性の妊娠・出産・育児については，男女雇用機会均等法，労働基準法，育児・介護休業法などによって，母体の保護等に関する制度がある．図 3-4-4 にみられるように，妊娠や出産による退職者の割合も減少してきている．しかし，共働き夫婦の子育てにおいては，依然母親の負担が大きいのが現状である（図 3-4-5）．

就労女性の母性保護については，第4章 4.2 も参照されたい．

引用・参考文献

1）平井信義編集：母性愛の研究，同文書院，1978．
2）新道幸恵・和田サヨ子：母性の心理社会的側面と看護ケア，医学書院，1990．
3）吉沢豊予子・鈴木幸子編著：女性の看護学―母性の健康から女性の健康へ―，メジカルフレンド社，2000．
4）小林登：母子相互作用の意義，周産期医学　臨時増刊号，vol. 13 no. 12，医学書院，1983．
5）ルヴァ・ルービン（新道幸恵・後藤桂子訳）：母性論―母性の主観的体験―（第1版　第1刷），医学書院，1997．
6）松野かほる訳：WHO専門委員会報告，地域看護，日本公衆衛生協会，1976．
7）財団法人厚生統計協会編：国民衛生の動向・厚生の指標臨時増刊第54巻第9号，厚生統計協会，2007．
8）厚生省編：新版　喫煙と健康，財団法人健康・体力づくり事業財団，2002．

第4章
母性看護の沿革

4.1 母性看護の変遷

看護の歴史は，その当時の社会・文化的な時代背景を抜きにしては理解できない。

ここでは，母性看護に関する歴史上の出来事と同時に，当時の時代背景を併せて理解するように，世界史や日本史の参考書をひもときながら，学習を進めてほしい。

A. 諸外国における母性看護の変遷

(1) 原始

人類の出現以来，何世代もの命が受け継がれ今日に至っている。その間，女性は子を産み，養い育ててきたが，時代時代によって妊産婦は何らかの世話や人々の関心を受けてきた。

原始時代は出産や病気などの通常でない出来事に対して，シャーマン（祈禱師）による宗教的儀礼が行われた。病気は，悪霊が体内に侵入したために起こると考えられ，悪霊を身体から追い出すために様々な試みがなされた。出産のときでさえ，赤ん坊を驚かせて産婦の体から早く追い出そうとして，木に草紐で縛られている産婦に向けて馬を全速力で走らせたり，足を開いて立たせた産婦の両足の間に真っ赤に燃えた火を置いたりした，と言う[1]。

一方，ある未開社会（中米のクナ族など）では1人で分娩に臨むことが求められていた。もし，分娩時に産婦を助ける人が付く場合には，ごく最近出産した女性が当たっており，それは必ずしも最も経験の豊かな人とは限らなかった[1]。また，産婦の母親が介添えをする民族もあった[2]。

このように，原始社会では多くは女性のシャーマンや家族によって，母性の看護が行われていたと言えよう。

(2) 古代

世界の四大文明の1つとして，ティグリス・ユーフラテス川の間にメソポタミア文明があり，シュメール人たちは粘土板に葦の茎で作ったペンを用いて刻みつける楔形文字を考案した。粘土板には分娩の手助けをする助産師が存在していたことが表現されている。

また，四大文明の1つにナイル川流域に開けたエジプト文明がある。エジプト文明が残した最古の貴重な記録にパピルスがあるが，その中に出産を介助する助産師の様子が書き残されていると言う[3]。それによると，国王の誕生に際して，産婦を援助する女性が産婦の後方に位置しており，産婦が寄り掛かれるように産婦の身体をつかんで，児を娩出しやすいように助けている。もう1人の女性は，おそらく助産師と思われるが，産婦の前にひざまずくか，踵の上に座って，生まれてくる児を手で受けるのである。この様子は，ナイル川沿岸にある町エスナにある

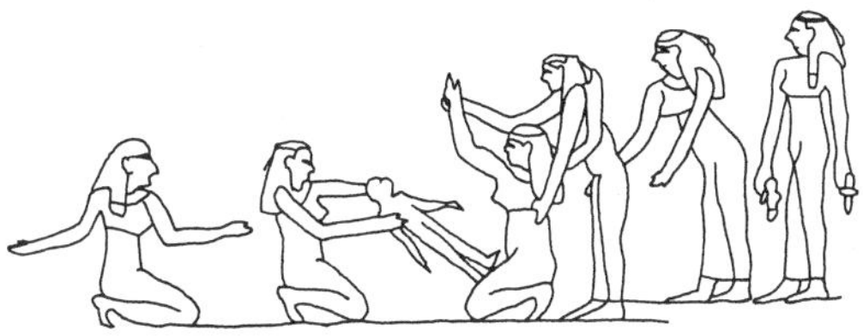

図 4-1-1 クレオパトラの分娩風景
出典：文献 7).

寺院のレリーフに見られるクレオパトラの分娩風景によく示されている（図 4-1-1）。

児が生まれると，臍を切り，沐浴をし，良い形になることと健康を注ぐために赤ん坊の四肢をもむ。最後に，母親の腹部をマッサージして，胎盤の排出を促進させるというのである。また，パピルスには，分娩椅子のことが書かれており，簡単なものはレンガを 2 つ使ったものや，石からできていた。従って，分娩の体位は椅子に腰掛けて行われ，その状況が象形文字の中に描かれている。

古代社会において，母性看護や助産に携わっていた人について知る手掛かりのもう 1 つに，『旧約聖書』がある。古代ヘブライ人の歴史書でもある旧約聖書の「出エジプト記」に助産師のことが書かれている[4]。

(3) 中世

中世の時代は長く，その文化的背景としてキリスト教がある。看護においても，キリスト教精神に基づいて行われており，特に中世前期においては，看護に携わったものは高い社会的地位の出身者であったと言う[4]。

医療や看護は，多くは修道院において行われていたが，6 世紀から 7 世紀にかけて現存する有名な 3 つの病院が建てられた。それは，リヨンのオテル・デュとパリのオテル・デュ，そしてローマの聖霊病院である。

中世における母性の看護は，古代から引き続いて助産師によって行われていた。この時代の助産師は自分も子どもを産んだ経験のある女性であり，観察と経験によってその技術を発展させていた。難産のときには医師に助言を求めたが，医師は産婦を見に来ることもなく，助産の仕事を自分ですることもなかったと言う[4]。

その当時ヨーロッパでは，分娩時の体位は古代から引き続いて座位が一般的であり，分娩椅子や V 型床几が用いられた。その後，イギリスの産科医チェンバレン（Chanberlen；1560〜1631）が産科鉗子を考案し，長い間チェンバレン家の秘密とされていたが，次第に使用されるようになると，フランスの産科医フランソワ・モリソー（Francois Mauriceau；1677〜1709）は，産科的処置を容易にするため，分娩椅子からベッドに寝る体位を提唱した。ルイ 14 世下のフランス宮廷で有力な地位にあったモリソーのこの提案はヨーロッパ全土に広まったと言われている[5〜7]。

(4) 近代

1453 年，トルコがコンスタンティノープルを占領して，東ローマ帝国が滅亡するとともに中世は終わり，以後近代となるわけであるが，その始まりはルネサンス，地理上の発見，あるいは宗教改革などをとる場合が多い。1513 年に最初の印刷助産師教科書『ばら園』が発刊された。図版として，子宮内の胎児の位置や陣痛室が描かれており，後者では助産師が新生児を抱き，また子守りが床にばらをまきちらしながら，子どもをその母親のところへ連れていっている。このばらが，表題の「妊婦たちと助産師たちのためのばら」を暗示している。『ばら園』は 1730 年ころまで使用されていた[3]（図 4-1-2）。

近代初頭，ヨーロッパにおいては宗教改革が起こり，改革者たちはカトリックの宗教的修道院を弾圧したため，カトリック修道会が責任をもっていた病院は恐怖の場所となり，停滞の時代が続いた。それと共に，看護も暗黒時代を迎えたのである。

母性の看護においても，中世後期から教会に

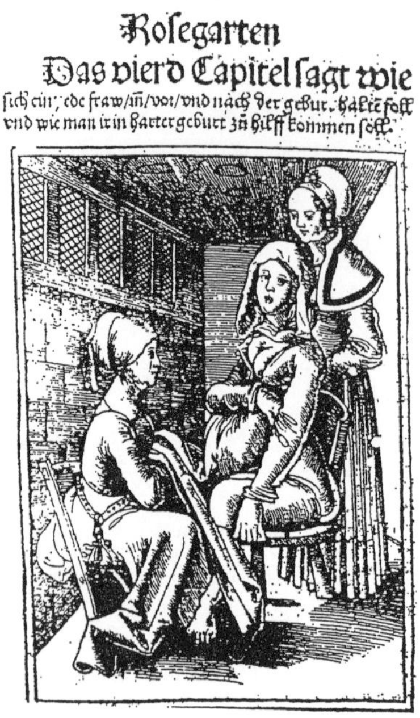

図4-1-2 『ばら園』の出産場面
出典：文献3）.

よる弾圧が激しくなり，助産師は魔女として宗教裁判にかけられて火あぶりの刑に処せられた。魔女狩りが最も早く終わったオランダでは，16世紀には復権し，分娩介助の大半は助産師によって行われたと言う[8]。産科医はいても援助を頼まれるのは，助産師が外科的処置が必要と判断したときだけであった。分娩はあくまでも「自然」に行われるものであって，合併症の兆候がある時だけ医学の力を借りるという考えが，オランダでは現在まで一貫して受け継がれていると言う[8]。

オランダにおける助産師のための学校は，1861年にアムステルダムに創設され，次いで，1882年にロッテルダムに，さらに，1913年にハーレンに設立され，今日まで多くの優れた助産師を送り出している。

一方，フランスでは，宗教的弾圧が続いた後，助産師達は一般に貧しく，よい教育も受けていなかったため，社会的身分は低いものであった。ルイ14世の王妃の出産に際し，パリの外科医が呼ばれ成功したことから，次第にフランスの貴族の家庭では，助産師に代わって男性の外科医が分娩に立ち会うようになっていった。1630年，パリのオテル・デュ（Hôtel-Dieu）に産婆養成所が開設されたが，教師は外科医でもあり，医師の介助をするための徒弟教育が行われていたと思われる。当時の助産師の中にはルィーズ・ブルジョワ（Louise Bourgeois；1563〜1636）のように優れた人もおり，彼女の業績として最大のものは助産書である。助産師自身が著した本としても最初のものである。1609年に出版された『不妊症，胎児死亡，生殖能力，分娩，および婦人病，ならびに新生児に関する種々の観察』はフランスだけではなく，オランダでも翻訳されて多くの助産師に読まれたと言う[8]。

イギリスにおいては，1725年に助産師学校が創設され，1735年にはクィーンシャルロット産科病院が開設した。当時解剖学者で後に産科医となり，王妃シャルロット（Queen, Charlotte）の侍医で，『妊娠中の子宮の解剖』を書いたウイリアム・ハンター（William Hunter；1718〜83）や，助産術や産科鉗子の使用法を教授していたスメリー（William Smellie；1697〜1763）などの産科医が活躍した。鉗子の登場は必ずしも出産の場に福音をもたらさなかった。

こうして，17世紀から18世紀のヨーロッパでは，次第に男性の外科医と薬剤師が助産の仕事をするようになった。

コロンブスによって発見された新大陸アメリカには，植民地としてイギリス人はじめヨーロッパの人々が移住した。植民地時代の早期にはお産はすべて助産師が扱ったと言う[8]。移民したヨーロッパ人は土着のアメリカ人と同様に，正常な出産での意志決定権は女性にあるという考えをもっていた。出産は病的なことではなく，「自然」な現象と見られていた。男性の医師は緊急時には呼ばれることがあっても，通常，男性は夫としても，あるいは医師としても出産には立ち会わなかったと言われている。

しかし18世紀半ば頃から，多くの金持ちは自

分達の息子をイギリスを始め，ヨーロッパの医学校へ送った。そして，次第にアメリカの男性の医師たちが助産の領域に進出し，助産術は医学の分野であるという考えを医師や助産師の間に広めていったのである[8]。それと共に，分娩時に産科鉗子を多用することも行われた。さらに，1824年デュイース（W. P. Dewees；1768〜1841）によって書かれた『助産学体系』には，砕石位による分娩が最も良いと述べられていたことにより，分娩時の体位として砕石位が普及していった。こうして，アメリカでは，一部を除いて，出産は助産師の手から離れ医学的管理の下におかれるようになったのである。

(5) 現代

現代の諸外国における母性看護は，各々の国の歴史や文化，医療や社会・経済的事情の下で様々である。その様子をいくつかの国を取り上げて見ていく。

1）イギリス

「揺籃から墓場まで」というキャッチフレーズで知られるように，イギリスは国家医療保険制度（National Health Service）の下で，国が保障する手厚い母子保健サービスが提供されている。イギリスにおける母子に対する施策は，1918年に制定された母子福祉法，そして1946年の国民医療法の制定によって進められている。

母子のケアシステムについて見ると，通常の場合，妊娠の診断は登録している地区のホームドクター（正式にはGeneral Practitioner）を訪れることによって行われ，そこで出産するところを選び，ホームドクターからの紹介状を持って予約をする。妊娠中はホームドクターと地域助産師（Community Midwife）が検診と指導を担当する。予約した病院へは決められた時（妊娠初期と後期）にだけ受診をし，妊娠中の母親学級などは地域助産師と保健師によって，コミュニティ・センターで常時開催されており，参加は自由であるという。そこで行われている出産準備教育は，日本とほとんど同じ内容であるが，吸入麻酔や鎮痛剤の使用法，鉗子や吸引分娩の方法などについても説明がなされていると言う[9]。

分娩は予約した病院で行われ，正常分娩の場合は助産師が介助する。分娩が終了すると，その後の看護は看護師が担当し，原則として母児同室制である。退院すると再びホームドクターと地域助産師が担当し，母児の健康診査や保健指導を行う。

このように，看護職の全職種がそれぞれの役割を担って，母子看護に当たっている。

現在，イギリスにおいて助産師になるためには，必ずしも看護師の資格は必要ではなく，また，1975年の男女平等法の成立によって，男性の助産師も助産や母子看護に携わっている。

2）フランス

戦後のフランスにおいては，1945年に制定された「公衆衛生法典」と，翌年には，社会保障関連法案が制定されて現在の母子保健と福祉に関するサービスが提供されている。国が保障するサービスを受けるためには繁雑な手続きが必要であるが，一定の手続きが終了すると，外国人であっても，出産，育児に関する費用は無料のほか，さまざまな社会保障の恩恵が受けられると言う[10]。

保健・福祉の完備の背景には，「出産と文化は無料でなければならない」というフランスの精神があると言う。国家も出生率をあげるために努力をしている現れであると考えられる。

妊娠中の健診や相談はすべて予約制がとられており，定期健診は1ヶ月に1回で，医師と助産師が診察に当たっている。出産準備教室は助産師によって行われ，ラマーズ法が指導されているが，イギリスと同様に強制はせず，あくまでも妊婦の主体性を尊重していると言う。フランスはラマーズ法の発祥地であり，1950年以来行われており，現在では古典的方法となっている。

分娩は座位で行われ，分娩終了と共に助産師から看護師へ看護がひきつがれる。出生届は3日以内に提出することになっており，新生児には健康手帳が交付される。

フランスでは日本のように母子手帳に母親と子どもの健康を記録するのではなく，母親には母性手帳が交付され，この手帳には，社会保障を受けるための諸手続きが綴じてある。つまり，母と子は独立した別々の人格として扱われていると言える。

フランスにおける母子看護もさまざまな看護職がそれぞれの役割を担って行われているが，中心的な役割を果たしている助産師は，看護専門職の1つではなく，医療専門職である。助産師の地位を引き上げるための法律は1982年に改正され，業務も大幅に拡大されたと言う[11]。このような権限を与えられる助産師の教育は，バカロレア（大学入学資格試験）修了後の医学教育を基礎に正常産80例という実習を積み重ね，看護専門職にとどまらず医療専門職としての実力をしっかり身につける。男子の入学は1982年の法律改正によって許されている。

3）アメリカ

アメリカ合衆国における母子保健サービスは，州によってさまざまであるが，イギリスのように保健医療が国営化されてはおらず，社会保障制度がフランスのように完備されてはいない。国民は，個人的に民間の保険会社と契約するか，公的保険に加入する。前者は経済的に恵まれた層に多い。どちらも出産や病気のときに給付を受けるが，入院費や医療費は非常に高くなっている。

19世紀から20世紀にかけて，医学校や医科大学が増えるに従って，助産は次第に医師にとって代わるようになった。1907年マサチューセッツ州が助産師に対して，助産の非合法化を行い，この後，多数の州が非合法化したため，アメリカの助産師は20世紀初頭には姿を消した。

1950年頃から消費者運動が始まり，1956年には，精神性予防性無痛分娩や，ラマーズ法は多くの女性たちの共感を得た。1964年にニューヨーク市では，ルーズベルト病院が3名の助産師を雇用した。助産師のケアが消費者たちの支持を受けて，病院での雇用率が伸びていった。女性の権利や女性の健康に関する運動や，自然出産運動の高まり，「助産師の復活」がメディアを通して叫ばれた。今日のアメリカでは，プライマリーケアの担い手として助産師が期待されている。経済不況に伴い，医療費削減が叫ばれているなかで，助産師の出費をおさえたケアが脚光を浴びている。

アメリカの母子看護を担当している看護職の中で，助産師数は約7,100名存在する。助産師教育は，1998年ACNM（The American College of Nurse-Midwives）によって認可されている学校は大学院39校，認定プログラムをもつ学校が7校ある。また，看護師資格を問わない大学院プログラムをもつ学校が1校（direct-entry）ある。

4）オランダ

オランダの公的健康保険は，1996年に制定された「健康保険法」により，1986年人口の62%が加入しており，私的健康保険制度もある。公的健康保険は，正常妊娠，分娩などの費用を給付対象としている。

オランダでは，出産を迎える家族の希望する場所で分娩ができるので，家庭分娩が約35%と他のヨーロッパ諸国に比べて高い。この家庭分娩と産後の母子ケアシステムを開業助産師と訓練を受けたマタニティ・エイド・ナースが支えている。

このようなケアシステムの背景には「出産は生理現象で医療介入は極力しない」という基本姿勢があることである。この国の助産師は，看護師とは別の医療専門家として認められており，合併症のない限り，妊産褥婦の看護と助産は助産師の権限で独立してできるよう，法律が許可

している。

妊娠中の健診は12回から14回，助産師の所で受ける。ここでは，診察・検査の他に妊婦に対する心理的なケアや指導が行われ，分娩に臨めるように援助している。分娩介助は，病院内でも家庭でも生理的現象として扱うという基本的姿勢に基づいて，医師は立ち会わず，分娩の経過に介入することは許されていない。自宅での出産や産後1週間の家庭での母子ケアについてはマタニティ・エイド・ナースが助産師の指示を受けて，育児の援助や指導も行いその家の家事も行う。助産師教育は看護師とは別の専門職とされていて，教育も別に行われている。従来は5年間の中等教育後の3年間行われていたが，1993年より4年間の教育が行われるようになった。助産師学校は3校あり，男子も入学が許可されている。

B．日本における母性看護の変遷

(1) 原始時代

人間の生活の営みを推測する手がかりとしては考古学からの資料がある。

日本最古の土偶といわれる三重県飯南町の粥見井尻遺跡から出土した土偶は，縄文時代が始まる12000年前の草創期のものと推測される。逆三角形の体に，小さな頭部が首のような感じで乗っている。頭部には顔は描かれておらず，手足もない，ただ胸が豊かに表現され，乳房があるもので，女性像を表現している。

洋の東西において発掘された原始時代の岩偶，土偶は女性像であり，その特徴は第一は裸体像，第二は体幹に重きが置かれ顔や手足ははっきりわからない，第三は体幹が肥満し，それに関連する乳房と臀部，性器が強調されている（図4-1-3）。

乳房と臀部，性器が強調されているという特徴，つまり母性の強調は，古代の人々の後継生命の保存願望が形としてつくられたものと考え

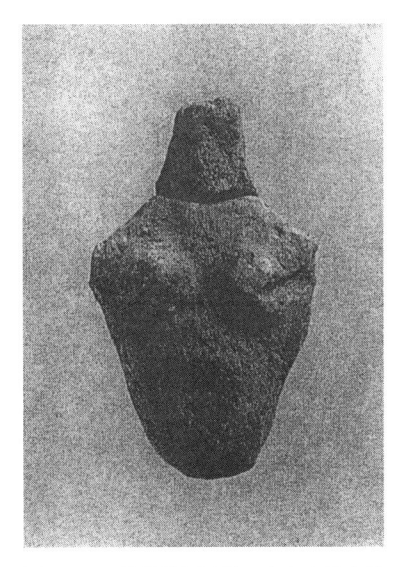

図4-1-3 粥見井尻遺跡から出た日本最古の土偶
出典：文献13）．

られている。子どもは女性からでなくては生まれないこと，腹の大きいのは胎内に子どもがいるから，子どもが生まれてくるのは性器からであること，そして子どもが生まれると乳房が大きくなって母乳がでることを経験的に知っており，そこで彼らは，子どもの誕生に関連して顕在化する女性の特徴を強調した女性像をつくれば，子どもに恵まれると信じ土偶を作ったのではないかと言われている。

しかし農耕技術が開発され，定住し原始国家社会から古代国家社会を形成するような段階に至るプロセスで，女性像は次第に肥満体から瘦身体となっていき，そのかわりに，目・鼻・口など顔貌を獲得していく。

記紀神話には出産をする姿を夫に見られたため，子を置き去りにして産婦である豊玉姫が立ち去ったという話がある。男性の立ち入ることのできない神聖な産屋という観念が古いものであったことを思わせられる。

(2) 大和・飛鳥時代

1) 仏教伝来と血忌み

この時代は，朝鮮半島や中国大陸との交通が盛んであり，仏教をはじめとするさまざまな文化が輸入された。月経や分娩に伴う出血はそれまでは穢として嫌忌されたことはなかったといわれるが，仏教が広まると共に，不浄視されるようになった。お産を忌み嫌う観念は，奈良時代からは，血液を不浄のものとし，この穢にあるものは神仏に関わることを固く禁ずる風潮となり，さらに平安時代に入ると，血忌みの思想はさらに重視された。

2) 腹帯の風習

腹帯の起源は，『賀川有斎先生産道秘書』によれば，「わが国にて神功皇后三韓征伐するときに懐孕に有しゆへ動かぬように鎧の下に帯いわくをして出陣あり。其後軍に勝給て安産ありしより妊娠を祝して帯をすることを風俗となりたるよし。」とある。

『源氏物語』宿木の巻に，「悩ましげに聞きわたる御心地はことわりなりけり。いと恥ずかしと思したりつる腰のしるしに，多くは心苦しくおぼえてやみぬるかな。」と始めて中宮の腹帯に関することが記せられていることから，平安時代には妊娠時の着帯の風習があることがわかる。

腹帯は，平安時代頃には，「ゆはたおび（斎肌帯）」と呼ばれ，斎肌帯の斎は「ゆゆしい」から神聖なもの，清浄であること，忌むべきものを意味し，「肌を神聖にする帯」という意味を含めた言葉であった。江戸時代になると「岩田帯」と呼ばれた。

腹帯の意味を，物の怪や悪魔から守る護呪としての呪術医療から求める見方に対し，母子一体観という社会医学的な思想から起源を求めることができる。

腹帯を着け始めるのは，平安時代から鎌倉時代初期までは，卯，鎌倉時代以降から江戸中期までは，戌，子，酉，寅の日が選ばれ，なかでも子の日が多かった。江戸時代中期以降になって，戌の日が選ばれ，現代に継承されている。

腹帯を着ける時期は早いものでは，三ヶ月から八ヶ月まで多様である。五ヶ月，七ヶ月が多く，五ヶ月の戌の日が選ばれることが多い。帯の生地は白地で生絹か練絹（ねりぎぬ）が主で，長さ一丈二尺を使用する例が多く，民間では一丈，八尺，八尺五寸，七尺五寸の腹帯が用いられた。

江戸時代に入ると，産育儀礼としての意味は薄れ，その医学的な効用をめぐって，有害無害より有用か無用かの腹帯論争に移っていった。

3) 女医制度

701年には，唐の制度にならった大宝律令が制定された。大宝律令は後に藤原不比等（659～720）によって改正され，養老律令として制定されたが，その中に医事制度としてわが国初の「医疾令」がある。「医疾令」には看護に関する規定のほか，第16条に「女医制度」がある。女医とは現在でいう女性の医師のことでなく，助産師，看護師に相当する看護職のことを意味する。女医は下級官吏の娘の中から，年齢が15歳から25歳までの者で，性格が良く，優秀な者が毎年30名選ばれたという。彼女たちは寄宿舎に入り，学校では分娩や産婦人科疾患，外科疾患に関することや針灸・マッサージの方法を口述伝授された。修業年限は7年であり，毎年1回女医博士が試験し，1年の終わりには内薬司と呼ばれる宮司が終了試験を行った。女医は国から給料をもらい，医師の下で助産や看護に従事した。

(3) 奈良時代

この時代は，仏教の興隆によって僧侶や仏教徒により慈悲の行為として救療事業や看護活動が盛んであった。たとえば，癩病者に対する光明皇后（701～760）の施浴や僧行基（668～748）の民衆に対する施療が伝えられている。

上述したように，701年に制定された大宝律令はこの時代，718年に改正されて養老律令として制定された。女医の養成は引き続き行われ，

男子の女医博士がその任に当たることが制度化された。

(4) 平安時代

貴族が権勢をふるい，あらゆる文化が貴族の独占するところとなったが，奈良時代に引き続いて唐の文化の影響を受けている。

この時代の代表的医学書として丹波康頼(912～995)編集の『医心方』(984)がある。『医心方』全30巻のうち，21巻から24巻までが産婦人科に関するものである。産科に関する項22巻には，妊娠各月の胎児発育および養生法，23巻には分娩に関する記述がある。『医心方』の特色は解剖学の知識の乏しい時代にあって，妊娠各月の胎内における胎児の発育の状態を，胎内図として初めて医書として記載しており，母性の保護思想の芽生えがみられる。当時の医療の考え方として，呪術医療が主体として記述されており，妊娠時の養生法として胎教を重視し，産所の設定，胞衣の埋納，生児の取り上げ方，臍帯切断にまでおよび，妊娠時の禁忌の食品も記されている。

産婆を意味する「腰抱」の名称が文献に現れるのは，藤原忠親の日記『山槐記』(1178)「中宮御産気ノ使アリ。同未皇子降誕，女房春日局奉懸，大輔局抱御腰」である。腰抱は，平安・鎌倉・室町時代を通じて，分娩の際，介助する老女または侍女が，背後から産婦の腰を抱きかかえるような姿勢を取ることから付けられた名称であったが，産婦の正面から抱きかかえる姿勢をとる時もあることから，お産を取り扱う女性を総称して呼ばれるようになった。

実際の産育儀礼として，紫式部が日記に記した『紫式部日記』がある。それには，加持祈禱の準備，土地の吉凶の観相，神仏習合の信仰，内裏の女房(分娩時および産後，産婦と児の世話をする女官)，産所の準備について記されている。

(5) 鎌倉時代

1185年に源頼朝が鎌倉に幕府を開くことによって始まった鎌倉時代は，政治の中心がそれまでの貴族から武家へと変化した。『吾妻鏡』に頼朝が妻政子の着帯を祝ったという記述がある。また，蟇目の射礼といって出産の時に蟇目を射て産所の邪気を退散させた。

医学書は僧医梶原性全(1265～1337)の『万安方』『頓医抄』がある。『頓医抄』は全50巻から構成されており，各医書からの婦人病，出産，育児に関する知見の集録である。50巻のなか，27巻より29巻までが，婦人科疾患，30巻から33巻までが産科に関する記述であり，30巻は妊娠，悪阻，胎動など，31巻は堕胎など，32巻は産後の疾患などの記述がある。

(6) 室町時代

1392(明徳3)年に足利尊氏が京都に室町幕府を開いた。前半は政権が安定していた。後半は戦国時代となった。

この時代には，女医博士，女医などが廃職され，産科専門の医師が宮中におかれるようになった。安芸家が活躍した。安芸守家が1434(永享6)年から1560(永禄3)年の126年間の将軍足利家の出産に関する諸事を記録した『御産所日記』が残されている。

礼法を伝える和礼家(今川家，小笠原家，伊勢家)がこの時代に始まった。伊勢家から，一般社会に用いられる儀礼が新しく制定された。この『伊勢家産所記』は江戸時代までの産育儀礼に大きな影響を与えた。

出産については，産所での産婦の着物は，質素なもので，平安，鎌倉を通じて，白色が用いられた。産所に入った産婦は座る場所が決められており，その年の恵方，あるいは産月によって決められた吉方に向かって座った。江戸時代になると，産室を別に設ける風習はほとんどなくなり，その家の常住の部屋の中で，閑かな一室を選び，産所とすることが多くなった。

(7) 安土・桃山時代

1573〜1598年は，織田信長と豊臣秀吉が政権を握っていた時代である。中世から近世への過渡期と位置づけられる。

金瘡医で後に産科を志した中条帯刀はこの時代に『中条流産科全書』を著し，村山林益によって出版された（1668）。中条流別録口傳目録に薬の投与法として「握り薬およびサシ薬ノ方」で膣坐薬を記している。後世に至り乱用され，中条流すなわち堕胎術との誤解を生むことになったものと考えられる。

(8) 江戸時代

徳川家康により江戸に幕府が開かれ，その後約260年継続された。

1）江戸前期

稲生恒軒『螽斯草』（1690（元禄3）年）は，産前産後の養生法を一般向けに平易に著したもので，当時の妊娠分娩に対する考え方を知る上で重要である。

前期にはたびたび飢饉があり，堕胎や嬰児殺し，間引きが多かった。1667（寛文7）年に堕胎が禁止され，1767（明和4）年に間引禁止令が出されたほどである。

堕胎や間引きは，古くから習俗化し，人口調節の方法として，全国各地で一般的に行われていた。間引きが反道徳的な行為として非難されることのなかったわが国の社会風潮のなかに，道徳的な面で影響をもたらした思想として儒教があった。儒教は，6世紀，中国から朝鮮を経由してわが国に伝えられ，当初その影響力は，貴族，僧侶に留まっていたが，近世になると次第に一般庶民の生活のなかに世俗化し，日常生活の道徳の根本思想となった。

その思想が最も隆盛となったのは，江戸時代元禄期（1688〜1703）であった。将軍，徳川綱吉は，捨て子を禁じる法令を繰り返し発令している。さらに元禄9（1696）年には「法度厳守令」を発し，名主，地主，大家に命じて，店子や居住者の妊婦と出生児，および三歳以下の子どもの届け出を命じ，届け出に偽りがあったり，隠し子が露見したりした場合は，名主，地主，大家の共同責任として厳しく処罰することを知らせている。

儒教思想を基礎とした産育思想も台頭してきた。貝原益軒による幼児期からの教育の重要性を説いた『和俗童子訓』である。また，香月牛山『小児必用養育草』はまたの名を『小児養草』といいわが国最初の育児書である。

2）江戸中期

賀川玄悦（子玄）により，『子玄子産論』（明和2（1765）年）が刊行され，わが国の産科の基礎が築かれ，その流れをくむ一派により，「賀川流産科」として大きく発展した。その産科学的な業績として，以下のものがある。①正常胎位の発見（それまで子宮内の胎児の位置は，頭部を上にした姿勢を保っており，分娩時になって，頭部を下にして生まれると信じられていた），②骨盤の男女性別による差異の意義，③回生術，鉤胞などの産科手術の創設（鉄鉤を用いて胎児を引き出す横産に苦しむ産婦を救う回生術），④産椅使用の弊害論（褥婦は，期間中，七昼夜にわたって，この産椅に踞坐させられた。この習慣は，身分に関係なく広く普及しており，その期間は監視する者がつき，眠ることも，身体が偏ることも許されないという厳しいものであった。弊害する理由として，悪露停留，筋肉疲労による歩行困難などをあげ，廃止を説いた）。

賀川玄悦と並び，わが国の産科に大きな影響を与えた人に蛭田克明があり，『産科新編』（文化12（1851）年）の著書があり，臨床経験から得た助産技術を，多くの付図を加えて詳細に記述している。

帝王切開術について，伊古田純道（1802〜86）は，嘉永5（1852）年に著した『楢陵遺稿』の中で，帝王切開を行った症例について記述している。

3）江戸後期

近藤直義『達成図説』（嘉永7（1854）年）によって，初めて，無事に「生を達せさせること，すなわち分娩させる」こと，母子とも安全を期した産科が提唱され，分娩介助術と異常分娩の救急術について記せられている。特に当時死亡率が高かった逆産（骨盤位）の介助法が記述されている。

江戸時代には，産婆は職業的に独立していたが，専門的教育は受けてはおらず，その程度は低いものであった。

(9) 明治時代

1）学制

1872（明治5）年，国民への教育普及として「学制」がしかれ，身分に関係なく，また女子にも教育の道が開かれた。

2）助産師（産婆）活動

江戸時代はオランダ医学が主流を占めていたが，明治にはいるとドイツ医学がこれにかわり全国に拡大した。分娩の取り扱いも変った。明治元（1868）年太政官布告が出され「売薬の禁止，堕胎等の禁止」が決まった。

1874（明治7）年，わが国最初の近代的医療制度の「医制」が布達された。その第50〜52条に産婆に関する規定があり，条件として，40歳以上の女性で，婦人や小児の解剖，生理，病理に通じており，産科医の出す実験証書を所持するものを検して免許が与えられた。この実験証書は，産婆が産科医の前で正産10例，難産2例を取り上げたものに出された。この制度により，産婆は緊急の場合以外は医師の指示に従うこと，産科器械や方薬の禁止が出され，産科医との区別が明確化された。

1899（明治32）年産婆規則，産婆試験規則，産婆名簿登録規則の公布により，各地方にまかされていた取り締まり，教育などが全国的な統一をみた。産婆規程によると，産婆の営業は産婆試験に合格し満20歳以上の女子で産婆名簿に登録した者（第1条），産婆試験は地方長官が行う（第2条），産婆試験は1カ年以上の産婆の学術を修業した者でなければ受けることができない（第3条）等，産婆の資格，産婆試験，産婆名簿の登録，業務範囲，違反の場合等について規定されている。年齢条件は20歳以上となり，医制の40歳以上に比べると若くなっている。

(10) 大正時代

1914（大正3）年に第一次世界大戦が起こり，明治時代と同様，富国強兵政策が引き継がれ，出産が奨励された。1907（明治40）年，小学校令が改正され，義務教育年限は6年に延長され，1919（大正8）年には就学率は98.9％となった。大正デモクラシーの風潮の中で，平塚らいてうらは，婦人参政権運動の突破口を開いた。

1915（大正4）年，内務省令看護婦規則が出され，看護婦資格や業務内容が全国統一された。各地に看護婦学校ができ，看護教育の基礎が確立され始めた。

1923（大正12）年の関東大震災を契機に，妊産婦や小児の保護を目的に，乳児や妊産婦を訪問し，家庭の状況，栄養方法などの保健指導等の巡回産婆事業が開始され，公衆衛生的な業務の拡がりがみられた。

(11) 昭和，平成の時代

表4-1-1に推移をまとめた。

(12) 現代の母子保健

1）市町村を拠点にした母子保健活動

少子・高齢化時代が進行するなかで，母子を取り巻く環境は，伝統的地域社会の希薄化，女性の社会進出等大きく変化がみられた。「新しい時代の母子保健を考える研究会報告」（平成元年），「これからの母子医療に関する検討会報告」（平成4年）等においても，家族の育児機能の弱体化に対する社会的サポートの必要性が強調されている）。この流れとしては，「子育て支援のための施

表4-1-1 昭和，平成における母子保健の推移

年次	事項
1932（昭和7）	救護法施行
1936（昭和11）	愛育会　愛育班活動開始
1937（昭和12）	保健所における妊産婦と乳幼児の保健指導実施（保健所法公布），母子保護法
1938（昭和13）	社会事業法
1939（昭和14）	乳幼児一斉健康診査開始
1940（昭和15）	乳幼児の健康診査や保健指導の全国実施（国民体力法公布），国民優生法公布
1941（昭和16）	保健婦規則 「産めよ殖やせよ」の運動
1942（昭和17）	妊産婦手帳制度の創設
1945（昭和20）	食料不足
1947（昭和22）	厚生省児童局新設．同局に企画課，養護課，母子衛生課を置く 児童福祉法・保健所法・教育基本法・労働基準法公布
1948（昭和23）	予防接種法公布 優生保護法公布，母子手帳実施，妊産婦および乳幼児保健指導要領定まる， 母子衛生対策要綱，第1次ベビーブーム
1949（昭和24）	全国赤ちゃんコンクール
1950（昭和25）	WHOに加盟 厚生省乳幼児身体発育値，戦後の伝染病終息に向かう
1951（昭和26）	児童憲章制定，身体障害児の療育指導
1953（昭和28）	母子手帳改正
1955（昭和30）	森永ヒ素ミルク中毒事件，優生保護法改正，人工妊娠中絶ピーク
1958（昭和33）	小児麻痺各地で集団発生，未熟児養育医療と保健医療 母子保健センター設置
1961（昭和36）	サリドマイドによる奇形児出産問題 新生児訪問指導，3歳児健康診査
1962（昭和37）	インフルエンザ大流行，妊娠中毒症対策，妊産婦訪問指導
1964（昭和39）	妊娠中毒症医療援助と保健指導，厚生省児童局を児童家庭局と改称
1965（昭和40）	母子保健法公布，母子栄養強化対策 国立小児病院開設，国立こどもの国開園
1966（昭和41）	ひのえうまの影響で出生率今世紀最低，母子手帳の名称を母子健康手帳に改称
1968（昭和43）	カネミ油症事件，母子保健実態調査（厚生省） 母子保健推進員制度，先天性内臓障害を育成医療の対象に拡大 妊産婦糖尿病医療援助と保健指導，先天性代謝異常医療助成
1969（昭和44）	乳児の精密健康診査制度，妊産婦健康診査の公費負担制度
1972（昭和47）	第2次ベビーブーム 慢性腎炎・ネフローゼ及び小児ぜんそくの公費負担，育成医療に後天性心疾患及び腎不全を加える
1973（昭和48）	オイルショック 乳児健康診査の公費負担制度
1975（昭和50）	母乳推進運動，0歳保育所実施，母子保健・健全育成住民会議 国際婦人年 日本初の5つ子鹿児島で出産
1977（昭和52）	1歳6ヶ月児健康診査実施，先天性代謝異常検査実施 家族計画特別相談（遺伝相談）事業助成 母子保健指導事業の創設と市町村の母子保健事業のメニュー化
1978（昭和53）	文部省小学校健康診断方式の改正 心疾患合併妊娠・産科出血・妊産婦貧血に対する医療援助
1979（昭和54）	国際児童年 クレチン症マス・スクリーニング検査，妊婦健康診査内容の充実 総合母子保健センター整備
1981（昭和56）	国際障害者年
1984（昭和59）	周産期医療施設・設備の整備，神経芽細胞腫マス・スクリーニング 健全母性育成事業（思春期相談）
1985（昭和60）	B型肝炎母子感染防止事業
1987（昭和62）	1歳6ヶ月児健康診査の強化（精密健康診査）
1988（昭和63）	DINKS（共働き子どもなし）夫婦増加， 先天性代謝異常マス・スクリーニングの充実（先天性副腎過形成症）
1989（平成元）	思春期クリニック事業 WHO/UNICEF共同声明「母乳育児を成功させるための十か条」
1990（平成2）	合計特殊出生率過去最低の1.57ショック
1991（平成3）	母子保健相談事業，市町村母子保健メニュー事業（母子保健地域活動事業・思春期における保健福祉体験学習事業・母子栄養健康づくり事業），乳幼児健全発達支援相談事業，周産期緊急システムの整備拡充（ドクターカーの整備）
1992（平成4）	病児デイケアパイロット事業，出産前小児保健指導事業 日本産科婦人科学会「高年初・出産婦」定義を30歳から35歳へ
1993（平成5）	国連世界人権会議
1994（平成6）	国際家族年 第4回世界女性会議（北京）（女性の地位向上の具体策を盛り込んだ「行動綱領」と「北京宣言」が採択された）
1995（平成7）	エンゼルプラン（緊急保育対策等5カ年事業），産後ケア事業，子どもにやさしい街づくり事業不妊専門相談センター事業，女性健康支援事業，総合周産期母子医療センターの運営費，乳幼児発達相談指導事業，都道府県母子保健医療推進事業，優生保護法改正→母体保護法・名称・目的，不妊手術，人工妊娠中絶に関する改正，ならびに優生保護相談所の廃止
1996（平成8）	子どもの心の健康づくり対策事業
1997（平成9）	住民に身近で頻度の高い母子保健サービスの実施主体が市町村となる

策の基本的方向」（エンゼルプラン，平成6年）として，「子ども自身が健やかに育っていける社会，子育てに喜びや楽しみを持ち安心して子どもを生み育てることのできる社会」の形成を，国や地方自治体はもとより，企業・職場や地域社会がそれぞれの責任を担って努力することになった。

平成6年に制定された地域保健法によって，地域保健サービスが新しい体制下で展開されることになり，母子保健法も一部改正された。平成9年から市町村が一貫した母子保健サービスを提供する時代になった。

2）21世紀の母子保健ビジョン

平成12年に「健やか親子21」が発表され，21世紀の母子保健の主課題として，①思春期の保健対策の強化と健康教育の推進，②妊娠・出産に関する安全性と快適さの確保と不安への支援，③小児保健医療水準を維持・向上させるための

環境整備，④子どもの心の安らかな発達の促進と育児不安の軽減への取り組みが提示された。「健やか親子21」は，安心して子どもを生み，健やかに育てることの基盤となる少子化対策に加えて，少子・高齢化社会において，国民が健康で明るく元気に生活できる社会の実現を図るための国民の健康づくり運動「健康21」の一環に位置づけられている。

このところ相談件数が急増している児童虐待に対しても，平成12年「児童虐待防止法」が成立した。この新法は，児童虐待の定義に始まり，児童虐待が子どもの心身の成長や人格の形成に重大な影響を与えることに鑑み，虐待を受けた児童の早期発見と早期保護，さらに虐待を行った保護者への指導を前提とした。

4.2 母性看護に関する統計と法規

A．母性看護に関する統計

母性看護活動を行うには，母性看護の現況と動向を把握する必要がある。さらに，今後の看護活動について的確な判断をくだすには，まず，母性をめぐるいろいろな統計を把握し，それに分析を加え，その問題点を認識しておかなければならない。

なお，母性に関する統計については単に母性だけを切り離して見ることは一般的ではなく，母子を対象に見ることが行われている。また，人間の生や死に関わる出来事は病的ではなく，生理的な現象であることから狭義の看護ではなく，広く健康の保持・増進を含めた保健という用語を使用する。

母性に関する統計としては，①出生，②新生児死亡，③乳児死亡，④周産期死亡，⑤死産，⑥妊産婦死亡，⑦婚姻と離婚などがあげられる。これらは，いずれも母性看護の現況と動向を知るうえに，また，その対策を立てるうえの指標となるもので，母性看護に携わる者は，常に関心を持つべき諸統計である。

(1) 主たる人口動態

わが国の総人口は平成18年10月1日現在，1億2777万人（男子6233万人，女子6544万人）に達しており（表4-2-1），中国，インド，アメリカ合衆国，インドネシア，ブラジル，パキスタン，ロシアに次いで世界で第8位であり（表4-2-2），世界人口に対する割合は2.0％となっている。

人口増加率は，戦中・戦後の混乱期の異常な低下と上昇を経た後低下し，昭和25年は1.75％，35年は0.84％となった。その後は上昇し，戦後のベビーブーム期に生まれた女子が最も出生力の高い年齢にさしかかった昭和46～49年には出生率が上昇し，いわゆる第2次ベビーブーム期を含み，人口増加率も年率で1.4％に上昇した。しかし，昭和48年をピークとして出生率が低下したため，人口増加率も再び低下に転じ，平成17年は△0.01％と，戦後初めて前年度を下回ったが，18年は前年とほぼ横ばいとなった（表4-2-1）。これは少子化とともに，死亡数も減っている少産少死型を反映しているといえる。

表4-2-1　わが国の人口の推移

	人口[1] （千人）	人口増減率[2]（％）	人口密度 （1km²当り）	人口性比 （女100対男）
昭和25年（'50）	83 200	1.75	226	96.3
35（'60）	93 419	0.84	253	96.5
45（'70）	103 720	1.15	280	96.4
55（'80）	117 060	0.78	314	96.9
平成2（'90）	123 611	0.33	332	96.5
7（'95）	125 570	0.24	337	96.2
12（'00）	126 926	0.20	340	95.8
17（'05）	127 768	△0.01	343	95.3
18（'06）	127 770	0.00	—	95.2

注1：各年10月1日現在人口（昭和45年までは沖縄県を含まない）。
　2：人口増減率は，前年10月から当年9月までの増減数を前年人口で除したもの。
資料：総務省統計局，各年国勢調査報告．
　　総務省統計局，平成18年10月1日現在推計人口．
出典：文献25）．

年齢別人口（平成18年10月1日現在）を見ると，人口ピラミッドは，各時代の社会情勢の影響を受けた出生・死亡の状況を反映したものとなっている（図4-2-1）。近年は，第2次ベビーブーム期をピークとして出生数が年々減少しているため，人口ピラミッドは57～59歳と32～35歳を中心とした2つの膨らみの型となっている。

平成18年の年齢3区分別人口の構成割合は，年少人口（15歳未満）13.6％，生産人口（15～64歳）65.5％，老年人口（65歳以上）20.8％で，前年に比べ年少人口，生産人口の割合は，それぞれ0.1ポイント，0.3ポイントと低下したが，老年人口は0.7ポイント上昇しており，人口の高

表4-2-2 人口1億人以上の国の状況

平成16年（'04）

	順位	推計人口（万人）	人口増加率（％）[3]	人口密度（1 km²当たり）	世界人口に対する割合（％）
世　　界	—	638 900	1.2	47	100.0
中　　国	1	129 608	0.7	135	20.3
イ ン ド	2	108 560	1.6	330	17.0
アメリカ合衆国	3	29 362	1.0	30	4.6
インドネシア	4	21 708	—	114	3.4
ブ ラ ジ ル	5	18 159	2.0	21	2.8
パキスタン	6	15 047	2.3	189	2.4
ロ シ ア	7	14 382	△0.5	8	2.3
日　　本	8	12 779	0.2	338	2.0
ナイジェリア[1]	9	12 615	—	—	2.0
バングラデシュ[2]	10	12 315	—	—	1.9
メ キ シ コ	11	10 535	1.2	54	1.6

注1：2003年のデータである。
　2：2001年のデータである。
　3：「世界」は2000～2005年，その他の国は2000～2004年の平均年間人口増加率である。
資料：UN, Demographic Yearbook 2004.
　　　総務省統計局，平成18年10月1日現在推計人口．
出典：文献25）．

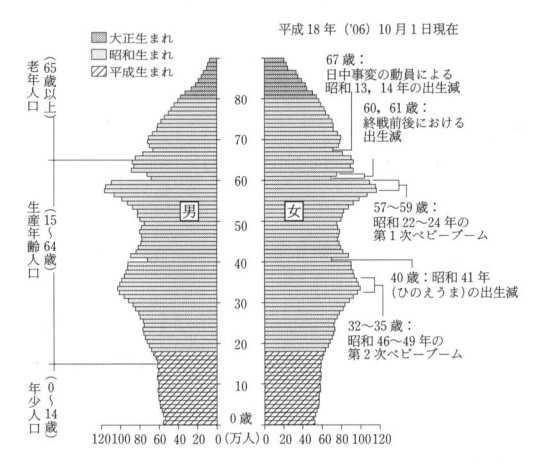

図4-2-1 わが国の人口ピラミッド
注：90歳以上人口については，省略した。
資料：総務省統計局，平成18年10月1日現在推計人口．
出典：文献25）．

表4-2-3 わが国の年齢3区分別人口と諸指標の推移

各年10月1日現在

		年齢3区分別人口（千人）			年齢3区分別構成割合（％）			指　数[3]			
		総　数	年少人口（0～14歳）	生産年齢人口（15～64歳）	老年人口（65歳以上）	総　数	年少人口（0～14歳）	生産年齢人口（15～64歳）	老年人口（65歳以上）	年少人口指数	老年人口指数	従属人口指数	老年化指数
昭和25年[1]	（'50）	83 200	29 428	49 658	4 109	100.0	35.4	59.7	4.9	59.3	8.3	67.5	14.0
35	（'60）	93 419	28 067	60 002	5 350	100.0	30.0	64.2	5.7	46.8	8.9	55.7	19.1
45	（'70）	103 720	24 823	71 566	7 331	100.0	23.9	69.0	7.1	34.7	10.2	44.9	29.5
55[1]	（'80）	117 060	27 507	78 835	10 647	100.0	23.5	67.3	9.1	34.9	13.5	48.4	38.7
平成2[1]	（'90）	123 611	22 486	85 904	14 895	100.0	18.2	69.5	12.0	26.2	17.3	43.5	66.2
7[1]	（'95）	125 570	20 014	87 165	18 261	100.0	15.9	69.4	14.5	23.0	20.9	43.9	91.2
12[1]	（'00）	126 926	18 472	86 220	22 005	100.0	14.6	67.9	17.3	21.4	25.5	46.9	119.1
17[1]	（'05）	127 768	17 521	84 092	25 672	100.0	13.7	65.8	20.1	20.8	30.5	51.4	146.5
18	（'06）	127 770	17 435	83 731	26 604	100.0	13.6	65.5	20.8	20.8	31.8	52.6	152.6

注1：総数には年齢不詳を含む。
　2：昭和45年までは沖縄県を含まない。
　3：年少人口指数＝$\frac{年少人口}{生産年齢人口}\times 100$　　老年人口指数＝$\frac{老年人口}{生産年齢人口}\times 100$
　　　従属人口指数＝$\frac{年少人口＋老年人口}{生産年齢人口}\times 100$　　老年化指数＝$\frac{老年人口}{年少人口}\times 100$
資料：総務省統計局，各年国勢調査報告．
　　　総務省統計局，平成18年10月1日現在推計人口．
出典：文献25）．

4.2 母性看護に関する統計と法規　77

表4-2-4　出生数・出生率・再生産率の推移

	出生数	出生率[1] (人口千対)	合計特殊 出生率[2]	総再生 産率	純再生 産率
昭和25年 ('50)	2 337 507	28.1	3.65	1.77	1.50
35 ('60)	1 606 041	17.2	2.00	0.97	0.92
45 ('70)	1 934 239	18.8	2.13	1.03	1.00
55 ('80)	1 576 889	13.6	1.75	0.85	0.83
平成2 ('90)	1 221 585	10.0	1.54	0.75	0.74
7 ('95)	1 187 064	9.6	1.42	0.69	0.69
8 ('96)	1 206 555	9.7	1.43	0.69	0.69
9 ('97)	1 191 665	9.5	1.39	0.68	0.67
10 ('98)	1 203 147	9.6	1.38	0.67	0.67
11 ('99)	1 177 669	9.4	1.34	0.65	0.65
12 ('00)	1 190 547	9.5	1.36	0.66	0.65
13 ('01)	1 170 662	9.3	1.33	0.65	0.64
14 ('02)	1 153 855	9.2	1.32	0.64	0.64
15 ('03)	1 123 610	8.9	1.29	0.63	0.62
16 ('04)	1 110 721	8.8	1.29	0.63	0.62
17 ('05)	1 062 530	8.4	1.26	0.61	0.61
18* ('06)	1 092 662	8.7	1.32	—	—

注1：昭和25～41年は総人口を，昭和42年以降は日本人人口を分母に用いている．
　2：日本人人口を分母に用いている．
　3：＊概数である．
資料：厚生労働省，人口動態統計．
　　　国立社会保障・人口問題研究所，人口統計資料集．
出典：文献25）．

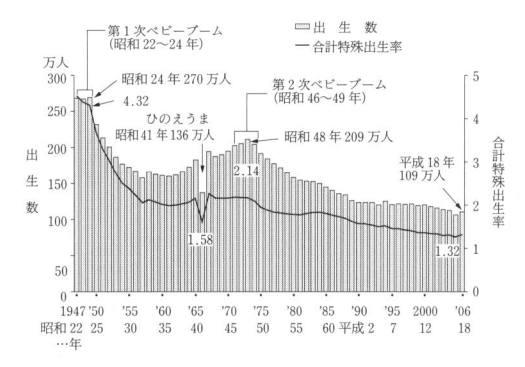

図4-2-2　出生数と合計特殊出生率の推移
資料：厚生労働省，人口動態統計．
出典：文献25）．

齢化がさらに進んでいる（表4-2-3）．女性が生涯に生む子どもの数の平均値を表す合計特殊出生率（表4-2-4）を見ると，昭和55年には2.00を下回り，その後も低下傾向が続き，平成17年には1.26と最低値を示した．平成18年には1.32に上昇したが，人口の高齢化，少産少死の傾向はますます進み，将来の日本を担うべき人口の確保には，母子保健の果たすべき責務はますます重要になってくると考えられる．

(2) 出生に関するもの

出生に関連する統計を，以下にあげる．

1) 出生率

出生率は，次の計算式により算出される．

$$出生率 = \frac{1年間の出生数}{人口} \times 1000$$

わが国の出生率は，1900年代初期から中期にかけて30台で推移し，世界でも高出生率国であった．1947（昭和22）年から1949（昭和24）年には，戦争直後における結婚の増加により戦前と同程度の出生率を示し，第1次ベビーブームを引き起こした．しかし，それ以降急激に低下し，1961（昭和36）年には16.9となり，西欧の水準となった．昭和40年代に入ると，第1次ベビーブームに生まれた人たちが出産適齢期に入り，増加傾向となった．特に1971（昭和46）年から1974（昭和49）年には出生率が再び19台に上昇し，第2次ベビーブームとなった．

1975（昭和50）年以降の出生率は再び低下を続け，2005（平成17）年には8.4と最低値となったが，2006（平成18）年には8.7と前年を上回った（表4-2-4，図4-2-2）．このような出生率の低下は核家族化や住宅事情などの社会・経済的要因や20歳代の若い世代の婚姻率の低下によると考えられる．

次に，諸外国の出生率を見ると，平成17年の統計ではエジプト，イスラエル，フィリピン，ベネズエラなどの国々の出生率が高く，反対にドイツ，チェコ共和国，ハンガリー，イタリアなどが低い．わが国は諸外国と比較しても一番低い（表4-2-5）．

2) 合計特殊出生率

合計特殊出生率は，次の計算式により算出される．

$$合計特殊出生率 = \left\{ \frac{母の年齢別出生数}{年齢別女子人口} \right\}$$
$$15歳から49歳までの合計$$

表4-2-5 諸外国の出生数及び率（2005年）

（率：人口千対）

国名	実数	率
日　　　本**	1 062 530	8.4
イ ス ラ エ ル03)	144 936	21.7
イ ラ ン03)	1 171 573	17.6
ス リ ラ ン カ02)	*363 549	*19.1
タ イ02)	782 911	―
フ ィ リ ピ ン02)	1 666 773	21.0
ア メ リ カ 合 衆 国03)	4 091 063	14.1
カ ナ ダ03)	*330 919	*10.5
メ キ シ コ03)	2 655 894	―
ア ル ゼ ン チ ン03)	697 952	18.4
チ リ03)	234 486	14.7
ベ ネ ズ エ ラ02)	492 678	19.5
ア イ ス ラ ン ド03)	4 143	14.3
ア イ ル ラ ン ド03)	61 517	15.4
イ ギ リ ス03)	695 549	11.7
イ タ リ ア03)	539 503	9.4
オ ー ス ト リ ア03)	76 944	9.5
オ ラ ン ダ03)	200 297	12.3
ス イ ス03)	71 848	9.8
ス ウ ェ ー デ ン03)	99 157	11.1
ス ペ イ ン03)	*439 863	*10.5
チ ェ コ 共 和 国03)	93 685	9.2
デ ン マ ー ク03)	64 682	12.0
ド イ ツ03)	706 721	8.6
ノ ル ウ ェ ー03)	56 458	12.4
ハ ン ガ リ ー03)	94 647	9.3
フ ィ ン ラ ン ド03)	56 530	10.9
フ ラ ン ス03)	*760 300	*12.7
ポ ー ラ ン ド03)	351 072	9.2
ポ ル ト ガ ル03)	112 515	10.8
エ ジ プ ト03)	1 776 000	26.1
オ ー ス ト ラ リ ア03)	251 161	12.6
ニ ュ ー ジ ー ラ ン ド03)	56 134	14.0
ロ シ ア03)	1 477 301	10.2

注1：＊暫定値，＊＊人口動態統計
　2：02) 2002　03) 2003
資料：国民衛生の動向．
　　　Journal of Health and Welfare Statistics, Vol. 54, Number 9, 2007.
　　　Demographic Yearbook, 2003.
出典：文献24).

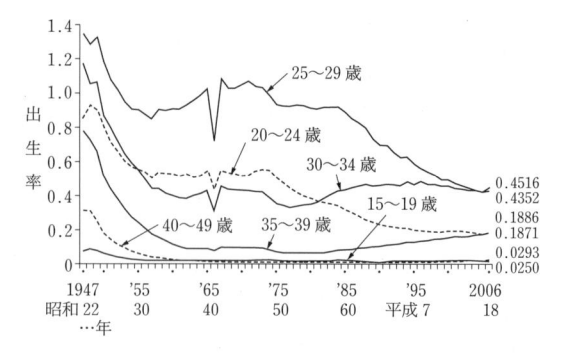

図4-2-3　母の年齢階級別出生率の推移

注：母の各歳別出生率を合計したものであり，各階級の合計は合計特殊出生率である．
資料：厚生労働省，人口動態統計．
出典：文献25).

合計特殊出生率とは，15歳から49歳までの女子の年齢別出生率を合計したもので，1人の女子が仮にその年次の年齢別出生率で一生の間に生むとしたときの子どもの数の平均である．合計特殊出生率が問題とされるのは，この値が2.1以上であればその国の将来人口は増加するが，それ以下であれば減少すると考えられているからである．

わが国の合計特殊出生率をみると，第1次ベビーブーム期には4を超えていたが，1950（昭和25）年以降は，急速に下降をたどり，1957（昭和32）年には2.04となった．その後，「ひのえうま」前後の特殊な動きを除けば，合計特殊出生率は緩やかな上昇傾向にあったが，1975（昭和50）年に2を下回り，以降50年代後半を除き低下傾向が続き，2005年には過去最低となったが，2006年は前年を上回った（表4-2-4，図4-2-2）．このような近年の合計特殊出生率の低下傾向は，女性の就学率や就業率の増加により女性の結婚が遅れていること，子どもを産むことを希望しない女性が増え，主に20歳代を中心とした出生率の低下によるものであるが，平成18年は20歳代の出生率が上昇している（図4-2-3）．

欧米諸国の合計特殊出生率は，1965（昭和40）年以降一斉に低下している．特にイタリアの1975年以降低下が著しく，2000年には1.24となった．一方，アメリカ合衆国では1976年に1.77まで低下したが，その後緩やかに上昇し，1990年には2.08に回復し，以後2以上で推移し，2005年には2.05となった．わが国はイタリア，ドイツとともに低率，アメリカ合衆国は高率となっている（図4-2-4）．欧米諸国全般においても少子化の傾向が見られ，今後の人口動態にも影響することから，その動向を着目する必要がある．

3）都道府県別の出生

都道府県別の出生率は表4-2-6，図4-2-5の通りで，高出生率の時代には，概して都市で低く，郡部で高かったが，1955（昭和30）年代の中頃からは経済成長に伴う青年人口の大都市集中によって，大都市とその周辺地域で高く，人口流出地域で低いという傾向がみられた。しかし，1975（昭和49）年以降出生率は全国的に低下し，人口の大都市への集中は鈍り，人口の極端な地域的偏在が解消される傾向の中で，出生率の地域差は縮小している。

2006（平成18）年の都道府県別の合計特殊出

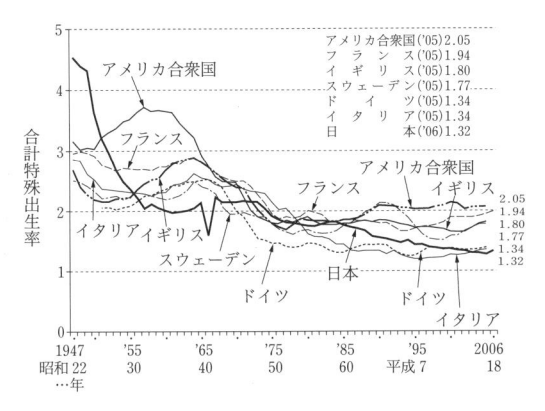

図 4-2-4　合計特殊出生率の国際比較

注1：ドイツの1991年までは旧西ドイツの数値である。
　2：イギリスの1985年まではイングランド・ウェールズの数値である。
　3：日本の2006年は，概数である。
資料：厚生労働省，人口動態統計．
　　　国立社会保障・人口問題研究所，人口統計資料集．
　　　UN, Demographic Yearbook.
　　　Council of Europe, Recent Demographic Developments in Europe.
　　　NCHS, National Vital Statistics Reports.
　　　EU, Eurostat Vital Statistics.
出典：文献25）．

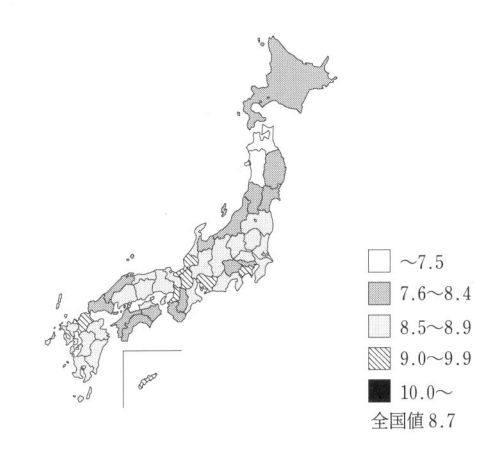

図 4-2-5　都道府県別出生率（2006年，人口千対）
出典：文献24）．

表4-2-6　合計特殊出生率の高率県と低率県の推移

	昭和55('80)		60('85)		平成2('90)		7('95)		12('00)		17('05)		18('06)*	
	都道府県名	合計特殊出生率	都道府県名	合計特殊出生率	都道府県名	合計特殊出生率	都道府県名	合計特殊出生率	都道府県名	合計特殊出生率	都道府県名	合計特殊出生率	都道府県名	合計特殊出生率
高率1位	沖縄	2.38	沖縄	2.31	沖縄	1.95	沖縄	1.87	沖縄	1.82	沖縄	1.72	沖縄	1.74
2	島根	2.01	島根	2.01	島根	1.85	島根	1.73	佐賀	1.67	福井島根	1.50	宮崎	1.55
3	福島	1.99	福島	1.98	鳥取	1.82	福島	1.72	島根	1.65	福島鹿児島	1.49	島根	1.53
4	滋賀	1.96	滋賀	1.97	福島	1.79	宮崎	1.70	福島	1.65	佐賀宮崎	1.48	鳥取	1.51
5	岩手	1.95	佐賀	1.95	滋賀	1.75	山形	1.69	山形	1.62			福井佐賀熊本	1.50
（全 国）		1.75		1.76		1.54		1.42		1.36		1.26		1.32
低率5位	大阪	1.67	奈良	1.69	千葉	1.47	神奈川	1.34	埼玉	1.30	大阪	1.21	千葉神奈川	1.23
4	京都	1.67	神奈川	1.68	大阪	1.46	大阪	1.33	神奈川	1.28	神奈川奈良	1.19	大阪奈良	1.22
3	高知	1.64	京都	1.68	神奈川	1.45	京都	1.33	京都	1.28			京都	1.19
2	北海道	1.64	北海道	1.61	北海道	1.43	北海道	1.31	北海道	1.23	北海道	1.15	北海道	1.18
1	東京	1.44	東京	1.44	東京	1.23	東京	1.11	東京	1.07	東京	1.00	東京	1.02

注：合計特殊出生率が同率のところは，小数点以下第3～4位の数値により順位付けをしている。
　　ただし，平成17年より小数点以下第2位のところで同順位としている。
　　＊概数である。
資料：厚生労働省，人口動態統計．
出典：文献25）．

生率をみると，低率県は東京，北海道，京都，奈良，大阪など大都市とその周辺の地域であり，逆に高率県は沖縄，宮崎，島根，鳥取，鹿児島などである。このことは都道府県別の15～49歳人口規模と関係しており，人口規模が大きいと合計特殊出生率は低い傾向にある（表4-2-6，図4-2-5）。

4）母親の年齢別と出生順位

母親の年齢別出生率の年次推移をみると，出生率が最も高い年齢は，1960（昭和35）年や1980（昭和55）では25～29歳であったものが，1990（平成2）年からは30～34歳の出生率が高くなり，2005（平成17）年からは最高率となった。一方，20～24歳の出生率は年ごとに低下していたが，2006（平成18）年は，前年度に比べ増加している（表4-2-7，図4-2-3，図4-2-6）。

母親が20歳未満の出生率については，1950（昭和25）年には13.3であったが，その後は急に低下し，2000（平成12）年から増加したものの，2005（平成17）年には低下し，2006（平成18）年には5.2となった。これは諸外国と比較して低いとはいえ，未婚の若年女性の妊娠の増加を示唆しており，今日の社会問題として，その推移が注目される（表4-2-7，表4-2-8）。

また，出生した子がその母親の何番目の子（死産を除く）に当たるかをみると，1950（昭和25）年には第3子以上が全出生数の44.8%を占め，

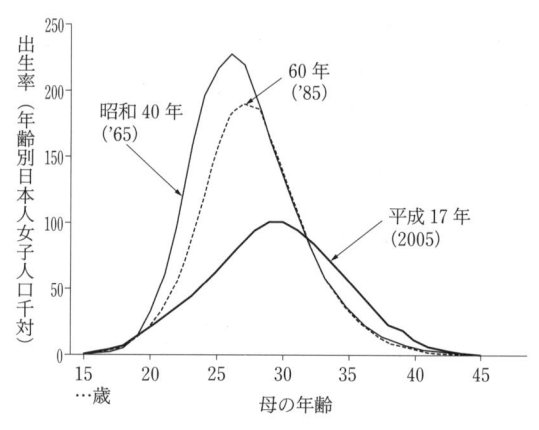

図4-2-6 母の年齢別にみた出生率の年次比較
資料：厚生労働省，人口動態統計．
出典：文献25）．

表4-2-7 母の年齢別，出生数及び率（1950～2006）

年　次	全年齢	15歳未満	15～19	20～24	25～29	30～34	35～39	40～44	45～49	50歳以上	不詳
実数											
昭和25（'50）	2 337 507	49	56 316	624 797	794 241	496 240	278 781	81 953	4 213	311	606
35（'60）	1 606 041	5	19 734	447 097	745 253	300 684	78 104	14 217	864	78	5
45（'70）	1 934 239	12	20 165	513 172	951 246	358 375	80 581	9 860	523	25	280
55（'80）	1 576 889	14	14 576	296 854	810 204	388 935	59 127	6 911	257	1	10
平成2（'90）	1 221 585	18	17 478	191 859	550 994	356 026	92 377	12 587	224	—	22
12（'00）	1 190 547	43	19 729	161 361	470 833	396 901	126 409	14 848	396	6	21
16（'04）	1 110 721	45	18 546	136 486	370 220	415 903	150 222	18 790	483	16	10
17（'05）	1 062 530	42	16 531	128 135	339 328	404 700	153 440	19 750	564	34	6
18（'06）	1 092 674	41	15 933	130 230	335 771	417 776	170 775	21 608	522	9	9
率（日本人女性人口千対）											
昭和25（'50）	110.4		13.3	161.4	237.7	175.6	104.9	36.1	2.1		
35（'60）	63.8		4.3	107.2	181.9	80.1	24.0	5.2	0.3		
45（'70）	65.8		4.5	96.5	209.2	86.0	19.8	2.7	0.2		
55（'80）	51.8		3.6	77.1	181.5	73.1	12.9	1.7	0.1		
平成2（'90）	39.2		3.6	44.8	139.8	93.2	20.8	2.4	0.0		
12（'00）	41.3		5.4	39.9	99.5	93.5	32.1	3.9	0.1		
16（'04）	40.0		5.7	37.4	88.5	87.5	35.7	4.9	0.1		
17（'05）	38.8		5.2	36.6	85.3	85.6	36.1	5.0	0.1		
18（'06）	40.2		5.2	37.6	87.8	89.9	38.1	5.6	0.1		

注：全年齢出生率は15歳から49歳までの日本人女性人口千対の率であり，母子衛生研究会で算出した。
出典：文献24）．

表4-2-8 諸外国の母の年齢別，出生率（2006年）

（率：女子人口千対）

国名 \ 母の年齢	全年齢 (15～49)	20歳未満 (15～19)	20～24	25～29	30～34	35～39	40～44	45歳以上 (45～49)
日　　　　本*	40.2	5.2	37.6	87.8	89.9	38.1	5.6	0.1
カ　ナ　ダ[03]	41.4	14.5	52.7	98.8	93.9	38.8	6.5	0.3
ア　メ　リ　カ[04]	56.2	41.8	101.8	115.3	95.5	45.3	9.0	0.6
香　　　　港[04]	23.8	3.9	30.5	54.5	53.4	24.1	4.2	0.2
デ ン マ ー ク[04]	52.2	5.7	45.2	126.1	125.8	47.4	7.6	0.3
フィンランド[04]	48.7	10.6	58.0	116.1	111.5	51.1	11.0	0.6
フ　ラ　ン　ス[03]	52.9	7.8	55.0	127.3	119.0	52.1	11.8	0.6
ド　　イ　　ツ[04]	36.0	11.0	49.5	86.4	81.5	35.5	5.8	0.2
イ　タ　リ　ア[03]	38.6	6.7	31.6	71.5	86.9	46.3	9.2	0.5
オ　ラ　ン　ダ[04]	49.2	4.6	36.3	99.0	130.2	61.3	9.7	0.4
ノ ル ウ ェ イ[04]	52.8	8.2	59.6	123.9	117.1	49.1	7.9	0.3
スウェーデン[04]	50.3	5.9	46.9	111.9	122.3	52.9	10.7	0.4
ス　　イ　　ス[04]	40.2	5.2	39.4	87.0	98.6	45.1	7.5	0.3
イ　ギ　リ　ス[04]	49.8	26.8	71.5	97.6	97.5	48.5	9.8	0.5
オーストラリア[03]	50.2	16.1	53.8	102.8	112.7	54.4	10.0	0.5
ニュージーランド[04]	56.2	27.6	71.1	110.0	119.7	61.1	12.3	0.6

注1：「20歳未満」とは15～19歳，「45歳以上」とは45～49歳をいう。
注2：03）2003　04）2004
資料：Demographic Yearbook, 2004, table 11.
　　　*人口動態統計．
出典：文献24）．

表4-2-9 出産順位別，出生数及び割合の年次推移（1950～2006年）

年次 \ 出産順位	'50 昭和25	'60 35	'70 45	'80 55	'85 60	'90 平成2	'95 7	2000 12	'05 17	'06 18
実数										
総数	2 337 507	1 606 041	1 934 239	1 576 889	1 431 577	1 221 585	1 187 064	1 190 547	1 062 530	1 092 674
第1児	634 324	699 840	866 014	660 681	596 902	528 140	564 964	580 932	510 576	522 793
第2児	654 572	523 126	751 665	639 491	560 763	457 890	427 086	433 935	398 588	407 784
第3児	384 455	227 263	253 369	232 710	228 518	195 032	158 440	142 656	123 836	130 796
第4児	247 790	84 219	45 456	33 529	35 463	32 511	28 917	25 766	22 653	24 030
第5児	158 108	37 161	10 855	6 640	6 670	5 579	5 457	5 177	4 863	5 076
第6児	102 589	18 468	3 755	2 080	1 889	1 510	1 389	1 310	1 353	1 437
第7児	67 108	8 723	1 588	828	711	512	460	462	382	460
第8児	41 870	4 060	761	449	359	229	210	190	160	175
第9児	24 059	1 761	387	232	145	97	71	57	67	80
第10児以上	21 429	1 403	389	249	157	85	70	62	52	43
不詳	1 203	17	－	－	－	－	－	－	－	－
百分率										
総数	100.0	100.0	100.0	100.0	100.0	100.0	100.0	100.0	100.0	100.0
第1児	27.2	43.6	44.8	41.9	41.7	43.2	47.6	48.8	48.1	47.8
第2児	28.0	32.6	38.9	40.6	39.2	37.5	36.0	36.4	37.5	37.3
第3児	16.5	14.2	13.1	14.8	16.0	16.0	13.3	12.0	11.7	12.0
第4児	10.6	5.2	2.4	2.1	2.5	2.7	2.4	2.2	2.1	2.2
第5児	6.8	2.3	0.6	0.4	0.5	0.5	0.5	0.4	0.5	0.5
第6児	4.4	1.1	0.2	0.1	0.1	0.1	0.1	0.1	0.1	0.1
第7児	2.9	0.3	0.1	0.1	0.0	0.0	0.0	0.0	0.0	0.0
第8児	1.8	0.5	0.0	0.0	0.0	0.0	0.0	0.0	0.0	0.0
第9児	1.0	0.1	0.0	0.0	0.0	0.0	0.0	0.0	0.0	0.0
第10児以上	0.9	0.1	0.0	0.0	0.0	0.0	0.0	0.0	0.0	0.0

注1：昭和25年は出生順位であり，死産児は含まない。
　2：順位不詳を除いた出生数に対する百分率である。
出典：文献24）．

表4-2-10　出生順位別にみた母の平均年齢と第1子出生までの平均期間の推移

	母の平均年齢（歳）				平均期間[1]（年）
	総　数	第1子	第2子	第3子	
昭和25年（'50）	28.7	24.4	26.7	29.4	—
35　（'60）	27.6	25.4	27.8	29.9	1.79
45　（'70）	27.5	25.6	28.3	30.6	1.81
55　（'80）	28.1	26.4	28.7	30.6	1.61
平成2　（'90）	28.9	27.0	29.5	31.8	1.66
7　（'95）	29.1	27.5	29.8	32.0	1.78
12　（'00）	29.6	28.0	30.4	32.3	1.89
17　（'05）	30.4	29.1	31.0	32.6	2.09

注1：父母が結婚生活に入ってから出生順位第1子出生までの平均期間である。
資料：厚生労働省，人口動態統計．
出典：文献25)．

表4-2-11　市郡別，出生の場所別，出生数及び割合（1950～2006年）

(%)

		'50 昭和25	'60 35	'70 45	'80 55	'90 平成2	2000 12	'04 16	'05 17	'06 18
*全国	総数	100.0	100.0	100.0	100.0	100.0	100.0	100.0	100.0	100.0
	施設内　計	4.6	50.1	96.1	99.5	99.9	99.8	99.8	99.8	99.8
	病院	2.9	24.1	43.3	51.7	55.8	53.7	51.8	51.4	50.9
	診療所	1.1	17.5	42.1	44.0	43.0	45.2	47.0	47.4	47.9
	助産所	0.5	8.5	10.6	3.8	1.0	1.0	1.0	1.0	1.0
	自宅・その他	95.4	49.9	3.9	0.5	0.1	0.2	0.2	0.2	0.2
市部	総数	100.0	100.0	100.0	100.0	100.0	100.0	100.0	100.0	100.0
	施設内　計	11.3	63.6	97.6	99.7	99.9	99.8	99.8	99.8	99.8
	病院	7.5	30.9	45.1	56.4	54.3	52.7	52.3	51.8	51.0
	診療所	2.4	21.9	43.5	43.9	42.5	44.5	46.4	46.9	47.7
	助産所	1.3	10.8	9.0	3.1	1.0	1.0	1.1	1.1	1.0
	自宅・その他	88.7	36.4	2.4	0.3	0.1	0.2	0.2	0.2	0.2
郡部	総数	100.0	100.0	100.0	100.0	100.0	100.0	100.0	100.0	100.0
	施設内　計	1.1	27.0	91.2	99.1	99.8	99.8	99.8	99.8	99.8
	病院	0.6	12.5	37.5	48.4	53.7	51.1	49.4	48.6	49.0
	診療所	0.4	9.8	37.8	44.6	45.1	48.1	49.7	50.5	50.0
	助産所	0.1	4.8	15.9	6.1	1.0	0.7	0.7	0.7	0.7
	自宅・その他	98.9	73.0	8.8	0.9	0.2	0.2	0.2	0.2	0.2

注：＊平成12年から住所地外国を含む。市部・郡部は平成12年から住所地外国を含まない。

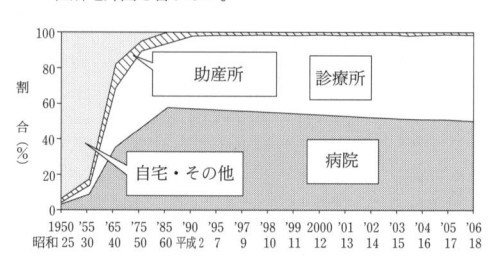

図4-2-7　出生の場所別，出生割合（1950～2006年）
出典：文献24)．

次いで第2子28.0%，第1子27.2%であったが，その後第3子以上の割合が急激に減少し，1975（昭和45）年には16.4%になり，以後多少の増減はあるものの10%台である。一方，1960（昭和35）年以降は，第1子の占める割合が増加し，2006（平成18）年は，第1子は47.8%，第2子37.3%，第3子以上14.8%である（表4-2-9）。

さらに，出生順位別の母の年齢をみると，2005（平成17）年では第1子29.1歳，第2子31.0歳，第3子32.6歳であり，1980（昭和55）年と比較すると，第1子は2.7歳，第2子は2.3歳，第3子は2.0歳高くなっている。また，夫婦が結婚生活に入ってから第1子を出生するまでの平均期間は，2005（平成17）年は2.09年であり，1980（昭和55）年と比較すると0.48年延びている。これらのことから，生み始めの年齢は高くなり，第1子を出生するまでの期間も徐々に長くなっていることがうかがえる（表4-2-10）。

5）出生場所

子どもを出生した場所を施設内（病院・診療所・助産院）と施設外（自宅・その他）別にみると，施設内の出生は，1950（昭和25）年の4.6%から着実に増加し，2006（平成18）年には全出生数の99.8%を占めている。この現状は市部・郡部においても大差がない（表4-2-11，図4-2-7）。

このことは，核家族化に伴い団地やアパートなどに住むものが多くなり，住居の関係で自宅分娩の不可能な妊産婦が増加したこと，病院・医院・母子健康センターなどの助産施設の増加，妊産婦保健管理の重要性の認識，出産回数の減少に伴って1回1回の出産を大切にすること，開業助産師の減少などが考えられる。

近年，自然分娩が見なおされ，数値的には現れていないが，出張助産師による自宅分娩も増えていることが注目される。

(3) 死亡に関するもの

1) 乳児死亡（infant death），新生児死亡（neonatal death）

乳児死亡とは，生後1年未満の死亡をいい，通常，出生千対の乳児死亡率で観察する。乳児死亡のうち，生後4週未満の死亡を新生児死亡といい，さらに生後1週未満の死亡を早期新生児死亡という。乳児死亡率，新生児死亡率，早期新生児死亡率は次の式によって計算される。

$$乳児死亡率 = \frac{1年間の生後1年未満の死亡数}{1年間の出生数} \times 1000$$

$$新生児死亡率 = \frac{1年間の生後28日未満の死亡数}{1年間の出生数} \times 1000$$

$$早期新生児死亡率 = \frac{1年間の生後1週未満の死亡数}{1年間の出生数} \times 1000$$

乳児死亡が死亡統計上重視されるのは，乳児の生存は母体の健康状態，養育条件等の影響を強く受けるため，乳児死亡率は，その家庭の生活水準や衛生状態，ひいては地域及び社会全体の保健水準を反映する指標の一つと考えられるからである。

わが国の乳児死亡率は，大正末期までは150以上であったが，1940（昭和15）年には100以下となり，戦前では最低の84.1となった。戦後，1947（昭和22）年に76.7，1960（昭和35）年に30.7，1975（昭和50）年に10.0と急激な改善を示し，2006（平成18）年は2.6となり，世界的にも最高水準を達成している（図4-2-8，図4-2-9）。

このようにわが国の乳児死亡が改善されたのは，戦後の経済成長の進展に伴って，衛生状態の水準が高くなったこと，母子保健対策が強化されたことなどによる。

乳児死亡の要因は，先天的なものと後天的なものに大きく分けられる。生後しばらくの間は，

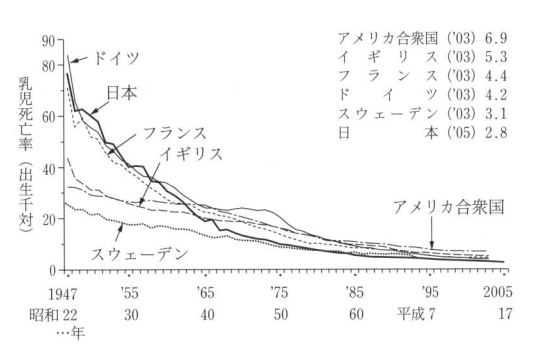

図4-2-8 乳児死亡率（出生千対）の国際比較

注1：ドイツの1990年までは旧西ドイツの数値である。
　2：イギリスとフランスの2003年は暫定値である。
資料：厚生労働省，人口動態統計．
　　　WHO, World Health Statistics Annual.
　　　UN, Demographic Yearbook 2003.
　　　UN, Population and Vital Statistics Report.
出典：文献25）．

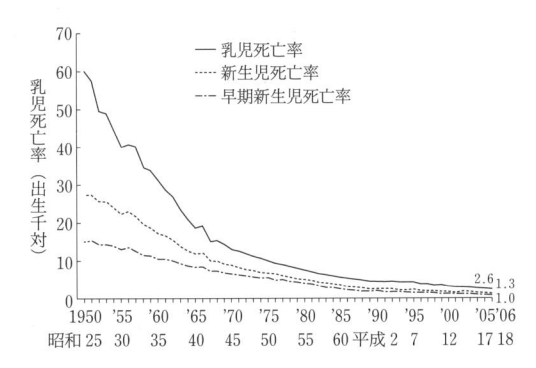

図4-2-9 生存期間別にみた乳児死亡率の年次推移（1950～2006年）

出典：文献24）．

環境に対する適応力が弱く，また，妊娠・分娩からの影響もあって不安定な時期であり，生後4週未満の新生児死亡，特に生後1週未満の早期新生児死亡は，先天的な要因によることが多い。これに対し，新生児以降になると，細菌感染や不慮の事故などの後天的な原因による死亡が多くなる。このように乳児死亡の構造を把握するうえで，生存期間による観察は重要である。

生存期間別乳児死亡の年次推移を見ると，1950（昭和25）年を100とした指数でみると，2006（平成18）年は4.3となっている。昭和20年代は新生児期以降の乳児死亡の改善が著しかったが，最近の死亡率の改善は，早期新生児

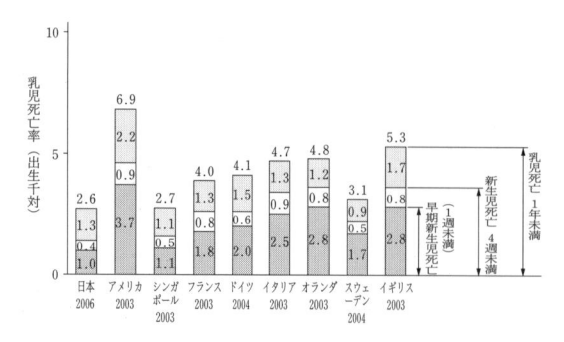

図4-2-10 乳児死亡率の国際比較
資料：Demographic Yearbook.
出典：文献24).

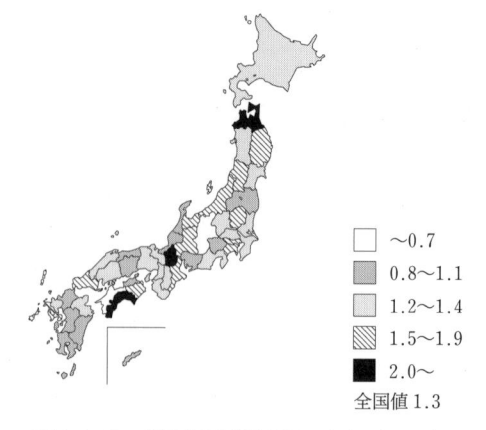

図4-2-12 都道府県別新生児死亡率（2006年，出生千対）
出典：文献24).

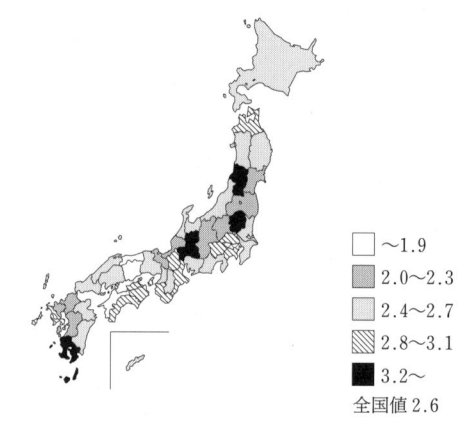

図4-2-11 都道府県別乳児死亡率（2006年，出生千対）
出典：文献24).

表4-2-12 市郡別にみた乳児死亡率・新生児死亡率（出生千対）の推移

		乳児死亡率		新生児死亡率	
		市 部	郡 部	市 部	郡 部
昭和30年	('55)	34.5	45.2	19.6	25.2
35	('60)	26.8	37.3	14.8	20.9
40	('65)	16.4	24.0	10.5	14.7
45	('70)	12.2	15.9	8.1	10.4
55	('80)	7.3	8.3	4.8	5.4
平成2	('90)	4.5	4.8	2.6	2.7
7	('95)	4.2	4.5	2.1	2.4
12	('00)	3.2	3.3	1.8	1.8
17	('05)	2.8	2.8	1.4	1.4

資料：厚生労働省，人口動態統計．
出典：文献25).

死亡の改善の度合いが大きく反映している（図4-2-9）．

欧米諸国との比較では，わが国は乳児死亡率，新生児死亡率とも低率である（図4-2-10）．

2006（平成18）年の都道府県別乳児死亡率の高率県は鹿児島県3.5，岐阜・山形県3.3で，低率県は愛媛県1.4，岡山・鳥取県1.9であり，新生児死亡率の高率県は高知県2.3，青森県2.1で，低率県は愛媛県0.5，長野県0.7であった（図4-2-11，図4-2-12）．

市部・郡部別乳児死亡率・新生児死亡率は，1970（昭和45）年までは市部・郡部によって差異はあったが，2000（平成12）年以降ほとんど差はない（表4-2-12）．

2005（平成17）年の乳児死亡・新生児死亡の死因順位をみると，乳児死亡の第1位は「先天奇形，変形及び染色体異常」，第2位は「周産期に特異的な呼吸障害及び心血管障害」，第3位「乳幼児突然死症候群」となっている．

第1位の「先天奇形，変形及び染色体異常」は，1985（昭和60）年に「出産時外傷，低酸素症，分娩仮死及びその他の呼吸器病態」と入れ替わって以後，第1位を占めている．

一方，新生児死亡の原因は，第1位「先天奇形，変形及び染色体異常」，第2位「周産期に特異的な呼吸障害及び心血管障害」，第3位「胎児及び新生児の出血性障害及び血液障害」となっている．1988（昭和63）年までは「出産時外傷，

表4-2-13 主な死因別乳児死亡数の推移

	昭和25年('50)	35('60)	45('70)	55('80)	平成2('90)	7('95)	12('00)	17('05)
全死因	140 515	49 293	25 412	11 841	5 616	5 054	3 830	2 958
腸管感染症	19 160	3 745	909	108	15	12	11	18
肺炎	23 996	12 877	3 102	553	136	114	73	48
急性気管支炎	7 159	884	193	35	12	14	8	5
先天奇形，変形及び染色体異常		5 540	3 056	3 914	3 131	2 028	1 786	1 385	1 025
周産期に特異的な呼吸障害及び心血管障害	2 462	2 494	3 757	3 397	987	764	603	414
乳幼児突然死症候群	―	―	―	108	323	526	317	174
不慮の事故	2 189	1 315	1 142	659	346	329	217	174

注1：表側の死因名はICD-10による。
　2：「急性気管支炎」の平成2年以前は「気管支炎」の数値である。
資料：厚生労働省，人口動態統計．
出典：文献25）．

低酸素症，分娩仮死及びその他の呼吸器病態」「先天異常」の順であったが，1989（平成元）年に入れ替わった。なお，乳児死亡・新生児死亡の原因については，1995（平成7）年1月からICD（国際疾病分類）-10が適用され，疾病，傷害及び死因に関する分類が改正されたため，詳細な年次比較は困難である。「乳幼児突然死症候群」は，ICD-10において単独の項目として死亡数が把握されるようになった。

乳児死亡の原因は，戦後は肺炎・気管支炎や腸炎及びその他の下痢性疾患などの感染症の疾患が多かったが，近年は著しく減少している。一方，先天奇形，変形及び染色体異常や周産期に発生した病態による死亡は著しく減少しているとはいえず，今後の課題といえる（表4-2-13）。

2）周産期死亡（perinatal death）

周産期死亡は，従来は，妊娠満28週以後の死産と早期新生児死亡を合わせたものであったが，ICD-10が採用された1995（平成7）年より，妊娠満22週以後の死産と生後1週未満の早期新生児死亡を合わせたものを周産期死亡という。これは両者とも母体の健康状態に強く影響を受けるという共通性を有しているため，"出生をめぐる死亡"という意味で，母子衛生上極めて重要な指標の一つである。

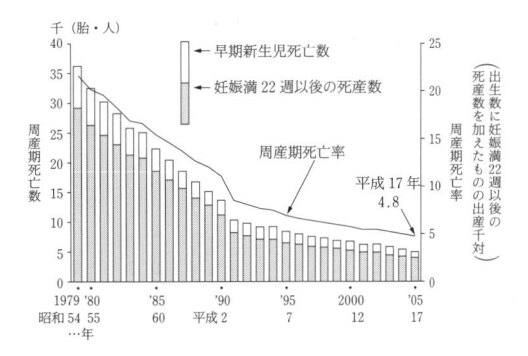

図4-2-13 周産期死亡数と率の推移
資料：厚生労働省，人口動態統計．
出典：文献25）．

わが国の周産期死亡率は，次の式によって計算される。

$$周産期死亡率 = \frac{妊娠満22週以後の死産数 + 早期新生児死亡数}{1年間の出産数（出生数 + 妊娠満22週以後の死産数）} \times 1000$$

周産期死亡の推移を見ると，妊娠満22週以後の死産と早期新生児死亡のいずれもが次第に低下し改善され，2006（平成18）年の周産期死亡率は4.7となっている。都道府県別では，低率県は広島の3.6で，高率県は富山の6.8であった（図4-2-13，図4-2-14）。

諸外国との比較のため，変更前の定義（妊娠満28週以後の死産数に早期新生児死亡数を加えたもの，出生千対）を用いている。これによると，わ

が国の周産期死亡は，戦後一貫して改善され，諸外国と比較しても低率となっている。わが国の周産期死亡における特徴は，早期新生児死亡に比べ，妊娠満22週以後の死産が多いことである（表4-2-14，図4-2-15）。

平成17年の周産期死亡の原因は，児側病態でみると，「周産期に発生した病態」が83.9％，「先天奇形，変形及び染色体異常」が14.3％で，この両者でほとんどを占めている。次に母側病態からみると，「現在の妊娠とは無関係の場合もあ

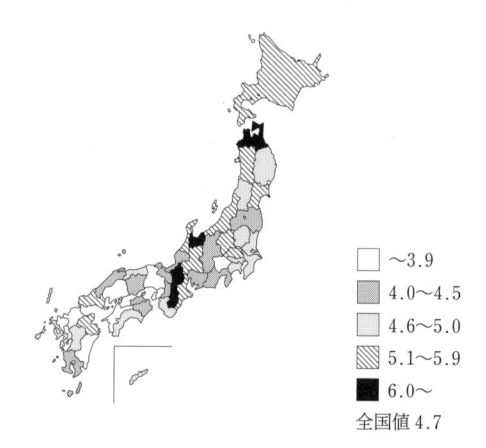

図4-2-14 都道府県別周産期死亡率（2006年，出産千対）
出典：文献24）．

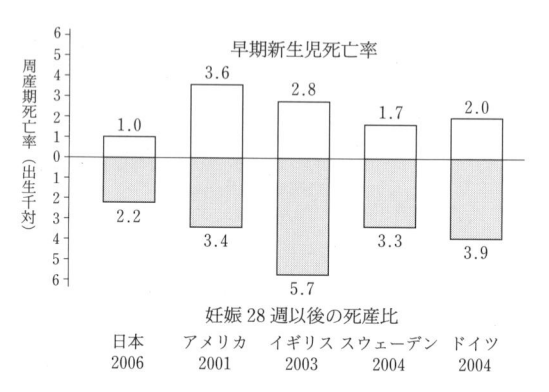

図4-2-15 周産期死亡率の国際比較
資料：Demographic Yearbook．
出典：文献24）．

表4-2-14 周産期死亡率（変更前の定義：出生千対）の国際比較

	'52年	'55	'70	'75	'80	'85	'05 周産期死亡率	'05 妊娠満28週以後死産比	'05 早期新生児死亡率
日　　　　本	45.6	43.9	21.7	16.0	11.7	8.0	3.3⁶⁾	2.3	1.0
カ　ナ　ダ	35.8	31.5	22.0	14.9	10.9	8.7	6.4³⁾	3.1	3.2
アメリカ合衆国	32.0	30.4	27.8	20.7	14.2	11.2	7.0⁴⁾	3.4	3.6
デンマーク	34.6	33.9	18.0	13.4	9.0	7.9	8.4²⁾	3.7	2.8
フランス	31.0	29.6	20.7	18.3	13.0	10.8	11.7²⁾	9.7	2.0
ドイツ¹⁾	48.8	44.1	26.7	19.4	11.6	7.9	5.9²⁾	3.8	2.1
ハンガリー	41.0	38.7	34.5	31.6	23.1	19.0	9.1²⁾	5.6	3.6
イタリア	51.3	46.2	31.7	24.1	17.4	13.5	6.8⁵⁾	3.6	3.1
オランダ	31.5	29.3	18.8	14.0	11.1	9.9	7.4²⁾	4.6	2.8
ポルトガル	—	48.3	40.6	31.8	24.2	20.0	5.2²⁾	3.1	2.1
スウェーデン	31.5	28.4	16.5	11.1	8.7	7.3	5.3³⁾	3.7	1.7
イギリス	38.8	28.3	23.8	19.9	13.4	9.9	8.5²⁾	5.7	2.8
オーストラリア	31.8	28.9	21.5	19.2	13.5	9.5	5.7²⁾	3.0	2.7
ニュージーランド	31.2	28.2	19.8	16.5	11.8	8.8	5.3²⁾	3.0	2.3

注1：1985年までは，旧西ドイツの数値である．
　2：満28週以後の死産比，早期新生児死亡率ともに，2003年．
　3：満28週以後の死産比，早期新生児死亡率ともに，2002年．
　4：満28週以後の死産比，早期新生児死亡率ともに，2001年．
　5：満28週以後の死産比，早期新生児死亡率ともに，1997年．
　6：国際比較のため周産期死亡は変更前の定義（妊娠満28週以後の死産数に早期新生児死亡数を加えたもの出生千対）を用いている．
　7：妊娠満28週以後の死産比＝年間妊娠満28週以後の死産数÷年間出生数×1,000
資料：厚生労働省，人口動態統計．
　　　WHO，World Health Statistics Annual．
　　　UN，Demographic Yearbook 2003．
出典：文献25）．

りうる母体病態」が27.2%,「胎盤,臍帯及び卵膜の合併症」が27.7%となっている。

3）妊産婦死亡（maternal death）

妊産婦死亡とは,妊娠の期間及び部位に関係なく,妊娠またはその管理に関連した,あるいはそれらによって悪化したすべての原因による妊娠中又は分娩後42日以内における女性の死亡をいい,不慮のまたは予期せぬ偶然の原因による死亡は含まない。

妊産婦死亡率は,次の式で算出されるが,国際比較をするときに出生数を分母に用いることもある。

$$妊産婦死亡率=\frac{1年間の妊産婦死亡数}{1年間の出産数(出生数＋妊娠満12週以後の死産数)}\times100000$$

妊娠・分娩に伴う母体の死亡は,妊産婦のおかれている保健管理レベルを表す指標である。そこで,わが国の妊産婦死亡率（出産対10万）の推移をみてみると,1950（昭和25）年の161.2から1965（昭和40）年には80.4と半減し,引き続き低下の傾向にあり,2006（平成18）年には4.8となっている（表4-2-15）。しかし,国際比較をした場合(出生10万対),スイス,イタリアなど,わが国より低率の国があり,各国が妊産婦死亡に対し積極的な改善をはかったのに対し,わが国の対策が不十分であることを物語っており,さらなる対策が必要である（表4-2-16）。

都道府県別の妊産婦死亡率を2002（平成14）年から2006（平成18）年までをまとめてみた場合,地域格差がみられ,妊産婦の健康管理上,改善の余地がある（図4-2-16）。

妊産婦死亡の原因は,2006（平成18）年では直接産科的死亡（妊娠そのものに付随する死亡）が74.1%を占め,その内訳をみると,「産科的塞栓」22.2%,「妊娠,分娩,産じょくにおける浮腫,たんぱく尿及び高血圧障害」14.8%,「分娩後出血」13.0%であり,分娩時の救急処置の徹底や妊娠中毒症の予防対策を強化するなどの改善が望まれる。間接産科的死亡（妊娠前から存在した疾患または妊娠・分娩または産じょく中に発展した疾患による死亡）は24.1%であった（表4-2-17）。

(4) 死産に関するもの

人口動態統計でいう死産 fetal death は,「死産の届け出に関する規程」第2条に規定する妊娠満12週（第4ヶ月）以後の死児の出産であり,自然死産（人工的処置を加えても,胎児を出生させることを目的とした場合と,母体内の胎児が生死不明か死亡している場合は,自然死産に含まれる）と人工死産（胎児の母体内生存が確実な時に人工的処置を加えたことにより死産に至った場合）がある（図4-2-17）。

1）死産率

死産率は,出生1000に対する比率で表され,次のように計算される。

$$死産率=\frac{1年間の死産数}{1年間の出産数(出生数＋妊娠満22週以後の死産数)}\times1000$$

表4-2-15　妊産婦死亡率（出産10万対）の推移

		妊産婦死亡率
昭和25年	('50)	161.2
30	('55)	161.7
35	('60)	117.5
40	('65)	80.4
45	('70)	48.7
50	('75)	27.3
55	('80)	19.5
60	('85)	15.1
平成2	('90)	8.2
7	('95)	6.9
8	('96)	5.8
9	('97)	6.3
10	('98)	6.9
11	('99)	5.9
12	('00)	6.3
13	('01)	6.3
14	('02)	7.1
15	('03)	6
16	('04)	4.3
17	('05)	5.7
18	('06)	4.8

資料：厚生労働省,人口動態統計.
出典：文献25).

表4-2-16　諸外国の妊産婦死亡率（1950〜2005年）

（率：出生10万対）

	'50 昭和25	'60 35	'70 45	'80 55	'90 平成2	2005 17
日　　本***	176.1	130.6	52.1	20.5	8.6	5.8
カ　ナ　ダ	113.2	44.9	20.2	7.6	2.5	3.4[00]
ア メ リ カ	83.3	37.1	21.6	9.2	8.2	10.0[00]
フ ラ ン ス	86.1	51.6	28.1	12.9	10.4	6.5[00]
ド イ ツ*	206.2	105.7	51.8	20.6	9.1	3.7[01]
イ タ リ ア	153.2	115.0	54.5	13.0	8.9	2.1[01]
オ ラ ン ダ	105.5	39.4	13.4	8.8	7.6	8.7[00]
スウェーデン	61.5	37.2	10.0	8.2	3.2	3.3[01]
ス イ ス	140.4	57.2	25.2	5.4	6.0	1.4[01]
イ ギ リ ス**	88.2	39.5	18.6	10.7	7.6	6.0[02]
オーストラリア	109.1	52.5	25.6	9.8	6.5	4.9[01]
ニュージーランド	90.3	38.2	32.2	13.8	6.6	8.8[00]

注1：＊1980年までは旧西ドイツの数値である。＊＊1980年まではイングランド・ウェールズの数値である。＊＊＊人口動態統計．
　2：00) 2000　01) 2001　02) 2002
資料：国民衛生の動向．
　　　Journal of Health and Welfare Statistics, Vol. 54, Number 9, 2007.
　　　World Health Statistics Annual.
　　　Demographic Yearbook, 2003.
出典：文献24)．

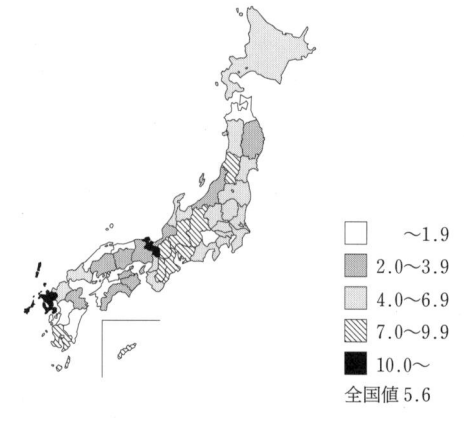

図4-2-16　都道府県別妊産婦死亡率（2002〜2006年，出産10万対）
出典：文献24)．

死産率の年次推移をみると，1950年代から60年代初めまで高率で上昇傾向が続いていたが，その後は1966（昭和41）年の「ひのえうま」を除いては年々下降を続け，2006（平成18）年は27.5である（図4-2-18）．

都道府県別死産率では，九州や北海道，東北地方が高率である（図4-2-19）．

自然死産率の推移をみると，1950（昭和25）年の41.7から上昇傾向を示し，1961（昭和36）年には54.3と頂点に達した。その後は漸次低下し，1965（昭和40）年に47.6，1995（平成2）年に18.3，2006（平成18）年は11.9となっている（図4-2-18）．

人工死産率の推移は，1950（昭和25）年以降上昇し，1953（昭和28）年から1958（昭和33）年にかけて50を超える死産率を示した後は低下傾向となり，1974（昭和49）年には最低率の16.4となった。その後上昇傾向に転じ，1985（昭和60）年に自然死産率を上回った後は横ばいとなり，1991（平成3）年から1996（平成8）年にかけて低下した後は緩やかな上昇傾向となったが，2003（平成15）年からは再度低下し，2006（平成18）年は15.6となっている。なお，自然・人工死産率両者にみられる，1966（昭和41）年の特殊な変動は，主として，同年が「ひのえうま」であったことによる異常な出生減少によって率計算が攪乱されたことによるものである（図4-2-18）．

表4-2-17 死因別，妊産婦死亡数及び割合（1995〜2006年）

年次 死因(ICD-10)	実数				百分率			
	'95 平成7	'00 12	'05 17	'06 18	'95 平成7	'00 12	'05 17	'06 18
総数	85	78	62	54	100.0	100.0	100.0	100.0
直接産科的死亡	67	62	45	40	78.8	79.5	72.6	74.1
子宮外妊娠	2	5	1	4	2.4	6.4	1.6	7.4
妊娠，分娩，産じょくにおける浮腫，たんぱく尿及び高血圧性障害	19	8	5	8	22.4	10.3	8.1	14.8
前置胎盤及び（常位）胎盤早期剝離	3	12	8	1	3.5	15.4	12.9	1.9
分娩前出血，他に分類されないもの	—	—	—	—	—	—	—	—
分娩後出血	4	11	6	7	4.7	14.1	9.7	13.0
産科的塞栓	20	14	12	12	23.5	17.9	19.4	22.2
その他の直接産科的死亡	19	12	13	8	22.4	15.4	21.0	14.8
間接産科的死亡	18	15	17	13	21.2	19.2	27.4	24.1
原因不明の産科的死亡	—	1	—	1	—	1.3	—	1.9
産科的破傷風	—	—	—	—	—	—	—	—
ヒト免疫不全ウイルス病(妊娠,分娩及び産じょくによる死亡)	—	—	—	—	—	—	—	—

出典：文献24).

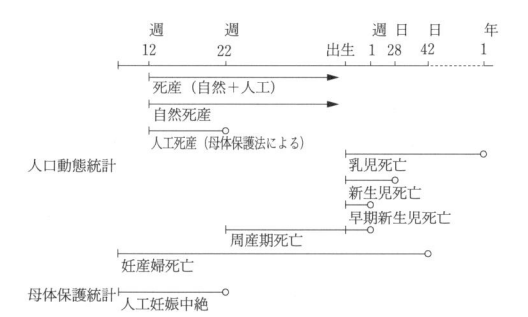

図4-2-17 死産，乳児死亡，周産期死亡及び妊産婦死亡，人工妊娠中絶について
出典：文献25).

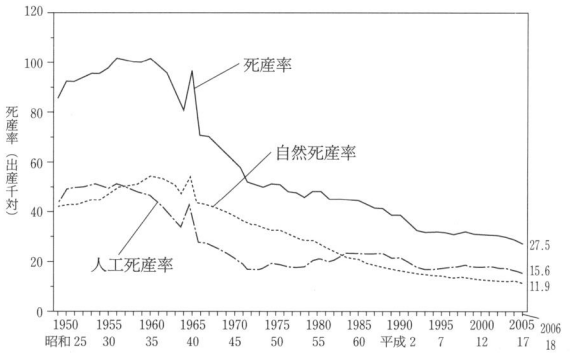

図4-2-18 自然死産率及び人工死産率（1950〜2006年）
出典：文献24).

1950年から人工死産率が増加したのは，1948（昭和23）年に公布された優生保護法が翌年6月に改正され，人工妊娠中絶の適用に「経済的理由により母体の健康を著しく害するおそれのあるもの」を認めたためと考えられる。優生保護法は，その後数回改正が行われ，1976（昭和51）年以降は，人工妊娠中絶について従来の妊娠第7月が第6月までとなり，1979（昭和54）年以降は第6月までが「妊娠満23週以前」と週数表現となった。さらに，1990（平成2）年3月には週数についての改正があり，1991（平成3）

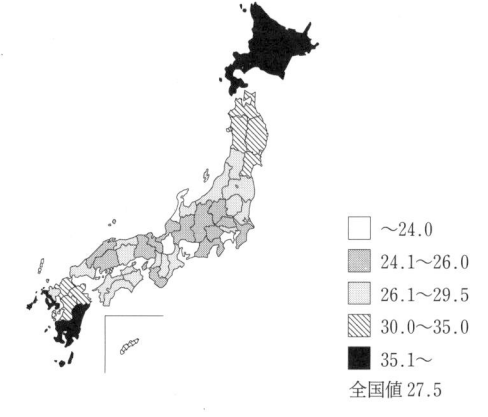

図4-2-19 都道府県別死産率（2006年，出産千対）
出典：文献24).

年以降は，従来「妊娠満23週以前」が「妊娠満22週未満」に改められたので，死産統計をみる場合は，注意を要する。また，「優生保護法」も1996（平成8）年に「母体保護法」に改正された。死産統計では，母体保護法による人工妊娠中絶のうち，妊娠満12週以降妊娠満22週未満を含み，母体へのリスクが非常に高い時期である。このような中期の中絶は次回妊娠への影響や精神的な傷害を残す可能性が考えられる。

母体保護法による人工妊娠中絶の推移をみると，1955（昭和30）年に117万を超えていたが，家族計画が普及し，1985（昭和60）年には半数以下となり，以後減少傾向を続け，2005（平成17）年は28万9127件となっている。妊娠週数別では，母体の負担が比較的軽い満11週（第3月）以前の妊娠初期が94.7％を占めているが，これらは死産統計には含まれない（表4-2-18）。諸外国と比較した場合，わが国の人工妊娠中絶の件数が多い（表4-2-19）。その理由として，母体保護法で比較的容易に中絶が受けられるのに対し，欧米諸国では宗教的な背景や経口避妊薬の普及などが考えられる。

2）死産の原因

死産の原因には胎児側と母体側の2つの側面がある。

2005（平成17）年の死産原因を，胎児側病態からみると，ほとんどが「周産期に発生した病

表4-2-18　妊娠週数別人工妊娠中絶数の割合の推移

		人工妊娠中絶数	妊娠週数別割合（％）			
			満11週以前（第3月以前）	満12週～19週（第4，5月）	満20週以後（第6月以後）*	週不詳
昭和30年	('55)	1 170 143	91.7	5.6	2.6	0.0
35	('60)	1 063 256	93.0	4.7	2.3	0.1
40	('65)	843 248	94.4	3.8	1.7	0.1
45	('70)	732 033	95.4	3.3	1.2	0.1
50	('75)	671 597	96.7	2.5	0.7	0.1
55	('80)	598 084	94.1	4.8	1.0	0.1
60	('85)	550 127	93.4	5.2	1.3	0.1
平成2	('90)	456 797	93.6	5.2	1.1	0.1
7	('95)	343 024	94.4	4.8	0.8	0.1
12	('00)	341 146	94.3	4.9	0.8	0.1
17	('05)	289 127	94.7	4.6	0.7	0.1

注1：・*昭和30年から50年は第7月を含む。
　　　・昭和55年から平成2年は，満20〜23週。
　　　・平成7年以降は，満20週・21週。
　　　・平成13年までは暦年の数値であり，14年以降は，年度の数値である。
　2：・（　）内は数え月によるものである。
資料：厚生労働省，母体保護統計報告．
　　　厚生労働省，保健・衛生行政業務報告．
出典：文献25）．

表4-2-19　諸外国の年齢別，人工妊娠中絶件数（2006年度）

	全年齢	15歳未満	15〜19	20〜24	25〜29	30〜34	35〜39	40〜44	45〜49	50歳以上	不詳
日　　　　本*	276 352	340	27 027	68 563	57 698	57 516	45 856	17 725	1 572	26	29
カ　ナ　ダ[01]	106 418	412	19 968	32 730	22 012	16 243	10 977	4 043			33
シンガポール[04]	12 070	16	1 325	3 164	2 632	2 311	1 790	774	58		—
デンマーク[04]	14 674	—	2 218	3 011	2 899	3 024	2 506	942	74	—	—
フィンランド[04]	11 091	56	2 388	2 988	2 031	1 591	1 404	587	45	1	—
フ　ラ　ン　ス[02]	205 593	—	27 062	52 174	44 018	39 633	29 363	12 168	1 175		—
ド　イ　ツ[04]	129 650	779	16 737	31 147	26 722	24 213	20 994	8 393	636	29	—
ハンガリー[04]	52 539	203	5 978	11 045	13 678	10 836	7 701	2 835	259	4	—
アイスランド[03]	951	8	185	258	168	171	109	49	3	—	—
イタリア[03]	124 118	255	9 725	24 074	28 656	27 794	22 877	9 580	760	36	361
オランダ[92]	19 422	52	1 825	4 063	4 046	3 616	2 548	981	86		2 205
ノルウェイ[04]	14 071	55	2 116	3 689	2 834	2 703	1 963	660	51		—
スウェーデン[04]	34 454	280	6 400	7 823	6 519	6 045	5 115	2 070	174	5	23
イギリス[01]	197 913	1 157	40 387	54 878	41 126	31 921	21 096	6 833	513	—	2
ニュージーランド[03]	18 511	89	3 757	5 670	3 619	2 800	1 846	692	38		—

注：92）1992　01）2001　02）2002　03）2003　04）2004
　　＊衛生行政報告例（平成18年度）
　　Demographic Yearbook, 2004, table 14.
出典：文献24）．

表4-2-20 自然—人工・妊娠期間別にみた死産数と死産割合（2005年）

	自然死産		人工死産		
	死産数	構成割合(%)	死産数	構成割合(%)	死産総数に対する割合(%)
総　　数	13 502	100.0	18 316	100.0	57.6
満12〜15週	3 886	28.8	9 088	49.6	70.0
16〜19	3 852	28.5	6 221	34.0	61.8
20〜23	2 487	18.4	3 002	16.4	54.7
24〜27	874	6.5	5	0.0	0.6
28〜31	587	4.3	—	—	—
32〜35	674	5.0	—	—	—
36〜39	882	6.5	—	—	—
40週以上	258	1.9	—	—	—
不　　詳	2	0.0	—	—	—

資料：厚生労働省，人口動態統計．
出典：文献25)．

表4-2-21 自然—人工・母の年齢階級別にみた死産数と死産率（2005年，出産千対）

	自然死産		人工死産	
	死産数	死産率	死産数	死産率
総　　数[1]	13 502	12.3	18 316	16.7
15〜19歳	395	19.5	3 326	164.2
20〜24	1 621	12.0	4 790	35.6
25〜29	3 559	10.3	3 625	10.5
30〜34	4 789	11.6	3 366	8.2
35〜39	2 520	15.9	2 158	13.6
40〜44	583	27.5	897	42.3
45〜49	28	41.3	86	126.8

注1：母の年齢が15歳未満，50歳以上と年齢不詳を含む．
資料：厚生労働省，人口動態統計．
出典：文献25)．

態」と「先天奇形，変形及び染色体異常」であり，一方，母側病態からみると，「現在の妊娠とは無関係の場合もありうる母体の病態により影響を受けた胎児及び新生児」が多く，その中では腎及び尿路疾患，高血圧障害によるものが多い．

自然死産の原因について母側病態をみると，「現在の妊娠とは無関係の場合もありうる母体の病態により影響を受けた胎児及び新生児」が最も多い．次いで「胎盤，臍帯及び卵膜の合併症」が多く，その中では臍帯のその他の圧迫が多い．

3）妊娠期間別の死産

2005（平成17）年の死産数を妊娠期間別にみると，自然死産では満12〜15週が28.8%，満16〜19週が28.5%，満20〜23週が18.4%の順に高く，満24週未満が全体の75.7%を占めている．また，満24週以後は全体の24.3%を占めている．一方，人工死産は満24週未満がほとんどであり，その内，半数近くは満12〜15週であり，母体への負担が軽い妊娠初期に行われている（表4-2-20）．

4）母の年齢別の死産

2005（平成17）年の死産数を母の年令別にみると，自然死産では25〜29歳が10.3で最低を示しており，この年齢から高年層または若年層になるに従って，高率となる．一方，人工死産は，30〜34歳が最低で，この年齢から高年層または若年層になるに従って，高率となる．特に，10代，40代の女性の人工死産率が非常に高いので，この女性たちが主体的に避妊行動をとれるような対策が必要である．また，人工妊娠中絶は，年々実施数では減少しているが，20歳未満の実施率が8.7と高く，若年女性の健康の面からも今後の推移が注目される（表4-2-21，表4-2-22）．

(5) 婚姻と離婚及び未婚に関するもの

婚姻と離婚に関する統計は，母性に深く関連する社会的な要因を知る重要な指標となる．

1）婚姻と離婚の推移

婚姻率，離婚率は次の式により算出される．

$$婚姻率 = \frac{1年間の婚姻届出件数}{人口} \times 1000$$

$$離婚率 = \frac{1年間の離婚届出件数}{人口} \times 1000$$

わが国の婚姻と離婚の動向は時代の影響を大きく受けながら推移してきた．

表4-2-22 年齢別，人工妊娠中絶（1955年〜2006年度）

年次		総数	20歳未満	20〜24	25〜29	30〜34	35〜39	40〜44	45〜49	50歳以上	不詳
実数											
1955	昭和30	1 170 143	14 475	181 522	309 195	315 788	225 152	109 652	13 027	268	1 064
1960	35	1 063 256	14 697	168 626	304 100	278 978	205 361	80 716	9 650	253	875
1965	40	843 248	13 303	142 038	235 458	230 352	145 583	68 515	6 611	237	1 151
1970	45	732 033	14 314	141 355	192 866	187 142	134 464	54 101	6 656	162	973
1975	50	671 597	12 123	111 468	184 281	177 452	123 060	56 634	5 596	208	775
1980	55	598 084	19 048	90 337	131 826	177 506	123 277	50 280	5 215	132	463
1985	60	550 127	28 038	88 733	95 195	142 474	139 594	51 302	4 434	94	263
1990	平成2	456 797	32 431	86 367	79 205	98 232	101 705	54 924	3 753	58	122
1995	7	343 024	26 117	79 712	65 727	68 592	65 470	33 586	3 734	69	17
2000	12	341 146	44 477	82 598	72 626	61 836	53 078	24 117	2 287	42	85
2001	13	341 588	46 511	82 540	72 621	63 153	51 391	23 085	2 139	30	118
2002	14	329 326	44 987	79 224	68 766	63 293	49 403	21 618	1 885	36	114
2003	15	319 831	40 475	77 469	66 297	63 923	48 687	20 950	1 853	28	149
2004	16	301 673	34 745	74 711	61 881	61 628	46 878	20 067	1 666	16	81
2005	17	289 127	30 119	72 217	59 911	59 748	46 038	19 319	1 653	28	84
2006	18	276 352	27 367	68 563	57 698	57 516	45 856	17 725	1 572	26	29

年次		総数*	20歳未満**	20〜24	25〜29	30〜34	35〜39	40〜44	45〜49
実施率（女子総人口千対）									
1955	昭和30	50.2	3.4	43.1	80.8	95.1	80.5	41.8	5.8
1960	35	42.0	3.2	40.2	73.9	74.0	62.7	29.4	3.8
1965	40	30.2	2.5	31.1	56.0	56.0	38.8	21.2	2.5
1970	45	24.8	3.2	26.4	42.2	44.7	32.9	14.7	2.1
1975	50	22.1	3.1	24.7	34.3	38.4	29.2	13.8	1.5
1980	55	19.5	4.7	23.3	29.3	33.2	26.8	12.0	1.3
1985	60	17.8	6.4	22.0	24.6	31.5	26.2	11.2	1.1
1990	平成2	14.5	6.6	19.8	19.7	25.4	22.7	10.3	0.8
1995	7	11.1	6.2	16.6	15.4	17.2	16.9	7.5	0.7
2000	12	11.7	12.1	20.2	15.4	14.5	13.2	6.2	0.5
2001	13	11.8	13.0	20.6	15.2	13.7	13.0	6.0	0.5
2002	14	11.4	12.8	20.3	14.4	13.5	12.1	5.6	0.5
2003	15	11.2	11.9	20.2	14.8	13.3	11.6	5.4	0.5
2004	16	10.6	10.5	19.8	14.4	12.7	10.9	5.1	0.4
2005	17	10.3	9.4	19.6	14.5	12.3	10.6	4.8	0.4
2006	18	9.9	8.7	19.2	14.6	12.1	10.0	4.5	0.4

注1：2001年までは母体保健統計報告（暦年）による．2002年度からは衛生行政報告例（年度）による．
　2：*15歳以上50歳未満の女性総人口千対の率である．**15歳以上20歳未満の女性総人口千対の率である．
出典：文献24）．

　第二次世界大戦直後は，終戦による復員や海外からの引揚者などによる人口の移動や，当時の世相の混乱を反映して，戦前に比べ婚姻・離婚ともに大幅な増加がみられた．これが第1の結婚ブームである．

　婚姻数は，1945（昭和20）年代の後半から1955（昭和30）年ごろにかけて約70万件前後の水準を維持してきたが，その後，漸増傾向を示し，1970（昭和45）年には戦後第2の結婚ブームを迎えて，婚姻数は100万件を突破し，1974（昭和49）年までは100万件台を維持した．このブームの原因は，戦後の第1次ベビーブーム期に出生した人々が結婚期に入ったことによるものである．その後，婚姻数は1991（昭和62）年まで減少傾向であったが，近年は横ばいで推移し，2006（平成18）年は73万971件，婚姻率は人口千対5.8となった（図4-2-20）．

　一方，離婚数は，1955（昭和30）年代までは

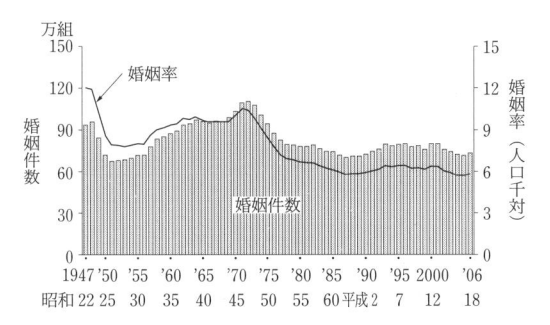

4.2 母性看護に関する統計と法規   93

図4-2-20 婚姻件数・率の推移
資料：厚生労働省，人口動態統計．
出典：文献25）．

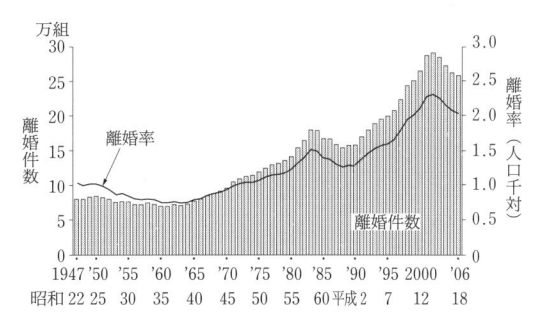

図4-2-21 離婚件数・率の推移
資料：厚生労働省，人口動態統計．
出典：文献25）．

ほぼ減少傾向であったが，1965（昭和40）年代から顕著な増加傾向に転じ，1983（昭和58）年にはピークに達した．その後1988（昭和63）年までは一時減少したが，1991（平成3）年から再び上昇傾向となっていたが，2006（平成18）年は25万7475件，離婚率は人口千対2.04で，4年連続減少している（図4-2-21）．

諸外国と比較してみると，婚姻率は，ベトナム，アメリカが高く，ブルガリア，ウルグアイが低く，わが国は中間に位置する．一方，離婚率は，ロシア，ウルグアイが高く，ベトナム，イタリアが低く，わが国は中間に位置する．各国の社会制度などに違いがあるので一概に比較はできない（表4-2-23）．

2）結婚生活に入ったときの夫婦の年齢

結婚年齢（年齢の観察にあったては，結婚生活に入ったその年のうちに届出を行った夫婦のみを対象としている）は人によって様々であるが，2005（平成17）年の初婚では，夫・妻ともに25〜29歳の割合が多く，再婚では，夫30〜34歳，次いで50歳以上，妻は30〜34歳，35〜39歳が多い．また，平均初婚年齢では，夫29.8歳，妻28.0歳で，年々年齢が高くなり，晩婚化傾向である．夫婦の年齢差では，1.8歳であり，終戦直後に比べて年々差は小さくなっている．このような背景には，ライフスタイルの変化，女性の高学歴化や社会進出の増加による結婚観の変化が考えられる．また，女性の初婚年齢の

表4-2-23 諸外国の婚姻率及び離婚率

（率：人口千対）

国　名	婚姻率	離婚率
日　　　本05)	5.7	2.08
韓　　　国04)	6.5	2.90
中　　　国04)	6.7	1.28
イ ラ ン04)	8.9	0.94
ベ ト ナ ム02)	12.1	0.50
ロ シ ア04)	6.8	4.42
スウェーデン04)	4.8	2.24
ノルウェー04)	4.9	2.41
デンマーク04)	7.0	2.92
ポーランド04)	5.0	1.48
ド イ ツ04)	4.8	2.59
オ ラ ン ダ04)	4.5	1.91
チ ェ コ04)	5.0	3.24
ルーマニア03)	6.2	1.52
プエルトリコ03)	6.5	3.67
ギ リ シ ャ04)	4.6	01)0.87
アイスランド03)	5.1	1.84
キ ュ ー バ04)	4.5	3.17
ハンガリー04)	4.3	2.44
オーストリア04)	4.7	2.40
イ タ リ ア04)	4.3	03)0.73
ス イ ス04)	5.3	2.43
フ ラ ン ス04)	4.3	03)2.09
ス ペ イ ン04)	5.0	03)0.75
ポルトガル04)	4.7	2.22
イ ギ リ ス04)	5.1	2.80
カ ナ ダ02)	4.7	03)2.24
ア メ リ カ05)	7.5	3.60
メ キ シ コ03)	5.6	0.62
ウルグアイ04)	4.0	4.33
オーストラリア03)	5.4	2.67
フィンランド04)	5.6	2.53
ベ ル ギ ー04)	4.2	03)3.02
ブルガリア03)	3.9	1.53
シンガポール04)	5.2	0.78
イスラエル02)	6.0	1.67

注：01) 2001 02) 2002 03) 2003 04) 2004
　　05) 2005
資料：国立社会保障・人口問題研究所，人口統計資料集，2007．
出典：文献24）．

上昇は高齢妊娠に繋がることが推測される（表4-2-24，表4-2-25）。

3）離婚の種類

わが国の制度においては，法律上の許可を必要とせずに，夫婦間協議によって届出を行うことで，離婚が成立することになっているため，夫婦の協議によって届けられる離婚が極めて多く，2005（平成17）年では89.0％で，調停・審判・判決など家庭裁判所の介入を要した離婚は1割強である。

4）離婚した夫婦の同居期間・子どもの数

離婚は結婚後どのくらい経過したものに多いかを夫婦の同居期間別でみると，結婚後5年未満で離婚が36.5％，5年以上10年未満が23.1％，15年以上が26.2％となっている。同居期間20年以上の熟年夫婦の離婚の割合は1975（昭和50）年と比較すると2.8倍になっている（表4-2-26）。

離婚した夫婦に20歳未満の未婚の子どもがいる場合（親権を行う）には，子どもの姓や養育など社会的な問題を含んでいる。親権を行う子どものいる夫婦は2005（平成17）年では58.8％で，これを子どもの数別にみると，1人が46.7％で最も多く，次いで2人の39.3％となっている（表4-2-27）。

親権を行う子どものいる夫婦で，どちらが子どもを引き取るかをみると，子どもの数に関わらず，妻が引き取る割合が多く，2005（平成17）

表4-2-24　夫妻の結婚年齢（5歳階級）別件数構成割合（2005年）

(%)

	初婚		再婚	
	夫	妻	夫	妻
総数	100.0	100.0	100.0	100.0
19歳以下	1.3	2.9	0.0	0.2
20〜24	15.5	22.6	1.9	4.0
25〜29	40.5	45.1	9.9	16.0
30〜34	27.9	21.8	21.9	28.3
35〜39	9.7	5.8	21.2	20.2
40〜44	3.1	1.2	14.0	11.0
45〜49	1.2	0.3	9.4	6.8
50歳以上	1.0	0.2	21.6	13.5

注1：結婚年齢は結婚生活に入った時の年齢である。
　2：本表は結婚生活に入った年と同じ年に届け出られたもののみである。
　3：年齢不詳を除いた総数に対する構成割合である。
資料：厚生労働省，人口動態統計．
出典：文献25）．

表4-2-25　平均初婚年齢と夫妻の年齢差の推移

(歳)

		夫	妻	年齢差
昭和25年	('50)	25.9	23.0	2.9
35	('60)	27.2	24.4	2.8
45	('70)	26.9	24.2	2.7
55	('80)	27.8	25.2	2.6
平成2	('90)	28.4	25.9	2.5
7	('95)	28.5	26.3	2.2
12	('00)	28.8	27.0	1.8
17	('05)	29.8	28.0	1.8

資料：厚生労働省，人口動態統計．
出典：文献25）．

表4-2-26　結婚生活に入ってから同居をやめた時までの期間別構成割合の年次比較

(%)

	平成17（'05)		昭和50（'75)	
	構成割合	累積構成割合	構成割合	累積構成割合
離婚件数総数	(261 917) 100.0	—	(119 135) 100.0	—
1年未満	6.7	6.7	12.5	12.5
1年〜2年未満	8.1	14.8	11.0	23.5
2〜3	7.8	22.6	9.9	33.5
3〜4	7.3	29.9	8.6	42.0
4〜5	6.7	36.5	7.3	49.4
5〜10	23.1	59.7	24.2	73.6
10〜15	14.1	73.8	13.7	87.3
15〜20	10.0	83.8	6.9	94.2
20年以上	16.2	100.0	5.8	100.0

注：同居期間不詳を除いた総数に対する構成割合である。
資料：厚生労働省，人口動態統計．
出典：文献25）．

表4-2-27　親権を行う子の数別にみた離婚件数構成割合の推移

(%)

		総数	子どもがいない	子どもがいる					
				総数	1人	2人	3人	4人	5人〜
昭和25年	('50)	100.0	42.7	57.3	35.3	12.4	5.2	2.5	1.9
35	('60)	100.0	41.7	58.3	30.2	16.6	7.8	2.7	1.0
45	('70)	100.0	40.9	59.1	32.7	20.1	5.0	1.0	0.3
55	('80)	100.0	32.4	67.6	29.5	28.8	7.6	1.3	0.4
平成2	('90)	100.0	37.3	62.7	28.2	25.8	7.3	1.1	0.3
7	('95)	100.0	38.7	61.3	29.3	23.7	7.0	1.1	0.3
12	('00)	100.0	40.5	59.5	27.8	23.1	7.2	1.2	0.3
17	('05)	100.0	41.2	58.8	27.5	23.1	6.9	1.1	0.3
				(100.0)	(46.7)	(39.3)	(11.8)	(1.8)	(0.4)

注：「親権を行う子」とは，20歳未満の未婚の子をいう。
資料：厚生労働省，人口動態統計．
出典：文献25）．

4.2 母性看護に関する統計と法規   95

表4-2-28 夫妻のどちらが親権を行うか別にみた離婚件数構成割合の推移
(%)

	1 人			2 人				3 人 ～			
	総数	夫が親権を行う場合	妻が親権を行う場合	総数	夫が2児の親権を行う場合	妻が2児の親権を行う場合	その他[1]	総数	夫が全児の親権を行う場合	妻が全児の親権を行う場合	その他[1]
昭和25年('50)	100.0	55.0	45.0	100.0	41.0	33.6	25.5	100.0	35.5	31.5	33.0
35 ('60)	100.0	51.7	48.3	100.0	43.4	35.5	21.0	100.0	39.0	33.0	28.0
45 ('70)	100.0	41.6	58.4	100.0	39.1	42.9	17.9	100.0	36.4	38.4	25.2
55 ('80)	100.0	26.8	73.2	100.0	25.4	63.9	10.7	100.0	22.9	58.7	18.3
平成2 ('90)	100.0	22.6	77.4	100.0	22.8	68.4	8.7	100.0	22.2	60.7	17.1
7 ('95)	100.0	18.9	81.1	100.0	18.7	74.0	7.3	100.0	17.9	67.2	14.9
12 ('00)	100.0	15.8	84.2	100.0	15.6	78.2	6.1	100.0	14.6	73.3	12.1
17 ('05)	100.0	15.2	84.8	100.0	15.1	79.5	5.4	100.0	14.4	74.2	11.5

注1:夫と妻がそれぞれ分け合って子どもの親権を行う場合である。
資料:厚生労働省,人口動態統計.
出典:文献25).

表4-2-29 母子世帯になった理由別 構成割合の推移 (2006年)

調査年次	総数	死別	生別						不詳
			総数	離婚	未婚の母	遺棄	行方不明	その他	
昭和58	(100.0)	(36.1)	(63.9)	(49.1)	(5.3)	*	*	(9.5)	(—)
63	(100.0)	(29.7)	(70.3)	(62.3)	(3.6)	*	*	(4.4)	(—)
平成5	(100.0)	(24.6)	(73.2)	(64.3)	(4.7)	*	*	(4.2)	(2.2)
10	(100.0)	(18.7)	(79.9)	(68.4)	(7.3)	*	*	(4.2)	(1.4)
15	(100.0)	(12.0)	(87.8)	(79.9)	(5.8)	(0.4)	(0.6)	(1.2)	(0.2)
18	1 517	147	1 359	1 209	102	2	11	35	11
	(100.0)	(9.7)	(89.6)	(79.7)	(6.7)	(0.1)	(0.7)	(2.3)	(0.7)

出典:文献29).

表4-2-31 世帯の構成

	総数	母子のみ	同居者あり	同居者の種別(割合は総数との対比)			
				親と同居	兄弟姉妹	祖父母	その他
平成15年	(100.0)	(62.7)	(37.3)	(24.8)	(8.6)	(3.7)	(14.5)
平成18年							
総数	1 517	1 024	493	428	139	52	64
	(100.0)	(67.5)	(32.5)	(28.2)	(9.2)	(3.4)	(4.2)
死別	147	99	48	30	7	5	19
	(100.0)	(67.3)	(32.7)	(20.4)	(4.8)	(3.4)	(12.9)
生別	1 359	918	441	394	131	47	45
	(100.0)	(67.5)	(32.5)	(29.0)	(9.6)	(3.5)	(3.3)

注:同居者の種別については複数回答.
出典:文献29).

表4-2-30 父子世帯になった理由別 構成割合の推移 (2006年)

調査年次	総数	死別	生別						不詳
			総数	離婚	—	遺棄	行方不明	その他	
昭和58	(100.0)	(40.0)	(60.1)	(54.2)	—	*	*	(5.8)	(—)
63	(100.0)	(35.9)	(64.1)	(55.4)	—	*	*	(8.7)	(—)
平成5	(100.0)	(32.2)	(65.6)	(62.6)	—	*	*	(2.9)	(2.2)
10	(100.0)	(31.8)	(64.9)	(57.1)	—	*	*	(7.8)	(3.3)
15	(100.0)	(19.2)	(80.2)	(74.2)	—	(0.5)	(0.5)	(4.9)	(0.6)
18	199	44	154	148	—	—	1	5	1
	(100.0)	(22.1)	(77.4)	(74.4)	—	—	(0.5)	(2.5)	(0.5)

出典:文献29).

年では84.8%である(表4-2-28).

5)母子世帯の生活状況

2006(平成18)年度全国母子世帯等調査によると,母子世帯になった理由別の構成割合は,2003(平成15)年に比べて死別世帯が2.3%減少する一方,未婚の母等の増加により,生別世帯が1.8%増加しており,全体の約9割を占めている.父子世帯は,死別世帯が2.9%増加する一方,生別世帯が2.8%減少している(表4-2-29,表4-2-30).

母子世帯の世帯構成は,母子のみが67.5%,同居者ありが32.5%で,その内「親と同居」が28.2%と最も多い(表4-2-31).就業状況は母子世帯の母の84.5%が就労しており,このうち「臨時・パート」が43.6%と最も多く,次いで「常用雇用者」が42.5%で,2003(平成15)年度と比べ「常用雇用者」が3.3%増加している.仕事の内容は「事務」25.2%が最も多く,「サービス職業」「専門的・技術的職業」「販売」の順である(表4-2-32,表4-2-33).

離婚母子世帯のうち養育費の取り決めをしている世帯は38.8%で,2003(平成15)年より4.8%増加している.養育費の取り決めをしていない理由は,「相手に払う意思や能力がないと

表4-2-32 母の就業状況（2006年）

| | 総数 | 就業している | 従業上の地位 ||||||| 不就業 | 不詳 |
			事業主	常用雇用者	臨時・パート	派遣社員	家庭従業者	その他		
平成15年 総数	(100.0)	(83.0)							(16.7)	(0.3)
		(100.0)	(4.2)	(39.2)	(49.0)	(4.4)	(1.5)	(1.7)		
死別	(100.0)	(74.3)							(25.7)	(—)
		(100.0)	(6.5)	(31.5)	(53.2)	(2.4)	(3.2)	(3.2)		
生別	(100.0)	(84.3)							(15.4)	(0.4)
		(100.0)	(4.0)	(40.0)	(48.5)	(4.7)	(1.3)	(1.6)		
平成18年 総数	1 517	1 282	51	545	559	66	16	45	221	14
	(100.0)	(84.5)							(14.6)	(0.9)
		(100.0)	(4.0)	(42.5)	(43.6)	(5.1)	(1.2)	(3.5)		
死別	147	112	6	43	53	4	1	5	33	2
	(100.0)	(76.2)							(22.4)	(1.4)
		(100.0)	(5.4)	(38.4)	(47.3)	(3.6)	(0.9)	(4.5)		
生別	1 359	1 160	44	500	502	62	15	37	188	11
	(100.0)	(85.4)							(13.8)	(0.8)
		(100.0)	(3.8)	(43.1)	(43.3)	(5.3)	(1.3)	(3.2)		

出典：文献29）．

表4-2-33 就業している母の地位別仕事内容の構成割合

	総数	専門的・技術的職業	管理的職業	事務	販売	農林・漁業	運輸・通信	技能工・生産工程及び労務	保安職業	サービス職業	在宅就業者	個人事業主	その他	不詳
平成15年	(100.0)	(15.4)	(0.5)	(24.3)	(14.6)	(0.5)	(1.4)	(11.9)	(0.3)	(23.7)	(0.8)	(2.1)	(4.4)	(—)
平成18年 総数	1 282	228	17	323	147	7	22	125	3	251	8	24	83	44
	(100.0)	(17.8)	(1.3)	(25.2)	(11.5)	(0.5)	(1.7)	(9.8)	(0.2)	(19.6)	(0.6)	(1.9)	(6.5)	(3.4)
常用雇用者	545	154	13	168	46	1	14	41	2	72	—	5	21	8
	(100.0)	(28.3)	(2.4)	(30.8)	(8.4)	(0.2)	(2.6)	(7.5)	(0.4)	(13.2)	(—)	(0.9)	(3.9)	(1.5)
臨時・パート	559	53	2	116	88	5	6	58	1	150	1	2	48	29
	(100.0)	(9.5)	(0.4)	(20.8)	(15.7)	(0.9)	(1.1)	(10.4)	(0.2)	(26.8)	(0.2)	(0.4)	(8.6)	(5.2)

注：「サービス職業」とは，家政婦，ホームヘルパー，理美容師，調理人，ウェイトレス，介護職員等種々のサービスを提供する職業をいう．
出典：文献29）．

思った」が47.0%とが最も多く，「相手と関わりたくない」が23.7%であった．また，養育費の受給状況については，「現在も受給している」が19.0%，「受けたことがある」16.0%，「受けたことがない」は59.1%と大半が取得していない（表4-2-34，表4-2-35，表4-2-36）．

母子世帯については，特に，子育てと仕事の両立，より収入の高い就業を可能にするための支援や養育費取得のための支援が重要であり，その必要性が高まっている．

6）未婚率の推移

未婚化とは，未婚者（一度も結婚していない人）の割合が増えることであるが，少子化の過程では，晩婚化に伴って20代から30代にかけての未婚化が著しく進んでいる．1970年代前半までは，男性25～29歳の未婚率は長期的に上昇傾向をたどってきたが，その他の男性年齢や女性の未婚率は比較的落ち着いた動きをしていた．ところが，1970年代後半から男女各年齢層で未婚率が急上昇し始めた．2005（平成17）年には，25～29歳の未婚率は男性71.4%，女性59.0%

4.2 母性看護に関する統計と法規

表4-2-34 養育費の取り決め状況等（2006年）

総 数	養育費の取り決めをしている				養育費の取り決めをしていない	不 詳
		文書あり	文書なし	不 詳		
平成15年 (100.0)	(34.0) (100.0)	(64.7)	(35.3)	(—)	(66.0)	(—)
平成18年 1 209 (100.0)	469 (38.8) (100.0)	298 (63.5)	165 (35.2)	6 (1.3)	705 (58.3)	35 (2.9)

出典：文献29).

表4-2-36 養育費の受給状況

総 数	現在も養育費を受けている	養育費を受けたことがある	養育費を受けたことがない	不詳
平成15年 (100.0)	(17.7)	(15.4)	(66.8)	(—)
平成18年 1 209 (100.0)	230 (19.0)	194 (16.0)	714 (59.1)	71 (5.9)

出典：文献29).

表4-2-35 養育費の取り決めをしていない理由

総 数	相手に支払う意思や能力がないと思った	相手と関わりたくない	取り決めの交渉をしたが，まとまらなかった	取り決めの交渉がわずらわしい	相手に養育費を請求できるとは思わなかった	現在交渉中又は今後交渉予定である	自分の収入で経済的に問題がない	子どもを引きとった方が，養育費を負担するものと思っていた	その他	不詳
平成15年 (100.0)	(48.0)	(20.6)	(9.8)	(3.8)	(2.9)	(2.2)	(1.0)	(0.7)	(11.1)	(—)
平成18年 705 (100.0)	331 (47.0)	167 (23.7)	67 (9.5)	24 (3.4)	18 (2.6)	16 (2.3)	13 (1.8)	9 (1.3)	49 (7.0)	11 (1.6)

出典：文献29).

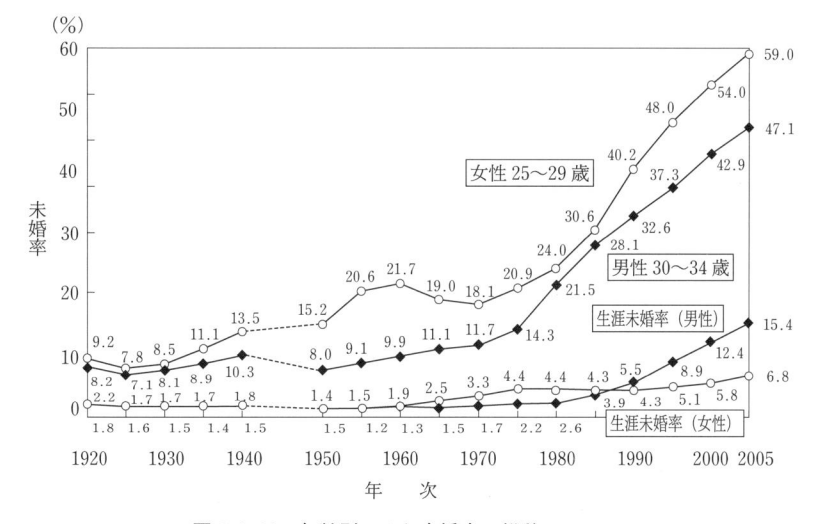

図4-2-22 年齢別にみた未婚率の推移
資料：総務省統計局，国勢調査.
社会保障・人口問題研究所，人口統計資料集.

となっている。また，生涯未婚率(50歳時点で一度も結婚したことのない人の割合)も男性15.4%，女性6.8%に達している。男女とも晩婚化に加え，非婚化（生涯結婚しない人の増加）が見込まれる。また，少子化の要因として近年は未婚率の上昇が注目されており，なお，厳しい状況が続くことを示唆しているといえる（図4-2-22)。

B．母性看護に関する法規

わが国は法治国家であるため，医療・福祉・

表4-2-37　母性看護に関連する法令と制度

分類	法令	内容
1. 保健	母子保健法	妊娠の届出，母子健康手帳の交付
		妊産婦・乳幼児の健康診査と保健指導
		妊娠中毒症等の医療援護
		低体重児の届出，未熟児養育医療
	母体保護法	不妊手術
		人工妊娠中絶
		受胎調節実地指導員
	予防接種法	乳幼児の予防接種
2. 医事	戸籍法	婚姻届，出生届
	死産の届出に関する規程	死産届
	医療法	病院，診療所，助産所の定義
3. 労働	労働基準法	産前産後の休業
		育児時間
		妊産婦の危険有害業務の修業制限
	男女雇用機会均等法	妊娠中及び出産後の健康管理に関する措置
		セクハラの防止
	育児・介護休業法	育児時間の取得
4. 社会保障	児童福祉法	児童福祉施設
		育成医療，補装具の交付，療育の給付
		療育指導
		入院助産
	生活保護法	出産扶助
	健康保険法，国民健康保険等	分娩費，出産育児一時金の支給
	児童手当法	各手当の支給
	児童扶養手当法	
	特別児童扶養手当等支給に関する法律	
5. その他	男女共同参画社会基本法	性別に関わりなく社会参画する基本理念
	障害者基本法	障害者の自立と社会参加
	刑法	人工妊娠中絶（堕胎罪）
	配偶者からの暴力の防止及び被害者の保護に関する法律（DV防止法）	配偶者からの暴力に係る通報・相談・保護・自立支援などの体制整備
		配偶者からの暴力の防止・被害者の保護のための施策
	児童虐待の防止等に関する法律	児童に対する虐待の禁止，国及び地方公共団体の責務
	ストーカー行為等の規制に関する法律	ストーカー行為に対する有効且つ適切な規制

看護に関する様々な事柄が法律に基づいて行われている。ここでは，母性看護に関係の深い法律（表4-2-37）について述べる。母性看護活動を行ううえで法律上の知識をもっていることは，看護の対象の福利につながる。なお，各法律の条文は別冊付録にあるので参照されたい。

(1) 母子保健法

1) 概要

1965（昭和40）年8月に制定公布された母子保健法は，わが国の母子保健活動を進めていくうえで最も基本となる法律である。この法律の骨子として第1章総則では，母子保健に関する原理が明らかにされており，第2章では，母子保健の向上に関する措置が規定されており，第3章は母子保健施設についての規定が条文化されている。

母子保健活動はこれまで保健所を中心に行われてきたが，地域保健全体の見直しの中で，サービスの受け手である地域住民に最も身近な市町村において一貫した保健サービスを提供することが提案され，1994（平成6）年6月に母子保健

法が改正され，1997（平成 9）年 4 月 1 日から実施された。新生児訪問，妊婦健診，3 歳児健診等の基本的な保健サービスは市町村において，一方，未熟児訪問，身体障害や慢性疾患児の療育相談など専門的なサービスは保健所が行っている。

2）母子保健法の主な内容

妊娠したら速やかに市町村（区）長に妊娠の届出をしなければならない（法第 15 条）。この届出に基づいて，市町村は妊娠の届出をした者に母子健康手帳を交付する（法第 16 条）。妊娠の届出は，妊婦を行政的に的確に把握し，妊産婦から乳幼児へと一貫したサービスを行うためのものである。母子健康手帳は妊産婦及び乳幼児の保健指導の基礎資料となるもので，妊娠，出産，育児に関する母子の健康状態を一貫して記録しておくためのものである。また，その中で妊産婦及び乳幼児に関する行政情報，保健，育児情報を提供している。母性又は乳幼児の健康の保持・増進のための知識の普及は重要であり，都道府県及び市町村は母子保健に関する知識の普及に努めることが求められている（法第 9 条）。

保健指導は，母子保健の基本的対策の一つであり，特に，妊婦への適切な指導は妊娠中毒症や未熟児出生等の減少のために重要であることから，市町村は，妊産婦とその配偶者及び乳幼児の保護者に対して妊娠，出産，育児に関する必要な保健指導を行い，医師，歯科医師，助産師若しくは保健師について保健指導を受けることを勧奨しなければならない（法第 10 条）。さらに，新生児に対して育児上保健指導が必要な場合は，医師，保健師，助産師が家庭を訪問し，指導することになっている（法第 11 条）。また，体重 2500 g 未満の低体重児が生まれた場合には，届出義務が保護者に課されている（法第 18 条）。未熟児（第 6 条に規定）に対しても訪問指導が受けられるようになっている（法第 19 条）。

妊産婦や乳幼児に対する健康診査については，疾病や異常の早期発見の点からも，また，ハイリスクの場合は疾病や異常の予防のために保健指導につなげて行くうえでも重要なことから，母子保健法において規定されている。乳幼児の健康診査は満 1 歳 6 ヶ月を超え満 2 歳に達しない幼児，満 3 歳を超え満 4 歳に達しない幼児に行うことが定められている（法第 12 条）。また，妊産婦に対する健康診査は妊娠前半期と後半期に各 1 回，市町村の指定する医療機関において無料で受けられるようになっている。また，妊産婦自身にも健康診査を受けるよう勧奨している（法第 13 条）。さらに，第 13 条の健康診査に基づき，必要に応じ医師，助産師等専門家の訪問指導が行われ，必要に応じ医師，歯科医師の診察を受けるよう勧奨している。また，健康診査の結果妊娠中毒症や糖尿病，貧血などで入院治療の必要が認められた場合には，一定の所得に応じて医療費の援助が受けられる（法第 17 条）。未熟児に対しても養育と医療が必要な場合には，指定の医療機関に入院することができ，世帯の所得に応じて医療費の援助が受けられる（法第 20 条）。

このほか，市町村が努力すべきこととして，妊産婦と乳幼児に対する栄養摂取についての援助（法第 14 条）と，母子健康センターの設置がある（法第 22 条）。

就労女性の母性保護のための法的整備がなされている。活用される主な法令のうち「労働基準法」，「男女雇用機会均等法」，「育児休業，介護休業等育児又は家族介護を行う労働者の福祉に関する法律」（以下，育児・介護休業法）についてその内容を述べる。

(2) **労働基準法**

労働が健康に悪い影響を及ぼすことのないように，労働基準法にはいろいろな保護措置が規定されている。特に，次代を担う子どもを産み，育てる母性の健康を労働の影響から保護することは重要な問題であり，母性保護に関して次の

ような規定がある。

1）産前・産後の休業（第65条1項，2項）

使用者は産前6週間（多胎妊娠の場合は14週間）以内に出産する予定の女性が休業を請求した場合，就業させてはならない。

使用者は産後8週間を経過しない女性を就業させてはならない。ただし，6週間を経過した女性が請求した場合，医師が支障ないと認めた者については就業させることができる。産前は任意であるが，産後は強制である。産前6週間というのは，分娩予定日を含む6週間前までをいう。産後休業の産後とは妊娠第4月以降の流・早・死産，人工妊娠中絶も対象となる。

2）妊婦の軽易業務への転換（第65条3項）

使用者は妊娠中の女性が軽易作業への転換を請求した場合には，他の軽易な業務へ転換させなければならない。

3）妊産婦の時間外・休日・深夜労働の規制（第66条）

使用者は妊娠中及び産後1年を経過しない女性（以下，妊産婦）が請求した場合，時間外・休日・深夜労働をさせてはならない。

4）育児時間（第67条）

生後1年未満の生児を育てている女性は，休憩時間とは別に，1日2回各々少なくとも30分の育児のための時間を請求することができる。生児には実子のほか養子も含まれる。

5）妊産婦の有害危険業務の就業制限（第64条の3条）

妊産婦については，重量物を取り扱う業務や有害ガスを発散する場所における業務，妊娠・出産・育児などに有害な業務に就かせてはならない。

6）生理休暇（第68条）

使用者は生理日の就業が著しく困難な女性が休暇を請求したときは，その者を生理日に就業させてはならない。

(3) 雇用の分野における男女の均等な機会及び待遇の確保等に関する法律（男女雇用機会均等法）

この法律は，1972（昭和47）年7月に制定された勤労婦人福祉法を1985（昭和60）年と1997（平成9）年に改正したもので，一般には男女雇用機会均等法といわれている。

男女平等の理念にのっとって，雇用の分野においても男女の均等な機会及び待遇の確保をはかるとともに，女性労働者の就業に関して，妊娠中及び出産後の健康の確保をはかるなどの措置を推進することを目的としている。

本法律において，女性労働者が母子保健法に定められている保健指導や健康診査を受けるために必要な時間を確保できるよう，事業主に求めている（法第12条）。また，保健指導や健康診査に基づく指導事項を守ることができるような措置を講ずるよう事業主に要請している（法第13条）。具体的な措置としては，①勤務時間の変更，②勤務の軽減，③妊娠中及び出産後の症状等に対応する措置について規定している。さらに，事業主は，女性労働者が婚姻し，妊娠し，出産したことや産前産後休業を取得したことを理由として解雇してはならない（法第9条）ことや，職場における性的な言動に起因する問題に関する雇用管理上の配慮および配慮すべき事項についての指針を定めることが規定されている（第11条）。

(4) 育児休業・介護休業等育児又は家族介護を行う労働者の福祉に関する法律

「育児休業等に関する法律」（育児休業）は，男女労働者が育児のために退職することなくその能力を発揮することを確保するため，1992（平成4）年4月1日に施行され，この育児休業法が大幅に改正する法律が1995（平成7）年6月に成立し，育児・介護休業法に改正された。さらに，仕事と家庭の両立支援対策を充実するため

に，改正育児・介護休業法が2001（平成13）年11月に成立し，育児を行う労働者に時間外労働の制限や勤務時間の短縮等の措置義務の対象となる子の年齢の引上げ（1歳未満の乳児から3歳未満の幼児）等の規定については，2002（平成14）年4月1日から施行されている。

　この法律は，3歳未満の幼児を養育している労働者が雇用を継続しながら養育が容易になるために，育児休業制度や勤務時間の短縮等の措置を定めている。育児休業は事業主へ申し出ることにより取ることができ（法第5条，6条），事業主は休業の申し出や休業を理由に解雇してはならないとしている（法第10条）。この法律は男女労働者に適用され，わずかながら男性の育児休業取得率が増えてきている。

(5) 母体保護法

　母体保護法は母性の生命健康を保護することを目的とし，不妊手術，人工妊娠中絶の実施（法第3条，14条）や届出（法第25条），受胎調節実地指導員制度（法第15条），受胎調節指導のために必要な医薬品の販売（法第39条）に関する規定をしている。この法律は1948（昭和23）年に制定された優生保護法がナチスの優性思想の流れを汲むと国内外から批判され，1996（平成8）年に改正された。

(6) 戸籍法

　出生の届出は戸籍法により，父又は母が出生届を提出しなければならない（法第52条）。届出期間は，出生後14日以内（国外で出生があったときは，3ヶ月以内）とされ（法第49条），出生証明書を添えて出生地の市町村長に届け出なければならない（法第51条）。

(7) 死産届に関する規程

　死産の実情を明らかにする目的で，妊娠第4ヶ月以降の死産の場合，死産証書又は死胎検案書を添えて，7日以内に届出人の所在地又は死産のあった場所の市町村長に届出なければならない（第4条）。

(8) 男女共同参画社会基本法

　男女が人権を尊重し責任を分かち合い，性別に関わりなく社会参画する基本理念を明らかにした法律で，1999年6月15日に成立，同23日施行。男女共同参画ビジョン，男女共同参画2000年プラン，男女共同参画審議会のその後の答申「男女共同参画社会基本法について」（1998年11月）に基づく。

　男女の人権尊重（法第3条），社会制度や慣行が男女に中立的であるような配慮（法第4条），国や自治体の政策立案・決定への共同参画（法第5条），家庭生活の共同役割と他の活動との両立（法第6条）をうたい，国，自治体，国民の責務を定めている（法第8～10条）。

(9) 配偶者からの暴力の防止及び被害者の保護に関する法律（ドメスティック・バイオレンス法＝DV防止法）

　この法律は，2000年12月に制定された男女共同参画基本計画と女性2000年会議（2000年6月，於ニューヨーク）のDVに対する法的措置の流れを受けて，2001年4月に制定されたものである。人権の擁護と男女平等の実現をはかるため，配偶者からの暴力に係る通報・相談・保護・自立支援などの体制を整備し，配偶者からの暴力の防止・被害者の保護のための施策を講じている。

　被害者を発見した者は，配偶者暴力支援センター又は警察に通報するが（努力義務）（法第6条），看護職はじめ医療関係者は守秘義務が課せられていることから被害者本人の意思を尊重した上で，通報しなければならない。

(10) ストーカー行為等の規制に関する法律

　悪質なつきまとい行為や無言電話等の嫌がらせ行為を執拗に繰り返すいわゆるストーカー行

為に対して，新たに有効且つ適切な規制を加えることにより，被害者の生命，身体，自由などに対する危害の発生や重大な犯罪への発展を防止すること等を目的（法第1条）として平成12年5月に成立し，同年11月に施行された。

(11) 児童虐待の防止等に関する法律

この法律は2000年5月に制定された。この法律による児童とは満18歳未満を指し，何人も児童に対し虐待をしてはならない（法第3条）と児童虐待を禁止している。虐待の種類には身体的虐待，わいせつ行為，発達を妨げるような著しい減食又は長時間の放置，心理的外傷を与える言動（法第2条）をあげ，また，虐待を発見した者は通告を義務づけている（法第6条）。

4.3 母子保健事業と母性看護

A．母子保健事業の推進体制

わが国の母子保健事業は，母子保健法や児童福祉法などに基づいて事業が展開されている。母子保健法の理念である「母性の保護と尊重，母性および乳幼児の健康の保持・増進，母性および乳幼児の保護者自らがすすんで母子保健に対する理解を深め，その健康保持・増進に努力すること」に向かって，厚生労働省雇用均等・児童家庭局が行政の中核となり，基本方針を決定し，都道府県，市町村および医療機関，福祉施設，教育機関等の関連機関とともに，母子保健事業を行っている。

1937（昭和12）年の保健所法の制定により，母子保健事業は保健所が主に行ってきたが，1994（平成6）年の保健所法の改正に伴い，母子保健法が一部改正され，1997（平成9）年より，一部の専門的サービスを除いて基本的な母子保健サービスは市町村に一元化されている（図4-3-1）。

B．地域における母子保健事業の現状

母子保健事業は，妊娠・分娩期，育児期，乳幼児期だけでなく，思春期からの健康管理を含めた一貫した母子保健対策として推進されている（図4-3-2）。以下に主な母子保健施策の概要を述べる。

(1) 妊産婦と乳幼児への支援

1）妊娠の届出および母子健康手帳の交付

妊婦は，速やかに市町村長（保健所を設置する市または特別区においては保健所長を経て市長または区長）に妊娠の届出をしなければならない（母子保健法第15条）。また，届け出た妊婦には，母子健康手帳が交付される（同第16条）。妊娠の届出は，地域の妊産婦を行政が把握することにより，対象となるすべての人が健康診査や保健指導など，母子の健康管理に必要な保健サービスを受けられるようにするためのものである。母子健康手帳は，母親の妊娠中および出産・産後の経過や，子どもの新生児期から6歳になるまでの成長・発達の過程，各時期の保健指導内容，健康診査の結果等について，母親，父親，医師，助産師等が記入している。この記録を参考にして保健指導や健康診査等が行われるため，母子保健対策を推進する上で重要な役割を持っている。

2）健康診査

妊産婦・乳幼児の健康診査は，異常を早期に発見し，適切な時期に措置を講ずる上できわめて重要である。加えて，予防のための保健指導を受ける機会ともなる。なお，妊産婦健康診査および乳幼児健康診査を公費で受診する場合は，あらかじめ交付されている健康診査受診表を医療機関に提出することが必要である。

妊産婦の健康診査：妊婦については，市町村が定めた方法で一般健康診査を受けることができる。この一般健康診査の結果，妊娠中毒症等妊

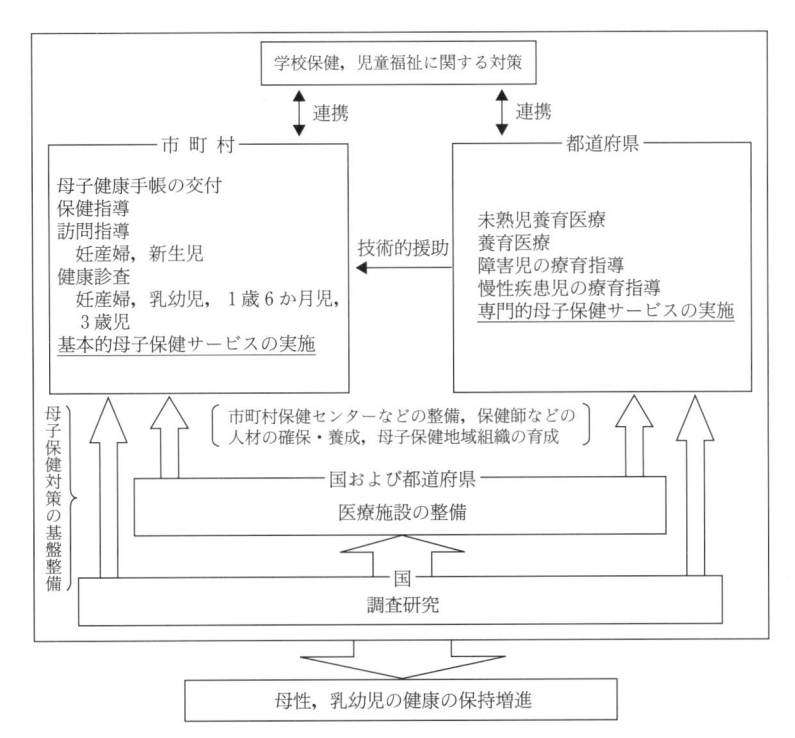

```
┌─────────────────────────────────────────────────────────┐
│         学校保健，児童福祉に関する対策                  │
│            ↕ 連携          ↕ 連携                        │
│  ┌─────────────────┐      ┌─────────────────┐           │
│  │    市 町 村     │      │    都道府県     │           │
│  │ 母子健康手帳の交付│      │ 未熟児養育医療  │           │
│  │ 保健指導        │      │ 養育医療        │           │
│  │ 訪問指導        │ 技術的援助│ 障害児の療育指導 │       │
│  │  妊産婦，新生児  │ ←──── │ 慢性疾患児の療育指導│     │
│  │ 健康診査        │      │ 専門的母子保健サービスの実施│
│  │  妊産婦，乳幼児，1歳6か月児，│  │                       │
│  │  3歳児          │      │                 │           │
│  │ 基本的母子保健サービスの実施│  │                       │
│  └─────────────────┘      └─────────────────┘           │
│                 [市町村保健センターなどの整備，保健師などの│
│                  人材の確保・養成，母子保健地域組織の育成]│
│   母             国および都道府県                        │
│   子               医療施設の整備                        │
│   保            ↑                                       │
│   健              国                                    │
│   対              調査研究                              │
│   策                                                    │
└─────────────────────────────────────────────────────────┘
              ↓
      母性，乳幼児の健康の保持増進
```

図 4-3-1　母子保健行政の新たな推進体勢
出典：文献 26).

娠または出産に直接支障を及ぼす疾病の疑いのある妊婦は，精密健康診査を受けることができる（同第13条）。さらに，1996（平成8）年からは，出産予定日において35歳以上である妊婦は，超音波検査を受けることができるようになった。

乳幼児の健康診査：乳児は，3〜6ヶ月と9〜11ヶ月に各1回，市町村の委託を受けた医療機関において公費で一般健康診査を受けることができ，疾病ならびに心身の発達に異常の疑いのある乳児に対しては1回以内の精密健康診査を受けることができるようになっている（同第13条）。幼児期には，市町村において1歳6ヶ月児健康診査および3歳児健康診査が実施されている（同第12条）。

健康診査の目的は，乳幼児の発育栄養状態，精神・運動機能の発達を観察し，疾病や異常のスクリーニングを行うだけでなく，両親が子どもの健康な成長・発達を確認し，自信を持って子育てができるよう支援することである。子どもの成長や生活に関する悩みを把握し，健康診査の結果とともに，各家族に応じたきめ細やかな情報提供，相談，フォローアップを行うことが必要である。

B型肝炎母子感染防止対策：B型肝炎ウィルスを有する妊婦から，母子垂直感染によってその子どもがキャリア（HBs抗原持続陽性者）化することを防止し，急性肝炎や劇症肝炎の発症防止，B型肝炎の撲滅を図ることを目的として，B型肝炎母子感染防止対策が行われている（図4-3-3）。妊婦のHBs抗原検査は公費により負担され，その後の妊婦のHBe抗原検査，乳児のB型肝炎ワクチン，抗HBsヒト免疫グロブリンの接種は医療保険給付の対象となっている。また，医療機関や妊婦向けに周知徹底のためのパンフレットを作成配布し，B型肝炎の撲滅に向けた事業も行っている。

先天性代謝異常等検査：乳幼児の先天的な異

平成19（2007）年4月現在

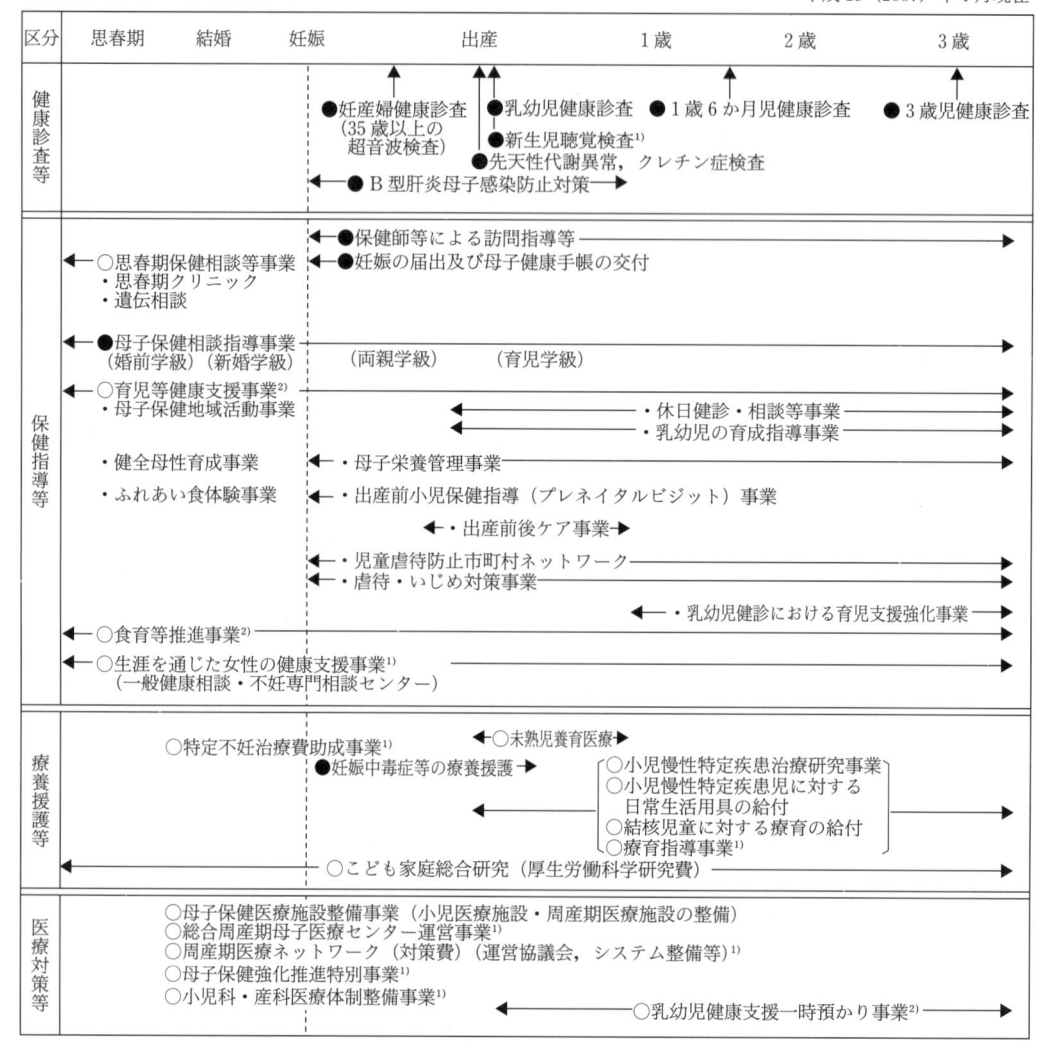

区分	思春期	結婚	妊娠	出産	1歳	2歳	3歳
健康診査等				●妊産婦健康診査（35歳以上の超音波検査） ●新生児聴覚検査[1] ●先天性代謝異常，クレチン症検査 ●B型肝炎母子感染防止対策	●乳幼児健康診査	●1歳6か月児健康診査	●3歳児健康診査
保健指導等	○思春期保健相談等事業・思春期クリニック・遺伝相談 ●母子保健相談指導事業（婚前学級）（新婚学級） ○育児等健康支援事業[2]・母子保健地域活動事業・健全母性育成事業・ふれあい食体験事業 ○食育等推進事業[2] ○生涯を通じた女性の健康支援事業[1]（一般健康相談・不妊専門相談センター）		●保健師等による訪問指導等 ●妊娠の届出及び母子健康手帳の交付 （両親学級）（育児学級）・母子栄養管理事業・出産前小児保健指導（プレネイタルビジット）事業 ←出産前後ケア事業→ ・児童虐待防止市町村ネットワーク ・虐待・いじめ対策事業		・休日健診・相談等事業 ・乳幼児の育成指導事業 ・乳幼児健診における育児支援強化事業		
療養援護等	○特定不妊治療費助成事業[1]		●妊娠中毒症等の療養援護 ←○未熟児養育医療→ ○こども家庭総合研究（厚生労働科学研究費）	○小児慢性特定疾患治療研究事業 ○小児慢性特定疾患児に対する日常生活用具の給付 ○結核児童に対する療育の給付 ○療育指導事業[1]			
医療対策等	○母子保健医療施設整備事業（小児医療施設・周産期医療施設の整備） ○総合周産期母子医療センター運営事業[1] ○周産期医療ネットワーク（対策費）（運営協議会，システム整備等）[1] ○母子保健強化推進特別事業[1] ○小児科・産科医療体制整備事業[1]				○乳幼児健康支援一時預かり事業[2]		

図4-3-2　主な母子保健施策
注1：母子保健医療対策等総合支援事業
　2：次世代育成支援対策交付金による事業
　3：○国庫補助事業　●一般財源による事業
出典：文献26）．

常を早期に発見し，早期に適切な治療・療育を始めるために，先天性代謝異常検査，新生児の聴覚障害検査が行われている．先天性代謝異常検査は，生後5〜7日の新生児の血液を用いたマス・スクリーニング検査（ガスリー法）によって行われている．現在，発生頻度が比較的高く，早期発見・早期治療により知的障害等の発生を予防することが可能であるフェニールケトン尿症，メープルシロップ尿症，ホモシスチン尿症，ガラクトース血症，先天性副腎過形成症，先天性甲状腺機能低下（クレチン）症の6疾病について行われている．患児が発見された場合，小児慢性特定疾患治療研究事業により，公費で治療を受けることができる．

　神経芽細胞腫のマス・スクリーニング検査は，その有効性に疑問が生じたため，休止となって

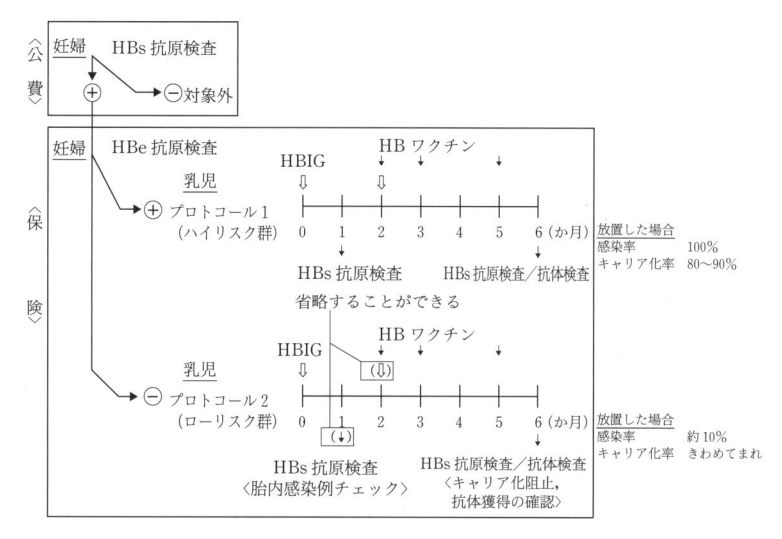

図 4-3-3 B型肝炎母子感染対策の流れ
出典：文献 26).

さらに 2000（平成 12）年より新生児聴覚検査が実施されている。

3）妊産婦と乳幼児の保健指導

妊娠，出産，育児や乳幼児の保健に対する必要な保健指導は，主に市町村において行われている（同第 10 条）。妊産婦の保健指導は，主に市町村から医療機関に委託して行われる健康診査に引き続き，助産師が中心となって行っている。市町村では，必要に応じて妊産婦，新生児，未熟児に対して，助産師，保健師等が家庭訪問をして保健指導を行っている（同第 11 条，17 条，19 条）。妊産婦および新生児の健康維持・増進だけでなく，適切な育児が行われるよう，その家庭環境や生活環境全般に対して指導や助言が行われている。

4）医療援護

妊娠中毒症の療養援護等：妊産婦が妊娠中毒症，糖尿病，貧血，産科出血，心疾患等の合併症に罹患し，入院して治療をする必要のある場合は，早期に適切な治療を受けることができるように医療援助を行っている。所得制限がある（同第 17 条）。

未熟児養育医療：出生体重 2000 g 以下の低出生体重児や呼吸器系，消化器系等の異常があり，指定養育医療機関での入院治療が必要と認められた場合に対して，医療の給付が行われる。その家庭の所得に応じた自己負担がある（同第 20 条）。

小児慢性特定疾患治療研究事業：小児の慢性疾患のうち，小児がん，腎疾患，先天代謝異常等，その治療に長期間を要し，医療費負担が高額になり，さらに放置により児童の健全な育成を阻害することになる特定疾患について，医療の確立と普及を図るとともに，患児家族の医療の負担を軽減するために入院加療の医療費を全額公費負担している。

育成医療：身体に障害のある児童のうち，その原因疾患の治療を行うことで障害の軽減，回復が期待できる場合，生活能力を得るために必要な医療の給付を行っている。

周産期医療対策整備事業：ハイリスク妊娠・分娩に対応するための周産期医療の確保として，新生児集中治療管理室（NICU）や周産期集中治療管理室（PICU），ドクターカー等の設備整備，総合周産期母子医療センターに周産期医療情報

センターを設置して医療施設への情報提供・相談，医療者の研修，搬送体制確立に向けた調査等，周産期医療システムの確立のための事業を行っている。さらに2008（平成20）年度からNICU入院児が他の医療機関，福祉施設，在宅へ円滑に移行するための支援を行うNICU入院児支援コーディネーターを配置する。

5）育児支援

地域活動事業：母子保健事業を推進するために，母子保健に相当の経験を有し，熱意のある者を母子保健推進員として市町村長が委嘱している。母子保健推進員は，母子保健事業に関する各種の届出や制度についての説明，健康診査等の受診の奨励，地域における母子保健の問題点の把握等を行い，地域住民と行政をつなぐパイプ役として機能している。これらの活動を行う母子保健推進員や地域の健康づくりを目標にした住民の組織活動である愛育班など，地域住民の自主的な参加による母子保健活動の支援・育成を行っている。

乳幼児の育成指導事業：健康診査の結果，要経過観察にある児童や育児不安をもつ母親等を把握し，集団的あるいは個別の相談を行い，乳幼児の健全な成長発育を促し，両親の育児不安の解消を図っている。

出産前小児保健指導（プレネイタルビジット）事業：妊娠後期の妊婦とその家族を対象に，小児科医等から育児に関する保健指導を受け，育児不安の解消を図るとともに，生まれてくる子どものかかりつけ医師の確保を図ることを目的に行われている。

乳幼児発達相談指導事業：精神・運動等の発達に問題のある児童またはそのおそれのある児童に対し（乳幼児健康診査で発見された障害児は該当しない），発達相談，発達訓練指導を行い，必要に応じて保健師，作業療法士等の専門スタッフを家庭に派遣する。

産後ケア事業：分娩施設退院後の一定期間（原則として7日間），母体の身体的機能の回復に不安がある場合や，育児不安が強く，保健指導が必要な褥婦と新生児を助産所に入所させて，休養や栄養管理，乳房管理，授乳指導，育児指導など日常生活面のサービスを提供している。

共働き家庭子育て休日相談事業：共働き家庭にとって平日は勤務に追われて，育児に関する知識や情報が得にくいことから，土曜日や日曜日等に医師，保健師，助産師などがデパートやスーパーなどで育児相談事業を行い，共働き家庭の就労と子育ての両立を支援している。

子どもの心の健康づくり対策事業：母親の育児不安等の軽減を図るとともに，虐待・いじめなどによる社会問題に早期に対応するため，小児科医や助産師による電話又は面接等による相談，虐待防止のための関連機関のネットワーク化，子育てグループリーダーの育成・活動支援等を行っている。

海外在留邦人母子保健情報提供事業：海外母子保健情報の収集体制を確立し，海外渡航者や海外在留邦人家庭への適切な母子保健情報の提供および相談支援を行うことにより，海外での出産，育児を支援している。

母乳哺育の推進：母乳は，乳児の発育，健康維持増進のために必要な栄養素が最適な状態で含まれており，また，母子相互作用による母子の愛着形成の観点からも，その重要性が世界的にも注目されている。1974（昭和49）年WHOの「乳児栄養と母乳哺育」の決議を受けて，わが国においても3つのスローガン，①出生後1.5ヶ月までは，母乳のみで育てよう，②3ヶ月までは，できるだけ母乳のみで頑張ろう，③4ヶ月以降でも，安易に人工ミルクに切り替えないで育てよう，を掲げて母乳栄養を推進している。さらに，1989（平成元）年，WHO/UNICEF共同声明で「母乳育児を成功させるための十カ条」が発表され（表4-3-1），1991（平成3）年より，UNICEFとWHOがこの十カ条を採用・実践している病産院に対し，赤ちゃんにやさしい病院（BFH：Baby Friendly Hospital）として認定し

表4-3-1 母乳育児を成功させるための十カ条

> この十カ条は、お母さんが赤ちゃんを母乳で育てられるように、産科施設とそこで働く職員が実行すべきことを具体的に示したものです。
> 1. 母乳育児推進の方針を文書にして、すべての関係職員がいつでも確認できるようにしましょう。
> 2. この方針を実施するうえで必要な知識と技術をすべての関係職員に指導しましょう。
> 3. すべての妊婦さんに母乳で育てる利点とその方法を教えましょう。
> 4. お母さんを助けて、分娩後30分以内に赤ちゃんに母乳をあげられるようにしましょう。
> 5. 母乳の飲ませ方をお母さんに実地に指導しましょう。また、もし赤ちゃんをお母さんから離して収容しなければならない場合にも、お母さんに母乳の分泌維持の方法を教えましょう。
> 6. 医学的に必要でないかぎり、新生児には母乳以外の栄養や水分を与えないようにしましょう。
> 7. お母さんと赤ちゃんが一緒にいられるように、終日、母子同室を実施しましょう。
> 8. 赤ちゃんが欲しがるときは、いつでもお母さんが母乳を飲ませてあげられるようにしましょう。
> 9. 母乳で育てている赤ちゃんにゴムの乳首やおしゃぶりを与えないようにしましょう。
> 10. 母乳で育てるお母さんのための支援グループ作りを助け、お母さんが退院するときにそれらのグループを紹介しましょう。

出典:1989年3月14日 WHO/UNICEF 共同声明（ユニセフ訳）.

ている。わが国では、平成19年末までに全国の48施設が認定されている。

また、授乳や離乳について適切な支援が推進されるよう2007（平成19）年に「授乳・離乳の支援ガイド」が取りまとめられた。

(2) 思春期保健

1) 健全母性育成事業等

思春期特有の性や心の問題で悩んでいる思春期の男女とその親を対象に、電話や個別面接による相談に応じながら、正しい母性保健の知識を提供している。また、日本家族計画協会に思春期クリニックを開設している。

2) 思春期における保健・福祉体験学習事業

核家族や少子化の中で育った世代は、年齢の異なった子ども同士で遊んだり、乳幼児と接する機会が少ない。そのため、思春期から父性、母性を育てるとともに、生命の尊厳や性に関する教育を行うことを目的として、思春期にある中学生や高校生が、市町村や保健所が実施する健康診査の場や乳児院や保育所などの児童福祉施設で、乳幼児とのふれあいを体験・学習する機会を提供している。

(3) 生涯を通じた女性の健康づくり

1994（平成6）年に国連がカイロで開催した第3回国際人口開発会議（カイロ会議）において提唱されたリプロダクティブ・ヘルス/ライツの概念に基づき、すべてのライフサイクルの女性を対象に、講習会の開催や健康に関する小冊子を配布して健康教育を行い、女性健康支援センターにおいて女性の心身の健康に関する相談を行っている。また、不妊専門相談センターを設置し、不妊で悩む夫婦等を対象として専門的知識を有する医師や助産師等が不妊治療や精神面の相談を実施したり、専門相談員の資質向上に向けた研修を行っている。

(4) 少子化対策

女性の職場進出や子育てと仕事の両立の難しさ、育児の心理的・肉体的負担、教育費等の子育てコストの増大等による少子化への対策として、中長期的に進めるべき総合的な少子化対策の指針として、1999（平成11）年、少子化対策推進基本方針が策定された。これは、仕事と子育ての両立の負担感や子育ての負担感を緩和・除去し、安心して子育てができるような様々な環境整備を進めることにより、21世紀のわが国を家庭や子育てに夢や希望をもつことができる社会にしようとすることを基本的な考え方としている。

少子化対策推進基本方針に基づいて、「重点的に推進すべき少子化対策の具体的実施計画について（新エンゼルプラン）」が策定された。厚生労働省関係では、多様な需要に応える保育サービスの整備、子育てに関する相談・支援体制の整備、母子保健医療体制の整備を3つの柱として、5年間の目標が設定された。

また，2005（平成17）年から，「少子化社会対策大綱に基づく具体的実施計画」（子ども・子育て応援プラン）が実施されている。これは，①若者の自立とたくましい子どもの育ち，②仕事と家族の両立支援と働き方の見直し，③生命の大切さ，家庭の役割等についての理解，④子育ての新たな支えあいと連帯，という4つの重点課題に沿って，2009（平成21）年までの5年間に講ずる具体的施策と目標を掲げている。

さらに，2006（平成18）年，「新しい少子化対策」が決定され，①社会全体の意識改革と，②子どもと家族を大切にする観点からの施策の拡充という2点を重視し，40項目にわたる具体的な施策を掲げている。

(5) 21世紀の母子保健

2000（平成12）年，21世紀の母子保健の主要な取り組みを示すビジョンであり，かつ関係者，関係機関等が一体となって推進する国民運動計画として，「健やか親子21」が策定された。主要課題は，①思春期の保健対策の強化と健康教育の推進，②妊娠・出産に関する安全性と快適さの確保と不妊への支援，③小児保健医療水準を維持・向上させるための環境整備，④子どもの心の安らかな発達の促進と育児不安の軽減であり，ヘルスプロモーションの基本理念に基づき，2010年までに達成する目標を示している（図4-3-4）。

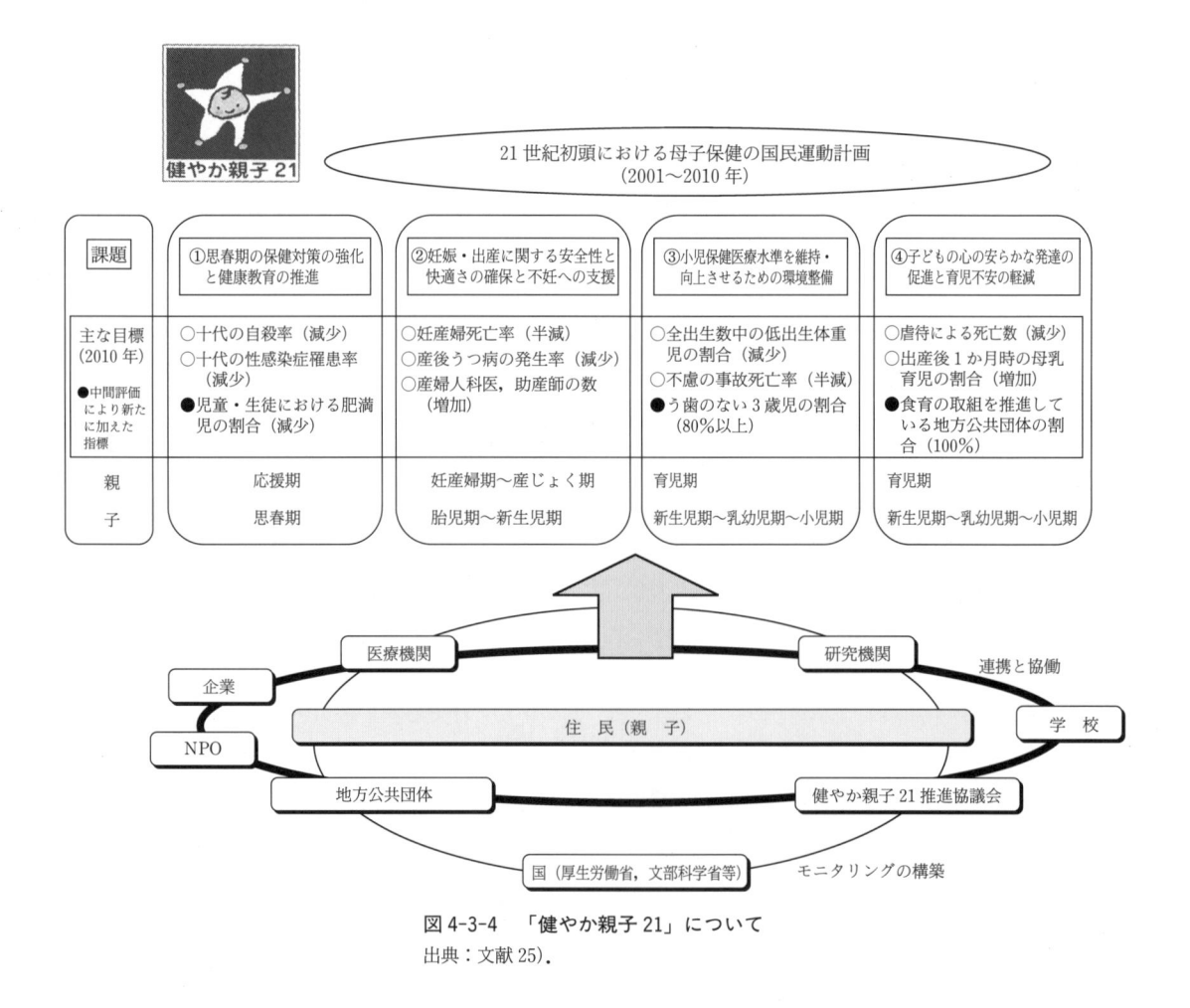

図4-3-4　「健やか親子21」について
出典：文献25）.

C. 母子保健活動および母性看護を提供している拠点

以下に示すさまざまな施設が各地域で活動を行いながら，そこに関わる多岐にわたる職種が有機的に連携し，継続した母子看護が提供されている。

1) 保健所

保健所は，地域の公衆衛生の向上，増進を図ることを目的として，都道府県および政令指定都市，特別区が設置している（地域保健法第5条）。市町村間の連絡調整や，市町村の求めに応じた技術的助言といった広域的・専門的役割を果たし，専門的サービスとしては，未熟児訪問指導や小児慢性特定疾患罹患児の訪問指導を行っている。

2) 市町村保健センター

市町村保健センターは，市町村が設置し，妊娠届や出生届の受理，母子健康手帳の交付，妊婦および乳幼児の健康診査，妊娠期・育児期の集団指導，訪問指導等，母子保健に必要な事業を行っている（同第18条）。

3) 母子健康センター

母子健康センターは，市町村における母子保健活動の拠点として，市町村が設置している（母子保健法第22条）。妊産婦および新生児の健康診査と保健指導，育児相談，栄養指導，家族計画指導等を行っている。

4) 病院・診療所

病院・診療所は，全てのライフサイクルの女性と子どもの健康に関する医療を提供している。市町村は妊婦および乳児の健康診査の一部を病院・診療所に委託している。また，母親学級や両親学級等の健康教育，家族計画や不妊症の相談なども行っている。妊産婦は，妊娠から産後までの期間，病院や診療所を利用する者が多く，病院と診療所で98.8％が出生している（図4-2-7）。

5) 助産所

助産所は，助産師が開設している。正常妊産婦を対象とし，一貫した個別の保健指導と助産，看護が受けることができる。産後の継続した育児指導や思春期の性教育なども行っている。

D. 母子保健活動および母性看護における看護職の役割

母子保健事業は医師，歯科医師，看護職者などが，他の専門職者や住民と互いに連携しながら従事している。ここでは，母子看護に関わる主な看護職者の役割を略記する。

1) 助産師

助産師は，助産ならびに妊婦，褥婦もしくは新生児への保健指導と看護を専門とする職種である。しかし，妊娠・分娩・産褥期だけにとどまらず，思春期の性教育や不妊症の看護，更年期の健康教育など，女性の生涯にわたる健康管理を行っている。その多くは病院や診療所に勤務しているが，保健所などに勤務して地域の母子保健活動に従事したり，助産所を開設・管理し，地域に根ざした保健活動を行っている助産師もいる。

2) 保健師

保健師は，主に市町村保健センターや保健所に勤務して，包括的な保健教育や管理を担当している。地域におけるより住民に密着した活動を行い，母子保健事業の中心的な役割を果たしている。

3) 看護師

看護師は，病院・診療所等で医師や助産師と協働して，妊産褥婦や新生児の看護・診療の補助を行うほか，思春期や更年期の看護を行っている。

4) 養護教諭

学童期から思春期の包括的な学校保健活動の運営，保健教育（思春期の健康管理，月経教育，性教育）等を行っている。

5）受胎調節実地指導員

厚生労働大臣の定める基準に従って，都道府県知事の認定する講習を修了した助産師，保健師または看護師は，受胎調節実地指導員の指定を受けることができる（母体保護法第15条）。避妊用器具を使用する受胎調節の実地指導や受胎調節のために必要な医薬品の販売を行うことができる。

引用・参考文献

1) J. A. Dolan（小野泰博・内尾貞子訳）：看護・医療の歴史，誠信書房，1978．
2) 松岡悦子：出産の文化人類学，海鳴社，1991．
3) 石原力：助産婦の歴史(11)，ペリネイタルケア，3(5)，1984．
4) 共同訳聖書実行委員会：聖書，日本聖書協会，1991．
5) 佐藤郁夫：分娩時の体位とその生理的変化，助産師雑誌，37(4)，1983．
6) 坂田寿衛他：分娩体位の母児に及ぼす影響，産婦人科の世界，38(1)，1986．
7) 千村哲明：分娩体位の今昔(移り変わり)，周産期医学，15(1)．
8) S. kitjinger 編著（高見沢安規子監訳）：助産師の挑戦，日本看護協会，1990．
9) 大関信子：英国におけるわが出産体験記，助産師雑誌，42(11)，1988．
10) 舩橋恵子：わたしのフランス出産体験①社会保障，病院，検診，助産師雑誌44(6)，1990．
11) R. Forestier：フランスの母子保健と助産師，助産師雑誌，44(5)，1990．
12) 楠戸義昭：神と女の古代，毎日新聞社，1999．
13) 水上洋子・葉月　純：女神の時代，星と森，1997．
14) 國本惠吉：産育史，盛岡タイムズ，1996．
15) 新村拓：出産と生殖観の歴史，法政大学出版局，1996．
16) 上笙一郎：日本子育て物語，筑摩書房，1993．
17) 平山朝子・宮地文子編集：公衆衛生看護学大系③母子保健指導論，日本看護協会，2004．
18) 松下石人：三州奥郡産育風俗図繪，図書刊行会，1981．
19) 青木康子・加藤尚美・平澤美恵子編集：助産学体系①助産学概論，日本看護協会，2004．
20) 中村ひろ子・倉石あつ子・浅野久枝・蓼沼康子・古家晴美：女の眼でみる民俗学，高文研，1999．
21) 杉立義一：お産の歴史，集英社新書，2002．
22) 倉石あつ子・小松和彦・宮田登編者：人生儀礼辞典，小学館，2000．
23) 三品照子編集：保健学講座③母子地域看護活動論，メヂカル出版，1999．
24) 財団法人母子衛生研究会編集：母子保健の主なる統計，母子保健事業団，2008．
25) 厚生統計協会編：国民衛生の動向―厚生の指標，厚生統計協会，2007．
26) 財団法人母子衛生研究会編集：わが国の母子保健―平成20年―，母子保健事業団，2008．
27) 松山栄吉：WHOによる新しい母子保健・周産期用語，助産婦雑誌，44(1)，1990．
28) 母子保健推進研究会監修：母子保健法の解釈と運用，中央法規，2003．
29) 厚生労働省統計表データベース「平成18年度全国母子世帯等調査」
30) 総務省統計局「国勢調査」
31) 門脇豊子ら：看護法令要覧平成20年度版，日本看護協会出版会，2008．
32) 厚生統計協会編：国民衛生の動向・厚生の指標，第50巻9号，厚生統計協会，2003．
33) 厚生統計協会編：国民の福祉の動向・厚生の指標，第50巻12号，厚生統計協会，2003．
34) 森恵美：系統看護学講座，専門24，母性看護学Ⅰ，医学書院，2004．
35) 武谷雄二・前原澄子編：助産学講座7，地域母子保健，医学書院，2003．

第5章

健全な母性育成への看護

5.1 母性看護と家族

　人類にとってもっとも古い集団である家族は，自然発生的に形成されたものである。特定の目的を達成するためでなく，家族成員のもつ多様な欲求を充足するために自然に形成された家族は，その規模が小さく，成員の接触頻度が高いところから，相互理解が深まり，強い情緒的な絆が生じてくるといわれてきた。しかし，成員の居住場所が離れたり，共に過ごす時間が少なくなり，それぞれの所属する集団が多様化し，価値観やものの考え方が違ってくると，成員相互の理解を深めることが難しくなる。これまでの日本の家族は血のつながりを重視する社会であり，何をいわなくてもお互いに分かり合えるのが家族といわれてきたが，血がつながっていても家族という感覚をもちえない場合もあれば，血はつながっていなくとも価値観や目的を共通することで強い帰属意識を感ずることがある。この場合，人びとを結びつけるのは志縁や結縁であり，今日，血縁に代わる絆によって結びついた家族が出現している。

　家族は社会変動によって変化するだけでなく，家族の変化が社会変動を促すという側面もある。このように，いま，家族は大きく変化してきている。ここでは，母性を理解するうえで，家族の概念・課題について述べることとする。

A．家族に関する概念

　家族とは，夫婦・親子・きょうだいなどの少数の近親者を主要な成員とし，成員相互の感情的なかかわりあいで結ばれた，幸福追求の集団である。

　1）形態面の特徴

　居住共同の関係をもつ親族の核は，夫婦・親子・きょうだいといった近親者である。このうち，夫婦関係が基礎となる。そこから親子関係が発生し，さらにきょうだい関係が派生する。

　2）成員結合面の特徴

　家族社会学の戸田貞三（1887～1975）は，家族の集団的特質として，成員相互の感情的融合などを挙げた。しかし，夫婦関係の問題や，親子関係に感情のくい違いがおこり，葛藤・緊張さらには暴力行為へと発展することがある。感情融合を家族の人間関係の特徴とは一概にいえないかもしれない。しかし，愛であれ，憎しみであれ，いずれにしても，夫婦も親子も感情的なかかわりあいで結ばれていることは間違いない。

　3）機能的な特徴

　近親者の居住集団ということから，家族はおおむね生活共同集団となり，生殖・経済・保護・保健・娯楽など，多面的な機能を担うことになる。

　家族が果たすこれらの個別機能は，何よりも家族の人たちが幸せになれるようにお互いに支え合うという家族員の幸福追求に方向づけられ

(1) 家族と世帯

1) 消費生活の単位としての集団

「世帯」とは,「消費生活の単位」であり,「居住と大部分の生計を共同する人々からなる集団」である.

歴史的にみると,「世帯」という用語が使われるまで,国民生活の単位は「家」であった.人々は「家」のあるところに戸籍上の存在があり,また実際にそこに居住もしていた.しかし日露戦争(1904〜1905)後,経済界は好景気を呈し,農村から都市へ職を求めて移住する人々がふえた.そのため「家」のあるところと実際居住しているところが異なる人々が多く,戸籍では生活の実態が把握しきれない事態が生じてきた.そのため,消費の単位である世帯が注目されたと言われている.「世帯」は行政用語として1930年前後に確立された.

2) 世帯と家族の差異

世帯は消費生活の単位であるから,「住居と大部分の生計を共同する人びとからなる集団」といいかえることができる.世帯は大部分において親族からなるが,同居人・使用人といった親族でない者も含むことがある.他方,就学・就職などのため一時的に親のもとを離れて暮らすことがある.この場合,親のもとの世帯ではないが,家族員である.

(2) 家族と家庭

家庭の概念は,「生活の場」というように,場所を示す用語として用いられている.世帯が住居と生計をともにする消費の集団であるとすれば,家庭はその生活の場,共同生活が展開される状況を指す用語として使われている.

B. 家族の構成に注目した分類
(図5-1-1)

(1) 核家族

夫婦と未婚の子どもからなる.核,すなわち夫婦が1つ存在する形態である.夫婦家族・婚姻家族ともいう.

1) 核家族の二面性

核家族には夫婦,世代(父子,母子)の2つの基礎的関係がある.これが基本となって,夫婦からみた核家族と子どもからみた核家族の二面性が指摘されている.一つは「定位家族」といわれるもので,生まれてから結婚して独立するまでの家族である.もう一つは,結婚して自分の子どもを生み育てる「生殖家族」であり,「結婚家族」ともいわれている.一つの家族を養育機能を中心に,子どもの側からみれば自分の家は定位家族であり,同時に,親からみれば子育てをしている生殖家族ということになる.

2) 核家族間の世代関係分類

夫婦から子どもが生まれると,生殖家族のなかに新しい世代が出現する.ついで子どもが結婚すれば若い世代に生殖家族が生じ,核家族間の世代関係に拡大される.

居住関係に関する居住規則に焦点をおいて,核家族を世帯間の世代関係で分類する.すなわち,親の生殖家族からみると,

　a. どの子どもの生殖家族とも原則として同居しない(新居制)
　b. 子どもが何人あっても,原則として1人の子どもの生殖家族とだけ同居する

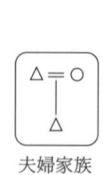

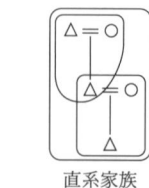

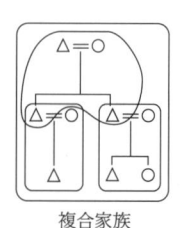

夫婦家族　　直系家族　　複合家族

図5-1-1　家族の3分類

c．同居する子どもの生殖家族を，原則として1人の子どもとは限らない

(2) 直系家族
夫婦，1人の既婚子とその配偶者，および彼らの子どもからなる。二つの核家族が既婚子を要として，世代的に結合した形態である。

(3) 複合家族制
夫婦，複数の既婚子と彼らの配偶者および子どもからなる。

3分類それぞれ代表的な形態を挙げたが，実際の家族はこのような形態にまとめられるものではない。例えば，夫婦家族には，夫婦だけ，父子だけ，母子だけの家族がある。また，直系家族には，祖父母・両親・孫という代表的形態のほかに，祖父母の片方のみ，孫がいないとか，さまざまな形がある。家族を調査する時，実際の家族構成を適切に類別するには，3分類のそれぞれを再区分して適用することが必要である。

C. 家族はどのように変化したのか

(1) 直系家族制から夫婦家族制への変化
　　──家から核家族への変化

第二次大戦後，家制度は廃止され，占領軍の指導の下に，家長が権限をふるう直系家族制から夫婦が同等の権利を有する夫婦家族制へと家制度が変革された。しかし，制度としての家は否定されたが，高度経済成長期を迎えるまでは，旧来の価値観を身につけた人びとが社会の中枢を占めていたので，実態や意識においては家は存続していた。

夫婦家族制の理念が定着するのは，1960年代を中心とする高度経済成長期である。それ以前には，多くは農業を中心とした第一次産業に従事しており，働く人びとの大部分は自営業者主か家族従事者であった。しかし，産業の高度化や経済の発展に伴って，第二次産業，第三次産業に従事するサラリーマンが増加してくると，農村で暮らすことがしだいに難しくなった結果，農村から多数の若者が都会に流入した。夫一人の給料で暮らすことが可能になり，「夫は仕事，妻は家事育児」という性別役割分業の核家族が多数出現した。しかし，経済が停滞に向かう70年代頃から，既婚女性たちは職場に進出するようになった。

75年の第一回世界女性会議と76年から始まる国連女性の10年は，女性の自立や個として生きることの重要性を強調した。自分を捨てて，家族のためにのみ尽くす生活から，妻たちの脱皮が始まったのである。

このように，就業構造の変化や所得水準の上昇がもたらした消費生活の変化は，人びとの価値観や行動様式に影響を及ぼし，結婚や家族のあり方を変化させる。見合い結婚から恋愛結婚へ，親子同居世帯から別居世帯へ，家父長制から平等な家族関係へと変化をもたらした。

(2) 夫婦と子ども二人が理想の家族
医学の進歩，栄養状態や衛生状態の改善，そして避妊技術の発達と普及化につれて，多産多死から少産少死へと人口の転換が生じている。

戦後の日本では，2度の出生率の低下を経験している。1度目は，「団塊の世代」，世界的には「ベビーブーマー」と呼ばれる世代の直後である。ベビーブーム以降である1949年には4.32であった合計特殊出生率は57年には2.04と半減した。1952年の優生保護法の改正によって中絶条件が緩和され，出産可能な年齢にある妻のうち，人工妊娠中絶を経験した者の比率が50年代半ばには半数を超えた。しかし，その後は減少に転じている。

1950年代半ばから70年代半ばにかけての「夫婦の子どもは二人」という意識は，避妊に関する知識の普及によるものである。

2度目の低下は，70年代半ば以降の出生率低

下であり，未婚化や晩婚化の進行によってもたらされた。国勢調査から未婚率の推移をみると，1995年では，特に25〜29歳の女性は48.0%，30〜34歳は19.7%に達し,この10年間に20代後半1.7倍，30歳前半では2倍に上昇している。

　未婚化・晩婚化の背景として，変わる女性の結婚観がある。かってのように女性が経済的に自立できず，永久就職としての結婚を選ぶ以外にない時代ではない。家父長制社会が支配していた時代では，女性は産む性としても求められていた。しかし，今や女性の労働人口の約8割が雇用されて働き，経済的にも自立が可能となった。

　総理府の「女性に関する世論調査」(1991年)で，女性の結婚観の変遷において,「何といっても女性の幸福は結婚にあるのだから結婚した方がよい」を支持する女性の比率は1972年の40%から，90年の14%へ減少している。

　家庭からの独立については，現在の親世代はすでに少数の子どもしかもたないため，できるだけ長く子どもを手元に置こうとする。他方，子どもの側からも親の家に同居し，身の回りの世話をしてもらうことが快適なため，あえて家から独立しない。いつまでも親の脛をかじり続ける未婚者を，社会学者の山田昌弘は「親と同居し，基礎的生活条件を親に依存している未婚者」をパラサイトシングル（寄生する未婚者）と呼んでいる。

(3) 家族の多様化
1) 世帯構造の変化

　少産少死は，必然的に少子高齢社会を到来させる。現在,すでに65歳以上の老年人口が14歳以下の年少人口を上回っており，社会保障・社会福祉への支出の増大とそれを支える人口の縮小が懸念されている。2000年の厚生労働省「国民生活基礎調査」によると，高齢者(65歳以上の者)のいる世帯数は，全世帯の34.4%を占めて

いる。65歳以上の者のいる世帯の内訳は，「単独世帯」が19.7%，「夫婦のみの世帯」が27.1%，「親と未婚子のみの世帯」が14.5%，「3世代世帯」が26.5%であり，3世代世帯の割合が低下し，単独世帯および夫婦のみの世帯の割合が大きくなっている。これまでは「高齢者は子や孫に囲まれて暮らしている」と信じられてきたが，高齢者と子どもとの同居率は，1960年以降減少してきている。今，なお，子どもと同居する高齢者は5割近くを占めるが，3世代は3割弱にすぎない。夫婦のみの世帯や一人暮らし世帯の増加が著しく，同居世帯では未婚化・晩婚化に伴って，未婚子との同居が増加の傾向にある。

　夫婦のみの世帯や一人暮らし世帯では，要介護の状態になったとき，世帯内に介護者の存在が重要である。また，未婚子との同居では未婚子が生計の中心者であることが多く，親が要介護の状態になれば，仕事と介護の両立に苦しめられる。未婚化・晩婚化の進行は，介護問題の深刻化にもつながるのである。

2) 新たな家族形態

　離婚の増加に伴い，子連れの離婚・再婚の結果生じる，血縁のない親子・きょうだい関係，子どもと別居している祖父母との関係など，当事者たちは複雑で多様な関係の調整に迫られている。

　さらに実態的には少数であるが事実婚（非婚）で子どもを持つカップル，非婚のシングルマザー，ディンクス(DINKS)，同性どうしのカップルなど，新しい家族として登場している。このように従来の形態では捉えきれない家族の概念の拡大や変化が進行してきているといえよう。

(4) 個人化する家族

　個人化(individualization)とは，岩上[6]によれば「家族に限らず，あらゆるシステムにおいて個人を行為主体として位置づけることが進む」ことと述べている。個人の主体性を重んじ，行為の決定者として個人の判断を最大限尊重す

ると同時に，行為の結果責任も個人に帰するという個人主義の原則に則っている。

家族の個人化傾向は，①出産について，産むか産まないかは当事者の決定に委ねられている，②結婚相手や結婚時期は当事者の決定に委ねられている，などといった特徴で示される。つまり，家族の個人化とは，個々の家族メンバーが互いに「個人」として自覚し，認識しあい，家族におこる様々な現象に関わる行為の決定が個人の意思に基づいて行われるようになることであり，家族の存続がそうした「個人の意思」に委ねられるようになることである。

これまでの社会は家族を社会は基礎単位とする社会であった。誰もが同じようなサラリーマンの夫と専業主婦の妻，2，3人の子どもたちからなる家族，このような家族に所属しているはずという前提のうえに，雇用システム，年金制度も組み立てられていたのが，これまでの社会といえる。しかし，人生のかなりの期間，子どもや配偶者をもたないライフコースの一般化など，家族に属するということが人びとの人生にとって必ずしも自明でも必然でもない社会が到来している。目黒[7]は個人化する社会のなかで「家族生活は人の一生の中で当たり前の経験ではなく，ある時期に，ある特定の個人的つながりをもつ人びととでつくるもの」と，すなわち家族生活は一つのライフスタイル，人生のエピソードの一つになると述べている。

5.2 思春期女性の健康

A．思春期とは

人の一生は小児期，成熟期，老年期に大別されるが，特に小児期から成熟期への移行期間を思春期という。この時期は，性機能や心身の発達が飛躍的であり，個人差が大きい。また，小児期までの生活諸要因の影響を受けて，個性ある人間性を獲得していく重要な時期にある。

思春期の定義として，日本産婦人科学会では，「性機能の発現開始，すなわち乳房発育，陰毛発生などの第二次性徴の出現に始まり，初経を経て第二次性徴の完成と月経周期がほぼ順調になるまでの期間をいう。その期間は，わが国の現状では8〜9歳頃から17〜18歳頃までに相当する」としている。また，初経を境にして，思春期前期・後期に分類している。

つまり，思春期は，女性としての生殖機能が発現し完成していく時期であり，妊娠・分娩・育児を円滑に行うための母性の成熟化への準備期として重要な時期である。そのため，母性看護ではこの時期の健全な発達を目指し，女性としての自分の身体を理解することにより，健康の大切さを学び，母性を肯定的に捉えていけるよう関わる必要がある。

B．思春期女性の特徴

(1) 身体的特徴

1) 内分泌系の変化

思春期における身体的変化の主体は性成熟である。性成熟は性中枢の成熟に根幹し，視床下部—下垂体—卵巣系の調和のとれた発達・完成を意味する。その発達はすでに胎生期に始まっているが，思春期に近づくと卵胞ホルモンに対する性中枢の感受性は低下し，ゴナドトロピン（FSH，LH）の分泌が促進される（図5-2-1）。この内分泌環境の変化により，内性器・外性器の発達や第二次性徴の発現をみる。また，視床下部—下垂体—卵巣系の完成により，排卵を伴う月経周期が成立する。

2) 内性器・外性器の変化

①卵巣は8〜9歳頃から急速に重量を増し，ほぼ卵形になる。

②子宮は10歳以後，子宮体部と頸部がほぼ同じ大きさになり，次第に子宮体部が増大して西洋梨型に近づき，容積と重量を増す。

③腟は10歳頃から粘膜が肥厚・湿潤し，弾力性を増して広がりやすくなる。初経が近づくと，粘膜には皺壁が現れ，腟円蓋を形成する。

④外陰は8～9歳頃になると，恥骨丘に脂肪が沈着して軟らかく膨らみ，陰毛が発生しはじめる。10歳を過ぎると，大陰唇は脂肪の沈着により大きさを増して丸みを帯び，小陰唇と腟前庭を覆う。

⑤乳房の発育は，タナーによると5段階を経て成熟女性の形態に到達する。また，陰毛の発生・増殖は乳房の発育よりやや遅れる（図5-2-2）。

3）初経

初経は，性成熟がある段階まで進んだ時に起こる現象であり，最も明瞭な思春期変化である。初経年齢は，栄養状態や社会・経済環境，その他の環境因子と密接な関係にある。現在，わが国の平均初経年齢は12～13歳であるが，最近では鈍化傾向にある。初経以後の月経は，周期や持続日数などが不規則な傾向にあるが，数年で安定していく。また，無排卵性のことも多いが，次第に正常化していく。

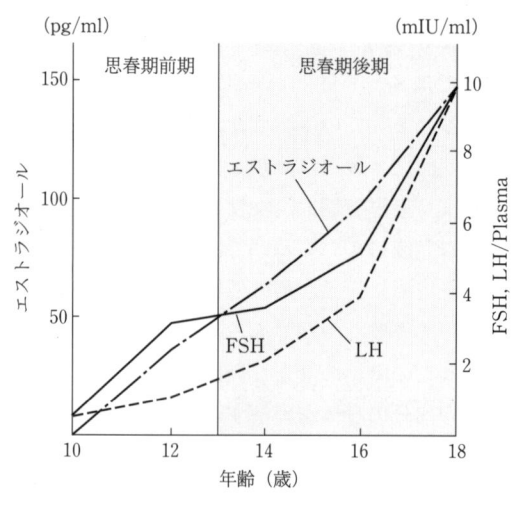

図5-2-1 性成熟過程における血中FSH, LH, エストラジオール値の変化

出典：五十嵐正雄，表解婦人科学，金原出版，1987．

乳房の発達			陰毛の発達	
Tannerの分類		玉田の分類	Tannerの分類	
I	未発達で乳頭のみ突出	I 乳頭のみ突出，乳腺組織をまったく触れない。小児型	I	陰毛なし
II	乳房がやや膨らみ乳輪が大きくなる	II <3cm 乳腺組織が直径6cm未満，ほぼ乳輪部のみが膨隆	II	長く柔らかい，ややカールしてまばらに存在
III	乳房はさらに大きく突出する	IIIa 3cm≦<5cm 乳腺組織が直径6cm以上，10cm未満	III	色は濃くなり，硬く，カール量も増加
IV	乳房肥大，乳輪と乳頭はさらに盛り上がってみえる	IIIb 3cm≦<5cm 同上の大きさ＋乳輪部膨隆	IV	成人に近くなるが，まばらで大腿部までは及ばない
V	成人型となる乳輪は後退するため乳頭のみ乳房から突出してみえる	IVa ≧5cm さらに発育，乳腺組織が直径10cm以上，成人型	V	濃く密生し，大腿部まで及ぶ
		IVb ≧5cm 同上の大きさ＋乳輪部膨隆（乳輪と乳房に段差のあるもの）		

図5-2-2 第二次性徴の発育段階

出典：菅井亮世，第二次性徴の発達と初経，臨床婦人科産科，54（9），1079，2000．

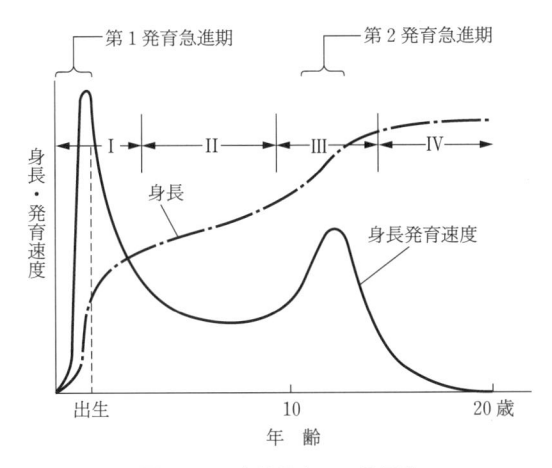

図5-2-3 身体発育の一般経過
出典：高石昌弘，思春期の身体発育―形態発育の評価を中心として，小児科臨床，23，845，1970．

4）身長・体重などの変化

身長・体重の増加は，新生児・乳児期に次いで男女ともに著しい。女子では平均10～11歳にかけて発育のピークを迎え，男子より1～2年早い傾向がみられる。身長は11～12歳頃に最高に達し（第二発育急進期），その後，増加率は鈍化する（図5-2-3）。それに続いて体重が増加する。筋肉や骨格の発育，著明な皮下脂肪の蓄積が胸部や腰部，臀部，大腿部などにみられる。特に，骨盤の発育は10～14歳に急速であり，女性型骨盤になる。15～16歳頃には，全身が丸みを帯びた成人型の体型に近づく。

(2) 心理・社会的特徴

思春期は，精神発達と身体発育がアンバランスであり，情緒的に不安定になりやすく，羞恥心や自己主張が強い。この時期は親への心理的依存から徐々に抜け出し，同年代の友人との関係を大切にする。自分の身体的成長と心理的変化を戸惑いの中で認識し，社会的に自立した一人の人間として認められたいという自我意識が芽生える。理想を求めるが，自立と依存の共存という現実のギャップに悩むことが多く，親や大人の行動，社会的規範などと対立しやすい（第二反抗期）。また，性機能の発達に伴って性に目覚め，異性を強く意識するようになり，性衝動とそれを抑制しようとする性意識の間で葛藤する。目立つ衣服を着たり，化粧・髪型にして，異性の関心を集めようとする。美しくありたい気持ちから，やせ願望も強い。

思春期後期になると，特定の異性との交際や多くの他者との出会いを通して，自分に目覚め，人間関係のあり方，性アイデンティティの確立など，社会性を培っていく。

このような自己同一性の確立が得られないと拡散が起こる。自己同一性の拡散は，登校拒否，無気力症候群，神経性食思不振症や拒食症，家庭内暴力，不純異性交遊，薬物乱用などの問題行動としてみられる。また，各種神経症，うつ病，喫煙・アルコール依存などの問題も発生しやすい。最近の思春期女子の問題としては，性行動の早傾化により，性感染や望まない妊娠が増加している。

一方で，身体的・心理的ストレスによって月経異常を起こしやすいが，羞恥心や不安など思春期の心理的特徴から発見が遅れやすく，将来，不妊の問題を生じることも考えられる。女性の一生に影響を残さないよう，思春期の変化に調和して，健全な母性機能の発達を促進する援助が必要である。

C．思春期の保健教育

思春期に行われる保健指導の適否が個人の人格形成や精神発達を左右する。したがって，この時期に健康な社会人になっていくよう指導する意義は大きい。

指導にあたっては，健康問題を早期に把握し，問題の発生や悪化を予防すること，早期回復を目指すことが大切である。また，対象の発達段階や個人差を考慮し，疑問や悩みには正視的に回答し，精神的安定を図る。正しい性知識をもち，健康な生活が営めるよう，社会生活の全般においての日常的指導が必要であり，本人およ

び家族を含めた援助を心掛ける。

(1) 月経に関する教育

1）初経準備教育

初経は思春期女子にとって衝撃的な出来事であり，事前の知識や心の準備がない場合は，月経は嫌なもの，女でなければよかったなど，否定的な体験となりやすく，女性としての自分を受け入れられず，その後の母性意識の発達に支障をきたす可能性もある。初経を迎えるにあたって，女性としての自分を受け入れ，初経をできるだけ精神的動揺を少なく，明るく肯定的に受け止められるよう，性教育の一環としての準備教育が必要である。

初経が始まる時期を予知できれば，準備教育に好都合であるが，現在のところ簡単で確実な方法はない。図5-2-2のタナーの分類によればStage Ⅲでは約9％，Stage Ⅳでは約42％，Stage Ⅴでは約49％の者に初経が発来している。

一般的には急速な身長の伸びがピークに達し，乳房の発育が著明になった頃の1～1年半以内に発来することが多い。

2）月経教育

月経は，「通常，約1ヶ月間隔で起こり，限られた日数で自然にとまる子宮内膜からの周期的出血」と定義されている。月経は，女性特有の性周期であり，母性機能のみならず，全身の健康状態を知るバロメーターとなる。周期的にくり返される月経を体験することによって，女性としての自己の身体を知り，精神・社会的な役割を認識し，徐々にそれを女性としての自然の現象として受け入れるようになり，母性意識の発達を促進していく。そのため，月経を病的なもの，恥ずかしい，煩わしい現象というような暗いとらえ方をしないで，健康で生理的な現象であることや月経周期，手当ての仕方，月経随伴症状がある場合の対処，月経中の生活の仕方などについて，初経教育に継続して正しい知識を与え，理解を深めさせ，積極的に保健行動がとれるようにすることが重要である。また，月経の状況を記録することを勧め，自分の身体に関心をもつ意識を高めていく。

月経期間中は，できるだけ心を穏やかに生活するよう心がける。月経時の手当ては，個々の月経状況や生活環境に合った適切な方法を選択し，具体的に指導する。手当用品は月経期間を快適に過ごすために，自分に合ったものを選ぶ。外装式のナプキンは，経血量によってサイズと厚さを替え，交換の間隔を調整していくよう指導する。

内装式のタンポンは，腟内で血液を吸収するため，使用感が少なく，ずれない，運動しやすい，入浴や水泳が可能，長時間の外出に便利など利便性が高い。タンポン使用時の注意点は，①材質のよいものを選ぶ，②清潔な手で正しい位置に挿入する，③出し忘れをしない（通常24時間以内に2～3回交換する），④経血量が多い場合は月経ショーツを併用するなどであり，正しく使用できるよう細やかな指導が必要となる（図5-2-4）。若年者では，内性器の発育が未成熟なことや挿入技術の面から，使用を避けるほうが望ましい。

また，月経中は激しい身体の動きや強い腹圧を伴う運動は避ける。入浴は公衆浴場の利用を避け，新湯やシャワーによって身体を清潔に保つようにする。下着類は吸湿性に富むものを着用する。

食生活の指導も重要である。思春期は，身体の急速な発達のために血液の充足が必要であるが，月経による出血（血液損失）がおこっており，欠食や偏食，不適切なダイエットなどで栄養摂取が不均衡な場合には，貧血になりやすい（思春期貧血）。身長・体重増加の著しい者ほど貧血傾向は強い。思春期には頭痛，疲れ，耳鳴り，動悸，イライラ他，さまざまな不快症状を訴えることがあるが，これらの多くは貧血に由来するといわれている。将来の母性機能の発揮に支障を及ぼさないためにも，適切な栄養指導

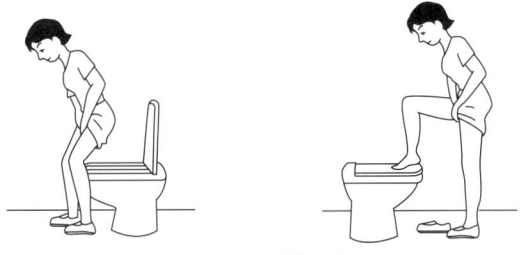

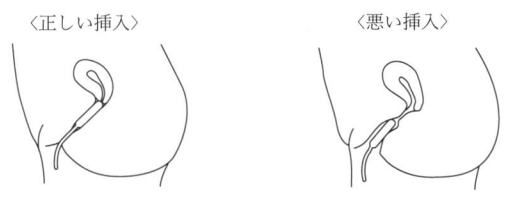

図 5-2-4　タンポンの正しい使用法

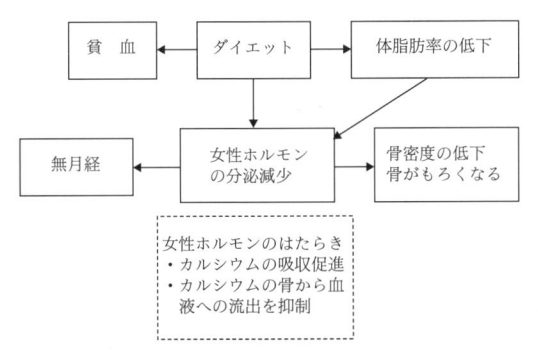

図 5-2-5　ダイエットと母性の健康

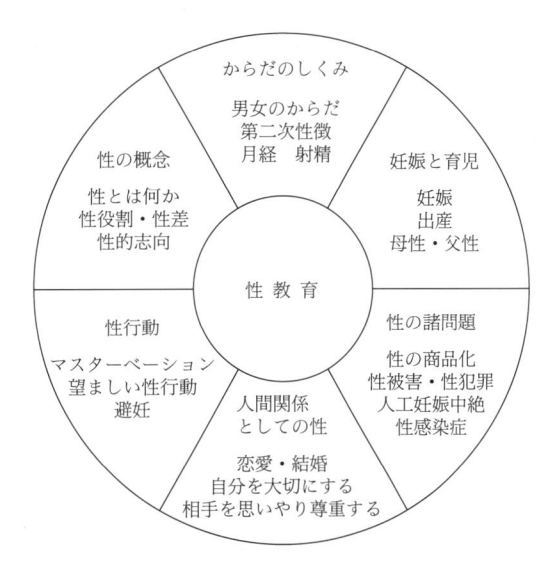

図 5-2-6　性教育の概要
単なる避妊教育ではなく，性に対する自己責任と自己決定ができるよう，社会的規範に立った人間関係を基盤とした内容で展開する。

が必要である（図5-2-5）。

また，卵巣機能のバランスが安定するまでには，無月経や過多月経，機能性子宮出血がおこることがあるが，器質的疾患や血液疾患が潜んでいる場合もあるので，放置しないよう指導しておく必要がある。

(2) 性教育

性教育は，人間としての生き方の教育である。生涯にわたる人間関係の中で，自己認識と相手を思いやり尊重すること，平等であること，更に家庭や社会生活を営む一員として，性役割をふまえ，主体的に自己決定し，対応できるよう学習する。つまり"共生の心を育てる"のであり，人格形成に深く関わっている。真に人間の性は生きる意欲の根源であり，体と心の合体なのである。性教育の指導概要を図5-2-6に示した。

1992年の学校指導要領の改訂以降，初等教育に性教育が盛り込まれてきたが，現実には性の商品化や快楽的傾向が増加しており，ここ数年来の性行動はすさまじく低年齢化・活発化し，若年妊娠や人工妊娠中絶，性感染症(以後STD)の増加，売春などの問題が多発している。思春期の妊娠は精神的にも社会的にも未成熟なため，親として育児の責任を果たすことが難しい状態にある。そのため人工妊娠中絶にいたる例がほとんどである。また，出産をした場合でも，妊娠中毒症や妊娠貧血，低出生体重児など，母子にとってリスクの高いことが多い。将来の健康に障害をもたらさないよう，人間として幸せな一生を過ごすためにも，思春期の避妊指導が重要である。

このことは同様にSTDにおいてもいえる。STDは性意識や性行動の変化とともに多様化

表5-2-1 おもな性感染症の種類と特徴

性感染症	潜伏期	症状など	妊娠や胎児・新生児への影響
クラミジア感染症	1〜3週間	男性は，膿尿や排尿痛などの急性症状を示す。女性ではおもに子宮頸管に感染し，帯下がやや増加する以外は症状がないか軽いことが多い	子宮頸管炎・子宮内膜炎となると不妊症や子宮外妊娠などの原因となる。産道感染すると，新生児が結膜炎となり失明にいたることもある
淋病	3日前後	男性では淋菌性尿道炎をおこし，尿道からの膿がみられる。女性では子宮頸管炎をおこすことが多いが，無症状のことも多いため，感染源になってしまうことがある	子宮頸管炎・子宮内膜炎となると不妊の原因となる。産道感染により，新生児淋菌性結膜炎を引き起こす
性器ヘルペス	3〜7日	性交やキスによって感染する。女性では性器のかゆみや痛みから，水疱とびらんへと進行し，排尿痛がみられる	産道感染により新生児ヘルペスとなり，後遺症を残したり，死にいたることもある
尖圭コンジローマ	2〜3か月	外陰部や肛門にイボができるが，痛みもかゆみもない	子宮頸部に広がりやすい。産道感染すると，新生児に喉頭乳頭腫をみとめることがある
腟トリコモナス症	1〜2週間	女性では腟内に感染し，泡立った帯下がふえ，性器のかゆみを訴える。男性では排尿時の痛みをみとめることがある。男女とも，症状がないか軽いことが多い	卵管炎をおこし，放置すると不妊症となることがある
梅毒	3週間前後	性交やキスによって感染する。陰部の初期硬結に始まり，種々の発疹，梅毒疹などがみられ，神経梅毒などにいたる。10年以上の年月をかけて死にいたるが，早期発見・早期治療すれば治る	流・早産を引きおこす。胎児感染すると先天性梅毒となるため，妊娠初期までに治療が必要である
HIV（ヒト免疫不全ウイルス）感染症	数年〜十数年	感染すると，数日から数週以内に，20〜50％の感染者に発熱・リンパ節腫脹・咽頭炎・発疹・倦怠感などの症状があらわれる。その後，免疫機能により血中ウイルスは急速に減少し，無症状となる。しかし，感染後10年ぐらいたつとエイズを発症し，下痢・発熱・体重減少などの全身症状や日和見感染症，腫瘍，神経症状があらわれ，最後には死にいたる。発病時期を遅らせる薬が開発されているが，完治はできない	母体から直接胎盤を経由して胎児に感染することがある。また，分娩時に母体の血液，羊水などから出生児に感染することもある。妊婦へのジドブジンの投与により，母子感染の多くは防ぐことができる
B型肝炎	急性肝炎発症までは1〜6か月	感染しても気づかない場合が多い。急性肝炎を発症するがたいがいは1〜2ヶ月で治る。しかし免疫不全患者では，感染の初期は自覚症状のない無症候性キャリアであるが，やがて慢性肝炎に移行する。血液を介して感染することが多い	おもな感染経路は母子感染である。ワクチンによって母子感染は防止できるため，1986年から「B型肝炎母子感染防止事業」が開始され，公費により妊婦のスクリーニングが行われている。妊婦がキャリアのときは，生まれた児に，抗HBsグロブリンとB型肝炎ワクチンの投与が行われる

出典：文献14），一部改変．

した性的行為（セックス，キス，ペッティング，フェラチオなど）によって感染するすべての病気のことをいう。病原体となる細菌やウイルスが男性や女性の性器にとどまらず性器の周辺や精液，腟分泌液，血液などに侵入し，相手に感染する。その種類は，淋病，梅毒，軟性下疳，外陰炎，腟炎，尿路系感染症およびエイズに代表される全身の感染症を含み，20種類以上にも及ぶ。その中でも，クラミジア，淋菌，性器ヘルペス，エイズなどの増加が著しい。これらの多くは感染してもほとんど無症状であり，感染者自身がすぐには自覚できず，感染期間が長期になりやすいため，新たな性感染者を発生させていく（表5-2-1）。この現象は，特に若年者や未婚女性に広がっており，新たな社会問題となっている。

わが国では，高校生の4割以上が性交体験をしている現状にある。その性行動の傾向として，①交友レベルの相手との性交渉，②複数のパー

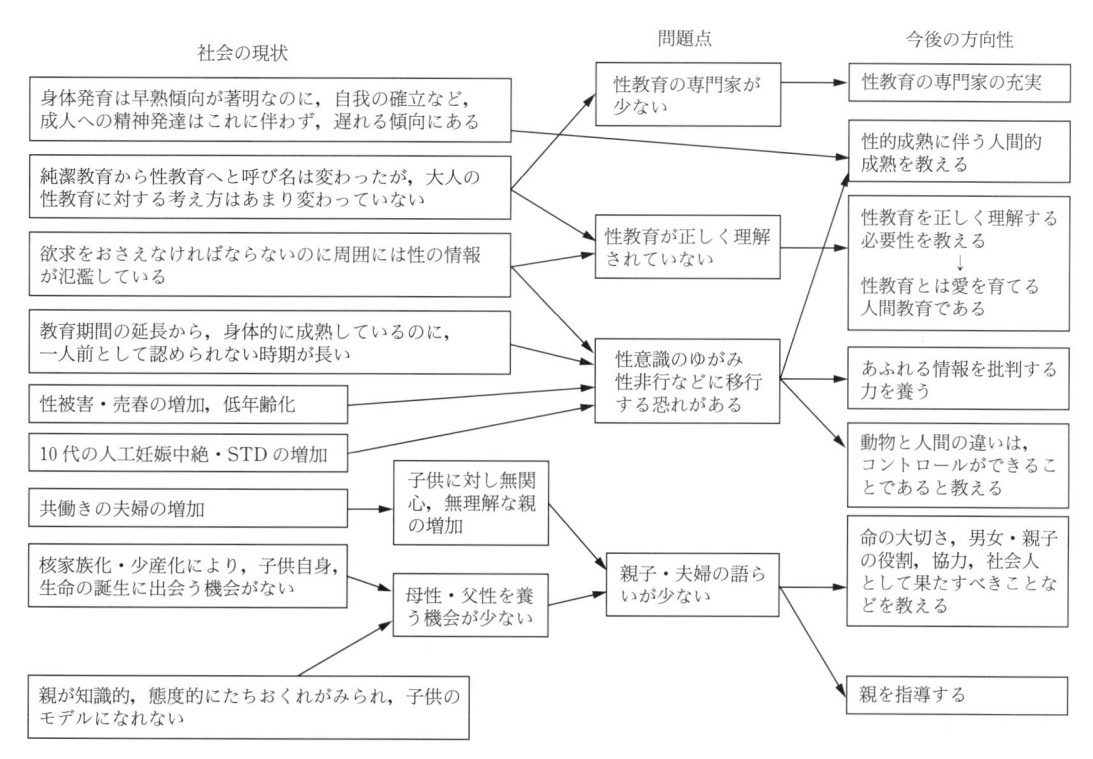

図 5-2-7　性教育の問題点と今後の方向性

トナーとの性交渉，③性交までの付き合い期間の短縮化，④コンドームの不使用または不適切な使用など，問題が見られる。その結果として，STDの増加をきたしていることも指摘されている。STD予防に有効な方法はコンドーム法だけであるが，現状では正しく使用されているとはいえない。誤った性情報が氾濫するとはいえ，性の健康を自己管理する力の未熟性を否定できず，正しい知識の啓蒙・教育の徹底が必要である。そのため性教育の推進が急務であり，国をはじめとし，家庭・学校・地域社会の協調と連携を深めた組織的な取り組みが早急に必要となっている（図5-2-7）。

最近，性教育指導にピアカウンセリングが取り入れられている。この方法は，同年代の仲間が性について共に学び，考えるもので，親や教師から指導されるよりも強制感が少なく，素直に意見交換ができ，受け入れもよい傾向にある。自己決定能力を培うのによい機会といえる。

D．思春期の保健対策

思春期は心身発達がアンバランスであり，健康障害をおこしやすい状態にある。学校保健法第6条は，学校に定期健康診断の実施を義務づけており，思春期の健康障害の予防，早期発見・回復に役立っている。また，母子保健法第5条に基づき地方自治体に対する予算補助事業として，健全母性育成事業が展開されており，思春期の男女と保護者の悩みや問題に，電話や個別面接などで相談に応じている。その他には，思春期の子をもつ親の教室や乳幼児ふれあい体験学習などがある。

労働基準法では，労働の最低年齢の制限・未成年者の労働契約，労働時間・休日に関する規定，深夜業務に関する規定，危険有害業務の就業制限，坑内労働の禁止などについて定め，労働が母性機能の発達途上にある思春期女子に影響を及ぼさないよう，保護している。

5.3 結婚に関する指導

A. 結婚の意義

結婚とは，家庭をつくることであり，家庭は家族という集団が共同の生活を営む場であり，社会を構成する基本的単位としての人間関係の場でもある。男女が結婚して家族をつくることは，2人の個人的な愛情や選択などの私事ではなく，2人の人間関係にかかわる社会関係であり，文化的な行動を伴う。それらの関係を規定する規範が「婚姻制度」である。

日本の婚姻制度は，婚姻適齢の規定（民法第731条，第737条），婚姻の届出（戸籍法第74条），婚姻意志の存在（憲法第24条，民法第742条），重婚の禁止（民法第732条），再婚禁止期間（民法第733条），近親婚の禁止（民法第734条，第735条）などが規定されている。

結婚の資格として，わが国の民法で男は満18歳，女は満16歳以上でなければならないと規定されている。結婚には，肉体的にも結婚可能なおとなに成熟していることが必要である。さらに，満20歳の成人を迎えるまでは，親の承諾がないと結婚することができないと規定されている。このことは結婚が肉体の成熟以外にも，結婚生活に適応するだけの成熟度が精神面，社会面などあらゆる面で準備されていることが重要であることを意味する。

結婚には性と生殖という生物的な要素が大きな比重を占めている。結婚の資格として，まず性と生殖に適応できる身体的な成熟ということが考慮されなければならない。次に結婚は1組の男女の人間性を基盤にした相互扶助的な共同生活であるので，このような生活に適応できるような精神面の成熟が必要である。さらに結婚は相互の親からの独立，すなわち夫婦の単位として社会へ巣立つことを意味し，やがて子どもの親としての社会的な責任を担っていかなければならないことを意味しているので，社会的にも成熟を遂げていることも必要となる。2人の男女が結婚することは，夫と妻の役割を果たすことを相互に契約したのであり，結婚後の家庭生活はこの契約履行の過程である。以上のことから，幸福な結婚生活を送るためには，身体的な成熟だけでは不十分であり，精神的，社会的にもそれぞれが成熟を遂げているかどうかが重要な問題となる。

B. 結婚をめぐる状況

日本の近年の結婚をめぐる状況には，①晩婚化，②未婚化，③結婚観の多様化，④離婚率の上昇があげられる。

(1) 晩婚化

婚姻件数は，1945年から1955年頃にかけては，年間70万件前後の水準を維持していたが，その後漸増傾向を示し，1970（昭和45）年には100万件を越えた。しかし，その後1987（昭和62）年まで減少傾向が続き，近年は横ばい傾向である。2003（平成15）年には約75万件，婚姻率は人口千対5.9となっている。

平均初婚年齢をみると，2002年では夫29.1歳，妻27.4歳で，1975年に比べて夫は2.1歳，妻は2.7歳高くなっている。1997（平成9）年の総理府による男女共同参画社会に関する世論調査によれば，晩婚化の理由に，「仕事を持つ女性が増えて，女性の経済力が向上した」を答えた割合が最も多く，以下「独身生活の方が自由である」「家事，育児に対する負担感，拘束感が大きい」の順であった（図5-3-1）。このように女性の結婚年齢を高くしている要因に女性の高学歴化，社会進出化，育児との両立が困難な社会環境が考えられる。

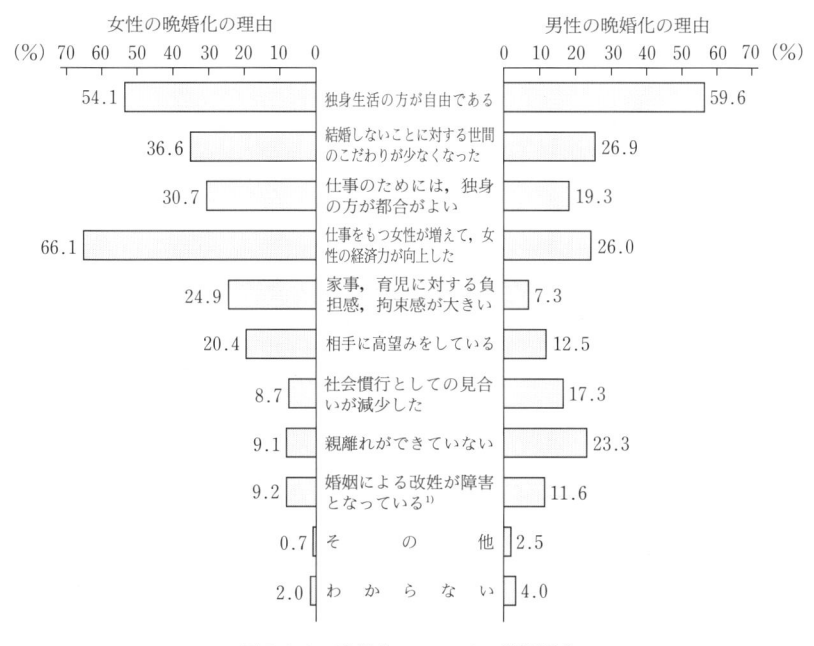

図 5-3-1 晩婚化についての世論調査

女性の晩婚化の理由 (%)	項目	男性の晩婚化の理由 (%)
54.1	独身生活の方が自由である	59.6
36.6	結婚しないことに対する世間のこだわりが少なくなった	26.9
30.7	仕事のためには、独身の方が都合がよい	19.3
66.1	仕事をもつ女性が増えて、女性の経済力が向上した	26.0
24.9	家事、育児に対する負担感、拘束感が大きい	7.3
20.4	相手に高望みをしている	12.5
8.7	社会慣行としての見合いが減少した	17.3
9.1	親離れができていない	23.3
9.2	婚姻による改姓が障害となっている[1]	11.6
0.7	その他	2.5
2.0	わからない	4.0

注1:きょうだいの数が減ったことや一人っ子どうしがふえたために,婚姻による改姓が障害となっている.
資料:総理府,男女共同参画社会に関する世論調査,1997.
出典:総理府,男女共同参画白書,1998.

(2) 未婚化

総務省国勢調査による未婚率(15歳以上人口に占める未婚者の割合)は各年齢階級において男性・女性ともに1970(昭和45)年以降増加傾向にある。2000(平成12)年における25～29歳の女性の未婚率は54.0と5割を超し、さらに、女性の生涯未婚率(50歳時の未婚率)は5.82%と、1970(昭和45)年の1.7倍になっている。

未婚者が独身のままでいる理由について、出生動向基本調査(1997年)によれば25～34歳の未婚女性では「適当な相手にめぐり会わない」「自由や気楽さを失いたくない」「必要性を感じない」と答えた割合が多く、無理に結婚しなくても満足した生活を送っているという意識が未婚化につながっていることがわかる(図5-3-2)。

(3) 結婚観の多様化

1997(平成9)年の総理府による男女共同参画社会に関する世論調査「なんといっても女性の幸福は結婚にあるのだから、女性は結婚する方がよい」という考え方の結果によれば、1997(平成9)年では1992(平成4)年と比べ「賛成」と答えた割合が低く、「反対」と答えた割合が高かった。

今日、社会情勢の変化や価値観の多様化の影響により、人々の生活、生き方も様々であり、結婚のあり方も多様化してきている。意識的に婚姻届を出さない人(事実婚,内縁関係),最初から別居結婚をする人、夫婦別姓を選択する人、意識的に子どもをもたない家庭を選択する夫婦(DINKS)など、家族の形態も一般的な家族の単位ではなくなってきている。また、海外では同性愛者の結婚を認める国も存在している。

(4) 離婚率の上昇

離婚件数は1970年代から増加傾向を示し、一時減少したものの1990年から再び増加し,2002

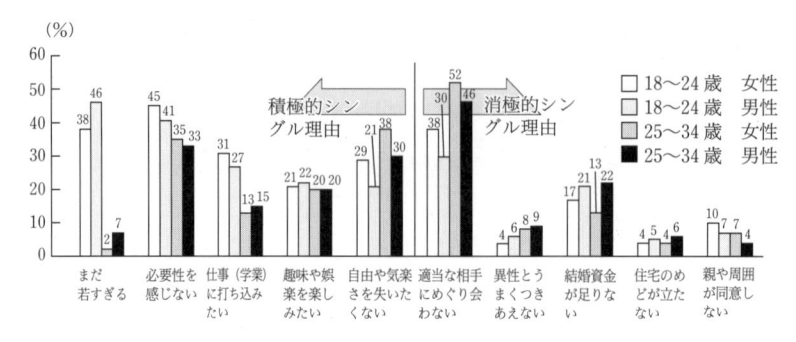

図 5-3-2　独身に止まっている理由（1997年）
資料：国立社会保障・人口問題研究所，第11回出生動向基本調査（結婚と出産に関する全国調査），1997．

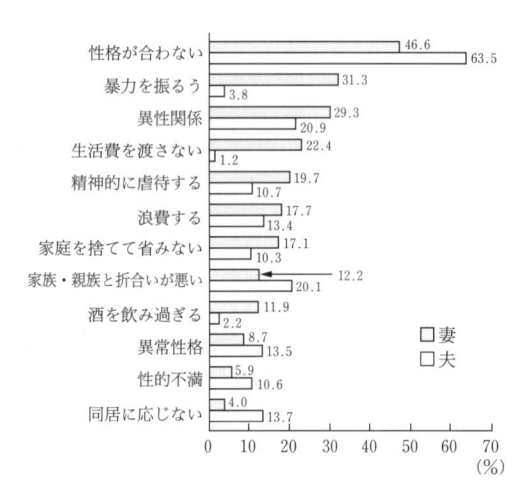

図 5-3-3　離婚調停の申立て理由（1996年）
出典：文献15）．

年には約29万件（離婚率人口千対2.30）となり，1990年以降最高値を更新した。2003年にはわずかに減少したものの，高い数値であり続けている。

離婚に対する社会的容認は高くなっているものの，離婚に伴う片親世帯の増加による女性の現実問題として，子どものことや仕事，経済的自立などがある。女性の申し立てによる離婚理由は「夫の暴力」「夫が生活費を渡さない」など家庭内暴力（DV）が特徴である（図5-3-3）。

C．結婚前後の保健指導

(1) 結婚準備期の保健指導

結婚は新しい家族の出発であるとともに，女性にとっては母となる第一歩でもある。健全な子供を産み育てるためには，身体的・精神的・社会的にも成熟した母性が必要条件であり，新しい家族づくりの準備のために結婚前のカップルに対する保健教育や健康診査が必要である。

1) 保健指導

母子保健法に基づく「母性に対する健康診査および保健指導の実施」によれば，成人期の母性保健は次のように示されている。

①妊娠に備えて，母子感染の可能性のある疾患（風疹，B型肝炎，エイズ，性感染症など）を避け，可能なものにおいては，その予防のための検査や予防接種をすすめること。

②妊娠・分娩に適した時期・年齢についての認識を徹底させること。

③妊娠・分娩および育児の予備知識と家族計画の理念および知識を徹底し，必要に応じて受胎調節の技術が正しく行われるよう実施指導すること。

④妊娠兆候の早期発見を知らせるとともに，妊娠が疑わしい場合の早期受診の必要性を徹底すること。

⑤健全な母性の育成のため，栄養や食生活の重要性を認識させること。

⑥妊娠期と育児期において，十分治療することが困難な歯科疾患の予防，治療のための歯科健康診査を受診するようすすめること。

⑦妊娠の早期届出および母子健康手帳の交付などの行政施策について指導すること。

なお，これらの指導にあたっては，婚前学級，新婚学級などの集団指導を活用することがのぞましく，新生活への不安をできるだけ少なくし，新しい家庭づくりにむけて2人で十分話し合い，意欲的に取り組むことができるようにすることが大切である。

2）健康診査

健全な家庭づくりのためには，結婚前に健康診査を受けて結婚生活を開始することが望ましい。

健康診査は，問診，診察および検査計測により本人の健康状態を把握し，健康管理に役立たせるとともに，結婚生活や妊娠・分娩の障害となる疾患や異常（活動性の結核，糖尿病，遺伝性の中枢神経系疾患，性器疾患，異常肥満，停留睾丸など）の発見・治療につとめることが要点である。また，心身の発達，生活環境，食生活の状況，栄養状態，貧血，感染（結核，風疹，B型肝炎などウイルス感染，性感染症など），月経障害，歯科の疾患または異常などにも留意する。

(2) 不妊指導

1）不妊とは

不妊とは，「避妊をしない自然な性生活のあるカップルで，一定期間たっても妊娠しない状態」とされ，一定期間を日本では通常2年以上，国際産婦人科連合（FIGO）では2年間，アメリカ不妊学会では1年間と定義されている。また，妊娠はしても再度の流産・早産・死産で生児を得られないものを不育症といい，不妊症と区別している。

不妊症は子どものできない状態をいうことばで，病名でも診断名でもなく，カップル単位で考えるため，一方が全く正常であることも少なくない。不妊の原因が男性側にあるものを男性不妊，女性側にあるものを女性不妊という。

不妊症には原発不妊と続発不妊がある。結婚してから1回も妊娠しない原発不妊は，生殖年齢にある夫婦の10％以上といわれている。結婚1年以内の妊娠率は20歳代の女性が90％以上あるのに対して，35歳以上ではその率が急激に低下することが報告されている。日本では女性の晩婚化に加えて男性の精子数の減少が報告され，不妊は今後，さらに増えていくことが予測される。

2）不妊の原因

不妊症の原因は様々な報告があり多少の違いはあるが，卵巣機能異常（排卵障害，月経異常，黄体機能不全），卵管通過性障害および男性側因子（乏精子症，無精子症など）が3大原因で，全体の80〜90％を占める。このほか原因不明が10％程度ある。現在不妊治療は進歩し，治療できないものは非常に少なくなっている。

3）不妊指導

不妊症カップルは子どもができないことに対して深い悲しみを感じ，孤立，不当感，怒り，不全感，自尊感情の低下など情動的に不安定である。このような不妊に関連する喪失は時間をこえて周期的に訪れ，悲しみが慢性的に引き続く。また，パートナーや家族，身近な人間関係の中での何気ない言動からくるストレス，検査・治療に伴う不安や身体的・経済的負担など家庭の平和が失われることもある。

このような不妊に関連する深刻な問題に対して，不妊であるという事実と向き合うための援助がまず必要となる。援助に際して看護者は，不妊である当事者と十分な信頼関係をつくり，生殖という非常にプライベートな問題を扱うことを自覚して慎重に関わることが大切である。不妊女性に対する看護の方向性として，①女性としての自尊心を回復してもらうこと，②治療に対する根拠のある情報提供と日常生活の調整をすること，③パートナーの意見やカップルの

関係調整をすること，④子どもがいないストレス状況への対処法をいっしょに考えること，⑤子どもを持つこと以外の生きがいを持ってもらうことなど適切なカウンセリング技術をもって援助することがのぞましい。

4）不妊女性や家族への社会的な支援

厚生労働省は不妊カップルが誰にも相談できずに様々な悩みをかかえている状況に対して，1996（平成8）年「生涯を通じた女性の健康支援事業」を開始した。この事業は，女性がその健康状態に応じ的確に自己管理を行うことができる健康教育を実施し，思春期や更年期の問題とともに，不妊症に対する専門相談を実施するものである。さらに，医師やケースワーカーによる不妊に関する医学的な相談や心の悩みの相談および専門相談員の研修を実施する不妊専門相談センター事業が行われた。これは，1999（平成11）年の「新エンゼルプラン」で計画的に整備すべき重点施策としても位置づけられた。そして，2000（平成12）年の「健やか親子21」（21世紀母子保健の取り組みの方向性を示し，関係機関・団体が一体となって推進する国民運動計画）の不妊への支援では，2004（平成16）年までに全ての都道府県に不妊専門相談センターを設置する指標が設定され，公的な相談支援体制が整備されつつある。また，日本家族計画協会でも不妊電話相談事業があり，不妊カップルや家族への社会的支援が行われている。

2004（平成16）年には，少子化対策の施策の一環として，医療保険が適用されず，高額な医療費がかかる配偶者間の不妊治療に要する費用の一部を助成する「特定不妊治療費助成事業」（夫婦合算所得650万円未満に限り年度当たり上限額10万円，通算2年間支給）が創設され，支給の制限はあるものの経済的支援体制の取り組みが始められた。

その他にも不妊女性同士の自助グループが全国や地方に存在し，当事者同志で不妊と生殖技術の問題を考え，お互いの悩みや心配を共有し，情報交換を行っている。

不妊女性やその家族への社会的支援の取り組みは始まったばかりで，量的にも質的にもまだ十分ではない。今後，不妊女性やその家族をどのように支えていくのか，充実した援助をどのように提供していくのか，自助グループの存在の紹介や広報をどのようにしていくのかを考えていく必要がある。

5.4　女性への暴力

A．女性に対する暴力とは

"女性に対する暴力は健康および生命を危険にさらす"

女性に対する肉体的，精神的，性的または心理的損害または苦痛が結果的に生じるかもしくは生じるであろう性に基づくあらゆる暴力行為を意味し，公的または私的生活のいずれで起こるものであっても，このような行為を行うという脅迫，強制または自由の恣意的な剥奪を全て「女性に対する暴力」という。

女性に対する暴力の中には次のような行為が含まれる。

(1) 殴打，家庭内における女児の性的虐待，持参金に関連した暴力，夫婦間の強姦，女性性器の切除およびその他の女性に有害な伝統的慣習，婚姻外暴力および搾取に関連した暴力を含む家庭において起こる肉体的，性的および精神的暴力。

(2) 強姦，性的虐待，職場，教育施設およびその他の場所における性的嫌がらせおよび威嚇，女性の人身売買および強制売春を含む一般社会において起こる肉体的，性的および精神的暴力。

(3) 起こる場所を問わず，国家により行われたかまたは許容された肉体的，性的および精神的暴力。

1995年の北京における第4回世界女性会議

では，女性に対する暴力は特に重要課題として「12の重大問題領域」の一つとして提示された。それ以後この問題は国籍や人種，宗教や階級を越えて「女性という性をもつゆえに生じる」という地球上のいかなる国においても共通の問題として認識されている。しかし，日本においては社会問題として取り上げられるようになったのはごく最近であり，女性への暴力の実態はあまり知られていないといえる。ここでは近年日本において急速に表出し，女性のリプロダクティブ・ヘルス/ライツを含めたセクシュアリティに関する健康を深く侵害すると思われる，親密な関係における暴力（ドメスティック・バイオレンス）と強姦・強制わいせつの性犯罪行為について理解を深めたい。

B．女性が暴力を受けやすいのはなぜか

現在の社会においては，大半の男性と女性の関係において力関係の強弱があることは周知のことである。性暴力では男性より女性が被害に遭うことが圧倒的に多い。

犯罪白書（平成14年版）によると性犯罪の被害は，「近年増加傾向にある。平成13年では，強姦が，被害者数2,228人，被害発生率（女子人口10万人当たりの被害者数）は3.4人であり，強制わいせつが，女子被害者数9,044人（前年比1,922人増），被害発生率13.9人である。」とあり，元来性犯罪被害者は女性であることが前提になっている。

近年における女性の強姦被害者の増加は，実際の事件の増加に加えて被害者側の認識の変容があると考えられている。つまり，これまで長年にわたり，もし性暴力の被害を届け出たとしても被害者側の予防態勢に問題があったように非難されることが通常としてまかり通ってきた。このような状況のもとでは被害者は悔しくも無念の中に黙していることが多かったのである。

女性は性的被害にあわないように，常に慎重に行動すべきという社会規範が先にあり，どのような状況であろうとも女性の意志を無視した性行為は許されないという規範がない社会においては，女性の口は封じられることになり，表面上は性暴力犯罪が少ないとされていたと言える。しかし実際には女性がからだ，こころ，生命までも危険にさらされるような事件が水面下で多く起こってきた。このことは社会の性差別的な構造のなかで女性に対する性暴力は容認されてきたということになる。

しかし，1990年代に入って，世界環境会議，世界人権会議，国際的な女性会議や女性の連帯を経て，女性たちは女性への暴力の根絶を，国境を超えた運動として展開してきた。

日本においても，平成12年に成立した「ストーカー規制法」，平成13年の「配偶者からの暴力の防止及び被害者の保護に関する法律」の成立などを通して，女性への暴力・性暴力などは女性の生命を脅かし，人権を侵害することなので，犯罪として対応するべきという認識になり，警察が性暴力被害者への対策をとるようになった。またそれらのことを通して世の中の関心が高まり，社会的な対応の変化などが届出被害者数の増加になって現れていると考える。

そのような社会の動きの中でもなお，平成12年に実施された「犯罪被害についての実態調査」によると，性的暴行の被害申告率（警察に事件を届け出た者の比率）は9.7%である。犯罪白書に示される10倍もの被害があることが推測される。

このように日本においては社会問題として取り上げられるようになったのはつい最近であり，その実態は隠れていることが未だ多い。その根底には生物学的，社会的にも存在する男性と女性の力の不均衡があるといえる。

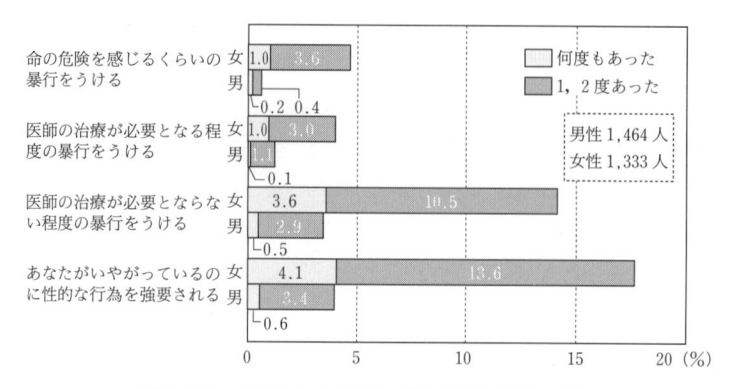

図5-4-1 夫や妻から暴行などを受けた経験の有無
資料：内閣府，男女間における暴力に関する調査，1999．

C．夫・パートナーからの暴力

これまでの長い期間日本では，親密な関係の中での暴力，特に夫からの暴力は，家庭内のプライベートな(個人的な)問題であり，法律も「夫婦喧嘩は民事不介入」として片付けてきた。

男性による女性への暴力という視点はなく「夫は妻をしつけるために」妻への暴力的行為は正当化され，それが嫌ならば「妻は夫を怒らせないように立ち回る」ことが賢い妻のやり方であると，暴力を受ける妻の側に何らかの責任があるかのように考えられてきた。暴力は，夫や恋人が自分を所有していることの表れだと受け止めている女性は多い。

1970年代以降，女性に対する暴力を根絶しようという女性たちの声は国連を動かしていた。1993年のウィーン国連世界人権会議では，女性NGO(非政府組織)は「女性の権利は人権である」をスローガンに，「女性に対する暴力」をテーマにした。夫・恋人からの暴力もその中の重要な問題であった。日本でも，1992年の「夫(恋人)からの暴力」調査研究会による調査や女性のための電話相談やカウンセリング・グループなどによってドメスティック・バイオレンス(domestic violence：DV)という問題が認識されはじめた。

平成11(1999)年の総理府による全国規模の調査では夫からの暴行により「命の危険を感じる経験を有する」女性が4.6％あった。20人に1人が命に危険を感じる暴力を受けたということである(図5-4-1)。

アメリカの心理学者レノア・ウォーカーはその著書『バタードウーマン——虐待される妻たち』の中でドメスティック・バイオレンスにはサイクルがあると提唱した。「パートナー間の緊張が蓄積する期間」，その後じわじわと夫の緊張が増し些細なことから「暴力が爆発する期間」，暴力をふるった後の男性は「謝罪をし，許しを乞いやさしくなる期間（ハネムーン期と名づけられた）」の3段階がサイクルになっているという。このようなサイクルのタイプもあることは確かだが，近年でははっきりしたサイクルがみられない，様々なタイプがあると考えるのがふつうである。このような現状認識の中で日本では「配偶者からの暴力の防止及び被害者の保護に関する法律」が平成13年に成立，施行された。この法律によって夫からの暴力は「暴力」であると定義づけられ，それは「犯罪行為」であると規定された。

D．DVによる健康障害

隠されてきたドメスティック・バイオレンスの実態が，当事者である女性たちにより語られ

ることで明らかになってきた。

身体的暴力による負傷は顔や頭，胴，手足など全身に及ぶことが語られ，負傷の程度は骨折に至らなくても打撲，切傷，むち打ち，やけど，アザ，コブなどを負い命の危険を感じる経験もある。また身体的暴力は，直後のケガだけでなく暴力による骨折やむち打ち，顔面の平手打ちで起こる鼓膜損傷による難聴や眼部損傷による視力障害などの後遺症を残し，その後何年も身体的不調を抱えることになっている。また身体的な暴力を受け，医療が必要と思われるような負傷をしても治療をうけていなかった女性たちも多くいる。医療機関にいくことで，暴力を振るわれていることが他人に知られてしまうことや，受診したことが夫・パートナーからの更なる暴力につながることを恐れての未受診や，夫やパートナーが受診させないということもある。

身体的障害が残るだけではなく，暴力は被害をうけた女性たちの精神にも大きな影響を残している。一時保護所など安全な場所に逃れ，直接に暴力を受けなくなった後でも，夫・パートナーを思い出すような刺激に反応して暴力を受けていた頃の恐怖や不快感を感じる女性は多くいる。男性全般に対して，恐怖を感じてしまったり，「暴力を振るわれる夢をよくみる」などと心的外傷の後におこるストレス反応の一つと考えられる症状（心的外傷後ストレス障害・PTSD）を呈する女性もいる。

妻やパートナーを支配しようとする暴力の形態には，身体的な暴力だけではなく「逃げたら殺す」「実家に火をつけてやる」などの脅しや「交友関係や電話の内容を細かくチェックする」「外出を禁止する」などの行動を束縛することや，「バカ，アホと罵る」「人前で侮辱する」「お前はだめな人間だ」などの精神的暴力，「生活費を渡さない」「家計を厳しく管理する」「外で働くことを妨害する」などの経済的行動の制限，「見たくないのにポルノビデオを見せる」「脅しや暴力的な性行為」「避妊に協力しない」「中絶の強要」「子どもが産めないことを一方的に非難する」「性行為の強要」のような性暴力がある。暴力は身体，精神，経済，性暴力が単独でなく，多様な形態の暴力が複合されて振るわれることが多くみられる。この中で被害女性の多くは性周期の変調や性感染症の罹患の繰り返し，妊娠中絶などの健康問題をかかえている。

また，このような状況の中で暴力を受けた女性は低い自己評価や無力感に陥り「どこに逃げても無駄だ，どこにも逃げられない」「何を言ってもだめだ」と暴力を振るわれる状況から逃げることをあきらめることになっていく。

あるいは，長期間にわたって繰り返し暴力を受け続けることで「自分が殺されるか，自殺するか，相手を殺してしまうか，それしか方法がない」という極限に近い心理状態におかれることもある。

暴力の方法としては「子どもに暴力をふるうと脅かす」「子どもを取り上げる」「自分の言いたいことを子どもに言わせる」「子どもに暴力を見せる」など子どもだけは暴力の蚊帳の外，安全な処におきたいと思う母親の気持ちを利用する者もある。

どのような状況であれ，閉鎖された家庭内の暴力事は子どもには察せられることであり，子どもの年齢を問わずその影響は計り知れなく大きなものである。子どもが安全で安心な養育環境で健やかに育まれることが阻害されることを考慮すると，全てのDVは子どもの虐待を伴うと言っても過言ではない。平成16年4月改正交付された「児童虐待の防止等に関する法律」（平成12年11月施行）では児童虐待の定義の中に「児童が同居する家庭における配偶者に対する暴力」が含まれることになった。

E．性犯罪（強姦・強制わいせつ）被害

先述の犯罪白書によると，性犯罪においては

面識のない者に対して行われる比率が高いということになっているが，平成11年に総理府の男女共同参画室（現内閣府男女共同参画局）によって行われた「男女間における暴力に関する調査」では被害の70％以上が顔見知りによるものだ（図5-4-2）。

女性への性犯罪についてはいくつかのよく知られる風説がある。

・女性が性犯罪被害にあうのは，服装が派手だったり，態度が刺激的なセックス・アピールが加害者を誘発するからだ。
・若い女性だけが被害にあう。
・抵抗すれば強姦は防げるのに女性の中に強姦願望があるから抵抗しないのだ。
・強姦するのは見知らぬ男である。
・強姦は暗い小道で発生する戸外での犯罪である。

などなどである。

先述した総理府の調査だけではなく東京・強姦救援センターに寄せられた電話相談の統計をみても，家族，恋人，親戚，職場の関係者，隣人などの顔見知りによる屋内での暴行が過半数を占めている。これらを通して顔見知りによる犯行は通報されにくいことが伺える。顔見知りであるほど通報，告発後の報復が恐れられる。

力関係に差がある性暴力では加害者が被害者を自分の支配化に置く暴力であるために，加害者は「誰にも言うな」と被害者に口封じを強制する。「誰にも言えない」気持ちを強調するのは，脅しによる恐怖と共に「女性は"性"について秘め事にするものだ」とする社会規範も作用する。

総理府調査で被害者の38.8％は「どこ（だれ）にも相談しなかった」と答え，相談しなかった理由として55.3％が「恥ずかしくて誰にも言えなかった」と回答している。

女性への性犯罪に関しては，このように根拠はないが人々の心に入り込みいつの間にか真実であるかのように信じられていく風説により，男性の暴行行為は隠蔽され，不問になり，世間に保護されてきた。

一方，性暴力被害を受けた女性たちには身体的な傷だけではなく，精神的な後遺症が重く残る（表5-4-1）。

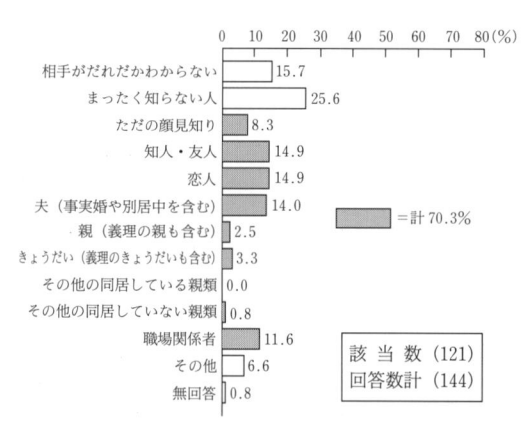

相手	％
相手がだれだかわからない	15.7
まったく知らない人	25.6
ただの顔見知り	8.3
知人・友人	14.9
恋人	14.9
夫（事実婚や別居中を含む）	14.0
親（義理の親も含む）	2.5
きょうだい（義理のきょうだいも含む）	3.3
その他の同居している親類	0.0
その他の同居していない親類	0.8
職場関係者	11.6
その他	6.6
無回答	0.8

＝計 70.3％　該当数（121）　回答数計（144）

図5-4-2 性的な行為を強要された加害者との関係
資料：総理府男女共同参画室，男女間における暴力に関する調査，2000．

表5-4-1 被害者が受けた精神的影響の内容

罪種	総数	病気になったり，精神的に不安定になった	食欲がなくなった	何をする気力もなくなった	人と会いたくなくなった	外出ができなくなった	自殺を考えた	夜眠れなくなったり，悪夢に悩まされるようになった	感情がまひしたような状態となった	自分としての実感がないような状態となった	その他
強姦	81(人)	47 (58.0%)	31 (38.3%)	33 (40.7%)	34 (42.0%)	35 (43.2%)	17 (21.0%)	49 (60.5%)	18 (22.2%)	21 (25.9%)	31 (38.3%)
強制わいせつ	85(人)	41 (48.2%)	24 (28.2%)	19 (22.4%)	17 (20.0%)	37 (43.5%)	3 (3.5%)	30 (35.3%)	3 (3.5%)	8 (9.4%)	30 (35.3%)

出典：『犯罪白書』（平成11年版）．

F．暴力被害を受けた女性への支援

暴力を受けたことによって諸々の健康問題が生じる女性は多い。

看護場面では日常的に被害を受けた女性と接することは度々あるが，「暴力」という認識をもっていないと健康問題の真の原因を見逃すこともある。初対面の医療者に自ら暴力の体験を語れないことが多いからである。

援助の目標は，暴力の被害を受けた女性が身体的，精神的，社会的な健康を他人から害されることなく，また自分のことは自分で決めることのできる安全と安心が得られるような環境をつくることにある。

援助する側が最初にすることは被害者の身体的な安全をはかることになる。今いるところは安全が確保されているのか，加害者が近くにいるのかいないのか，けがはないのか，について確かめる。しかし，被害を受けた女性を「かわいそうな弱者」として保護するのではなく，その人が本来持っている力を信じ，暴力で損なわれた自分で考え，選択し，決定する力を取り戻す過程に寄り添うことが重要になる。

そのためには，被害者を尊重し，批判，非難せずに話を丁寧に聴くことが基本的な原則である。援助する側は冷静に聴き，何ができるかを一緒に考えることが重要なことである。

暴力というトラウマティックな体験のためにASD（Acute Stress Disorder：急性ストレス障害）やPTSD（Posttraumatic Stress Disorder：心的外傷後ストレス障害）などの症状を示すこともある。看護者はこのような症状についての理解が必要である。

危機状況の援助には情報提供することも重視される。社会資源との連携の援助も必要になる。特にDVの危機状況では第一の問題解決は当面の安全確保が目的になるが，そのためには組織的な対応が求められる。

相談を受け付ける機関，一時保護にあたる機関，警察，病院，裁判所，弁護士等関係者の相互の連携が必要になる。

また，被害者の自立支援が必要な場合は，福祉事務所，児童相談所，職業斡旋機関，職業訓練校等の関係機関が必要になる。

1980年代に北アメリカやヨーロッパで性暴力被害支援専門看護婦（Sexual Assault Nurse Examiner）の養成が始まった。専門看護婦は必要な医療訓練を積み，被害にあった人を支え，被害を告発する医学的な証拠を収集する能力をもつだけでなく，被害女性の立場にたち，しっかりとした説明と本人の同意を得て，診療を進めることや本人の告訴する，しないの選択も支えること，医療以外の援助機関の紹介やカウンセラーとの連携を含んだ総合的な提供をする役割をしている。

日本では「女性の安全と健康のための支援教育センター」が養成講座を開いている。

G．暴力を予防するには

これまでの社会では，長い間性暴力に関しては被害にあった方に注意心や警戒心が欠けているとの非難が投げかけられることが多く，暴力的な方法をとる者（男性であることが多い）についての対策はとられてこなかった。

近年になり，子どもや女性への性暴力をふるった者たちが矯正されたり，暴力をふるわないための教育プログラム（加害者プログラムと称されることが多い）を受けるような対策をもつ国もでてきている。しかし，このような更生過程を経ても，なおも再度，再々度の暴力的行為にいたった事件が多くある。

性暴力が男性優位の文化や社会構造からおきるものであれば，特定の男性のみの問題ではなく男性全体が社会の基盤にある女性差別についての認識をすることが求められる。「男性は強くて，少々の暴力をふるうのは当然だ」の意識がある社会においては，力弱いものを支配し，そ

の中で権威，権力をふるうことは容認されてゆくことになる。

女性に対する男性の暴力は個人の問題ではない。真の差別がない平等な社会への変革が望まれる。変革のためには，社会啓発や教育，特に子どもの時に暴力的な環境を取り除くことや若者への暴力防止プログラムの提供，現存の社会制度や法律を見直しすることなどが急がれる必要がある。

このような状況のなかでも女性が暴力的行為に巻き込まれないための方策はある。

女性が暴力とは何か，暴力の具体的な内容，多様な様相があることを知っておくことは暴力察知の勘を高める。自分に対して起きていることが暴力的な行為であるという早期の気づきは，それを避ける予防行為に結びついてゆく。また，被害にあった女性がそのことについて話しやすい援助（人や機関など）を利用しやすくしておくことも，深刻になる被害を未然に防ぐことに繋がる。そのためには，自分が被害にあっても，友人が被害にあっても「悪いのは加害者，被害者は悪くない」というメッセージを自分のものにしておくことが重要である。

5.5 家族計画

A．家族計画の定義

家族計画とは，カップルのライフサイクルに合わせて，出産する時期や出産間隔および出産回数をコントロールすることである。カップルのもつ価値観・健康状態・経済状態・生活環境・住宅事情・社会的条件などを考慮し，2人でともに考えて計画されるものである。家族計画の意義は，家族の健康を守り，家庭生活環境の維持・増進，人口増加抑制への効果が期待できる。さらにすべての子どもは望まれた子どもである権利を有し（Every child has a right to be a wanted child.），地球規模の人口問題をも背景に，女性と子どもの基本的な人権を保障することにある。

現代の家族計画を支える概念として，リプロダクティブ・ヘルス/ライツの理念が特に重要である。

リプロダクティブ・ヘルスとは，妊娠・出産のシステムおよびその機能とプロセスにかかわるすべての事象において，単に病気がないあるいは病的状態にないということではなく，身体的，精神的，社会的に良好な状態（well-being）にあることをいう。したがって，リプロダクティブ・ヘルスには以下のことが含まれる。すなわち，人々が安全で満足のいく性生活をもてること，子どもを産む可能性を持つこと，さらに，産むかどうか，産むならいつ何人産むかを決める自由をもつことである。最後の決定の自由という条件で意味しているのは次の権利である。男女ともが，自分の選んだ，安全で効果的で支払い可能な利用しやすい出生調節法（fertility regulation）について情報を得，その方法を入手する権利および，女性が安全に妊娠・出産でき，またカップルが可能な限り健康な乳児をもつ機会に恵まれるよう，適切なヘルス・ケア・サービスを入手する権利である[27]。

（94年4月ニューヨークで開催されたWHOのリプロダクティブ・ヘルスの定義）

リプロダクティブ・ライツとは，子どもを産むか否か，産むとしたらいつどのように子どもを産むかに関する女性の権利である。その権利は，国籍，階級，人権，民族，年齢，宗教，障害，セクシャリティ，婚姻関係の有無にかかわらず，社会・経済・政治的に保障されるべきである[27]。

（リプロダクティブ・ライツのための女性のグローバル・ネットワークより）

> ◆リプロダクティブ・ライツとリプロダクティブ・ヘルスは，いわばコインの両側の関係にあり，主として，女性たちによって推進されてきた。国際家族計画連盟（IPPF）や国際人口基金（UNFPA）などは近年リプロダクティブ・ライツに言及しているが，WHOは現在のところこの用語は用いていない。

リプロダクティブ・ヘルスは，女性の健康や権利をライフサイクル全期にわたり保障するものである。従来，妊娠・出産の調節（避妊・不妊手術・人工妊娠中絶）や母子保健に限定されがちであった「女性の健康」を，不妊，育児，性感染症，女性特有の病気や生殖器系の癌，性暴力，売買春などの視点からも取り上げ，誕生から思春期・出産可能期・更年期・老年期までといった，女性のライフサイクルすべてにおいて，自分自身の健康を主体的に確保することを目指す概念である。

また，リプロダクティブ・ライツは，このような健康を保障されている女性が「性と生殖」に関する事柄を自分の意思で決定することを基本的人権として位置づけている概念である。

つまり家族計画は，リプロダクティブ・ヘルス／ライツの中心的な課題として存在している，妊娠・出産の調節に関し，生まれてくる子どもの健康を守り，家庭生活環境の維持・向上のもと，発展途上国などに見られる人口増加問題も含み，女性の健康のために必要な実践課題の一つである。

B. 家族計画（避妊法）の歴史

妊娠を避けようとする試みや，出産を避けるための堕胎や乳児殺しなどの歴史は古く，人類の歴史とともに始まっている。アメリカのN.E.ハイムズが著した『受胎調節の医学的歴史』によると，古代ヘブライ時代には，動物の糞やゴムと蜜を混ぜたものを腟の中に詰めるといった腟内充填避妊法の原型ともいえる避妊が行われていた。また，東洋においては，科学的な根拠は見出せないまでも，マメ科植物を発酵させた物質を内服避妊薬として使用する方法などが紹介されている。その後，中世ヨーロッパにおいては，宗教上の問題も大きく関与し科学的避妊法という点では後退した時代であったが，現在もなお利用されている，性交中絶法が広く普及し始めたのもこの時代からである，と記されている。

このような時代の避妊は，あくまでも個人的レベルにおける妊娠回避のための取り組みであった。家族計画が地球レベルの人口問題，経済問題，環境問題などの観点から論じられるようになった近世以降，家族計画がどのように社会に取り上げられ，発展してきたかを知ることは現代の家族計画問題を発展させるためにも重要である。

(1) マルサスの「人口論」

1798年イギリスの経済学者T. R. マルサスは，18世紀後半から19世紀前半にかけて，ヨーロッパの急激な人口増加において，将来に対する警告を行った。人口の増加と食糧の生産との間には必然的に不均衡が生じ，この不均衡がやがて社会に「悪徳」と「貧困」をもたらし，さらに飢餓が襲うというものである（マルサスの人口論）。このような事態の解決策としてマルサスは「禁欲」と「晩婚」をすすめていった。

(2) 新マルサス主義

まもなくマルサスの「禁欲」と「晩婚」に対する修正運動があらわれ，「新マルサス主義」と呼ばれている。その先駆者として有名なF. プレースは，各人がその結婚生活の中において，人為的出生調節を行えばよいと提唱し，具体的な避妊の方法として，スポンジ法や性交中絶法をあげている。プレースの活動は近代的な受胎調節運動の始まりと考えられている。

(3) サンガー

マルサスから始まる人口論的出生調節の提唱は，その後ヨーロッパに見られた出生率の低下という事実によって次第に忘れられ，否定されることとなった。その後，20世紀に入ると，マルサスとは異なる視点から出生の制限を唱える運動がはじまった。

1920年代，アメリカ，ニューヨークのスラム街の訪問保健婦，サンガーは望まない妊娠，不潔な堕胎，それによる障害，ひいては命さえも落としてしまう多くの女性に遭遇した。──望まない妊娠を繰り返した末，子宮の中に編棒を挿入し堕胎し感染症で命を落とした女性──同じ女性として，また医学に関与するものとして見逃すことのできなかったサンガーは，避妊の技術取得を求めてヨーロッパに渡り，ペッサリー法の技術を習得した。「バースコントロール」という言葉をスローガンに活動を広め，この運動が礎となり後に「アメリカ産児制限協会」が設立され，現在に至っている。サンガーの主張は，マルサスのような，経済，人口政策ではなく，個々の女性の幸福に焦点をあてた女性の健康増進に主眼が置かれているという点が特徴的である。

(4) 日本における歴史

わが国においては，古来より堕胎や間引きといった出生抑制方法が他国に比して多く行われていた。生活防衛のため自発的な行動によりその苦しみを深刻化しないように努力するための方法として，半ば公認された悲しい出生抑制方法であった。戦後，優生保護法の制定（1948年制定）により，人工妊娠中絶に関する適応が拡大され，その数は飛躍的に増加していった。戦後の混乱期をすぎ，徐々に人工妊娠中絶の母体へ及ぼす悪影響なども論じられるようになり，優生保護法は一部改正され，受胎調節の条項が加わり「受胎調節普及実施要領」が通達された。これにより，助産婦，保健婦，看護婦による「受胎調節等実施指導員制度」が発足し，「個人指導」「集団指導」「一般啓発活動」が展開され，わが国における受胎調節は，世界でも注目されるような普及率を遂げていった。さらに，1996年「優生保護法」は改正され，法律の名称も「母体保護法」と変わり，それまでの優生保護法に記された「不良な子孫の出生を防止」という法律の目的を示した，いわゆる優生条項も全面的に削除された。現在，母体保護法は，不妊手術や人工妊娠中絶に関する事項を中心に，女性の健康を保護するための法律として存在している。

C. 妊娠を望まない時期における家族計画の条件（受胎調節）

妊娠を望まない時期において家族計画の目的を達成するためには，人工的に妊娠を回避するための受胎調節が必要となる。受胎調節はカップルの持つ受胎調節の認識のもと，年齢，婚姻の有無，出産の有無や出産回数，カップルの健康状態や経済状態などを考慮し，有効性（避妊効果），継続性（実施の容易さ），安全性（無害さ），快適性（違和感の少なさ），復元性（使用を中止した後も妊娠が可能である）を基本とし，カップルにもっとも適した受胎調節の方法を選択できるよう援助しなければならない。

D. 避妊方法の実際（表5-5-1）

(1) 排卵期を避ける方法（基礎体温法・オギノ式）

1）基礎体温法

女性の身体は卵胞ホルモンと黄体ホルモンの変動によって体温が変化するので，その体温差で排卵のサイクルを予測し，排卵期間を推定する方法である。月経開始後しばらくの間は低温相が続き，排卵が起こると黄体ホルモンの分泌が盛んになり，その影響で体温が約0.5〜1度上昇する。排卵日（低温相の最後の日）とその前

表5-5-1 代表的な受胎調節方法

避妊方法	長所	短所	ライフサイクルにおける適正				
			思春期	第1子出産まで	授乳中	次の子を設けるまで	産み終え世代
基礎体温法	・安全で費用は安い ・女性が自分の身体に関心をもつことができる	・安全期が短い ・毎日の体温測定が実行されにくい ・月経周期の不順な人には使えない ・失敗率が高い	△	○	△	○	△
コンドーム	・使用法は簡単で比較的安価で入手しやすい ・性感染症を予防できる ・副作用や使用禁忌はほとんどない ・男性が避妊に参加できる	・男性のコンドームに対する動機づけが必要 ・男性の性感をそこねることや女性でも不快感や,不満足感をもつ者もいる ・使用方法を誤ると,失敗が多い	◎	◎	◎	◎	◎
女性用コンドーム	・女性主体で避妊ができる ・性感染症を予防できる ・あらかじめ装着できる ・射精後すぐに除去しなくてよく,性交時間の延長ができる	・費用が高い ・挿入に慣れる必要がある ・性感が損なわれる	◎	◎	◎	◎	◎
ペッサリー法	・男性の協力を必要としない ・性交の途中ではなく,事前に挿入可能である ・男女とも性感には影響がない ・副作用・使用禁忌はほとんどない ・何回も使用でき経済的である	・専門家によるサイズの測定・挿入方法の指導など介入が必要 ・正しく挿入できないと,妊娠する危険性が高い ・妊娠・出産によりサイズを変更しなければならない	△	◎	◎	◎	◎
殺精子剤	・使用法が簡単 ・副作用は少ない ・他の避妊法と併用すると,効果は高められる	・効果持続時間に制約がある ・挿入の時間調節には男性の協力が必要 ・薬物アレルギーのある人は使用できない	○	○	○	○	○
子宮内避妊器具(IUD)	・男性の協力や毎回の避妊行為を必要としない ・避妊効果は比較的高い ・費用はピルより安価である	・医療機関の受診が必要である ・局所的な副作用などが起こる場合もある ・適応があり,すべての女性に使用できるわけではない ・保険適応はされない ・挿入時の費用が高価	△	△	◎	◎	◎
経口避妊薬(ピル)	・女性主体で避妊できる ・正しく服用すれば避妊効果は高い	・副作用・禁忌がある ・服用前・服用中の医学的管理が必要 ・喫煙者は心血管系の障害を起こしやすい ・長期間服用による障害の報告結果はでていない	◎	◎	△	◎	◎(40歳以下) △(40歳以上)
不妊手術	・男女どちらかの手術で永久的な避妊効果が得られる	・復元性は容易ではない ・手術を行う必要がある ・精神的な後遺症の出現もある	△	△	△	△	状況に応じて◎

◎:正しく使えば単独でよい,○:併用が望ましい,△:難しい。

後3日間の計7日間に,さらにその前2日間(精子の生存期間を考慮して)を加えた9日間が最も妊娠しやすい時期となる。ただし,女性の排卵の周期や体温はその時々の健康状態や精神状態によって変化も大きく,精子や卵子の生存期間にも個体差がある点や,近年の超音波断層法による排卵現象の観察などにおいても,基礎体温の上昇時期は必ずしも排卵期と同調しないことが判明していることなどから,あくまでも補助的な方法としての利用が望まれる。

・基礎体温表および測定方法(図5-5-1)[28]

基礎体温測定計(婦人体温計)を用いて,毎日の同時刻に体温を測定し,排卵日を推定する。最近ではマイクロコンピューター内蔵のものも商品化され,同時計測記録可能となっているものも販売されている。

2)オギノ式

次回月経開始前日から数え12〜16日前に排

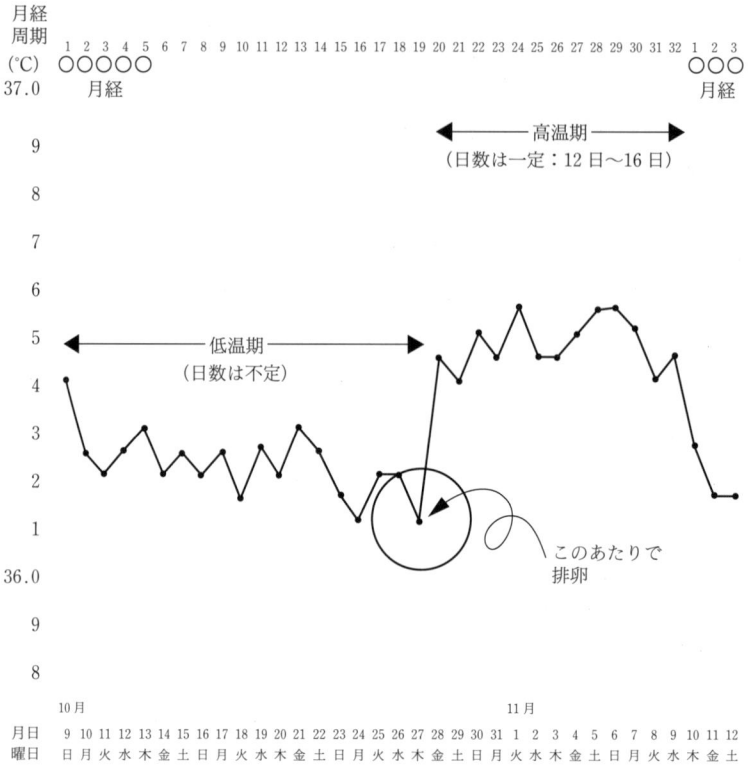

図 5-5-1　基礎体温表
出典：荻野博，BBT メモリー，日本家族計画協会．

卵が予定されるという荻野学説を利用するものである。これに，精子の受精能力期間3〜7日間と卵子の受精能力期間24時間の合計を受胎期として，この時期を禁欲とする方法である。この場合，最低でも6ヵ月から1年間の月経周期の範囲を的確に把握し，最短周期と最長周期から受胎期を計算しなければならない。理解不足による失敗も多い。

(2) 精子を子宮腔内に入れない方法

1) コンドーム

男性の協力を必要とする方法である。ラテックス（天然ゴム）製の袋を男性性器に装着して，精子が腟内に入るのを防ぐ方法である。性交渉途中からのコンドーム装着や，射精後の男性性器の抜去の遅れなど，使用方法のミスがなければ高い避妊効果が得られ，価格も安価である。また，避妊効果以外にも性感染症予防にも役立つ。日本では最も高率に使用されている避妊方法である。

2) 女性用コンドーム（図5-5-2）

女性が主体的に使用する方法である。ポリウレタン製の透明な筒状のコンドームを腟の中に挿入する。コンドームの端は，腟の入り口でとまるように輪状になっている。性感染症予防を目的に開発され，注目されている避妊具の一つだが，男性用コンドームと比較し大きく異物感があり，価格もやや高価である（製品はすべて英国で製造されており，現在，日本での販売は行われていない）。

3) ペッサリー（図5-5-3）

円形のバネにゴムを張り浅いお椀形の器具で子宮口を覆い腟内に射精された精子が子宮内へ進入するのを防ぐ方法である。サイズには，直

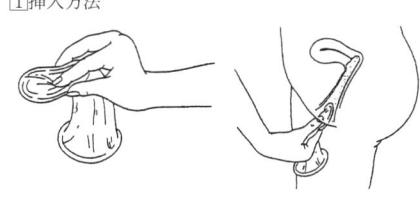

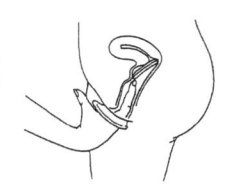

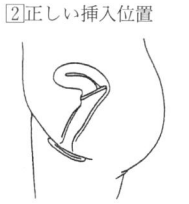

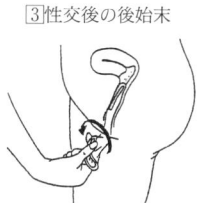

5.5 家族計画

図5-5-2 女性用コンドーム使用方法

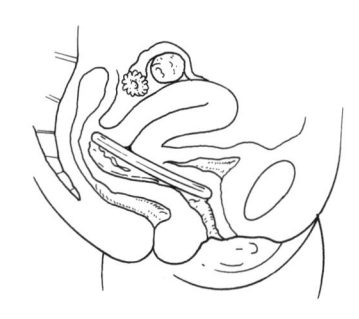

①コンドームを拡げ，入口を下にして中に入ったリングをそのままコンドームの先端にもっていく。人差し指をリング中央に添え，親指と中指でリングを細長くする。

②もう一方の手で陰唇を開き，内リングを腟のなかに挿入する。

③指をコンドームのなかに入れ，内リングをできるだけ腟の奥へ挿入する。

④コンドームの入口は外陰部から3cmくらい出ている状態で，腟の入口を覆うようにする。

⑤使用後は精液がこぼれないように，注意深く取り出す。

図5-5-3 ペッサリー

径60〜85mmまでに2.5mm間隔に10種類がある。使用にあたっては，医師または受胎調節実地指導員の資格を有した助産師などによるサイズの計測とともに，内性器の解剖，挿入方法などの説明を受けた後，実際に自ら挿入し位置を確認する。また，ペッサリーの除去は，最終行為後8時間以降に行う。女性の意思で実施できる避妊方法であるが，性感染症に対しては無効である。現在では，あまり使われていない。

4）腟外射精

性交の途中で射精直前に腟から男性性器を抜去し，腟外に射精する方法である。器具も薬品も不要であるが，男性側の避妊に対する強い意志が必要であるばかりでなく，射精前に分泌されるCowper腺液に精子が含まれることもあるため，避妊効果は十分ではなく，長期的には妊娠する可能性も高い。避妊方法として認められず，しないよりしたほうが多少の効果が認められる程度と認識しておくべきである。また，性感染症に対しては無効である。

5）殺精子剤を使用する方法

ゼリー，錠剤タイプがあり，腟内に挿入して，精子に受精能力を消失させる方法である。錠剤は腟内で十分溶解しないと作用しないので，射精の時期とずれると効果がうすれる。

避妊目的には，単独使用より他の方法との併用が望ましい。

(3) 着床を防ぐ方法（子宮内器具：Intra-Uterine contraceptive Devices, IUD）
（図5-5-4）

子宮腔内に小さなプラスティックや金属製の器具を挿入し，避妊するものである。わが国では，その形状からリングと総称していたが，新しく開発されたものは輪の形をしておらず，子宮内避妊器具（IUD）とよぶのが一般的となっている。現在は，銅付加IUDのマルチロードとFD-1の2種類が主に使用されている。IUDは子宮内膜への接触面積が大きいほど，避妊効果は高くなるが，一方，過多月経，不正出血，腹痛などの障害の頻度も高くなる傾向がある。

挿入は，原則として避妊を希望する健康な経産婦を対象とし，挿入後は定期的に正しい位置に挿入されているかどうか検診の必要がある。また，まれに自然脱出することもあるため特に初回月経後の検診に留意することが大切である。避妊効果は比較的高く，全身に対する影響も少

太田リング
（プラスチック製）

優生リング

日本製IUD
（FD-1）

科薬ループ

マルチロード

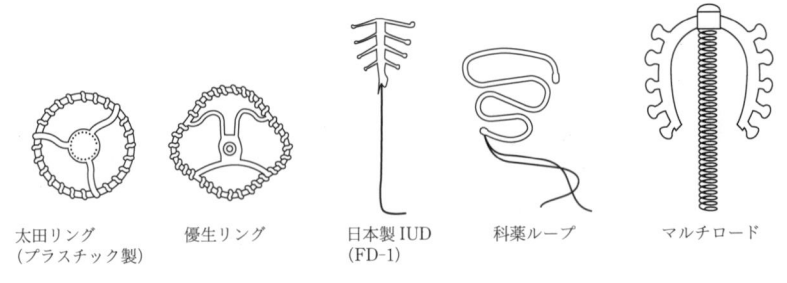

図5-5-4　各種IUD

ない。

(4) 排卵を阻止する方法（経口避妊薬：ピル）

卵胞ホルモンと黄体ホルモンの2種類のホルモン剤で構成されており，ホルモン用量の違いにより高用量，中用量，低用量がある。1999年7月に避妊を目的とする低容量ピルが日本においても認可され9月から販売された。ピルは，FSH（卵胞刺激ホルモン）とLH（黄体形成ホルモン）の分泌を抑制し，排卵をおこさなくすること，子宮内膜が受精卵の着床・妊娠に十分なほどに肥厚しないこと，さらに子宮頸管粘液の減少により，精子の子宮への侵入を妨害する作用で妊娠を回避するものである。

1）ピルの種類

ピルは，21日間飲んで7日間休むのが基本的な内服方法であり，この21日間の卵胞ホルモンと黄体ホルモンの混合比が一定であるものが一相性，二つのホルモンの混合比が段階的に変るものが二相性，三相性である。

2）ピルの飲み方

医師の健康診査および一般検査により，服用禁忌者（表5-5-2）でないことを確認し，内服を開始する。通常，1周期分のピルは1シートにパックされており，毎日1錠ずつ21日間内服し，7日間の休薬している間に消退出血が起こる。つまり，ピルを内服することによって，規則正しい28日周期の月経周期を繰り返すことになり，29日目に再び1日目としてピルの内服

表5-5-2　ピルの服用禁忌

1．エストロゲン依存性腫瘍（乳癌・性器癌）およびその疑いのある女性
2．原因不明の性器出血のある女性
3．血栓性静脈炎，肺塞栓症，脳血管障害，冠動脈疾患に罹患または既往のある女性
4．35歳以上で1日15本以上の喫煙者
5．大手術予定者（4週以内），術後2週間以内，産後4週以内の女性
6．重篤な肝障害のある女性
7．脂質代謝異常のある女性
8．中等度以上の高血圧のある女性
9．妊娠中に横断，持続性掻痒症，妊娠ヘルペスの症状があった女性
10．妊婦または，妊娠している可能性のある女性

を開始する。休薬後の内服忘れを防止するために7日間の休薬中も偽薬を内服し続けるタイプのものもある。二相性，三相性のものは，服用する順番が決まっているため順序を間違わないようにしなければならない。また，低用量ピルは，ホルモン量を最小限に抑えているため，飲み忘れや内服の順序を間違えると避妊効果が低下してしまう危険があるため，飲み忘れには特に注意が必要となる。

3）ピルの副効用

月経周期の調節，月経痛の緩和，骨盤内感染症の予防，婦人科腫瘍（子宮筋腫，子宮癌，卵巣癌）発生の予防効果など。

4）ピルの副作用

消化器作用（悪心，嘔吐など），循環器系作用（血栓症，高血圧など），肝機能障害，体重増加などが挙げられる。

(5) 永久避妊法（不妊法）

わが国は諸外国に比べ永久避妊法の利用者は少なく，普及率は5.3％程度にとどまっている。手術により卵管や精管を結紮する不妊手術は，避妊効果の確実性が高く評価されている。再開通手術は不可能ではないが，十分なインフォームド・コンセントのもとに実施されなければならない。

1）男性不妊手術

手術的に精管を切断，結紮する方法である。手術後，精管内の精子が全部排出されるまでに数週間かかるため，術後1ヶ月ごとに2回程度の検査を行い，精子のないことを確認するまでは避妊の必要がある。

2）女性不妊手術

手術的に卵管全体もしくは一部を切除，圧挫する方法である。

E．家族計画と人工妊娠中絶

(1) わが国の人工妊娠中絶を取り巻く法律

現在，わが国において人工妊娠中絶に関連する規定は，刑法（第29章 堕胎の罪 第212条）と母体保護法（第3章 母性保護 第14条）に記されている。刑法によって人工妊娠中絶は，全面的に禁止されている一方で，母体保護法によって本人または配偶者の同意を得て，人工妊娠中絶を行うことができるという，法律上の二重構造となっているのが特徴的である（条文は別冊付録参照）。

(2) 人工妊娠中絶の動向

人工妊娠中絶は厚生労働省の統計によると，昭和30（1955）年には117万件（届け出数）をピークに年々減少しているが，平成14（2002）年においてもなお，32万9,000件にのぼっている。妊娠週数別の割合は，母体への負担が比較的軽い満11週以前の妊娠週数が全体の94％以上を占めている（表4-2-18）。

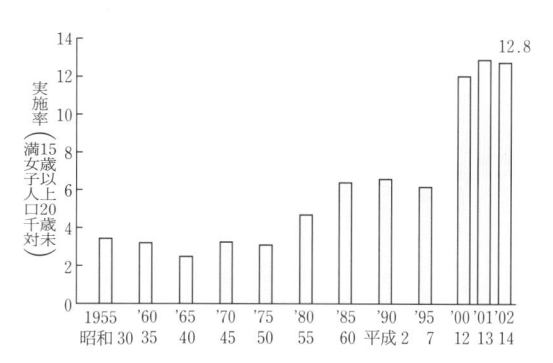

図5-5-5 20歳未満人工妊娠中絶実施率の推移
資料：厚生労働省，母体保護統計報告．

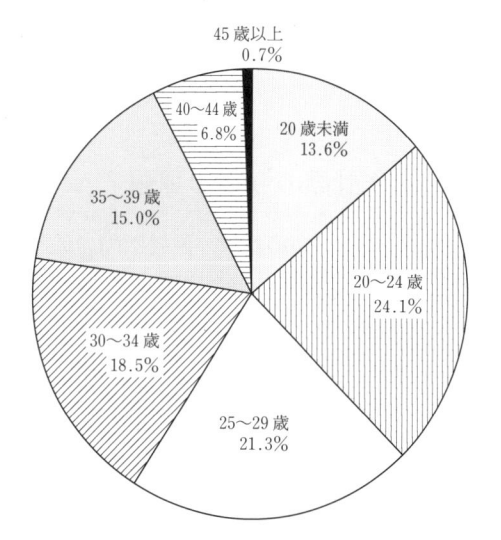

図5-5-6 年齢階級別人工妊娠中絶割合（2001年）

一方，近年の問題点として，20歳未満の人工妊娠中絶については増加傾向にあり，平成14年にやや減少が見られたものの総数は約4万5,000件にのぼっている（図5-5-5）。また，性成熟期にある30代の人工妊娠中絶率も全体の30％を超えている（図5-5-6）。

(3) 人工妊娠中絶の女性へ及ぼす影響と障害の予防

人工妊娠中絶の女性へ及ぼす影響は，手術に起因する直接障害と，手術後に一定期間をおいて現れる後障害に分けられる。直接障害には，子宮壁の穿孔，頸管組織の断裂，血管の断裂による出血などが挙げられる。後障害には，術後

の月経異常，習慣性流産，子宮内膜炎・付属器炎・骨盤腹膜炎などの感染症により不妊症を引き起こす場合もある。さらに，身体的な影響ばかりでなく，人工妊娠中絶を受けた女性の多くは，精神的な負担を感じていることも事実である。

人工妊娠中絶は，母体保護法に規定されている適応に該当する場合にのみ，手術を受けられる。やむをえず人工妊娠中絶を受けなければならない場合には，妊娠の初期に指定医師による手術を受け，手術後は十分な安静と休養をとり，清潔に心がけ，1週間後に診察を受け，異常がないことを確認することが大切である。

F．家族計画の今後の課題

近年における，性の解放，生殖活動の低年齢化は10代の人工妊娠中絶数の著しい増加によりいまや歴然とした事実である。こうした若者への，積極的な避妊方法や人工妊娠中絶が心身に及ぼす影響などに関する家族計画指導（性教育）の働きかけは，人工妊娠中絶の減少を目指すばかりでなく，爆発的に増加している10代の性感染症（STD）の抑制といった視点においても重要な課題の一つといえよう。また，成熟している30代の女性における人工妊娠中絶の更なる減少をめざし，それぞれのカップルが望むライフサイクルの実現に向けた家族計画指導の展開を含め，女性一人一人の健康の保持増進が可能となるような支援活動が期待される。

5.6　更年期女性の看護

A．更年期の定義

更年期とは生殖期より非生殖期へ移行する期間をいう。卵巣機能が衰退し完全に消失するまでの期間であり，「第二の思春期」と言われるように，身体的，心理社会的に大きく変動し，適応していく時期である。

閉経とは，卵巣における卵胞の消失による永久的な月経の停止をいい，最終月経から1年間無月経が続いた時点で診断される。わが国の平均閉経年齢は約50歳，閉経前後の約10年間およそ45～55歳が更年期であると考えられている。

B．身体的特徴

(1) 卵巣機能の低下：閉経

卵巣には，出生時原始卵胞を約30～200万個有し，その後徐々に減少し生殖期には数万個を維持する。卵胞数の減少速度は更年期に入ると加速し，閉経前10年間で6万個から5千個となり50歳前後でほぼ完全に消失する。

このような加齢にともなう卵巣機能の低下は，視床下部―下垂体―卵巣系のホルモンフィードバック機構に大きく影響する。卵巣から分泌されるエストロゲン量が低下するとゴナドトロピンの分泌は増加し，卵胞の発育が促進され短期間で排卵するようになる。したがって，更年期に入って間もなくは頻発月経となる。次いで，さらに卵胞数が減少しゴナドトロピンに対する卵胞の反応が鈍くなり，卵胞の発育が途中で止まり閉鎖する。このため機能性出血をきたす。卵胞の反応性がさらに低下すると卵胞の発育に多くの日数を要するようになり，希発月経となる。不順な月経を繰り返しながらやがて無排卵となり，閉経にいたる。エストロゲン欠乏による症状の出現については図5-6-1に示す。

(2) 性器の萎縮性変化

エストロゲンの分泌低下にともない，性器全体が萎縮し，帯下の増量や性交痛として自覚される萎縮性腟炎を発症しやすくなる。腟粘膜上皮の重層扁平上皮の増殖が止まり腟粘膜は菲薄となる。腟内細菌叢も変化するため自浄作用が

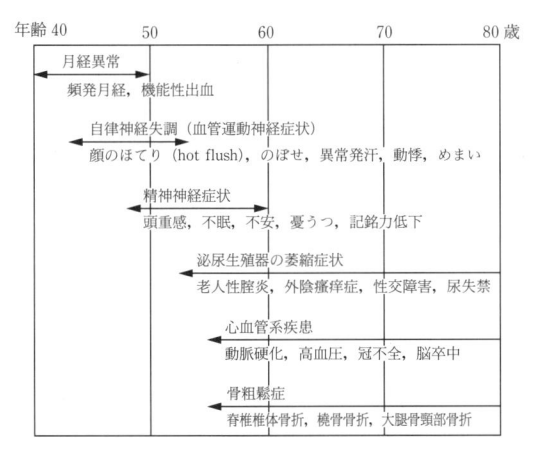

図 5-6-1 女性の加齢に伴うエストロゲン欠乏症状の出現
出典：文献 35)．

低下し，細菌感染に対する抵抗力が著しく低下する。

(3) 泌尿器系の障害

わが国において中高年女性の尿失禁の頻度は約30～45％といわれている。加齢や出産，肥満にともなう骨盤底筋群の弛緩により，咳やくしゃみなど腹圧がかかった際，膀胱頸部が過剰に下がり十分尿道が閉まらないために腹圧性尿失禁がおこりやすい（図5-6-2）。急に強い尿意があり排尿のコントロールができない切迫性尿失禁は腹圧性尿失禁に次いで発症頻度が高く，両者はしばしば合併する。更年期女性にとってQOLを低下させる大きな要因の一つである。

(4) 皮膚の変化

皮膚組織の変性や皮下脂肪の萎縮により弾力性が低下し，色素沈着が増加する。また，汗腺，脂腺の機能低下により，皮膚は乾燥しやすい傾向にある。エストロゲン低下による皮膚のコラーゲン量の減少も大きく関与している。

(5) 骨量の減少

骨量は骨の形成と吸収のバランスを保つことで維持されており，エストロゲンは骨芽細胞お

【正常】腹圧により膀胱と尿道の内圧が同時に上昇するため尿失禁はおきない。

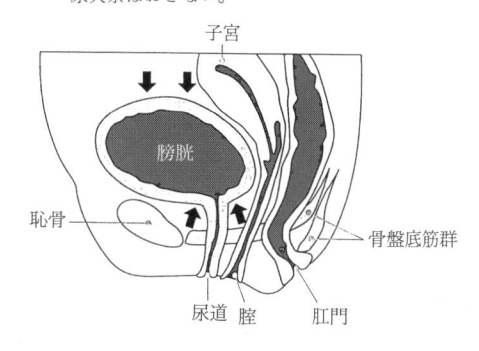

【腹圧性尿失禁がある場合】
骨盤底筋群の弛緩により膀胱が下垂すると，腹圧の上昇が尿道に伝わらず，膀胱内圧が尿道内圧を超えるため腹圧性尿失禁がおこる。

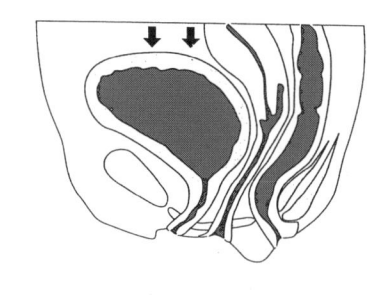

膀胱頸部や尿道括約筋の弛緩により腹圧性尿失禁がおこる。

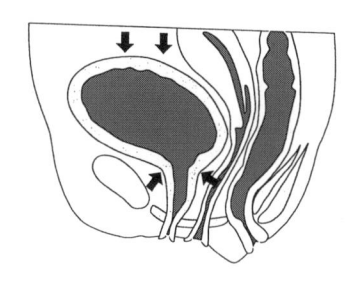

図 5-6-2 腹圧性尿失禁の機序

よび破骨細胞に作用し，骨形成を促進，骨吸収を抑制する。また，甲状腺から分泌されるカルシトニンの分泌を促進することで骨吸収を抑制し，カルシウムの吸収に必要なビタミンDの活性化を促進する。女性の骨量は，20歳前後で最大骨量に達し40歳位までほぼ維持され，閉経後急速に減少する。すなわち，エストロゲンの分泌量に呼応して骨量も変化する。骨量に影響する因子としては次のものが考えられている。

①遺伝：人種，体質（家族歴）

②体格：やせ型
③栄養：カルシウムやビタミンDの不足，嗜好品（飲酒，喫煙）
④生活習慣：運動不足，日光照射不足
⑤内分泌：エストロゲンの分泌低下，カルシトニンの分泌低下，副甲状腺ホルモンの分泌促進

更年期までに骨量の蓄積が十分でない場合や各種危険因子が重なると骨粗鬆症の発症を招く可能性が高い。骨粗鬆症による骨折は中高年女性のQOLに大きく影響するため，若年期から老年期にいたるまで重要な課題として取り組まれている。

(6) 心・血管系障害

エストロゲンの分泌低下や加齢により，脂質代謝は変化し，中性脂肪が増加する。そのため高脂血症は動脈硬化をまねき，脳卒中や虚血性心疾患の誘因となる。

C．心理的特徴

閉経による生殖機能の喪失，容姿の変化などの身体的な変化は，心理的側面にも大きく影響する。女性性の喪失やボディイメージに対する葛藤，老化や健康状態への不安を生じやすい。また，子どもの就職や結婚により再び夫婦での生活が始まった時，いわゆる空の巣症候群がおこることもある。夫や自分の定年退職，親の介護，身近な人との死別など，ストレスと強く感じるライフイベントを多く経験する時期である。これらのライフイベントにより悲嘆，喪失，社会や家族からの疎外感，孤独感などを生じやすい。

精神神経学的側面では，エストロゲン欠乏症状としての抑うつ状態を呈しやすく，また更年期うつ病，仮面うつ病の発症頻度も高い。これらの慎重な鑑別が近年重要視されている。

D．社会的特徴

女性の平均寿命の著しい延長，出産期間の短縮，平均出産児数の減少にともない，女性のライフサイクルは大きく変化し，多様化している。おおよそ30歳までに出産を終え，出産・育児を終えてからの約30年間をどのように生きるのかが新しい課題となっている。ライフスタイルの多様化にともない更年期女性の社会的背景は様々である[32]。結婚，出産，仕事，介護など一人一人が違ったライフスタイルをもっている（図5-6-3）。また，妻・母・祖母・姑・職業人など一人何役もの役割を果たしており，その役割もこの時期には大きく変化する。

E．更年期女性の健康問題：更年期障害

更年期障害とは，更年期に現れる多種多様の症候群で器質的変化に相応しない自律神経失調症を中心とした不定愁訴を主訴とする症候群と定義されている。更年期障害の症状は多種多様であるが，次のように大別されている。

① 血管運動神経症状
　顔のほてり（hot flush），のぼせ，異常発汗，動悸，めまい，頭痛，耳鳴り，冷え

② 精神神経症状
　頭重感，不眠，不安，憂うつ，記銘力低下，興奮，感受性の亢進，疲労感

③ 身体障害様症状
　しびれ，知覚鈍麻，皮膚の蟻走感，関節痛

血管運動神経症状のうちもっとも特徴的な症状はhot flushである。hot flushとは，発作性に出現する顔のほてり，のぼせのことで，1日1～10回，1回1～15分持続する。発作の経過は，頭の圧迫感から始まり，頻脈をともなうことが多い。次いで，熱感が頭部から頸部，胸部，背部へと広がり，全身に及ぶこともある。その直後に著しい発汗を認める。

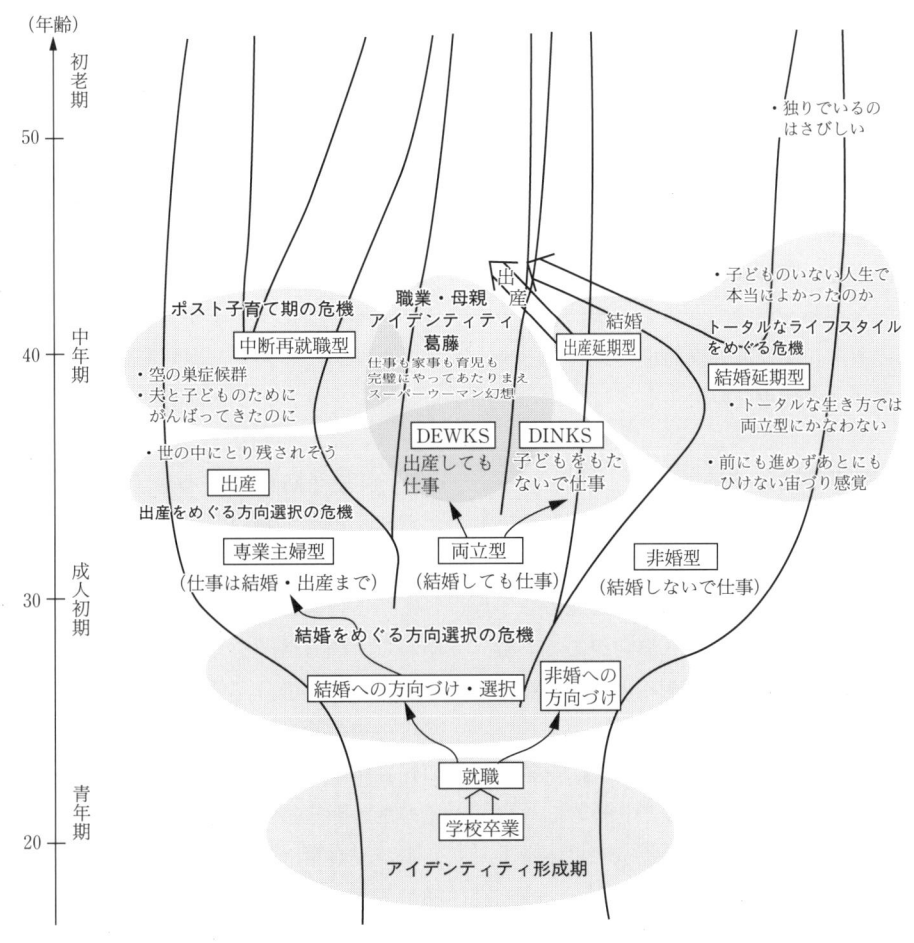

図5-6-3 現代女性のライフサイクルの木
出典：文献32).

表5-6-1 簡略更年期指数（SMI）

症状の程度に応じ（どれか1つでも症状が強く出れば，強とする），自分で点数を入れて，その合計点をもとにチェック

症　状	強	中	弱	なし	点数
①顔がほてる	10	6	3	0	
②汗をかきやすい	10	6	3	0	
③腰や手足が冷えやすい	14	9	5	0	
④息切れ，動悸がする	12	8	4	0	
⑤寝つきが悪い，眠りが浅い	14	9	5	0	
⑥怒りやすく，イライラする	12	8	4	0	
⑦くよくよしたり，憂うつになる	7	5	3	0	
⑧頭痛，めまい，吐き気がよくある	7	5	3	0	
⑨疲れやすい	7	4	2	0	
⑩肩こり，腰痛，手足の痛みがある	7	5	3	0	
				合計点	

0～25点…異常なし
26～50点…食事，運動に注意
51～65点…更年期・閉経外来を受診
66～80点…長期間の計画的治療
81～100点…各科の精密検査，長期の計画的対応
出典：文献33).

更年期障害の症状や程度は，客観的に示す生物学的指標がなく，主観により左右されやすい。よって，更年期障害症状を客観的に評価するために，更年期障害指数が用いられている。更年期障害指数や更年期障害症状評価尺度は多種開発されており，その一つを表5-6-1に示す。

F．更年期女性への看護

(1) 閉経周辺における看護

月経異常を多少なりとも経験し閉経にいたるため，不正出血をともなう子宮筋腫・子宮頸がん・腟部びらん・子宮頸管ポリープなどの疾患との鑑別が必要である。必要に応じて受診を勧

める。

　また，月経が不規則であるため，望まない妊娠の可能性が高くなる。確実な避妊について指導し，健康管理の一環として基礎体温の測定を促す。

　閉経後，女性としての自己概念の変化や性交時痛などから性行動の減退がみられる場合がある。心理的な葛藤を克服できるよう援助することが重要である。また，性交時痛を緩和するため，潤滑ゼリーの使用を勧める。

(2) 更年期障害に対する看護

　女性特有の月経痛や更年期障害などの苦痛は多くの女性が経験するため，病気としての認識が低く，医療機関の受診や薬物療法をためらい，症状があっても我慢してしまう傾向がある。積極的に治療を求めることができるよう啓蒙が必要である。

　バイオリズムを崩さないよう日常生活を整え，血管神経運動症状である顔のほてりやのぼせには冷罨法を，末梢の冷えには温罨法や足浴を促す。

　近年，いわゆる代替療法であるアロマセラピー，音楽療法，園芸療法などは更年期障害の改善に効果が期待され，多くの研究が進行している。これらの療法は主にリラクゼーションを促すことを目的としている。

(3) 骨粗鬆症の予防・改善に対する指導

　骨粗鬆症の予防・改善のためには，食事・運動・日光浴が3大原則とされている。食事においては，吸収率の高いカルシウムを摂取し，カルシウムの吸収を促すビタミンD，良質のタンパク質をあわせて摂取するよう促す。

　適度な運動は，骨に刺激を与えカルシウムの沈着を促す。その人に合った運動を継続できるよう，ウォーキングなどを勧める。紫外線は体内でビタミンDを合成するため，過度な日焼けを防ぎつつ，日光浴を勧める。

(4) 尿失禁に対する看護

　尿失禁の予防・改善には骨盤底筋群の強化が効果的である。骨盤底筋群体操（図5-6-4）や筋力をモニターで確認しながらトレーニングを行うバイオフィードバック療法などを行う。状態により手術や薬物療法の適応となる場合があるため，受診を勧める。また，尿パットの使用などの対処方法について話し合う。外出が制限され，心理的にも大変苦痛であるため，QOLを低下させないサポートが必要である。

(5) 疾患予防に対する看護

　近年，専業主婦の健康診断や人間ドックの受診率の低さが指摘され，諸機関がその受診を促している。また，自覚症状の訴えがあるにもかかわらず医療機関を受診しない傾向もみられる。エストロゲンの分泌低下にともない脳・心血管系疾患や生活習慣病を発症しやすく，悪性腫瘍の好発年齢でもある。疾患の予防および早期発見のため健康診断や医療機関の受診を促す。

　また，食事，運動，睡眠・休息などの健康行動がとれるよう指導する。厚生労働省が策定した「健康日本21」ではヘルスプロモーションの概念を取り入れている。マーケティングリサーチにより人々が健康行動をとるためには，情報の受容・態度の変容・行動の変容が不可欠で，効果の高いメディアはマスメディア，小集団による働きかけ，一対一のサービスであると報告している。

(6) 母性継承期女性への看護

　この時期の女性は，自らの母性に関する学びや実践を通して，母性準備期にある思春期の子どもたちや，妊産褥婦，育児中の母親などに対し，母性を継承する役割をもっている。出産経験の有無に関わらず，母親，祖母，社会の一員としてそれぞれの立場で次代の母性育成に関わることが望まれる。看護者は現代のニーズに合った母性継承が果たされるよう支援すること

1 あお向けの姿勢で

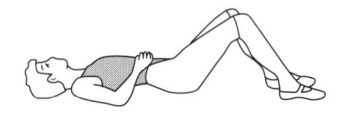

まずあお向けに寝て足を肩の幅に開きます。次に膝を少し立てます。体の力を抜き肛門と腟をしめ、しめたままゆっくり5つ数えます。もし途中で力が抜けてしまったら、またしめなおしてください。筋肉が強くなれば、しめっぱなしができるようになります。

この動作を、できるだけ繰り返してください。「あおむけ」は体を最もリラックスさせやすい姿勢ですし、朝晩布団の中ですることができますので、毎日実行してください。

2 よつんばいの姿勢で

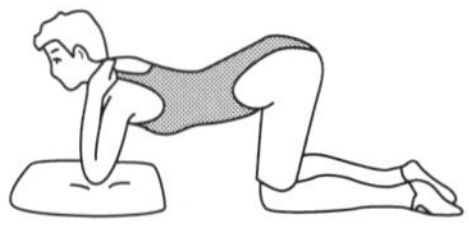

新聞を床に広げて読むときなどにできる体操です。

床に膝をつき、肘を立ててそこに頭をのせます。この姿勢で肛門と腟をゆっくりとしめます。しめたままで5つ数え、またしめなおします。この要領は他の姿勢でも同じです。新聞を読み終わるまで続けてください。

3 机にもたれた姿勢で

机のそばに立ち、足を肩幅に開きます。手も肩幅に開き、机につきます。体重は、全部腕にのせてしまってください。背中はまっすぐに伸ばし、顔も上げます。肩、お腹の力を抜いて、肛門と腟をしめます。

この姿勢は、骨盤底筋の動きを最も感じやすい姿勢です。台所や事務所の机を使って、ひまをみて行ってみてください。

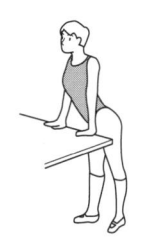

4 座った姿勢で

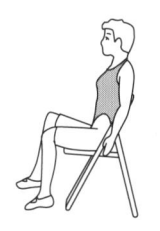

バスや電車に乗っているとき、あるいは家でテレビを見ているときにもできます。

床につけた足を肩幅に開きます。背中をまっすぐに伸ばし、顔を上げます。肩の力を抜き、お腹が動かないようにしてお腹に力が入らないように気をつけながら、ゆっくり肛門と腟をしめます。

5 背筋をつける

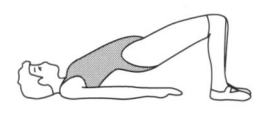

背筋をつけることも尿失禁の改善に効果があります。比較的簡単にできる方法として、1と同じようにあお向けに寝て膝を立て腰を持ち上げる方法があります。このときに肛門と腟もしめます。布団の中で1の体操と組み合わせるとよいでしょう。

6 腹筋をつける

腹筋は、尿のもれを止めるのに大切な役割を果たしますが、便を押し出すためにも大事な筋肉です。

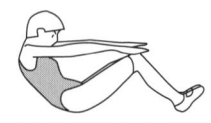

あお向けに寝た姿勢から、上半身を起こしてください。手を頭の後ろに組んでも、伸ばしてもかまいません。そのとき肛門と腟をしめて起き上がるようにすると、より効果があります。この体操は腹筋が弱っている人にはかなり無理があると思います。1回もできないかもしれません。もしそうだったら、まずあお向けに寝て、脚をそろえてまっすぐに伸ばして上げ、それが落ちてこないようにがんばる体操から始めてください。

図 5-6-4 骨盤底筋群体操（6つのバリエーション）
出典：文献 34).

が重要である。

5.7 老年期女性の看護

A．老年期の定義

老年期とはライフサイクルの最終段階であり、60～65歳から死までの期間とされている。

一般に老化とは誕生から死に至るライフサイクルにおいて、成熟期に達した個体が徐々に心身諸機能の低下・減弱を経て死亡するまでの過程と定義されている。

B．身体的特徴

老年期女性は、閉経から長期間経過しており、更年期に注目される健康問題が継続し、悪化する可能性が高い（図5-6-1）。老年期の一般的な特徴について表5-7-1に示す。

(1) 老化による性器の変化

老化にともなう性器の変化としては、外性器が脂肪組織の喪失とともに薄くなり、皮膚の弾

表5-7-1 老年期各期の平均的な特徴

区分	身体的側面	精神的側面	社会的側面	習俗的行事
中年期（初老・向老）（49～59歳）	・更年期，肥満 ・成人病の多発 ・歯牙欠損，老眼が始まる	・更年期の障害による精神的不安定 ・老いの否認	・責任重大 ・子どもの独立	42歳厄年
老年前期（60～69歳）	・筋肉系の衰え ・成人病の慢性化 ・歯牙の脱落，老眼進行，白内障，難聴が始まる	・老人特性の出現 ・ライフワークの発見と実現努力	・定年退職 ・第二の就職 ・孫の誕生 ・余暇時間の増大と課題	60歳還暦
老年中期（70～79歳）	・神経系の衰えを自覚 ・老人性疾患 ・骨格系の障害 ・老人性痴呆出現	・老いの自覚（受容） ・自分の人生を振り返る	・社会性の低下 ・第二，第三の退職 ・子が中年期になる ・配偶者や親しい者の死	70歳古稀 77歳喜寿
老年後期（80歳以上）	・感覚器官の機能低下 ・歯牙の喪失顕著 ・健康でも独居は困難	・生への執着 ・不如意性の高まり	・悠々自適 ・忘れ去られた存在 ・長寿者	80歳傘寿 88歳米寿 99歳白寿

出典：文献36）．

力性や保湿性が低下するため，外陰搔痒症をおこしやすい。腟部は萎縮し，細菌叢の変化などから老人性腟炎がおこる。子宮は萎縮し重量が減少し，子宮内膜の周期性変化はみられない。子宮支持組織も萎縮するため，子宮は後傾・脱垂をおこしやすい。卵巣は，重量が減少し，卵胞は萎縮消失あるいは石灰の沈着がおこる。

(2) 諸機能の低下

ヒトの加齢にともなう種々の機能低下について図5-7-1に示す。これらの機能低下は，相互にバランスがとれている。

ストレーラーにより，老化にともなう症状における4つの基本的特徴が次のように示されている。

①内因性：老化過程は先天的因子（遺伝子）によって規定されることが多い。

②非可逆的現象：老眼や皮膚の萎縮などの現象は，短期的には症状の程度に変化があるが，長期的には完全に回復することはない。

③進行性：経年的に直線的に機能が低下する

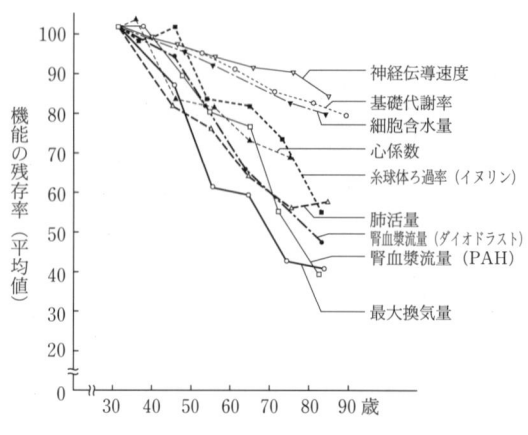

図5-7-1 ヒトの加齢に伴う種々の機能低下
出典：文献37）．

傾向があり，進行には遅速の差はあっても，長期間停止することはない。

④有害性：多くの場合，心身にとって有害であり脆弱化をもたらす。

致命的となる可能性の高い疾患は，心疾患，悪性新生物，脳血管疾患，肺炎および気管支炎などである。QOLを低下させる疾患としては，骨折および骨粗鬆症，糖尿病，痴呆，うつ病などが考えられる。

C．心理的特徴

老年期女性の心理に影響する要因として，①心身の老化，②社会的立場や役割の変化，③経済的状況の変化，④病気，⑤死の意識化などがあげられる。

老いに対して，衰退，醜，非貢献などのイメージをもっている場合，老化を当たり前のこととして受容できない傾向にあり，個人差は大きいものの，様々な葛藤を経て老化を受容していく。

記憶力，記銘力などの知的能力は低下するものの，対応能力は発達を続けると考えられている。長年育んできた事実に裏付けられた知識や困難を切り抜ける方法，価値の相対性や人生の不確かさに対する認識などから時間をかけて問題解決にあたることができる。

また，社会的関わりの減少や身近な人との死別などは，喪失，孤独，不安をもたらす。自尊感情によって，当然受けることができる援助を拒否することもある。長く生きてきたありのままの自分を受容し，心理的自立を得ることがこの時期の課題といえる。

ライフサイクルの最終段階に，人生を統合する時期であり，慎重な回想と正当な自己評価を必要としている。

D．社会的特徴

老年期においては，退職や再就職，孫の誕生，社会性の低下などが特徴としてあげられる。両親や孫の世話をする役割をもちながら，自らも身体機能の低下から世話をされる役割を同時にもつ場合もある。

E．セクシュアリティの特徴

前述の卵巣機能の廃絶や性器の変化から，女性の場合は性交時痛などが原因となり，一般に性欲が減退し，性的刺激に対する筋緊張の増加がみられなくなる。心理・社会的には封建的道徳観や性のタブー視，配偶者の喪失などが性行動を阻むと考えられている。しかし，性欲や性的能力が消失するものではない。高齢者の性や恋愛，再婚には，生きがいの増進，若返り効果，長寿と健康の促進，自殺の予防などの効果があるといわれている[13]。

F．老年期女性への看護

老年期女性に対する看護の目標として，加齢にともなう種々の機能低下を最小限にとどめ適応すること，疾患の予防と早期発見，心理社会的に安寧な状態を維持することなどがあげられる。身体的には「呆けず，折れず，漏れず，つまらせず」といわれ，痴呆，骨折，尿・便失禁，脳血管疾患，心疾患の予防と発症してしまった場合の適切な対応が重要である。同時に，これまでの長い生活史を尊重し，アイデンティティの形成状態を十分把握し，人生の最終段階をより充実して過ごせるよう援助する。日常生活における具体的な看護については以下に示す。

(1) 食生活への看護

自立しておいしく楽しみながら食事ができることは生きる意欲につながる。歯牙の欠損や咀嚼能力の低下を考慮し，柔らかく嚥下しやすい食物の摂取に努める。炊事が困難な場合は宅配食事サービスなどの利用を勧める。

(2) 排泄への看護

下痢，便秘を予防し，尿失禁運動などを行う。排泄障害による尿・便失禁やオムツの使用は自尊感情を低下させるため，可能な限り自立を促す。

(3) 清潔の保持

体力の低下などから入浴を拒否する傾向がしばしばみられる。入浴の必要性や効果についてよく説明し，入浴を促す。

口腔衛生にも留意し，必要時には歯科受診を促す。

(4) 睡眠，休息への援助

老年期では，体力の予備能力が少ないため，十分な睡眠，休息が必要とされる。昼夜のリズムを整え，午睡は1時間以内とする。昼間の適度な運動，就寝前の入浴や足浴，心理的な訴えへの介入などを行う。

(5) 運動の指導

骨盤底筋群体操，骨粗鬆症における体操プログラム（図5-7-2），嚥下体操などを行う。運動能力に応じてプログラムを組み，無理なく継続できるよう支援する。

1. うつ伏せ背筋運動

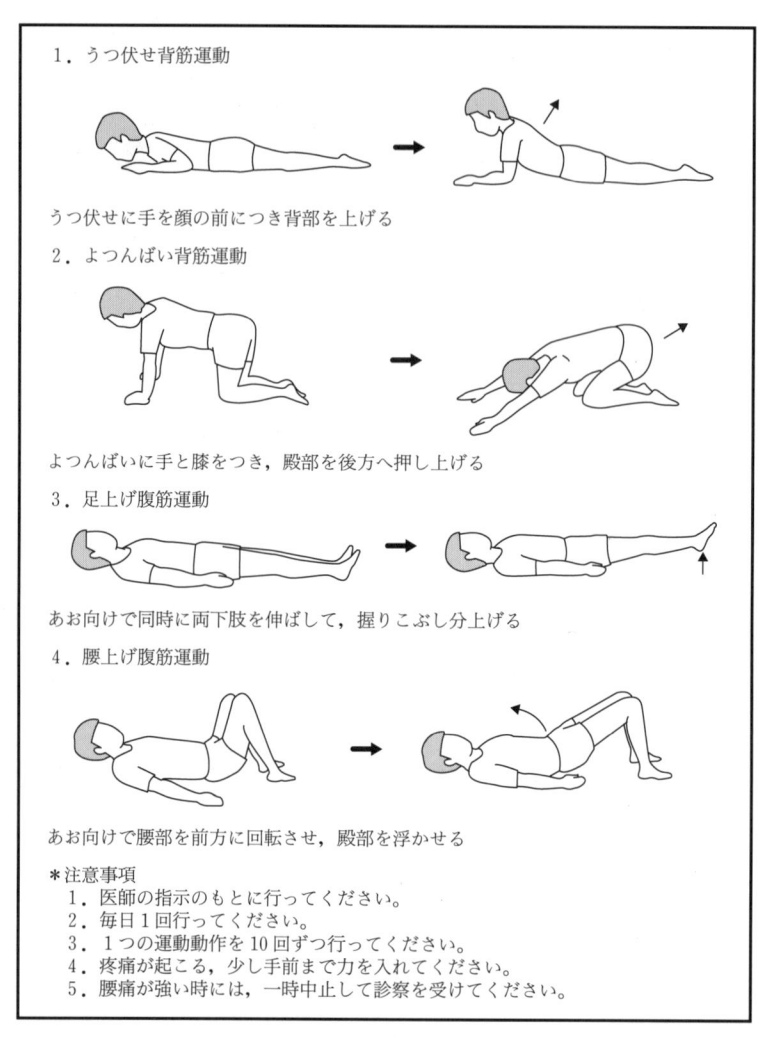

うつ伏せに手を顔の前につき背部を上げる

2. よつんばい背筋運動

よつんばいに手と膝をつき，殿部を後方へ押し上げる

3. 足上げ腹筋運動

あお向けで同時に両下肢を伸ばして，握りこぶし分上げる

4. 腰上げ腹筋運動

あお向けで腰部を前方に回転させ，殿部を浮かせる

＊注意事項
 1．医師の指示のもとに行ってください．
 2．毎日1回行ってください．
 3．1つの運動動作を10回ずつ行ってください．
 4．疼痛が起こる，少し手前まで力を入れてください．
 5．腰痛が強い時には，一時中止して診察を受けてください．

図5-7-2　骨粗鬆症における体操プログラム

出典：文献38）．

(6) 疾患の早期発見

定期的な健康診断の励行を促す．家族の協力を要することが多く，身体機能の低下は必ずしも疾病によるものではないが，疾病を見逃さないよう指導する．

(7) 心理・社会的安寧への看護

老化の受容を促し，孤独感や死への意識などに対しては慎重に対応し，日々の生活に充実感が得られるよう関わることが重要である．知的能力の低下が認められる場合は，自尊感情を損なわないよう適切に対応する．また，社会資源を十分に活用できるよう調整し，積極的にその人に合った仕事や社会的活動に取り組めるよう促す．セクシュアリティに対する看護も重要である．自分自身をありのまま受容し，自分を大切に考える心理的自立を促し，上手に援助を求めることができるように関わっていく．

引用・参考文献

1) 森岡清美・望月　嵩：新しい家族社会学（四訂版），培風館，2000．
2) 袖井孝子：変わる家族変わらない家族，ミネルヴァ書房，2003．

3）落合恵美子：21世紀家族へ，有斐閣選書，2000．
4）善積京子編：結婚とパートナー，ミネルヴァ書房，2000．
5）湯沢雍彦：図説家族問題の現在，NHKブックス，1995．
6）岩上真珠：ライフコースとジェンダーで読む家族，有斐閣コンパクト，2003．
7）目黒依子：個人化する家族，勁草書房，1987．
8）岡堂哲雄編：家族論・家族関係論，医学書院，2004．
9）武谷裕二・前原澄子編集：助産学講座2，生殖の形態・機能，医学書院，1997．
10）後藤節子・足立恵子編集：テキスト母性看護Ⅰ（第1版），名古屋大学出版会，1996．
11）小山田浩子：ペリネイタルケア連載――産む前の健康管理，メディカ出版，1998-12～1999-11．
12）青木康子編集：母性保健をめぐる指導・教育・相談―その1―ライフサイクル編，ライフサイエンス・センター，1998．
13）松本清一監修：性：セクシュアリティの看護―QOLの実現を目指して，建帛社，2001．
14）森　恵美他：系統看護学講座専門24，母性看護学(1)，医学書院，2004．
15）フォーラム女性の生活と展望編：図表でみる女の現在――男女共生への指標，ミネルヴァ書房，1994．
16）井上輝子・江原由美子編：女性のデータブック――性・からだから政治参加まで，第3版，有斐閣，1999．
17）新道幸恵編：新体系看護学30，母性看護学①，母性看護概論・母性保健/女性のライフサイクルと母性看護，メヂカルフレンド社，2003．
18）吉沢豊予子・鈴木幸子編：女性の看護学――母性の健康から女性の健康へ，メヂカルフレンド社，2000．
19）国際女性の地位協会編：女性関連法データブック，有斐閣，1998．
20）総理府男女共同参画室：男女間における暴力に関する調査（概要版），2002．
21）法務総合研究所：平成12年版　犯罪白書，2002．
22）渡辺和子編著：女性・暴力・人権，学陽書房，1994．
23）角田由紀子：性差別と暴力――続・性の法律学，有斐閣選書，2001．
24）小西聖子：トラウマの心理学，NHK出版，2001．
25）「夫(恋人)からの暴力」調査研究会：ドメスティック・バイオレンス，有斐閣選書，1998．
26）麻鳥澄江・鈴木隆文：ドメスティック・バイオレンス，教育資料出版会，2003．
27）村松稔：家族計画便覧，日本家族計画協会，1994．
28）北村邦夫：かんたんBBT――よくわかる基礎体温（改訂版20刷），日本家族計画協会，2000．
29）芦野由利子：ピルと避妊と性の教育，十月舎，2000．
30）野末悦子：女性の医学，主婦の友生活シリーズ，主婦の友社，1999．
31）芦野由利子：リプロダクティブ・ヘルス/ライツ概論，ペリネイタルケア，17，10-21，1998．
32）岡本裕子・松下美知子編集：女性のためのライフサイクル心理学，福村出版，15，1994．
33）小山嵩夫：更年期指数――中高年女性の健康管理，産婦人科治療，1998増刊，1998．
34）近藤厚生監修：コンチネンスシリーズ1女性の頻尿・尿失禁，コンチネンスセンター，1990．
35）青野敏博編集：臨床医のための女性ホルモン補充マニュアル（第二版），医学書院，1999．
36）青木康子他編集：助産学大系（第2版）8助診断・技術学Ⅱ，日本看護協会出版会，1996．
37）Strehler ed, Shock：The Biology of Aging, 1970.
38）楊　鴻生：運動療法の実際，厚生省老人福祉局老人保健課監修，骨粗鬆症による寝たきり防止マニュアル，骨粗鬆症財団，1995．

第6章
母子の健康と遺伝

　子どもは一般に親に似ている。顔つき，性格，身長などはその例である。なぜ似るのかと尋ねられれば，「遺伝だから」と答えるであろう。このように，親の性質が子どもに伝わることを遺伝と表現するが，わが国では，遺伝ということばは「病気や悪い性質が伝わること」と狭い解釈をし，偏った捉え方をしているのではなかろうか。このため，遺伝ということばに暗いイメージを抱くことも少なくない。こうした誤解を解くために，医療関係者はさらに努力すべきであろう。

　遺伝現象で基本的な役割を果たすのは遺伝子である。近年の遺伝子研究の発展は目を見張るものがあり，これまで原因不明であった疾病で遺伝子の変異が見つかることも増えている。母子の保健を考えるとき，親から子どもへの遺伝子伝達の仕組みやその過程で発生する異常について学び，これらの異常は決して珍しくないことを理解したい。そうした問題で悩んでいる人たちへの看護や保健活動に役立つよう，遺伝について簡単に解説する。

6.1　親からの遺伝子伝達

　親から子どもへの遺伝子伝達が遺伝のメカニズムの本態である。これがどのようにして行われているのか，また，その主役たる遺伝子やDNA，染色体とはそれぞれどんな働きをし，どう違うのかを概説する。

A．染色体の働き

　ヒトの身体は成人の場合，約60兆個の細胞からできている。この膨大な数の細胞も，発生段階ではたった1個の細胞（受精卵，接合体ともいう）から出発している。母親の卵子と父親の精子（卵子と精子を合わせて配偶子と呼ぶ）が接合すると受精卵となり，これが何回も細胞分裂をくり返し，それぞれの部位で特有な機能と形態を持つ組織や器官を形成し，最終的に1つの個体を形作る。1個の細胞からどのようにして眼・鼻・耳・口・心臓・手足などをそなえた人体ができてくるのか，その細胞分化の命令を出しているのが遺伝子なのである。この遺伝子は一つ一つの細胞の核の中にあり（ただし，ミトコンドリア遺伝子は細胞質の中に存在する），染色体上に直線状に並んで存在している。染色体が遺伝子の担体（入れ物，乗せているもの）といわれるのはこのためである。

　細胞分裂の際，遺伝子が整然とまた正確に次の細胞に受け継がれるために染色体は重要な働きをしている。この遺伝子の伝達は細胞レベルだけでなく個体レベル（親から子ども）でも行われている。この子どもへの遺伝子伝達のメカニズムを理解するためには，配偶子（精子と卵子）ができるときの染色体の分配の様子を知る必要がある。図6-1-1に示すごとく，ヒトの場合は

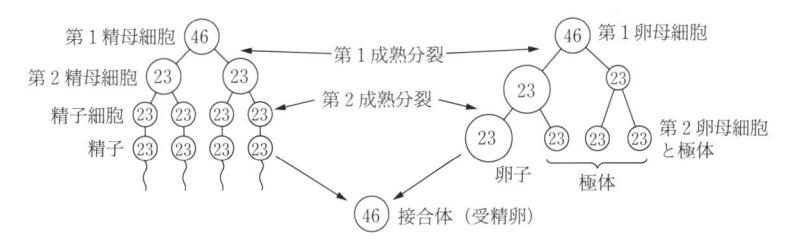

図 6-1-1　成熟分裂による配偶子形成
数字は染色体数を表す。極体は小型の細胞で卵細胞としては機能しない。

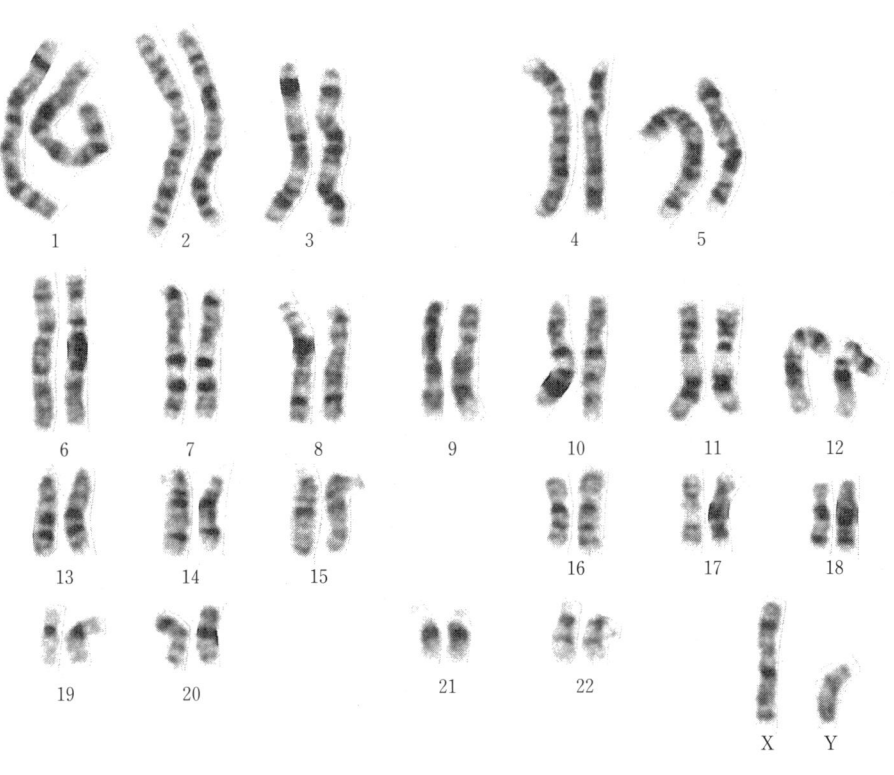

図 6-1-2　Gバンド分染法によるヒトの正常核型（男：46,XY）

46個の染色体を持つ卵母細胞・精母細胞が減数分裂（成熟分裂）を経て23個の染色体を保有する卵子と精子になる。その両者が接合して46個の染色体からなる受精卵となり，細胞分裂をくり返し1つの個体となることは前に述べた。つまり，親の持つ遺伝子情報の半分ずつを子どもは受け継いでいるのである。親子が似るといっても，100%似ているわけでないことはこれで理解されよう。また，配偶子形成時に染色体の分配がうまくいかずに数的染色体異常が起こりやすいことも分かっている（6.3 B項を参照）。

B．染色体の構成

普通の細胞を顕微鏡で見ても染色体を見ることはできない。それが形態的に見えるのは細胞分裂のときである。図6-1-2のごとく，染色体はやや幅のあるひも状の形をしている。その大きさはきわめて小さく，顕微鏡下で初めてはっきり姿を現す。ヒトで染色体をしっかり観察で

きるようになったのは1950年代に入ってからであり，1956年に初めて体細胞（身体を構成する細胞で生殖細胞以外のもの）の染色体数が46個と判明した。これは細胞分裂のための培養方法が進歩し，顕微鏡の性能が良くなった結果であろう。

ヒトの46個の染色体はその形と大きさにより，番号と記号が付けられた。1～22番の染色体を常染色体といい，X，Yで示される2個を性染色体と呼ぶ（図6-1-2）。性染色体の構成は男女で異なり，男はXY，女はXXである。また，配偶子（精子と卵子）の性染色体は精子ではXかYであり，卵子はXである。男のY染色体は精子由来なのである。1～22番の常染色体はそれぞれ1個ずつが父と母から伝えられ，相同染色体としてペアを形成している。

1個の染色体の形を詳しく観察すると，くびれた部分（動原体という）があり，それより上の部分を短腕（pと表記），下の部分を長腕（qと表記）と呼ぶ。現在では，分染法という染色体に横縞を表出させる染色方法が一般化し，全ての染色体が区別可能で同定される。この縞模様の現われ方についての標準化が国際的になされ，染色体上のバンドの位置表示が統一された（図6-1-3）。

C．DNAの構造

遺伝子の本体はDNA（デオキシリボ核酸）である。DNAの基本構造は1953年，ワトソンとクリックにより明らかにされた。それは糖（デオキシリボース）とリン酸が長く鎖状に2本平行してつながり，しかもその鎖がよじれて2重のらせんを形作るというものである。2本の鎖の間で，塩基が結合してはしご状に段を作っている（塩基対）（図6-1-4）。この塩基対は4種の定まった塩基，アデニン（A），チミン（T），グアニン（G），シトシン（C）からなり，しかもAはTと，GはCと特異的にペアを組む（相補的結合）。またこれらの塩基の配列が実際の遺伝暗号（直線状に並んだ3つの塩基が1つのアミノ酸に対応）として読み取られている。

こうした構造を持つDNAが糸状に何重にも折りたたまれてコイルに似た構造を示すのが染色体である。DNAが巻きつく球状のたんぱく質はヒストンと呼ばれる。1個の細胞中のDNAを直線にすると約2mになるといわれ，染色体を構成するDNAがいかに強く圧縮され折りたたまれているかが分かる。

D．遺伝子伝達とDNAの複製

身体を構成する細胞が分裂し一つの細胞から二つの細胞（娘細胞という）ができるとき，親細胞の遺伝子とまったく同じもの（突然変異があるときは別である）が娘細胞に伝達される。これはDNA上にある同じ遺伝暗号（塩基配列）が伝わるためである。この伝達メカニズムを可能にしたのがDNAの複製（自己複製）の仕組みであ

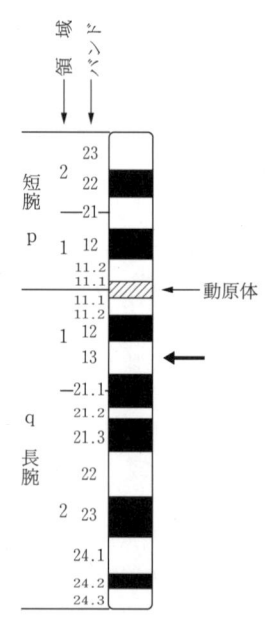

図6-1-3　分染法による染色体バンドの表示法
図は8番染色体で，矢印のバンドは8q13と表示される。

通じて行われる．A項で述べたように，配偶子形成時には減数分裂で23個の染色体を持った精子と卵子ができるので，父親，母親のそれぞれ半分の遺伝子を受け継いでいる．子どもが自分たちの子どもをまた作ると，自分の半分の遺伝子が伝えられる．つまり，毎世代ごとに1/2の遺伝子が伝達されるので，孫では1/4，ひ孫では1/8が第1世代の片親の遺伝子を持つことになる．この確率で父系，母系からそれぞれ祖先の遺伝子を受け継いでいる．血族結婚で問題になるのは，このように，ある遺伝子がその家系内では一定の確率で伝わりやすくなるからである（6.2 B項参照）．

E．ミトコンドリア遺伝子の伝達

これまで述べてきた細胞核内にある染色体上の遺伝子の伝達と違う伝わり方をするのがミトコンドリア遺伝子である．ミトコンドリアは細胞核の中ではなく，細胞質中に複数個存在する．また，ミトコンドリアは細胞内のエネルギー産生工場といわれており，ここで作られるエネルギーがないとわれわれは筋肉を使った運動などができない．ミトコンドリア遺伝子は染色体上にある直線状に配列している遺伝子と異なり，環状に配列している．その支配する遺伝形質は現在のところ，59種類が分かっている．

この遺伝子の伝達は特徴があり，すべて母親を通して子どもに伝わる（母系遺伝）．それは本遺伝子が細胞質内のミトコンドリアに存在するからである．ヒトの配偶子をみると，卵子は精子より大きな細胞で，細胞核・細胞質を保有するが，精子はほとんど細胞核からできており細胞質を持たない．そのため，ミトコンドリア遺伝子は父親からは伝達されないのである．ミトコンドリア遺伝子の異常で起こる疾病としてはミトコンドリア脳筋症などが知られている．

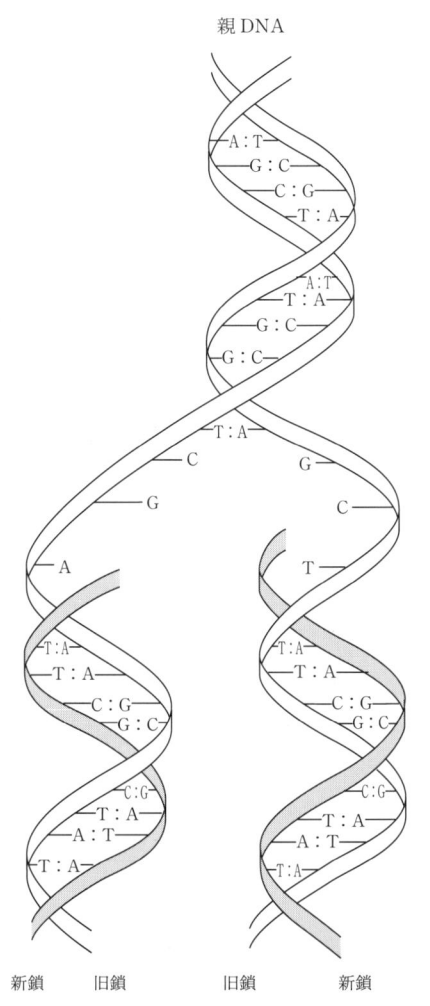

図6-1-4 DNAの構造と複製の仕組み
DNAは2重らせん構造を示す．塩基は4種類で，アデニン（A），グアニン（G），チミン（T）とシトシン（C）で，AはTと，GはCと相補的に結合する．
DNA複製は鋳型となる旧鎖に相補的な塩基をもつ新鎖が生成され，全く同じDNAが2本できる．

る．この仕組みを理解するためには，C項で述べたDNAの2重らせん構造の理解が必要となる．親のDNAの2本鎖が開き，それぞれの鎖上の塩基に特異的に結合する塩基が新しい鎖の上に形成され，1つのDNA分子から全く同じ2つのDNAができるのである（図6-1-4）．

こうした細胞レベルの伝達と違い，個体レベルでの親から子どもへの遺伝子伝達は配偶子を

6.2 遺伝病とこれに関与する遺伝子

A．遺伝子の働き

すべての生物は遺伝子の働きによって生きている。つまり，生命の誕生，細胞分化，器官形成，成長，成熟，生命維持といった生命現象はすべて遺伝子のコントロールを受けているのである。その働きの基本をなすのが遺伝暗号によりアミノ酸を作り，アミノ酸が集合してタンパク質を生成することである。こうしたタンパク質生成のために働く遺伝子の数は，従来，ヒトでは約10万個といわれていたが，最近のゲノム解読計画の結果，3～4万個と判明した。近年，頻繁に使用されるゲノムという用語は1つの配偶子に含まれる遺伝情報（DNAの塩基配列）の全てを意味する。

身体を構成する組織や器官のもととなる構造タンパク質，体内の代謝活動を調節する各種の酵素，身体機能の微妙な調節のためのホルモン，免疫機能の主役となる免疫抗体，細胞外と細胞内の情報伝達に必要な受容体タンパク質などいろいろな種類のタンパク質が作られ，生命現象に関わっている。遺伝子がこのような諸種のタンパク質を生成し，実際に多くの働きをすることを遺伝子発現と表現する。遺伝暗号からタンパク質ができるまでの仕組みについて簡単に述べる。

細胞核内にあるDNA上の遺伝情報が暗号として読み取られるためには，2本鎖DNAがねじれたらせんを解いて，塩基対の結合を外し，一方の鎖の上の塩基配列を鋳型としてそれに相補的に結合する塩基配列を持つRNA（リボ核酸）が作られる（転写）。RNAはDNAと違い1本鎖であり，その塩基構成はDNAと1つ異なり，チミン（T）がウラシル（U）に置き換わっている。

遺伝子の塩基配列のなかでRNAに転写される部分をエキソン，それ以外の部分をイントロンと呼ぶ。エキソン部分に変異があるとアミノ酸生成に変化が起こり，遺伝病の原因となりやすい。また，転写したエキソン部分だけがつながったものを成熟伝令RNA（mRNA）という。このmRNAが細胞核内から細胞質内へ移動し，タンパク質の合成場所であるリボゾームに付着する。そして，mRNAに相補的な塩基配列を持つ転移RNA（tRNA）が運んできた多くのアミノ酸を結合させてポリペプチドを合成し，そのポリペプチドが連なってタンパク質を作る。このmRNAからタンパク質ができることを翻訳と呼んでいる。こうしたDNA上の遺伝暗号がmRNAに転写され，それがリボゾームで翻訳されポリペプチドを生成するといった一連の流れが，遺伝子の働きの主要なものである。

遺伝子発現を考えるとき，生成されたタンパク質が生体に対しいかに作用し，実際にどのような働きをするかを研究することが，これからの重要な課題となっている。

B．遺伝子の変異による疾患（その1：メンデル遺伝病）

近代遺伝学の基礎となる遺伝の法則を発見したのが有名なメンデルである。彼はエンドウ豆の実験から遺伝現象のもとになる遺伝物質の存在を考えた。その物質が現在では遺伝子と判明したのである。ひとつの遺伝子の変異で起きる疾患を単一遺伝子病またはメンデル遺伝病と呼んでいる。メンデル遺伝病には大きく分類すると4つのものがある。おもなメンデル遺伝病を表6-2-1に示した。

(1) **常染色体性優性遺伝病**

常染色体上にある遺伝子に変異があり，しかもひとつの変異遺伝子があること（ヘテロ接合）により症状が出てしまうものをいう。これは変

6.2 遺伝病とこれに関与する遺伝子

表6-2-1 主なメンデル遺伝病

常染色体優性遺伝病	常染色体劣性遺伝病	X連鎖優性遺伝病	X連鎖劣性遺伝病
アペール症候群	鎌状赤血球症	ゴルツ症候群	血友病A
結節性硬化症	白皮症	ビタミンD抵抗性くる病	血友病B
神経線維腫症	骨形成不全症		色盲
多発性外骨腫症	テイ・サックス病		腎性尿崩症
軟骨無形成症	ハーラー症候群		デュシャンヌ型筋ジストロフィー
ハンチントン病	フェニルケトン尿症		レッシュ・ナイハン症候群
マルファン症候群	フリードライヒ失調症		ロウ症候群
網膜芽細胞腫	ウィルソン病		

表6-2-2 メンデル遺伝病の遺伝形式による特徴

常染色体性優性遺伝
1. 原則として患者は毎世代あらわれる
2. 片親が患者のとき，子どもの半数は罹患する
3. 患者の発生には性差がない
4. 新しい突然変異から起こることも多い
5. 骨格系の異常に多くみられる

常染色体性劣性遺伝
1. 両親は正常でも患者が同胞内にあらわれる
2. 患者の同胞では1/4が罹患する
3. 患者は近親婚から生まれやすい
4. 患者の発生には性差がない
5. 先天代謝異常に多くみられ，重症なものも多い

伴性（X連鎖性）劣性遺伝
1. 患者はほとんど男性である
2. 女性の保因者を通じてその息子の1/2が罹患する
3. 男性患者の娘はすべて保因者となる
4. 男性患者から息子への遺伝はない

異のある遺伝子の方がその対立遺伝子（相同染色体上の同じ遺伝子座にある1対の遺伝子）より働きが強く出てしまうからである。この遺伝形式で起こる病気は数千種類あり，骨格の異常や皮膚の病気などが多い。近年，遺伝子研究の進展によりいくつかの原因遺伝子が明らかとなった。この形式の遺伝の特徴を表6-2-2にまとめた。

(2) 常染色体性劣性遺伝病

常染色体上の遺伝子変異が対立遺伝子の両方にある場合（ホモ接合）に出現する。劣性という用語を性質の劣ったものと捉えるのは誤りで，対立遺伝子のひとつが存在してもその支配する性質が現れないものを劣性と表現する。ある個体で2つの劣性遺伝子を持つということは，両親のそれぞれからひとつずつ受け継いでいる。

この場合，両親は変異遺伝子を1個保有（ヘテロ接合）していても一般に異常はなく，保因者と呼ばれる。われわれは誰もがみなこうした劣性遺伝病の遺伝子を数個持っており，みな何らかの保因者なのである。また，劣性遺伝子は保因者の親から子どもに1/2の確率で伝わるので，たとえ遺伝病として発病しなくても家系内の保因者頻度は高くなる。血族結婚で劣性遺伝病が出やすいのはこの理由による。実際の劣性遺伝病の発生頻度と保因者頻度を表6-2-3に示す。

この形式で現れる遺伝病は600〜700種類あり，フェニルケトン尿症やハーラー症候群などの先天代謝異常疾患がよく知られている。これらの疾患の出現頻度は低いが，症状は優性遺伝病に比べ一般に重い。その遺伝的特徴を表6-2-2に示す。

(3) X連鎖優性遺伝病

性染色体の構成については染色体の構成の項で述べた。男はX，Yで女はX，Xである。Y染色体上には約40個の遺伝子が知られているが，男性決定遺伝子以外には重要な働きを持つ物はないと考えられている。X染色体には多くの重要な遺伝子が存在し，その変異に起因するものがX連鎖遺伝病である。もし，変異遺伝子が優性ならX連鎖優性遺伝病となる。この遺伝形式を示す疾患はビタミンD抵抗性くる病など少数が知られるのみである。

表6-2-3　劣性遺伝病と近親婚

病　　　名	出生の危険率		いとこ結婚の危険は他人結婚の何倍	保因者の頻度	いとこ結婚の頻度(%)
	他人結婚	いとこ結婚			
先 天 性 難 聴	1/11800	1/1500	7.8倍	1/54	33
フェニルケトン尿症	1/14500	1/1700	8.5	1/60	35
色 素 系 乾 皮 症	1/23000	1/2200	10.5	1/76	40
小　　口　　症	1/32000	1/2600	12.2	1/90	44
全　身　白　子	1/40000	1/3000	13.5	1/100	46
全　　色　　盲	1/73000	1/4100	17.9	1/135	53
小　　頭　　症	1/77000	1/4200	18.3	1/140	54
ウィルソン病	1/87000	1/4500	19.4	1/150	55
無カタラーゼ血症	1/160000	1/6200	26.0	1/200	62
黒内障性痴呆	1/310000	1/8600	35.7	1/280	70
先天魚鱗せん	1/1000000	1/16000	63.5	1/500	80

出典：田中克巳，近親婚，井上・柳瀬編，臨床遺伝学，朝倉書店，1968.

(4) X連鎖劣性遺伝病

X染色体上の変異遺伝子が劣性の場合は，常染色体性劣性遺伝と同様に対立遺伝子の２つともに変異があるとき発現する。女性の場合はX染色体が２個あるので分かりやすいが，男性の場合はY染色体が小さくてX染色体と対立する相同部分がないことが多い。そのために，男性ではX染色体上の劣性遺伝子の性質がそのまま出てしまう（この状態をヘミ接合という）。女性では１個劣性遺伝子があっても，対立部分の正常遺伝子により劣性遺伝子の性質は出ない。この場合，その女性は保因者となる。本遺伝形式の疾患が男に圧倒的に多いのはこうした理由による。

血友病，デュシャンヌ型筋ジストロフィー，色盲など約600種類が知られている。この遺伝形式の特徴も表6-2-2に示す。

C．遺伝子の変異による疾患（その2：多因子遺伝病）

メンデル遺伝病では１つの遺伝子の変異が病気の発症とじかに結びついていた。病気や性質の中には１つの遺伝子の働きによらなくて，複数の遺伝子が関係し，また環境因子も影響して発現するものがある。これを多因子遺伝という。生活習慣病といわれる高血圧や糖尿病，また先

表6-2-4　多因子遺伝病の特徴

1．ありふれた疾患が多い（生活習慣病など）
2．一般集団頻度がpのとき，1度近親の再発危険率は$\sqrt{p}$
3．性差がしばしばみられる
4．低頻度の性の患者の近親における再発率のほうが高い
5．1度近親中の患者数が増すにつれて，再発率は急激に上昇する
6．奇形の重症度が重いほど再発率が高い
7．近縁の度の減少につれて再発率も激減する

天性心疾患，統合失調症，消化管の潰瘍，さらに唇裂・口蓋裂，多指症，内反足といった奇形の多くもこの遺伝形式による。

これらの疾病における発症機序の説明には，閾値モデルが使われている。つまり，ある疾患になりやすい度合い（疾患感受性または易罹病性）がその個人が保有するそれに関係する遺伝子の数によって決まるというもので，発症するためにはある一定数（閾値という）以上のそうした遺伝子を持つことが必要と考える。多因子遺伝の特徴を表6-2-4に示す。

6.3　染色体異常

A．染色体異常の種類

染色体の異常には表6-3-1に示すような種類がある。大きく分類すると，数の異常と形（構造）

表6-3-1　染色体異常の種類

1. 数的異常
   ① 異数性異常
     トリソミー：相同染色体が3個ある
     モノソミー：相同染色体が1個しかない
   ② 倍数性異常
     3倍体，4倍体
2. 構造異常
   ① 欠失　② 転座　③ 逆位　④ 重複
   ⑤ 環状染色体（リング）　⑥ 同腕染色体
3. モザイクとキメラ

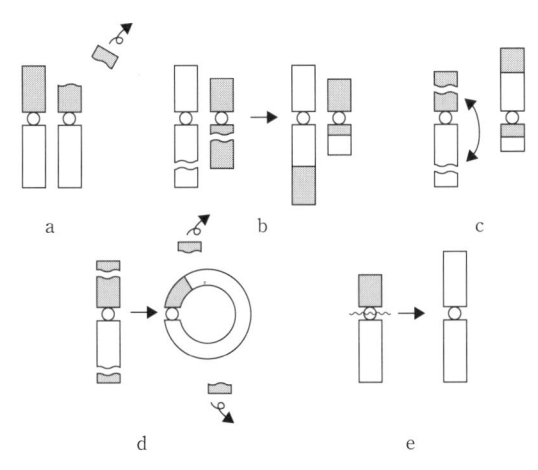

図6-3-1　おもな染色体構造異常の模式図
a．欠失，b．相互転座，c．逆位，d．環状染色体，e．同腕染色体．

の異常になる．数的な異常では，相同染色体（対をなす染色体）が1個多くて3個のものをトリソミー，反対に1個少ないものをモノソミーと呼ぶ．トリソミーで代表的なものは，21番染色体がトリソミー（21トリソミー）のダウン症であり，13トリソミーや18トリソミーも知られている．

構造の異常としては転座，欠失，逆位，環状（リング）染色体，同腕染色体などがある（図6-3-1）．形の異常は染色体のある部分の切断とその後の再結合により生ずる．

B．染色体異常の原因

染色体数の異常が起きるのは，細胞分裂のどこかで染色体の分配がうまくできないからである．配偶子形成時の46個の染色体が減数分裂で普通に23個ずつに分かれることができないで，24個と22個に分配されると，24個の染色体を持つ配偶子が接合すればトリソミーになり，22個の染色体を持つ方の配偶子が接合すればモノソミーとなる．この分配が正確に行われないことを染色体不分離という．この現象は母親が高齢なほど起こりやすいことが分かっている．高齢出産で染色体異常の発生頻度が高くなるのはこのためである．

構造の異常は，放射線や化学物質などによって染色体に傷がつき，そこに切断が起きることなどが原因となりやすい．

C．染色体異常の頻度

新生児での染色体異常の頻度は0.6～1％といわれている．この頻度も小さいとはいえないが，さらに驚くのは，自然流産胎児の約50％に染色体異常がみられることである．ヒトの精子では15％，卵子では37％に染色体に異常があると報告されており，約半数の受精卵に染色体異常の可能性が指摘されている．つまり，染色体異常がある胎児のほとんどが流産となっているのである．

われわれは誰もが染色体異常の子どもを持つ可能性があること，また生まれた染色体異常の子どもは流産を乗り越えた強い存在であることを両親に告げるべきであろう．

D．染色体異常の症状

ヒトのゲノムには33,000個ほどの遺伝子があるので，単純に計算しても1個の染色体上には約1,400個の遺伝子が存在することになる．染色体異常で，染色体の増減がある場合には多数の遺伝子が過剰や不足になっている．そのため，染色体異常は多くの遺伝子の増減がもたらす複雑な症状を示す．実際には，身体各部の多

発奇形や精神発達遅滞をきたすことが多い。

E．ダウン症について

　常染色体異常症で最も頻度が高いダウン症はよく知られた存在である。21番染色体が3個になる21トリソミーが原因である。わが国における出生頻度は約1/1,000で，特徴ある顔つきや身体症状から乳児期早期に診断されることが多い。そのために早期療育の対象として，いろいろな療育が行われている。その実際としては，乳児期の筋緊張低下に対する理学療法や体のバランス感覚を養う作業療法，ことばの発達遅滞に対する言語療法などが行われている。

　平均寿命は約50歳といわれ，青年期以後をも考えた支援が大切である。心臓奇形や消化管奇形などの合併に対しては普通に手術が行われ，よい結果が得られている。

F．染色体異常の治療

　根本治療である細胞核中の染色体自身の正常化はまだできない。合併症の治療，発達支援のための療育が重要である。「染色体異常は治らない」とか「何もすることはありません」といった説明は，診断告知されショックを受けた状態の両親・家族の気持ちを無視したもので，その後の療育を考えると望ましくない。ダウン症など先天異常がある子どもの両親の診断告知後の心理状態を示したドローターらの調査結果（図6-3-2）は，療育を進めるために役立つであろう。

6.4　遺伝カウンセリングとインフォームド・コンセント

A．遺伝カウンセリングとは

　米国人類遺伝学会による定義は以下のようなものである。

　「遺伝カウンセリングとは，ある家系の遺伝疾患の発症や発症のリスクに関連した人間の問題を扱うコミュニケーションの過程である。この過程には，適切な訓練を受けた一人以上の人間が当事者や家族に以下の援助を行う。

　(1)診断，疾患の経過，治療法などの理解を助けること，(2)その疾患の遺伝様式や特定の血縁者に再発するリスクの正しい評価，(3)再発のリスクに対応する複数の選択肢の理解を助けること，(4)リスクとその家族の最終目標，その家族の倫理的・宗教的価値基準などを考慮したうえで，適切と思われる方策の選択やその決断に従った実行ができるようにすること，(5)患者やリスクのある家族に対して，実行可能なもっともよい調整を行うこと」

B．遺伝カウンセリングの基本と原則

　自分自身や家族に遺伝的な問題が生じたとき，その問題について相談（カウンセリング）を希望する人（クライエント）が訪れる。そこで遺伝カウンセラーによるカウンセリングが行われる。遺伝カウンセリングの基本原則には次のようなものがある。

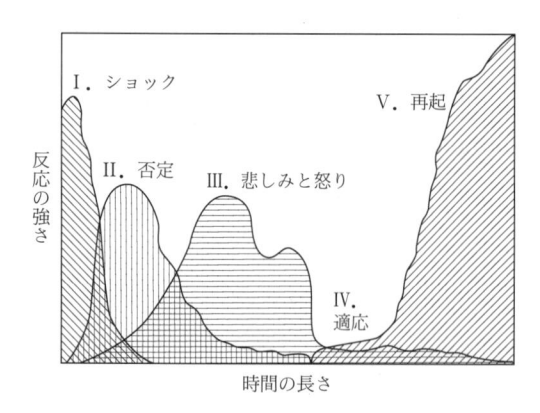

図6-3-2　先天奇形児の出生に対する親の心理的反応
出典：Drotar ら，Pediatrics, 56：710-717, 1975.

1）クライエントの自発性によるカウンセリングの開始

遺伝的な問題で悩むクライエントが他者から強制されてカウンセリングを受けるのでなく、自分の意志で受けることが重要である。

2）選択肢のための十分な情報提供

問題となる疾患の診断・経過・治療，遺伝性の有無，もし遺伝性ならその再発リスク，再発予防の方法などについて，クライエントが理解できるように十分な情報を提供する。

3）非指示的なカウンセリング

十分な情報提供を受け，クライエントが自らの価値観，宗教観，倫理観などを参考に自分の結婚，妊娠や出産などについて自己決定することが重要である。カウンセラーの一方的な指示や考えの押し付けは避ける。クライエントとカウンセラーの間で十分なコミュニケーションが取れると，この基本原則はうまく守られることが多い。

4）プライバシーの尊重（守秘義務）

問題となる疾患やその家系内での発生状況などは社会や第三者に漏らしてはいけない（守秘義務）。こうした情報は生命保険加入や就職の際に大きな不利をもたらす可能性が強い。遺伝カウンセリングに関わるものは必ず守らねばならない。

5）当事者の幸せが基本

遺伝病があっても結婚や子どもをつくることが本人の幸せになる場合もある。倫理的に大きな問題がなければ，当事者の決定を尊重し支援する。

C. 遺伝カウンセリングで扱われる内容

メンデル遺伝病（単一遺伝子病）や多因子遺伝病，染色体異常，近親婚などに関するものが多い。また，本来は遺伝とは関係ないが，妊娠中の薬剤服用や放射線照射の影響を問題としたものもある。

近年，遺伝子検査の進展に伴い，その遺伝的な意義，検査によるメリットとデメリットなどが遺伝カウンセリングの場で情報提供され，その理解のもとに遺伝子検査を受けるかどうかを決めることが望ましいとされている。このため，遺伝子検査の前後における遺伝カウンセリングの需要が増している。

D. 出生前診断と遺伝カウンセリング

染色体異常やいくつかの遺伝病では出生前診断が可能となり，その発生予防のための1つの選択肢としてクライエントに情報提供される。羊水診断，絨毛診断，超音波診断などが実際に行われている。これらの方法は場合によっては男女の産み分けや軽い遺伝病の早期診断に使われる可能性があり，診断告知や安易な人工妊娠中絶の選択などの倫理的な問題を常に考えなければならない．出生前診断に伴うメリットやデメリット，倫理的な問題などをクライエントと十分話し合う遺伝カウンセリングが求められる。

E. 遺伝カウンセリングとインフォームド・コンセント

医師が患者に病状や診断方法，治療方針，治療法，予後などを十分説明し，患者がそれらを十分理解したうえで，自らの価値観，人生設計などによって治療法などを決定する過程をインフォームド・コンセント（説明と同意）と呼んでいる。従来の医師主導の医療状況から患者の利益を優先的に考え保護しようとするもので，きわめて重要な考え方である。

遺伝学的検査を行う場合もインフォームド・コンセントは不可欠で，通常は主治医によって行われている。遺伝カウンセリングでは医療行為における患者の自己決定にとどまらず，クラ

イエントや当事者の生殖行動や人生設計にも及ぶ意思決定を支援する。インフォームド・コンセントより幅広く，他の人々への影響が大きな対話・支援過程が遺伝カウンセリングといえる。

F．遺伝カウンセラーの資格について

わが国では，国家資格として遺伝カウンセラーは定められていない。専門学会が定めた臨床遺伝専門医がカウンセリングを行うのが一般的である。しかし，この専門医養成は現状では十分なされていない。これからは，欧米での制度を参考に，医師だけでなく看護師，保健師，助産師も一定の教育・研修を受けることによって遺伝カウンセラーとして養成されるであろう。遺伝カウンセリングは遺伝カウンセラーだけでなく，臨床心理士，ケースワーカーなどを加えた遺伝カウンセリングチームによる対応が望まれる。

引用・参考文献

1）新川詔夫監修，福嶋義光編集：遺伝カウンセリングマニュアル（改訂第2版），南江堂，2003．
2）新川詔夫・阿部京子：遺伝医学への招待（改訂第3版），南江堂，2003．
3）後藤節子・足立恵子編集：テキスト母性看護Ⅰ（第1版），名古屋大学出版会，1996．
4）中込さと子：出生前診断と遺伝カウンセリング，小児看護，27，2004．

第7章

性差医学

7.1 人間における性（セックスとジェンダー）

人間は大きく男性と女性に分けられ、男女の別を性別という。これは他の生物の雄性（male）、雌性（female）に相当する（雄、雌という言葉は普通人間には用いないが、英語のmale, femaleという言葉は人間にも用いられる）。

男性と女性とは行動の違いがあり、また社会でのあり方にも違いがある。この違いをセックス（生物学的・身体的な性）とは区別して、ジェンダー（心性・社会的性）という。

A．生物学的性（セックス）とは

(1) 遺伝学的性

染色体レベルでは、性は受精の際の性染色体の組み合わせで決まる。性染色体には大小2種類あり、大きい方をX染色体、小さい方をY染色体という。ヒト配偶子の卵はすべて性染色体としてX染色体を持っているが、もう一方の配偶子の精子にはX染色体を持つ精子と、Y染色体を持つ精子とがある。したがって受精の際、X染色体をもつ精子が卵に突入すればXXの組み合わせの胎児が生じ、この場合は女性になる。反対にY染色体を持つ精子が卵に入れば、XYの組み合わせとなり、胎児は男性である（図7-1-1）。

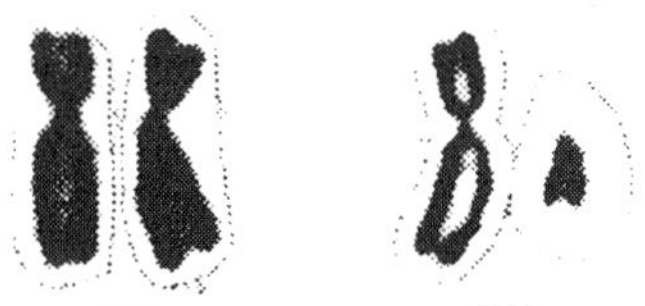

(2) 性腺の性

発生の初期における性腺の原基は、精巣（睾丸）にも卵巣にもなりうる可能性をもつが、Y染色体があると性腺原基は精巣に分化し、Y染色体がないと卵巣に分化する。これはY染色体に精巣決定因子（testis-determining factor, TDF：Y染色体短腕にある遺伝子の産物で精巣形成を決定するもの）があるためである。

発生の初期には、ミュラー管とウォルフ管という管状の構造が、それぞれ1対ずつ存在する。精巣からは男性ホルモン（テストステロン）とともに、ミュラー[管]抑止因子（müllerian inhibiting factor, MIF）という一種のホルモンが分泌され、これが作用するとミュラー管は退化し、ウォルフ管が発達し、男性の内性器ができる。この作用がないと、ミュラー管が発達し、内性器は女性型となる。外性器が男性化するのは男性ホルモンの作用で、この作用がなければ女性の外性器ができるわけである。

XX（女性）　　XY（男性）

図7-1-1　ヒトの性染色体

(3) 脳の性

女性の身体には月経で代表される周期性がある。これを中枢でコントロールしているのが間脳の性中枢，その中でも周期性中枢である。胎生期に男性ホルモンが働くと周期性中枢の機能が失われるので，男性の身体は性周期をもたない。

(4) インターセックス

以上のように，個体は胎生のさまざまな時期に分化を重ねて，生物学的性であるセックスが完成する。分化に関わるのは男性化の因子の有無であるが，まれに男性化作用が不充分にしか作用しないことがあり，性器の性別があいまいな個体ができる。これをインターセックス（半陰陽）という。

B．社会学的性（ジェンダー）とは

人間は，生まれたときから男の子，女の子として育てられる。このことは，親は必ずしも意識しているわけではなく，男女わけへだてなく育てたと語る親は多い。しかし，意識するとしないとにかかわらず，ひとは男の子を男の子として，女の子を女の子として扱うことになりがちである。また子どもも，自分を取りまく人々が，それぞれの性役割を演ずるのを観察しながら育つ。そして同性の行動をモデルとして，自己の性自認を形成していくことになる。

しかし，子どもを産むこと，母乳を分泌すること以外は，男女の差はすべて後天的に性差が形成されるとはいえない。最近の比較行動学の研究は，人間の行動の性差のあるものは，人間以前の動物と共通するものがあることを示唆しているからである。

◆リプロダクティブ・ヘルスにおけるセックスとジェンダー

リプロダクティブ・ヘルスは，男女両性に関わることであるが，女性の身体は生殖機能により多く支配されており，女性の健康はリプロダクティブ・ヘルスを除外して考えることはできない。また，セックスとジェンダーは，WHO が健康を「身体的，精神的，社会的に良好な状態」と定義したことと対応しており，生活の場で女性の健康を考える場合，重要な鍵となる概念である。

◆リプロダクティブ・ヘルスの概念

リプロダクティブ・ヘルスの概念は，1990年に WHO のヒト生殖研究・開発・研修の特別プログラムのディレクターで産婦人科医の Fathalla によって提唱されたものである。WHO では，1978 年アルマ・アタで開催されたプライマリ・ケア国際会議「アルマ・アタ宣言」の中で，「健康は，単に疾病や病弱が存在しないというだけではなく，身体的，精神的，および社会的にみて完全に良好な状態（well-being）であると定義される，基本的な人間の権利である」と定義した。

Fathalla はこの「健康の定義」にしたがって，「リプロダクテイブ・ヘルス」を「生殖の過程に単に疾病や異常が存在しないというだけではなく，身体的・精神的および社会的に完全に良好な状態（ウェルビーイング）で遂行されること」と定義した。そして，その基本的要素を次の 4 つとしている。
① 妊孕性を調節し，抑制できること（ことに女性にとって）。これは単に避妊を意味するだけでなく，ある夫婦にとっては不妊の適切な治療を含む。
② すべての女性にとって安全な妊娠と出産。
③ すべての新生児が健康な小児期を享受できるような新生児の健全性。
④ 性感染症からの自由。

すなわち，人々が希望する数の子どもを希望する時に持つことができ，安全に妊娠・出産を経験して健全な子どもを産み，性感染症の恐れなしに性的関係を持てるということである。

7.2 生涯健康における性差

1990年の半ばまで，世界中のほとんどの臨床研究は男性のみを対象に行われてきた。最近まで，男性を対象にして知り得た医学・医療の情報がそのまま女性にも適応できると考えられていたわけである。

しかし，近年の女性を対象とした女性医学・女性医療研究の発展は，男性と女性には正常な状態でも多くの性差があることを明らかにし，さらに，同一の疾患でもその病態に顕著な性差があることが明らかとなってきた。ヒトの健康と疾病における性差の重要性は生涯を通じて存在し，さらに，性差の特徴的な発現はライフステージによって異なっている。

A．胎生期

まず，いくつかの性差は子宮内環境で起こる出来事に由来し，子宮内で男性と女性では異なる発生過程が進行し，異なる組織が形成される。胎生期には，遺伝学的また環境的因子により，性の決定と分化がおこる。

分子生物学の急速な進歩によって，ヒトの健康や疾病における多数の性に基づく違いについて，遺伝子レベルおよび分子レベルでの性差のメカニズムが明らかになりつつある。性染色体はヒトゲノムの約5％を占めているので，男女で5％の確率で生化学的反応が異なる可能性があるわけである。つまり，性差の一部は雌性におけるXX，雄性におけるXYという性の遺伝子型（genotype）に由来すると考えられる。性染色体上にある遺伝子は，その遺伝子が単一個もしくは対であるかという量的な差や，異なる減数分裂効果（減数分裂時の突然変異率が有糸分裂時と異なる現象），X染色体不活性化（X inactivation），遺伝子刷り込み（genetic imprinting）といった現象のため，雌雄間で発現が異なってくる。雌雄どちらの遺伝子型を受け継ぐかは，X染色体の由来が父方か母方かによって影響を受ける。性染色体遺伝子とその発現の相互的な役割がわかれば，X連鎖疾患（X染色体上にある遺伝子の異常によって発症する疾患）の存在や，ある疾患が同性間や異性間で異なる表現型を呈する（たとえば，病気の重症度が違ってくるなど）という理由も解明することができると推測されている。

B．思春期から青年期

思春期は未熟状態と成熟状態の間の移行期間で，この期間に青年期の成長スパートが起こり，成熟した個体の著しい性的二型性を来す二次性徴が現れ，繁殖能力を獲得し，また極めて大きな心理的変化が起こる。思春期は，視床下部—下垂体ゴナドトロピン—生殖腺系の再活性化による一連の身体的変化とみなされている（図7-2-1）。

思春期には，行動的またはホルモン的変化が二次性徴としてあらわれ，青年期から成熟時代にかけての個体の性のアイデンティティを強化する。幼少期から青年期への移行の1つの基準点である思春期発来を伴う成長と発達の多数の局面には，生理学的およびホルモン的プロセスが含まれている。思春期に開始する性腺によるホルモン分泌は，生涯を通じて存在する生物学的に異なる身体の骨組みをつくり上げ，疾病の発症や進行の男女差を形成してゆくこととなる。

少女の思春期発来は，乳房の発達以前にも，成長率の増加によって見当がつく。少年の思春期の発来は精巣の大きさの増加によって明らかである。実際の身体の性的二型性変化は，主として，少年におけるライディッヒ細胞によるテストステロン分泌と，少女における卵巣顆粒膜細胞によるエストロゲン分泌の結果である。

少年では，少女よりも遅れて思春期スパート

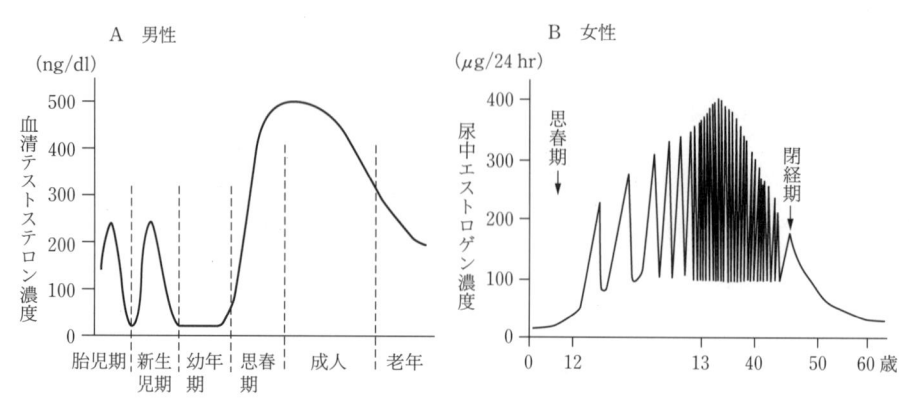

図7-2-1 性ホルモンの加齢変化
A：男性血清テストステロン，B：女性尿中エストロゲン．
出典：A：Ganong WF, 2000．B：Guyton ACら，1999．

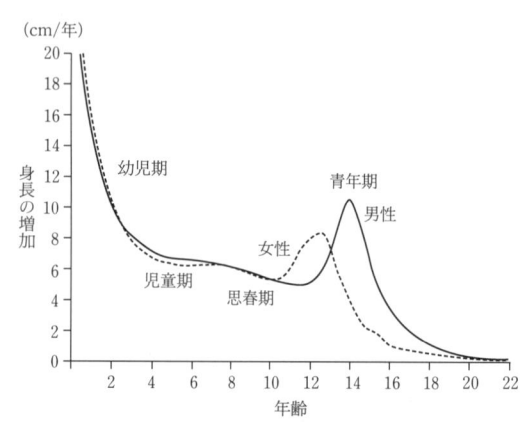

図7-2-2 女性と男性における思春期の成長スパート

が開始し，少年と少女の最大身長成長速度には約2年の差があり，また少年の最大身長成長速度は少女よりも大きい．両性の成長スパートに於いて重要な役割を果たすエストラジオールの効果のタイミングがあり，次々と骨端癒合が進んで成長スパートが終わり，最終的あるいは成人の身長になる（図7-2-2）．

青年期は，人生における2番目の10年間のほとんどを占め，おおまかな，穏やかな成長が起こる時期である．

C．成人期

一般に，女性は，家族，職場，余暇にわたる広範囲の義務と責任を持つ世話係りや組織者として優れている．一方，男性は，比較的狭い範囲の社会的義務を持つ，より焦点の絞られた，身体的に厳しい活動に優れている．これらの発達しつつある，高度に個人的な社会心理的な特徴に伴って，解剖学，組織機能（生理学），内分泌機能における性差が存在する．

従って，平均して，女性は，男性に比べて，体脂肪の割合が高く，筋肉量が少なく，血圧が低く，エストロゲンレベルが高く，アンドロゲンレベルが低い．健康と健康管理のためには，この巨大な性差の意義を理解し，これらの因子がいかに相互に作用しあうかを理解することが必要である．さらに云えば，女性は，脳機能を含む無数の生体機能（例えば胃消化管通過時間，クレアチニンクリアランス，肝酵素機能，体温調節）に卵巣周期や妊娠のような性ホルモンの変動の影響を受けている．

D．女性におけるメノポーズと男性におけるアンドロポーズ

女性においては，生殖年齢の後，女性ホルモンレベルの急激な低下にともなう閉経（メノポーズ）関連の変化が起こる5～10年の期間がある．卵巣では卵胞の喪失に伴って，卵巣ホル

モン合成速度が低下するが，エストロゲンレベルの低下にもっとも影響を受けるのは，子宮，腟，乳房，尿路系である。また，視床下部，皮膚，心血管組織，骨などのような組織も強い影響を受ける。高齢女性の疾患予防対策のためには，卵巣ホルモンレベルの短期および長期的減少が，症状や疾病にいかなる効果を及ぼすかを理解する必要がある。

骨においてはエストロゲン受容体が同定されており，エストロゲン合成の低下は，女性に骨粗鬆症に結びつく急速な骨量喪失を招く。加齢に伴う骨量喪失は男性，女性に共通な現象であるが，女性にはより高頻度に骨粗鬆症が発症する。エストロゲン投与によるホルモン補充あるいは選択的エストロゲン受容体作用物質を用いる新しく開発された治療は，骨粗鬆症の発症とそれに関連する骨折を防止する効果が推定される（図7-2-3）。

男性においても「アンドロポーズ」と呼ばれる，あまり定型的でない，複雑なホルモン代謝の変化が，平均して48歳から70歳の期間に存在する。現在ではアンドロポーズよりも，メノポーズの重大さについて多く知られているが，アンドロゲン欠乏も骨粗鬆症と関係していることが示されてきている。性腺機能低下の男性におけるテストステロン補充療法は骨吸収を減少させ，骨量を増加させるとされるが，テストステロンの効果は，少なくとも一部は，骨におけるエストラジオールへのテストステロンの変換と関係している。

E．老年期

生殖可能な成人期に存在する性差のパターンが，老年期には，臨床的に意味のある変化をきたす。たとえば，慢性的な広範な痛みや繊維性筋肉痛の地域社会有病率は，一般に約65歳まで年齢に伴う増加を示し，その後減少するが，女性における有病率の方が常に高い。一般に寿命は伸びてきており，女性の伸びが著しいが，そのメカニズムは十分解明されていない。しかし女性が長生きであることには，コストがかかる。女性が長生きであるとはいえ，長生きする女性

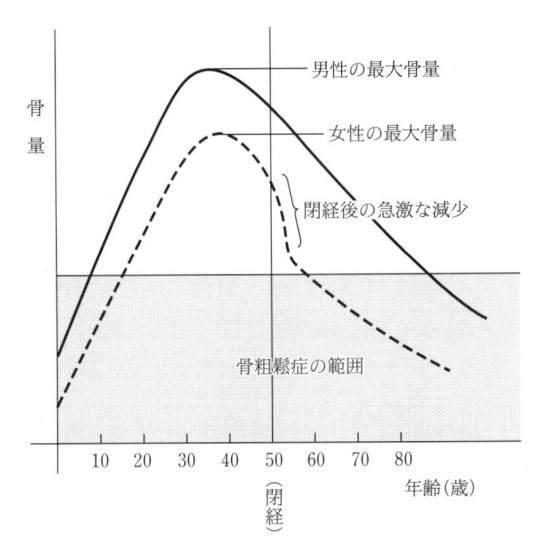

図7-2-3 なぜ女性は骨粗鬆症にかかりやすいか

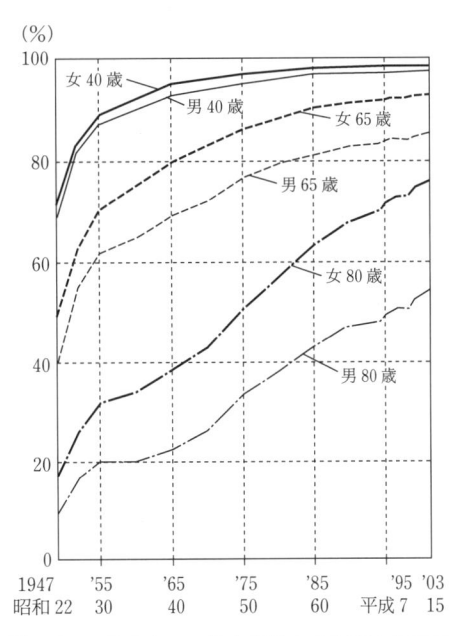

図7-2-4 生命表上の特定年齢まで生存する者の割合
注：昭和46年以前は沖縄県を除く値である。
資料：厚生労働省，簡易生命表．
　　　厚生労働省，完全生命表．
出典：2004年「国民衛生の動向」．

たちは男性よりも四肢に健康障害を抱える率も高くなるからである。

1947年に80歳まで生存する日本人は男性9.5％，女性17.3％であった。1960年には，男性42.8％，女性63.0％に伸び，2003年では，80歳まで生存する男性は54.5％，女性では76.3％に達した。女性の方が長いと云う事実は，人種を問わず一貫しているが，そのメカニズムは解らない。2003年の平均寿命は男性78.36歳，女性85.33歳であり，6.97歳の性差がある（図7-2-4）。

◆ストレスとそのホルモン的影響は寿命に関係する複雑な因子である。
　最近，ストレスに対する行動反応が男性と女性で異なる，という刺激的な仮説が示された。この仮説によれば，男性は古典的な「闘争と高揚」という反応をとり，女性は修正されて「注意と防御」という反応をとる，とのことである。（多数の独立した研究からのデータを総合する）メタ解析に基づけば，女性の反応は明らかに，げっ歯類でストレスを減少し，社会的協調性を増加させることが知られているホルモン，オキシトシンに仲介されている。こうしたストレスに対する反応性の違いは，ヒトのストレス関連疾患における性差を暗示するだろうし，また女性の長寿にも関わってくるであろう。

7.3　疾患治療における性差

男性と女性では，前述のように寿命が異なっている。生殖系疾患以外の疾患の発症率や兆候に違いが見られたり，あるいは異なる治療が必要になったりすることがある。性差を理解することは，新しいアプローチによる疾病の予防法や診断法や治療法を開発するために重要である。

環境因子に対する暴露の仕方や感受性の性差および発ガン物質に対する反応性の性差，エネルギーの貯蔵や代謝における性差によって，薬物に対する反応性や，肥満，糖尿病，自己免疫疾患，冠動脈疾患などの疾患の発症と症状に性差があることが報告されている。医学研究および健康に関連する研究で，性別は変数として考慮されるべきであり，環境因子への暴露の仕方，感受性，代謝能，月経周期を含めた生理学的因子および免疫応答などの研究に性差を考慮する視点が必要である。以下に，現在，指摘されている健康における性差を記載する。

A．薬物の反応性における性差

(1) 診断と治療への関わり

医薬品とは，ヒトの疾病に対して，診断，予防，治療に用いることのできるものを言う。投与された薬物がどれくらい生体に作用を及ぼすかは，その作用が治療に有効な場合も有害な場合も，主な因子として，投与経路，吸収，分布，代謝，排泄の過程によって決まる。

男性と女性の間の体脂肪率の差により，脂溶性の高い薬物の分布容積が女性の方が大きいことや，アルコールの分布容積が男性の方が大きいことが起こりうる。

消化器系では，女性の方が固体の胃排出速度が緩徐であるという結論が出されている。固体型薬物のほとんどは小腸から吸収され，胃での吸収は無いので，女性の胃排出速度が遅いことはおそらく吸収に影響しない。プロゲステロンが女性の胃排出速度の遅さに関係しているかもしれない。

気道については，男性よりも女性の方が1分当たりの呼吸回数が多く，1回換気量は少ない。そして，男性の方が二酸化炭素に対する換気反応がよい。

腎臓は薬物排泄の主要な臓器である。男性では血清および尿中クレアチニン濃度が高く，クレアチニンクリアランス（CLcr）も大きい。男性の方が体脂肪率が低いことと関連がある。

(2) 母体から胎児への薬剤移行

胎児の薬物濃度は，母体の薬物濃度，胎盤の透過性，胎児の薬物代謝能，母体での薬物の血漿タンパク結合と胎児における血漿タンパク結合の差の関数として表される。胎盤を介した薬物の透過速度は，脂溶性の高い薬物で速く，水溶性の高い薬物で遅い。

(3) 有効性の性差

セロトニン自己受容体に対する5HT3拮抗薬のalosetronとSSRIは女性に対して抗不安作用を示し，有効であることが言われている。

ボランティアの男性と女性における脳内のセロトニン合成速度の差が，ポジトロン断層法（PET）によって，測定されている。この方法によって，生きている脳のセロトニン合成速度を直接測定することができるわけである。男性の方が女性よりも52%セロトニン合成速度が速いことがいわれている。このセロトニン合成速度の大きな違いによって，女性の方が単極性大うつ病の発症率が高いことや病態生理にセロトニンが関わっている他の精神薬理学的な現象を説明しうることを示唆している。

B. 代謝機能，ライフサイクルおよび身体活動

男女間には，体のサイズおよび組成に著しい違いがある。加えてこれらの性差は，生物学的な違いと社会的な生活習慣の違いによって組み合わせによってもたらされている可能性がある。

身体組成の違いは，性ホルモンおよび男女の行動の違いによって生ずるが，身体組成のほとんどの性差は思春期頃に現れる。性ホルモンによる違いは更年期以降にはなくなる。

平均して，成人男子は成人女性よりも背が高く，一般的には体重当たりの筋肉の量が多く，身長と体重が同じ女性よりも体脂肪率が低い。男性の筋肉量が多いことは，体力と関連する。

一般的には，女性と比較して，男性では，腹部の脂肪が多く，大腿臀部の脂肪が少ない。

一日のエネルギー所要量は，おもに基礎代謝量に依存する。基礎代謝量は，基礎的な機能，たとえば休息時や睡眠時に必要となるエネルギー量であり，主に体の大きさと組成，つまり脂肪とそれ以外の組織の割合によって決まる。エネルギー消費量は，脂肪組織よりも筋肉のほうが高いので，同身長・同体重において，相対的に脂肪以外の組織の割合が高いヒトと比べて，脂肪の多いヒトはエネルギー消費量が少ない。その他のエネルギー消費量としては，食物代謝のためのエネルギーと身体活動時の変動エネルギーが含まれる。過剰に摂取されたエネルギーは優先的に脂肪として貯蔵される。

◆女性の方に肥満が多い理由として，次の理由が考えられる。
　①過剰摂取：これには生理学的に決定されている食欲調節の異常が含まれている可能性がある。②代謝効率：女性がエネルギーを蓄積しやすい生理学的な要因がある。③エネルギー消費量が少ない。④行動や生理学的な要因のために自発的に体重をコントロールしにくい。

　エネルギー代謝における性差はすべての動物種で認められているわけではないが，性差が認められる場合には，雌性のほうが肥満である。

C. 骨代謝および骨粗鬆症

(1) 骨代謝

骨は，ハチの巣状の構造である海綿骨と密度の高い硬い部分である皮質骨からなる。海綿骨はミネラル1g当たりの表面積が大きく，皮質骨と比べて，破骨細胞による吸収を受けやすい。海綿骨の網架構造は，橋を支えている「すじかい」のように，骨に強度を与えている。骨粗鬆症では，この網架構造が侵されることによって，カルシウム量の減少よりも，骨の強度が下がっ

てしまう。

　身体の大きさと重さは臨床的に骨粗鬆症の重要な因子となる。身体の大きなヒトは骨も太く，身体の小さいヒトよりも骨折しにくい。身体が重いヒトは，転んだ時に衝撃を皮下脂肪が吸収するので，痩せているヒトよりも転んだ時の危険性が少ない。行動の習慣は，骨の強度に影響する。たとえば，ウエイトトレーニングは骨の構造を強化する。また宇宙飛行や寝たきりなどで重力の負荷がかからなくなると，骨が弱くなる。また，無月経になるような極端なトレーニングによって，骨量は減少する。喫煙者は骨粗鬆症になるリスクが高い。

　ホルモンに関しては，エストロゲンとテストステロンは骨量の増加と維持に不可欠である。性ホルモンの減少により骨の代謝回転が亢進するために，骨粗鬆症になるといわれる。

　さまざまなライフイベントが，骨に影響を与えるが，妊娠と授乳はカルシウムを母親の骨から子どもに分ける。もし，母親がカルシウムの補充をしなければ，骨量が減少してしまう。女性に骨粗鬆症が多い理由は，閉経後のエストロゲン分泌の減少，運動量の少なさ，日光にあたらない生活，妊娠があげられている。

(2) 骨粗鬆症

　ヒトの骨量は30〜40歳でピークに達する。その後，男性はゆっくりとした一定のペースで骨密度が減少する（1年当たり0.3〜0.5％）。女性は，更年期までは男性と同じペースで減少するが，閉経後約10年間は，1年当たり2〜3％の速度で減少する。その後，減少速度は男性とほぼ同じくらいになる（図7-2-3）。

　骨粗鬆症は，骨量が減少し，微小構造が変性し，骨がもろくなって骨折に至る疾患である。骨粗鬆症で，もっとも骨折しやすい部位は，腰椎と大腿頸部（股関節部）である。日本の現在の骨粗鬆症患者は，人口の約1割を占め，1,000万人といわれ，そのうち女性患者は700万人以上と推定され，高齢化社会の到来により，今後ますますその数は増加することが予想される。米国では，65歳以上の女性の35％が骨粗鬆症であり，白人女性の半数が，骨粗鬆症による骨折を経験することになる。Life time riskは，乳がん，子宮内膜癌，卵巣がんの合計と同じくらいである。骨粗鬆症により骨折した後，1年以内の死亡率は，15〜20％で，骨折後に元通りに回復できる患者は1/3以下である。

D．自己免疫疾患

(1) 自然免疫と獲得免疫

　ヒトは，感染に対して自然免疫と獲得免疫という2つの免疫応答の組み合わせで反応する。感染を引き起こすものには，ウイルス，プリオン，バクテリア，ミコバクテリア，真菌，寄生虫がある。一般法則として，ウイルス，バクテリア，ミコバクテリア，寄生虫など，侵入する微生物に関係なく，男性の感染症に対する反応は女性と変わらない。自己免疫は獲得免疫のシステムが正常な組織を攻撃することで引き起こされるが，発症メカニズムの詳細については，未だ不明である。

　獲得免疫は性別によって大きく異なっており，若い女性は他と比べて，激しい免疫応答を示す。全身の炎症および免疫系は，月経周期，ホルモン，成長と栄養，ライフステージ，ライフイベントなどの影響を受けている。

　自然免疫システムは白血球および白血球から分泌される因子からなる。白血球の機能は分解酵素の産生と貪食能などがあるが，エストロゲンによって調節される。全般的な変化は小さいので，おそらく白血球の機能レベルの性差はヒトの病気に影響しないであろう。

　獲得免疫応答は，Tリンパ球とBリンパ球，マクロファージ，樹状細胞の活性化と抑制，サイトカインの分泌，抗体の産生，補体系と凝固系の活性化によって成り立っている。一般に，

女性ホルモンはリンパ球，マクロファージ，樹状細胞などの獲得免疫の細胞を活性化し，男性ホルモンは抑制する。月経周期によって，獲得免疫反応は変動する。ヒトの妊娠期間に，エストラジオール濃度は100倍に，エストリオール濃度は1000倍に増加する。この濃度の範囲で，エストロゲンは免疫機能を活性化するが，臨床的には免疫の変化は小さい。妊娠に特異的なタンパク質がリンパ球の機能を抑制する。麻疹ウイルスのような特定の感染が，妊娠している女性に対して特に強い毒性を示す。

(2) 自己免疫疾患の性差（表7-3-1）

自己免疫における免疫応答は，外部から侵入する抗原に反応するのではなく，宿主の抗原に反応する。宿主抗原は甲状腺や皮膚などに限局する場合と，狼瘡に見られるように広範囲に分布する場合がある。自己免疫力の成り立ちによって，対象疾患に性差が生じてくる。自己免疫疾患は，性差に関する研究の中心的問題である「疾患発生に性差が生ずるメカニズムとは何か」という問題を投げかける。自己免疫疾患における性差が解明できれば，おそらく男女間の今まで分かっていなかった重要な生物学的性差を明らかにすることができると考えられている。

多くの研究者は，甲状腺疾患やリウマチ性疾患が自己免疫疾患であるとしているが，炎症性腸疾患，多発性硬化症，一部の皮膚疾患，Ⅰ型糖尿病においては見解を異にしている。圧倒的に女性に多く発症する自己免疫疾患もあるが，性差が見られない自己免疫疾患や，男性に多く発症する自己免疫疾患もある。臨床的には，去勢または，ホルモン治療によって自己免疫疾患が悪化または，寛解に入ることが分かっており，このことは性ホルモンがこうした疾患の個々の重症度に重要な調節機能を有していることを示している。しかし，なぜ発症率に性差があるのかについて，はっきりとした証拠は得られていない。

滑膜細胞エストロゲンレセプターは，慢性関節リウマチの標的分子の可能性があり，この疾患が女性に多いことの1つの理由になるかもしれない（図7-3-1）。動物実験では雌性化することで自己免疫疾患は悪化し，逆に雄性化することで自己免疫疾患は改善するとの報告があるが，研究結果にばらつきを見るようである。

妊娠や産前，産後に起こることの研究から，慢性関節リウマチと多発性硬化症に関して明らかになったことがある。つまり，これら2つの疾患では，妊娠により多くの場合，臨床症状は軽くなり，妊娠第3半期にはほとんど症状が無くなることがある。しかし，分娩後はまもなく再発する。細胞レベルでは，生殖腺ホルモンが免疫応答を調節している。もしそのことが疾病

表7-3-1 自己免疫性疾患の女性/男性の比率

全身性エリトマトーデス	9
慢性関節リウマチ	3
自己免疫性甲状腺炎（橋本氏病）	4
自己免疫性甲状腺炎（Graves病）	7
特発性血小板減少性紫斑病	4
シェーグレン症候群	10
自己免疫性溶血性貧血	2
多発性硬化症	2
Ⅰ型糖尿病	1

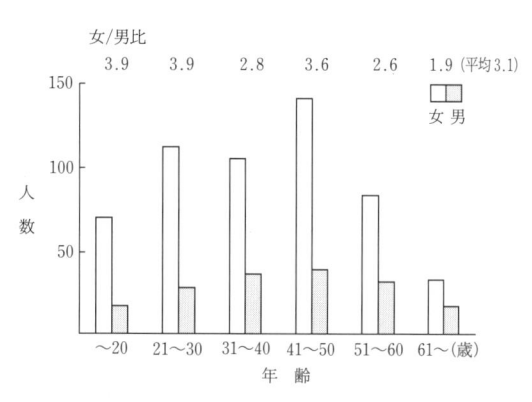

図7-3-1 慢性関節リウマチの性別，年齢別発病者数（1980年）

の発生に影響を及ぼすことがあるとしても，なぜ，どのように影響するのかについては良くわかっていない。エストロゲンは存在してはならない自己免疫クローンを生存させる役割を果たしている可能性もある。

自己免疫の成長段階ライフステージ的要因として，女性に多い疾患のほとんどが若年成人期に発生するが，一方で，若年成人期以下の年齢かそれ以上の年齢の患者がかかる自己免疫疾患では性差はあまり見られない。

E．冠動脈疾患（図7-3-2）

冠動脈疾患は胎児期から始まり，小児を通して進行し，中高年期で発症し，障害を残すようになる。コレステロールやさまざまな細胞成分からなるプラークは，冠動脈の内膜に沈着し，しだいに血液の流れを悪くし，細胞や器官の壊死を起こし，心筋梗塞に至る。冠動脈疾患は，日本では主要死亡原因の2位を占める。

(1) 冠動脈疾患発症の性差

冠動脈疾患の病因は環境，遺伝，年齢，生活習慣などがあげられる。重要な環境物質は，食事，薬，空気中の有害物質，感染性病原体である。

一定年齢者に発症する高血圧症および240 mg/ml以上の血清コレステロール値を示す高脂血症に関しては，40歳代後半〜50歳代前半まででは男性の方が女性より罹患率が高い。それ以上の年齢層では女性の罹患率が高くなる。男女とも，喫煙者は非喫煙者と比較すると心臓疾患による死亡率が3倍となっている。女性では，喫煙が早期閉経を起こし，冠動脈疾患などの多くの疾患を起こす原因となっている。

閉経前の女性はHDLコレステロール（善玉コレステロール）が高く，LDLコレステロールは低い。しかし，閉経期または閉経後の女性では，LDLコレステロール（悪玉コレステロール）は上昇し，HDLコレステロール値は低下する。心疾患死亡率は，男女共に加齢に伴い上昇するが，女性では閉経を境に上昇率が急激に高くなる。

(2) 冠動脈疾患の病像の性差

冠動脈疾患は，女性は男性より10〜15年遅く発症する。女性はうっ血性心不全，高血圧症，糖尿病などの合併症を持っていることがしばしばある。特に，糖尿病の女性は，心筋梗塞後の合併症を発症しやすい。心筋梗塞を起こした患者の中で，男性は心室性頻脈を示すことが多く，一方，女性では心臓性ショックや心停止を起こすことが多い。

A：日本人の年齢・性別血清コレステロール値
出典：Sekimotoら，1983．

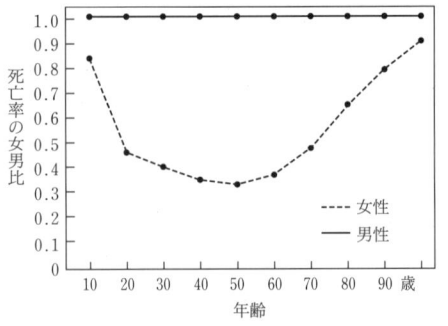

B：心疾患による男性の死亡率を1.0としたときの女性の心疾患による死亡率（1991年）
出典：国民衛生の動向，1993．

図7-3-2 冠動脈疾患に関する性差

7.4　性差医学の今後の展望

　産科周産期における医療は別として，女性に対する医療は，男性への治療を横すべりに当てはめたに過ぎないことが多い．米国では，最近の20年の期間で性差を考慮した医療の必要性が認識されつつある．しかし，日本では性差医学・医療学会は，2004年3月に発足をみたばかりである．母性看護学を学ぶことは，性の一方の女性の健康を深く理解することとなり，今後の性差を考慮した医療を学ぶ時に，得ることが大であると考える．

引用・参考文献

1) 延永正編：患者さんとスタッフのための膠原病ABC，日本医学出版，2000．
2) 玉舎輝彦編：性ステロイドがわかる，金芳堂，1999．
3) 財団法人厚生統計協会：国民衛生の動向，厚生統計協会，1993．
4) 佐藤昭夫・佐伯由香：人体の構造と機能，医歯薬出版，2002．
5) 玉田太朗：女性ホルモン療法―小児・思春期から更年期まで，メジカルビュー社，1996．
6) Theresa M. Wizemann, and Mary-Lou Pardue：Exploring the Biological Contribution to Human Health：Does Sex Matter？ National Academy Press. New York, 2001（貴邑冨久子監修，性差医学入門，じほう，2002）

第 8 章
生殖補助医療

8.1 生殖補助医療総論

A. 定 義

生殖補助医療（assisted reproductive technology：ART）は，配偶子（精子や未受精卵）あるいは受精卵（胚）を体外に取り出し，人為的な処理・操作を加えて，受精から胚発生までの過程に有益な効果をもたらして妊娠の成立を補助する医療技術である。

B. 分 類

代表的な ART については，8.2 を参照のこと。なお，人工授精については，便宜的に ART に含めない場合もある。また，人工授精を除く ART を意味する高度生殖医療という表現もある。さらに，平成 16 年度から開始された公的医療費助成のために，体外受精・胚移植と顕微授精を指す特定不妊治療という用語が生まれた。

C. 不妊治療との関係

ART は今や不妊症に対する中心的な治療手段となっている。しかし，ART はもともと不妊とは無縁の産業動物（牛，豚など）を効率的に繁殖させるために発達してきた技術だった。従来の ART 以外の不妊治療はそれぞれの不妊原因別に発展してきたが，男性因子や卵管因子では成功率はけっして高くなかった。やがて 20 世紀後半になり，ART は少しずつではあるがこれらの因子を中心に不妊治療に導入されていった。とりわけ先進国においては晩婚化や少子化に拍車がかけられ，あらゆる不妊因子に対する最終的な治療手段として，1990 年代になると ART は急速に不妊治療の中に定着していった。

一方，不妊治療に属さない分野への ART の応用も始まっている。これについては，「8.4 生殖補助医療の発展と生命倫理」の項で述べる。

8.2 生殖補助医療各論

A. 人工授精

人工授精（artificial insemination）とは，妊娠を目的に人工的に精子を女性の生殖器官内（腟，子宮頸管，子宮腔など）に注入することをいう。人工授精は夫の精子を用いる場合と夫以外の精子を用いる場合に分類でき，前者を配偶者間人工授精（artificial insemination with husband's semen（AIH）），後者を非配偶者間人工授精（artificial insemination with donor's semen（AID））という。本邦における最初の AID は 1948 年に慶應義塾大学で初めて施行され，翌年最初の AID 児が誕生した。なお，人工授精は精

子注入部位により，IUI（子宮腔内授精 intrauterine insemination）と ICI（子宮頸管内授精 intracervical insemination）などに分類されるが，IUI が一般的である．

1）適応

AIH：精子・精液の量的・質的異常（乏精子症，精子無力症，乏精液症など），射精障害・性交障害（勃起不全，逆行性射精，高度な腟狭窄など），精子-頸管粘液不適合（フーナーテスト陰性例，抗精子抗体陽性例など），機能性不妊（明らかな不妊原因が見出せず，タイミング法など様々な方法を試みても妊娠しない場合）．

AID：挙児の断念や養子縁組など他のオプションについての提示を受けており，双方が書面で自由意志による AID への同意を表明している法的に婚姻している夫婦で，男性側要件として，TESE-ICSI（後述）が不可能あるいはこれを希望しない無精子症や精子がわずかに存在する場合でもこれに準ずる妊娠不可能症例，女性側要件として一般不妊検査（基礎体温，子宮卵管造影，高温期子宮内膜生検，血液検査など）が終了しており，両側卵管閉塞など明らかな不妊原因や性感染症が存在しないか治療可能であることが条件．

2）実施法

実施日は，排卵日を目標とする．実施前日にヒト絨毛性ゴナドトロピン（hCG）を筋注しておけば実施日の排卵を確実なものとし，黄体機能を高めることにも役立つ．

授精に用いる精液は，用手法により採取した射精後2時間以内の新鮮精液を37℃で20分間置くことにより液化させた後，鏡検する．AIDにおいては，精液提供者の性感染症，特にHIVとの関連から，凍結保存精子の使用が推奨されている．遠心操作により精子濃度を高める．また，主として以下の方法により運動性良好精子を回収する．

①スウィムアップ法：精液を洗浄後，遠心による沈渣に培養液を重層，30°の傾斜で37℃のインキュベーター内に静置する．一定時間後に液面近くに移行（swim up）してきた運動精子を回収する．

②パーコール法：運動精子は未熟精子や死滅精子より細胞密度が高いことを利用してパーコールの密度勾配を作製し，遠心する．

授精に必要な液量は約0.5 mLあれば十分である．人工授精用のカテーテルを用いて注入する．実施後は15〜30分間安静臥床とする．1〜2日間，感染に対する予防的抗生物質の投与を行う．

3）副作用

カテーテルによる出血，子宮攣縮や腹膜刺激による疼痛，細菌感染

4）成績

周期あたり妊娠率は5〜20％で回数を重ねるごとに妊娠率は低くなる．AIHの場合，4〜6回のIUIを施行しても妊娠しない場合は，年齢や他の不妊因子を念頭において腹腔鏡による原因検索や体外受精に進むことを考慮に入れる．

B．体外受精・胚移植

体外受精・胚移植（in vitro fertilization and embryo transfer；IVF-ET）は，一般的には卵巣を排卵誘発剤で刺激し，経腟超音波ガイド下に採卵し，調整した精子浮遊液を加えて培養ディッシュの中で受精させ（媒精），さらに2〜5日間培養して得られた胚を子宮に移植する方法である．1978年に英国のEdwardsとSteptoeにより最初の生児誕生となり，日本においても1983年に東北大学の鈴木雅洲らにより1例目が報告された．

1）適応

IVF-ETを施行する対象者の医学的適応については，日本産科婦人科学会会告によれば「本法は，これ以外の医療行為によっては妊娠成立の見込みがないと判断されるものを対象とする」とされる．この会告にあてはまるIVF-ET

の絶対的適応症例は，両側卵管が完全閉塞あるいは手術的に摘出された卵管性不妊症例と，無精子症例のうち，精巣あるいは精巣上体に成熟精子が認められる男性不妊症例に限定される。しかし，他の不妊因子の症例においても，AIHなどの治療法を十分に行ったにもかかわらず妊娠が成立しない時に，IVF-ETを行うことを否定する必要はない。IVF-ETの医学的適応としては，前述の絶対的適応といえる不妊因子に加え，治療歴や対象者の年齢を考慮した上で，以下の不妊因子症例も含まれることとなる。

①卵管性不妊症：治療によって疎通性が得られた場合や完全閉塞でない場合でも，一定の治療期間（数ヶ月から1年程度）経過しても妊娠成立がない場合，卵管機能に期待した治療では妊娠成立の見込みなしと判断され得る。

②男性不妊症：AIHを繰り返し行っても，妊娠成立をみない乏精子症や精子無力症で，卵子の周囲に十分な精子が到達できない場合や到達できても受精が起こらない場合がある。前者であればIVFで受精し得るし後者であればIVFを行うことにより受精障害の存在することが明らかになる。

③免疫性不妊症：抗精子抗体価の高い女性では，AIHで妊娠成立がきわめて困難である。

④原因不明不妊：不妊期間が長期にわたり，系統的な検索を行っても不妊原因が特定できない不妊症を原因不明不妊と呼ぶ。卵巣刺激やAIHなど，妊娠成立の確率を上げると考えられる積極的な治療を試みたにもかかわらず，妊娠に至らない場合は，IVF-ETの適応と判断される。

2）実施法（図8-2-1参照）

卵巣刺激法：もっとも多くの施設で行われているのは，点鼻薬であるゴナドトロピン放出ホルモンアゴニスト（GnRHa）と，注射薬である卵胞刺激ホルモン（FSH）あるいはFSHを多量に含むヒト閉経期尿性ゴナドトロピン（hMG）を連日使用し，そして採卵直前にヒト絨毛性ゴナドトロピン（hCG）を筋注する方法である。このうち，GnRHaを採卵前周期の黄体期中期から開始するロング法（long protocol），月経開始と同時に開始するショート法（short protocol）が代表的である。いずれもGnRHaは採卵までに自然排卵してしまうのを防ぐことを最大の目的として用いられる。このため調節卵巣刺激法とも呼ばれる。GnRHaを用いないFSH/hMG単独法や内服薬である抗エストロゲン剤（クロミフェンまたはシクロフェニル）単独あるいはこれに少量のFSH/hMGを併用して用いる方法（クロミフェン—FSH/hMG法など）も一般的な卵巣刺激法である。これを自然周期採卵法と呼ぶ施設があるが誤りである。まったく排卵誘発剤を用いない自然周期採卵法は，現在ほとんど用いられていない。

採卵法：経腟超音波ガイド下に卵胞を穿刺し卵胞液を吸引して採卵する。ヘパリン加PBSを用いて卵胞内洗浄を追加することで卵子回収率を上げることができる。採卵による疼痛緩和のために通常静脈麻酔が用いられる。

媒精法：採卵後は数時間の前培養を行ってから媒精する。媒精のための精子調整法は人工授精の場合と同様である。媒精は培養ディッシュに卵を入れ，回収した運動性良好精子を$5 \sim 20 \times 10^4$個添加して行う。

胚培養：媒精16〜20時間後で顕微鏡下に受精を確認する。正常の受精が確認された受精卵は，さらに1〜2日培養を継続し，形態学的に正常に分割・発育していると判断された初期胚を優先しつつ，単胎妊娠を目標として移植胚を選択し，可能であれば一部の胚を凍結する。症例によっては採卵後5〜6日間培養して胚盤胞の段階で移植する。種々の時期の胚を図8-2-2に示す。

胚移植：胚移植は採卵後第6日目までに通常1回，場合により2回に分けて行う（2段階胚移植）。膀胱を充満させ，経腹超音波ガイド下に経頸管的にカテーテルを挿入し胚を移植する。麻

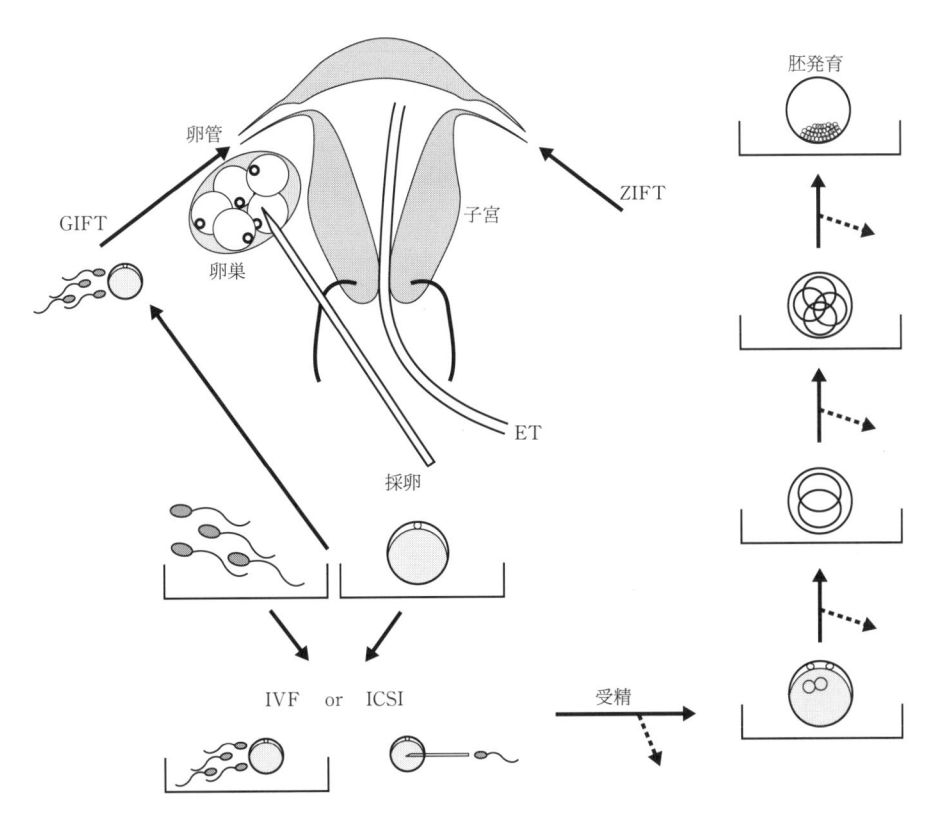

図 8-2-1 採卵を必要とする生殖補助医療の模式図
配偶子卵管内移植（GIFT），接合子卵管内移植（ZIFT），体外受精−胚移植（IVF-ET），卵細胞質内精子注入法（ICSI）について示した．ETはあらゆる胚発育段階の胚で可能だが，ZIFTは胚盤胞（図右上）では行わない．点線の矢印は，それぞれのプロセスで生じるロスを示す．

酔は必要ない．多胎妊娠を極力回避するために日本産科婦人科学会では移植胚を3個以内にすることを会告で求めている．

黄体賦活・黄体ホルモン補充：卵巣黄体はLHにより刺激され黄体ホルモンを分泌する．GnRHaを使用した周期では黄体機能不全を生じやすく着床に適した子宮内膜環境を得るために，黄体賦活としてのhCG，黄体ホルモン補充のいずれか最低1つは必要である．

3）現状

2001年中に実施されたIVF-ETにより，4,747の生産分娩（5,786名の出生児）が報告されており，これは採卵周期あたりで15.3%，胚移植周期あたりで19.0%の生産率となっている．流産率は自然妊娠と比べ同等か若干高い程度である．奇形率は自然妊娠と変わらない．出生後の身体的発育，精神運動機能は生下時体重1000g以下の低体重児を除いては良好である．しかし，低出生体重児の頻度は高く，これは複数の胚を移植することによる多胎に起因している．

C．顕微授精

顕微授精とは，IVF-ETの中で受精現象を補助する技術であり，マイクロマニュピュレーターを用いて顕微鏡下に受精させる．

1）適応

日本産科婦人科学会は「難治性の受精障害で，これ以外の治療によっては妊娠の見込みがないか極めて少ないと判断される場合」に本法を実施するよう勧告している．実際には，①精液所見（濃度，運動率，奇形率）がIVFで受精を期待

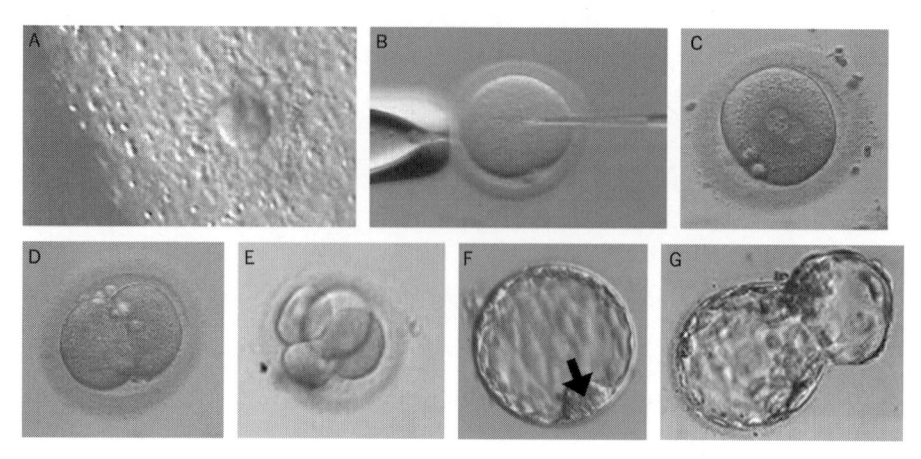

図 8-2-2 種々の発育・発達段階の卵と胚
A：採卵により得られた卵。周囲を顆粒膜細胞層に囲まれている。B：卵細胞質注入法（ICSI）により精子が注入された成熟卵。周囲のゼリー状の膜を透明帯という。C：正常に受精した卵（前核期胚）。中心部に前核2個を認める。D：2細胞胚。E：4細胞胚。F：胚盤胞。内部細胞塊を矢印で示す。G：ハッチングしている胚盤胞。

できないほど極めて不良な場合，②卵子・精子ともに一見正常であってもIVFで受精の成立が全くあるいはほとんど起こらない場合，③無精子症で精巣上体精子あるいは精巣精子を用いてIVFを行うにあたって運動精子が十分に回収できない場合が適応となる。

2）実施法・原理

歴史的に，精子が入っていけるよう透明帯を開孔する透明帯開孔法，数個の運動精子を囲卵腔に注入する囲卵腔内精子注入法（SUZI）が存在する。いずれの方法も低い受精率，高い多精子受精率が欠点であり，現在ではほとんど実施されていない。

卵細胞質内精子注入法（intracytoplasmic sperm injection；ICSI）は精子注入用ニードル（先端径 5〜7μm）で吸引し原形質膜に損傷を与えて不動化した運動精子を直接卵細胞質内に注入する方法（図8-2-2 B）である。最初の妊娠例は1992年 Palermo らにより報告された。

3）現状

すでに ICSI は本邦において治療手段として広く定着していて，2001年中に実施された ICSI により，4,073の生産分娩（4,862名の出生児）が報告されており，これは採卵周期あたりで 13.9％，胚移植周期あたりで17.7％の生産率となっている。しかし，この方法が生殖細胞をじかに扱う点，通常の受精過程での生理的な精子選択を排し ICSI の術者が1個の精子を選択する点で細心の注意を払う必要がある。ICSI による児の奇形は IVF に比べて変わらないという報告が多いが，わずかに高いという報告もある。

高度な乏精子症や無精子症では，クラインフェルター症候群などの染色体異常を持つ割合が高い。また，AZF（azoospermic factor）などの造精機能関連遺伝子の異常との関連も指摘されている。AZF の場合，ICSI で妊娠し出生した男児にその異常が継承される。高度な乏精子症や無精子症に対して ICSI を行う場合，十分なインフォームド・コンセントが必要である。

D．卵管内移植

卵管内移植には，配偶子（精子と卵子）を卵管内に移植する配偶子卵管内移植（gamete intrafallopian transfer；GIFT），接合子卵管内移植（zygote intrafallopian transfer；ZIFT）などがある。ただ，最近では接合子に限らず分割胚も含め体外受精卵の卵管内移植を ZIFT と総称し

ている（図8-2-1参照）。

卵管内移植では，卵管采からカテーテルを挿入できることが必要条件であり，卵管内腔に異常のないことが重要条件である。したがって，術前の腹腔鏡検査は特に重要である。

卵管内移植は子宮内移植の欠点を補う方法でIVF-ETよりも成功率の高い方法であるが，一般に腹腔鏡下に行わなければならず，患者に対する侵襲を考えると自ずと適応は限定されてくる。

E．生殖補助医療周辺技術

(1) 胚凍結保存・融解胚移植

排卵誘発や採卵は女性にとって苦痛をともなう方法である。多胎妊娠予防の目的でIVF-ETにおける移植胚数を制限すると余剰胚が生じる。次回に排卵誘発や採卵を実施することなく凍結胚を融解して移植する方法はARTにおいて大きな意義を持つ。

適応は①凍結保存に適した余剰胚が発生した場合，②重症卵巣過剰刺激症候群（OHSS）の発生が予測される場合，③着床に適した十分な厚さの子宮内膜が形成されていない場合，④放射線治療や化学療法を受ける場合など予防的に妊孕性の保存を図る場合などである。

実施にあたっては，前核期から胚盤胞までの幅広い時期から良好胚の凍結が可能である。凍結法には緩慢凍結法とガラス化（vitrification）法がある。前者は高浸透圧の凍結保護剤により胚細胞内の水分を徐々に追い出し（細胞内脱水）凍結過程で生じる氷晶形成による細胞内小器官損傷を防ぐ方法，後者は高濃度の耐凍剤を含む保存液に胚を浸し，直接液体窒素に投入して保存する方法である。凍結胚を融解する場合は，液体窒素から取り出した胚の入ったストロー（細い管）を20～30℃で1～2分間放置する。

移植時期は，子宮内膜の周期と胚の発生段階を同期化させることが不可欠である。自然周期または必要に応じて排卵誘発を行って排卵日を基準に同期化させるか，ホルモン補充により予め着床環境を整える。

融解胚移植の成績は，新鮮胚とほぼ同等である。

(2) 非射出精子回収

無精子症の場合，精路通過障害があれば泌尿器科的な精路再建手術が有効なことも多いが，これが無効な場合，手術室で顕微鏡下に精巣上体を穿刺し，精子を採取する方法がある。これを精巣上体精子吸引法（microsurgical epididymal sperm aspiration；MESA）という。

非閉塞性の無精子症やMESA不能例には，手術室で精巣組織を採取し，組織をすりつぶして精子を回収しICSIを行う。この方法を精巣内精子回収法（testicular sperm extraction；TESE）という。

(3) 胚盤胞移植

本来胚が着床する直前の時期に子宮内に1個の胚盤胞移植を行えば多胎妊娠を防ぐ意味で意義が大きい。体外培養技術，特に培養液の改良が進み，胚盤胞移植が実用化されるようになった。

適応として多数の受精卵が得られる症例に限定されるが，①反復着床不成功症例と②多胎妊娠予防が挙げられる。①では胚盤胞到達率の低い患者も含まれており，効率が悪くとも無駄な胚移植を減らして胚盤胞に至る胚を選択することができる。②においても，単一胚盤胞移植が現実のものとなりつつあるが，周産期管理上のリスクがより高い一絨毛膜性双胎の出現頻度が有意に増加することが問題となっている。

胚盤胞移植は，胚盤胞に至らず移植がキャンセルになるケースが多く，採卵周期あたりの妊娠率は通常の胚移植と変わらないという報告もある。過度の期待を抱かせないよう，十分な説明と同意が求められる。

(4) アシステッドハッチング

卵や胚を包んでいた透明帯は着床の前に外れるが、これをハッチング（hatching）という（図8-2-2 G）。機械的あるいは化学的方法により透明帯処理を行い、ハッチングを促す方法をアシステッドハッチング（AH）という。AHは広く実用化されているものの、その適応や有効性、安全性についても一定の見解はなく、結論は出ていないので、安易な施行は慎むべきである。

(5) 精子凍結保存

ヒト精子は哺乳動物の中で最も凍結・融解に強く、簡便な液体窒素蒸気凍結法をはじめ様々な方法で凍結が行われる。精子凍結保存の主な適応は、①精巣腫瘍などにおいて化学療法などによる将来の精子形成障害に備えての保存、②AIDのドナー精子の備蓄、③MESAやTESEで得られた精子のうち余剰分の保存、である。

8.3 生殖補助医療の問題点

(1) 卵巣過剰刺激症候群

卵巣過剰刺激症候群（ovarian hyperstimulation syndrome；OHSS）は、排卵誘発により多数の卵胞が大きく発育し、卵巣が腫大し腹水貯留などを来す状態をいう。FSH(hMG)-hCG療法による排卵誘発でhCG投与あるいは妊娠成立により発症することが多い。自覚症状としては、腹部膨満、腹痛、吐き気などがみられ、重症例では、腹水、胸水が貯留するとともに血液が濃縮され、凝固しやすくなり、血栓症などの危険がある。症状とヘマトクリット値の上昇（40%以上）に注意し、輸液など対症療法が治療の主体となる。腫大した卵巣が捻転を起こすこともある点にも注意が必要である。

(2) 多胎妊娠

多胎の発生は排卵数や移植胚数に依存することは言うまでもない。ARTの対象となる女性は高齢であることが多く、妊娠・分娩におけるリスクが単胎であっても高いケースが多いので、双胎分娩により効率的に不妊治療を完了させてしまいたいというような希望があっても、広い視野に立った十分な説明により正しい理解を得るよう努めなければならない。

(3) 減数手術

一般に減数手術は品胎以上のケースにおいて経頸管的・経腟的あるいは経腹的に比較的妊娠初期に施行されることが多いが、人工妊娠中絶のような母体保護法の中で容認された医療行為ではない。諸家の報告によれば比較的安全に行いうる手技だが、すべての胎児が死亡するケースも5〜10%存在するといわれる。前述のようにARTにおける多胎は一部の例外を除き医原性であるので、多胎をやむを得ないと考えつつ減数手術を容認する安易な考え方は厳に慎むべきである。しかし母子の生命や健康保護の観点から実施を容認しようという動きもあり、今後の動向が注目される。

(4) 出生した児の異常など

前述のように、ICSIについては完全に安全性が確立されたわけではない点、高度乏精子症や無精子症に対しては次世代に遺伝子異常を引き継ぐ可能性がある点をあらかじめ説明しておく必要があり、適応には慎重でなければならない。

8.4 生殖補助医療の発展と生命倫理

(1) 着床前遺伝子診断

羊水穿刺（妊娠15〜18週頃）や絨毛採取（妊娠9〜11週頃）により行われる出生前診断は妊娠成立後に行われ、結果により妊娠中絶を選択するものであるなどの問題点がある。着床前遺伝子診断は体外受精で得られた胚が4〜8細胞に

達した時点で1〜2個の割球を取り出して（胚生検），FISH 法や PCR 法といった高精度の遺伝子診断を行う方法である．重篤な遺伝性疾患の診断目的で国内でも実用が開始されている．今後の普及は技術的問題よりも，むしろ倫理的問題といえる．

(2) 代理懐胎

代理懐胎には，妻が悪性腫瘍などで卵巣と子宮が摘出済みで存在しないなどの理由で夫の精子を別の女性に人工授精する古典的サロゲートと，妻が分娩時や子宮腫瘍により過去に子宮摘出を行ったなどの理由で夫の精子と妻の卵子で体外受精を行って別の女性に胚移植する IVF サロゲートの2種類が存在する．第3者の女性を生殖の手段として扱い，生命の危険と背中合わせの妊娠・分娩を結果的に強いることになる代理懐胎の問題は，想像以上に根深い．

(3) 提供配偶子あるいは胚提供による体外受精

技術的問題は存在しない．ただ，臨床応用を考えるにあたっては出産後の夫婦及び子供の社会的・法的地位の安定と当事者の幸福を守るための措置が大前提となる．卵子提供に関しては，卵子をどのように得るかの問題もある．胚提供に関しては，胚の尊厳を守るという考え方や生まれてくる子の福祉，親子関係の不明確性といった観点からの問題が指摘されている．

(4) 精子形成過程の未熟精細胞（円形精子細胞）を用いた顕微授精

円形精子細胞は2回の減数分裂を終了しており，染色体は精子と同じ haploid（一倍体）のため，卵子をあらかじめ電気刺激などで活性化しておき ICSI を行えば正常核型の生児が得られ，すでに報告もある．リンパ球などとの区別が困難という技術的問題と，元来精子形成に問題がある重症の男性不妊患者が適応となるという，通常の TESE と同様の問題を内包する．

(5) 未熟卵体外培養

卵巣刺激を行わずに未成熟卵を採取し体外で成熟させ（in vitro maturation；IVM），成熟した卵子を顕微授精または媒精により受精させ，得られた受精卵を子宮内に移植する方法は，卵子の成熟率が低いことや採卵が困難なことなど未完成の部分も多いが，卵巣過剰刺激症候群（OHSS）のリスクが高い多嚢胞性卵巣症候群（PCOS）の症例を中心に試みられている．

(6) 未受精卵・卵巣組織凍結保存

未受精卵の凍結は成功例も蓄積されているが，凍結技術は実用的なレベルに達しているとは言い難い．一方，卵巣組織を採取して凍結する方法も試みられている．未婚女性が放射線治療や化学療法を受ける場合に実用化が期待される方法である．成功率が低く技術的問題が現段階では大きい．

(7) 精液中ウィルス除去

性感染症の中で精液を介して感染が成立することが明らかとなっているものはそれほど多くないが，HIV は血液のみならず精液を介しても感染が成立することがすでに明らかになっている．しかし，精子そのものに感染性のウィルスが潜伏している可能性は極めて少ないと考えられ，白血球など他の細胞や精漿の混入を完全に抑制可能であれば ICSI は有用な方法であり実用化が始まっているが，確実性が課題である．

(8) 卵細胞質移植

卵細胞質は加齢や原因不明の質低下により，卵成熟，受精やその後の初期胚発生に多大な影響を与える．加齢などによるミトコンドリア DNA（MtDNA）の異常が原因になっていると考えられることから，ICSI を行う際に正常ドナー卵の細胞質を一部吸引して精子とともにレシピ

エント卵に注入しようという考え方であるが，ドナー卵のMtDNAがレシピエント卵のMtDNAに与える影響など安全性に課題も多い。

(9) クローン技術

クローン技術は，受精卵が分割した割球をドナー細胞とする受精卵クローンと，分化した体細胞を用いた体細胞クローンに分けられる。いずれの場合もドナー細胞の核を裸核したレシピエント卵子に核移植（電気融合）して多数のクローン胚を作製し，複数の代理母に移植する。前者は1986年に，後者は1997年にいずれもヒツジで最初の成功例が報告された。後者については，生産効率の低さと短寿命に終わる可能性があることが大きな問題である。ヒトにおいては，安全性の面からも人間の尊厳という観点からもクローン技術による個体の産生は容認できるものではなく，日本をはじめ多くの国で法的に禁止されている。しかしクローン技術は再生医療に寄与すると想定される技術であり，研究に用いることの是非については検討課題である。

(10) 特定胚

特定胚は，クローン人間作りを禁止するクローン規制法（平成12年）に盛り込まれた概念で，現在ヒトや動物の胚や体細胞を種々の細胞工学的技術で操作してできる胚のことである。理論的に8種類が存在し，前述のヒトクローン胚も含まれる。法律に関連して出された答申の中で，特定胚を作製することの危険性，研究目的でヒト胚を操作することやヒト胚を新たに作製することの倫理的問題，再生医療への応用など医学的な有用性を論じている。当面は基本的に動物胚と考えられる動物性集合胚（動物胚とヒト体細胞の集合胚）のみ作製が許可された。

(11) 胚性幹細胞（ES細胞）

外傷や病気などにより失われた細胞を補充するために，組織に残っている細胞が細胞分裂を行い，増殖して修復を行う働きをしているのが幹細胞である。幹細胞は組織を構成する様々な細胞を産生する能力である多分化能と，その細胞自身を複製する能力である自己増殖能を有している。胚性幹細胞（embryonic stem cell；ES細胞）は胚盤胞の内部細胞塊（図8-2-2 F）から樹立された幹細胞で，体のあらゆる細胞に分化できる潜在能力を持っている上に，その幹細胞としての性格を維持したまま増殖させる培養方法が確立されている。ES細胞はあくまでも細胞株であり，生命の萌芽としての受精卵とは明らかに異なっている。ヒトES細胞株は1998年に樹立され，国内においても厳格な審査を経て2003年に京都大学で樹立された。将来の移植再生医療に寄与する公共の研究財産として位置づけられている。

8.5 生殖補助医療を考えるキーワード

(1) 生まれてくる子の福祉

ARTに限らず，生まれてくる子の福祉が最重要であることは言うまでもない。代理懐胎や提供配偶子や提供胚による生殖補助医療によって生まれてくる子供では，複雑な親子関係ゆえに様々な葛藤に直面すると考えられる。また，障害を持って生まれた場合，あるいは親に死別した場合に安定した養育環境を奪われる危険にさらされる。

(2) 法的親子関係

現行民法は明治31年から施行されており，当然のことながらARTの概念を想定していない。民法772条第1項には，「妻が婚姻中に懐胎した子は夫の子として推定する」とある。さらに777条により夫は子の出生を知ってから1年以内であれば嫡出性を否認することができる。一方，母子関係は「分娩の事実により当然発生する」とされ，分娩した者は通常，戸籍に母として記

載される．

(3) 出自を知る権利

1989年の国連総会において批准された児童の権利に関する条約（子供の権利条約）の第7条で，「子はできる限りその父母を知り，かつ父母によって養育される権利を有する」とある．国により差異はあるが，提供された精子・卵子・胚によるARTにより生まれた子供が提供者について知ることが権利として保障されるのは世界的な潮流である．しかし，現実には両親による真実告知がなければ，生まれた子供にとって出自を知ることはできにくい状況にある．また，出自を知る権利は提供者の減少を招きかねず，ARTの実施を実質的に困難にしており，出自を知る権利と提供の匿名性は矛盾をはらんでいる．

8.6　生殖補助医療における新しい専門職とその役割

生殖医療の進歩に対応し，専門的知識と幅広い視野・倫理観や法律的知識を持ち，心のケアについてのいわゆるカウンセリングマインドを持って，それぞれの専門的立場から協力関係にある専門職は，おおよそ以下のようになっていくものと思われる．特筆すべきは不妊（心理）カウンセラーで，医療チームと独立した立場として位置づけられる．

1）生殖医療指導医

生殖医療従事者全体の指導的立場に立つ産婦人科医，泌尿器科医．

2）胚培養士（エンブリオロジスト）

ARTにおけるラボワーク（精子・卵子・胚の取り扱い）を専門的に行う．

3）生殖医療コーディネーター

生殖医療を受ける患者に対して情報提供，治療支援，悩みの自己解決を促す専門的知識・技術を持った看護師，助産師．

4）不妊（心理）カウンセラー

人生において偶然不妊に直面したクライアントに対して医療提供者とは独立した立場から専門的なカウンセリングを行う．このうち，心理学的手法についての高い専門性を有する不妊カウンセラーを不妊心理カウンセラーと呼ぶ．

引用・参考文献

1）吉村泰典：生殖医療のあり方を問う，診断と治療社，2002．
2）苛原稔：不妊症・不育症，医薬ジャーナル社，2003．

第9章

母性看護における基本的技術

9.1 新生児計測

A. 目 的

新生児の計測は，骨格や筋の発育状態を知る指標であり，児頭においては分娩時の侵襲の状態や異常を知る指標となる。正確に計測することは，出生後の児の正常な経過を判断できるとともに異常の早期発見につながる重要なケアである。

B. 必要物品

身長計，体重計，メジャー，児頭計測器，ノギス，バスタオル

C. 留意点

①体重測定は毎日，定まった時間（通常は朝沐浴前）に行う。また，頭囲は出生時に浮腫や骨重合などが著明な場合，生後2～3日に再測定することが望ましい。
②メジャーを使用する場合，メジャーを移動させる場合や取り外す場合にメジャーで児を傷つけないように注意する。
③メジャーを計測部位ごとにはずすのではなく，一連の動作で測定する。
④体表面にぴったりとつけ，絞めすぎたり，ゆるめすぎたりせず，誤差がないようにする。
⑤児頭計測器を使用する場合，先端を指頭で保持しながら，安全に正確に計測する。
⑥使用した物品をアルコール綿で消毒し元に戻す。

D. 方 法

(1) **身長**（正常範囲：48～50 cm）（図9-1-1）
①身長計が平らなところに設置されているか確認する。
②新生児の姿勢を正しく保持し，計測する。耳孔と眼を結んだ線が垂直になるように頭部は固定板につけて固定する。
③児の両膝を軽く押さえて，足底板に児の足底をあてて目盛りを読む。股関節に負担がかからないよう，過度に下肢を伸展させないようにする。

(2) **体重**（正常範囲：2,700～3,100 g）
①体重計にはバスタオルなどを敷く。
②体重計の風袋を確認して，目盛りを0に合わせておく。
③新生児を安全に保持し，静かに体重計の中央にのせる。
④児が活発に動く場合もあるため，転落防止に注意し，片手で児を保護する。測定時，児には触れないようにする（図9-1-2）。

9.1 新生児計測 183

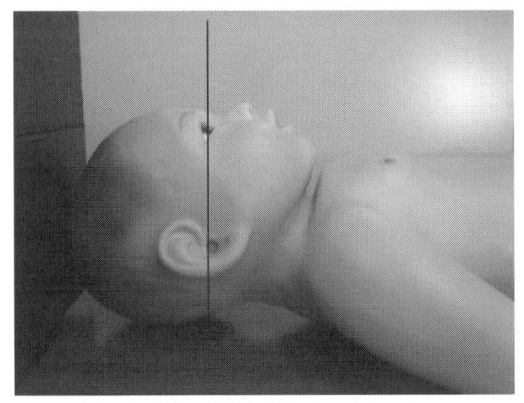

耳孔と眼を結んだ線が垂直になるようにする。

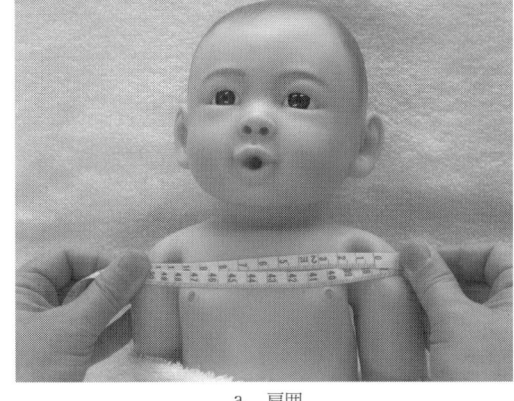

a．肩囲

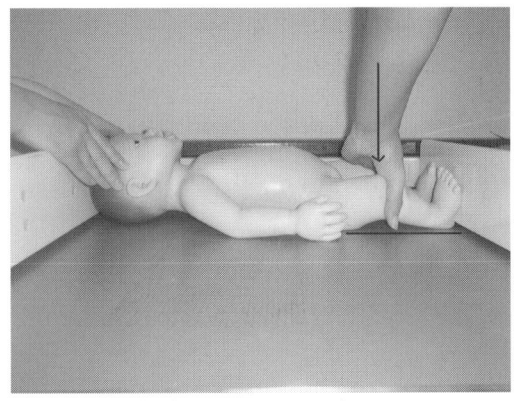

児の両膝を軽く押さえ，児の足底をあてる。

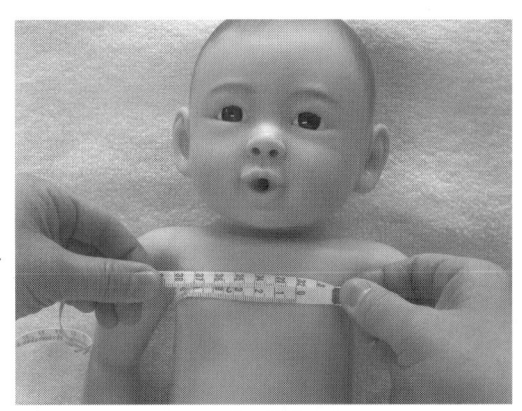

図 9-1-1 身長測定

b．胸囲

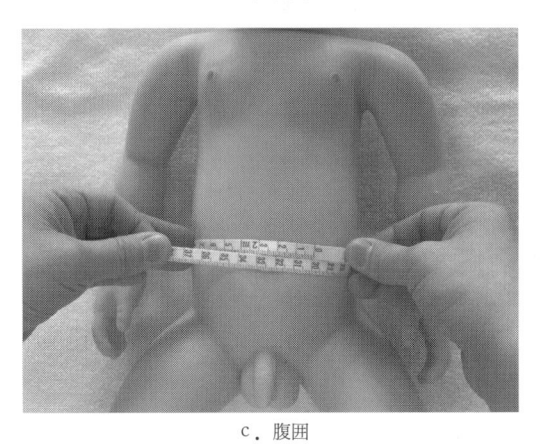

c．腹囲

図 9-1-3 肩囲，胸囲，腹囲の測定

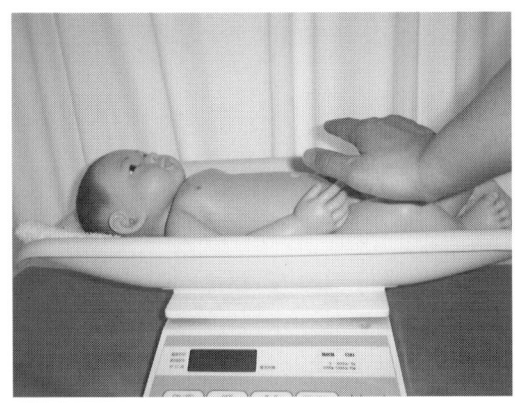

図 9-1-2 体重測定
転落防止に注意する。手は児に触れないようにする。

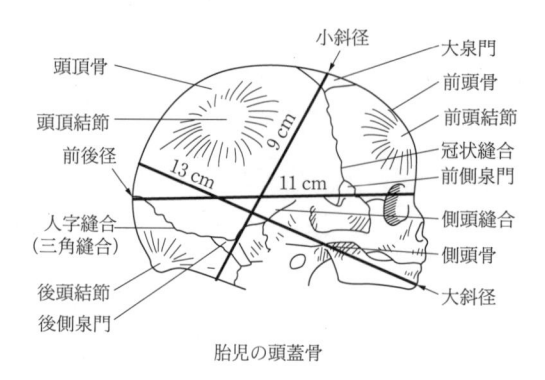

3）大横径（約 9～9.5 cm）
　左右頭頂骨結節間の距離
4）前後径（約 11 cm）
　眉間・後頭結節間の距離
5）小斜径（約 9～9.5 cm）
　項窩から大泉門中央の距離
6）大斜径（約 13～13.5 cm）
　頤部（オトガイ）の先端と後頭間の最大距離
7）頭囲：前後径周囲（約 33 cm）
　眉間と後頭結節間を通る周囲を計測する。
8）小斜径周囲（約 32 cm）
9）大斜径周囲（約 35 cm）
　児頭計測器は図 9-1-6 のように持つ。

図 9-1-4　児頭の計測部位
出典：岡村州博編，これならわかる産科学，南山堂，2003.

(3) **肩囲**（約 35 cm）（図 9-1-3 a）
① 児を仰臥位にし，腕を体幹につける。
② 両肩の三角筋の中央を通る周囲を計測する。

(4) **胸囲**（約 32 cm）（図 9-1-3 b）
両乳頭上と肩甲骨直下を通る周囲を呼気時に計測する。

(5) **腹囲**（図 9-1-3 c）
臍輪を通る周囲を呼気時に計測する。

(6) **児頭の計測**（図 9-1-4，図 9-1-5）
1）大泉門
　相対する線の中央の距離を測定する。
2）小横径（約 7.5 cm）
・左右の冠状縫合最大距離
・冠状縫合に沿って滑らせながら，最大距離を測定する。

9.2　新生児の沐浴

　新生児は新陳代謝が活発であり，溢乳・吐乳や排泄物などで汚れやすい。沐浴は皮膚の清潔を保ち，児の全身観察につながる重要なケアである。
　また，沐浴は家庭に帰ってから毎日実施するものであり，母親たちにとって不安が多い。母親たちが不安なく実施できるように看護者がしっかりとした技術を習得する必要がある。

A．目　的

① 全身を清潔にし，感染を予防する。
② 血液循環を促進する。
③ 新陳代謝を促進し，発育を助ける。
④ 全身観察の機会となる。
⑤ 適度な運動となり，哺乳力や睡眠を促す。
⑥ スキンシップを図る機会となる。

B．留意点

① 実施者は手洗いを行い，児を傷つけることのないよう時計や凹凸がある指輪ははずし，爪

9.2 新生児の沐浴 185

大泉門	小横径	大横径
前後径	小斜径	大斜径
頭囲（前後径周囲）	小斜径周囲	大斜径周囲

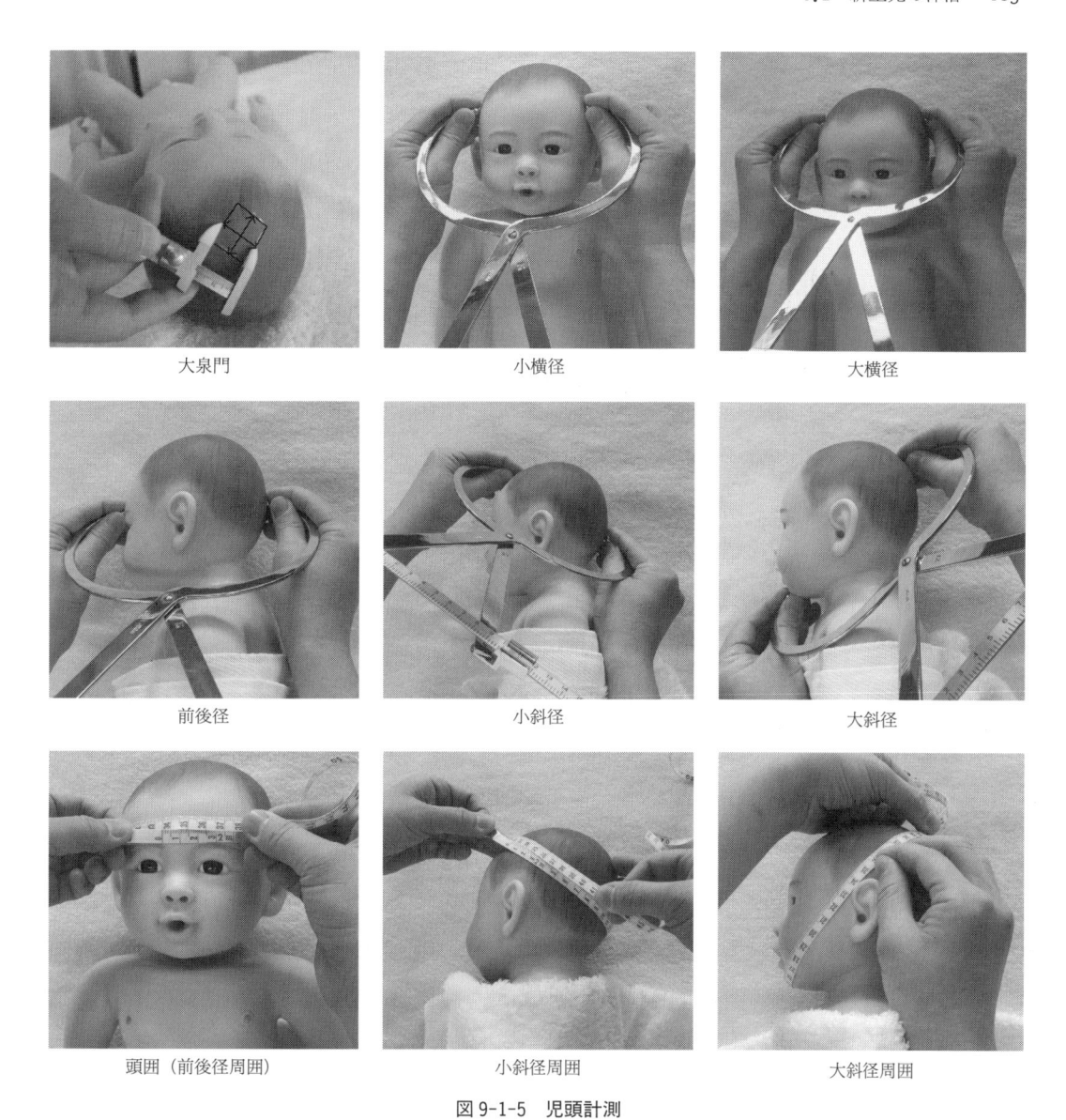

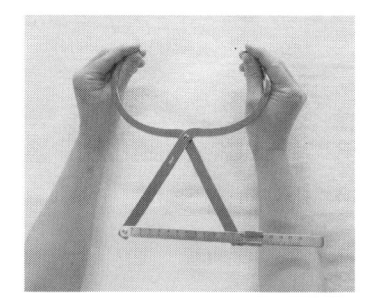

図 9-1-5　児頭計測

図 9-1-6　児頭計測器の持ち方

を切っておく。
　②児に話しかけながら行う。
　③授乳直後は避け，授乳後1時間から1時間半後に行う。空腹時はさける。
　④沐浴にかかる時間は10分以内とする（湯の中は5〜7分以内）。
　⑤不必要な露出を避け，保温に留意する。
　⑥感染症の疑いのある児は最後に入れる。

C．沐浴前後の観察

　沐浴前に全身の観察を行い，沐浴の可否を判断する。また，沐浴による体温，循環の変化に注意し観察をする。

(1) 沐浴前の確認
　①バイタルサインの異常の有無
　②活気，哺乳力，黄疸の程度，嘔吐の有無
　③便の性状，皮膚，臍の状態など

(2) 沐浴を避けたほうがよい場合
　①体温（腋窩）が37.5℃以上のとき
　②哺乳力が弱く，全身的にぐったりしていて活気がないとき
　③頻回の嘔吐や下痢が続いているとき
　④湿疹・発疹が多発しているとき
　⑤臍出血または臍からの浸出液が多量にみられるとき

D．沐浴の種類

　フェイス・アウト法：顔面のみ沐浴槽外で洗う。
　オール・イン法：身体全てを沐浴槽内で洗う。
　フェイス＆ヘッド・アウト法：頭部・顔面を外で洗い，他は沐浴槽内で洗う。
　オール・アウト法：沐浴槽外で洗って，最後に湯につける。

E．方法（オール・イン法）

1）物品
　二槽式沐浴槽，顔拭きガーゼ，沐浴布，バスタオル，着替え，石鹸（または沐浴剤），湯温計，ヘアブラシ，綿棒，臍処置用品

2）沐浴室の環境を整える。
　a．室温24〜26℃，湿度50〜60%
　b．湯の温度38〜40℃
　c．隙間風が入らないようにする。
　d．床が濡れていないか安全を確認する。
　e．必要物品を使用しやすいように配置する。
　f．沐浴槽は薬液または熱湯消毒をし，お湯を準備する。沐浴槽に7〜8分目くらいまで入れる。
　g．バスタオル，新しい着替えをセットしておく。

3）衣服を脱がせ，体重測定を行う。

4）沐浴布で身体を包む。片手で背部，首，後頭部を支え，拇指と中指で軽く耳朶を押さえて（鼓膜への弊害を考慮して強く押さえない），耳に水が入らないようにする。一方の手で拇指を鼠径部（腹部側）に，他の指は殿部にまわして股をしっかりと支える（図9-2-1a-1, 9-2-1a-2）。

5）湯に入れる直前に肘の内側を使って，再度，湯の温度を確認し，足元からゆっくりとお湯に入れる（図9-2-1b）。

6）湯に入れたとき，泣くことがあるが，声かけをしながら，ゆっくり湯になじませる。

7）顔→頸部→上肢→胸部・腹部→下肢→背部→殿部→陰部→肛門の順で進めていく。沐浴布は保温を考え，洗う部分以外は覆うようにする（特に手は不安予防のため常に覆うようにする）。
　a．顔を拭く。
　①ガーゼを示指に巻きつけ，ガーゼの端が児に当たったり，湯につかったりしないよ

9.2 新生児の沐浴　187

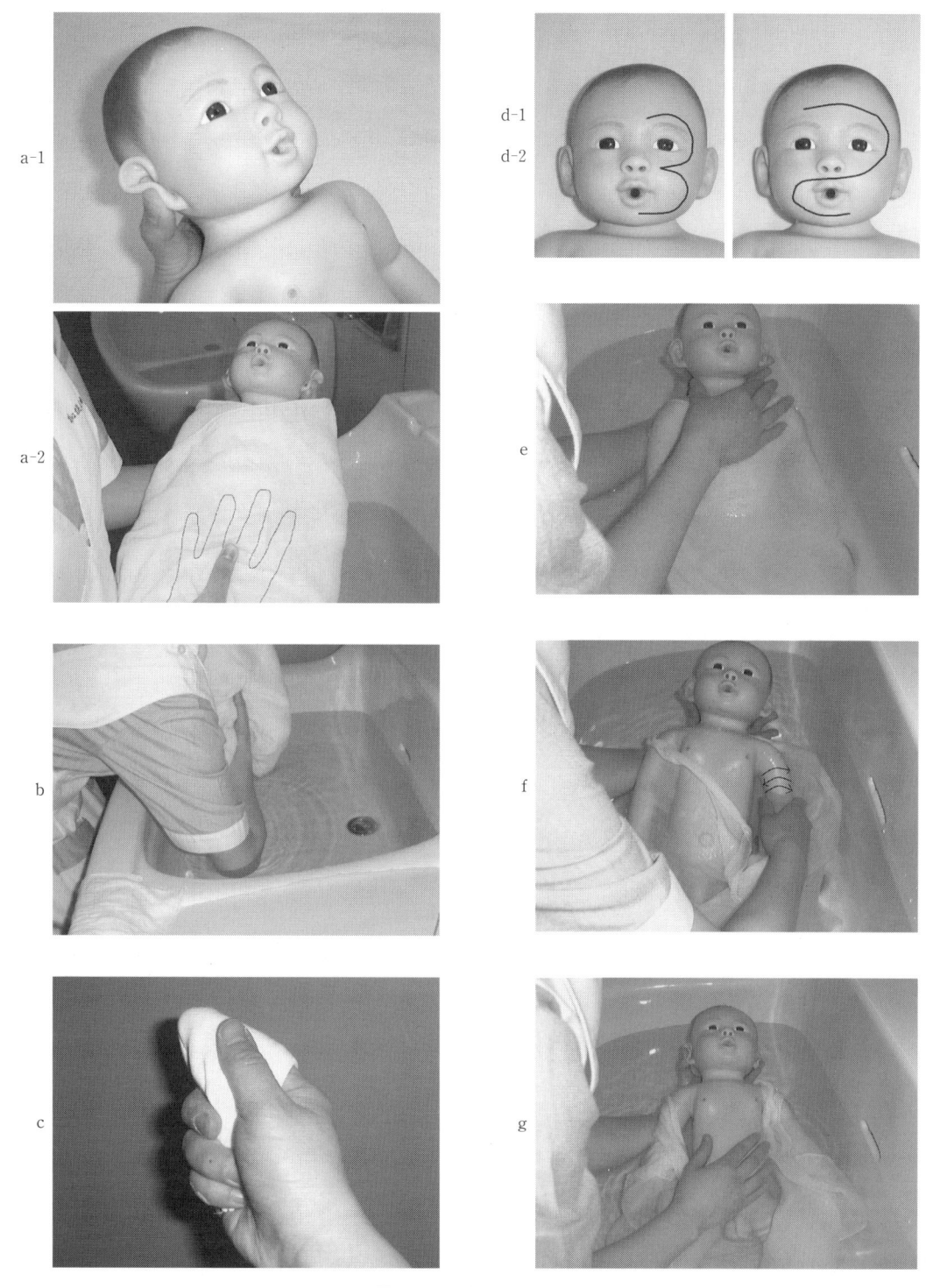

図 9-2-1　沐浴のしかた

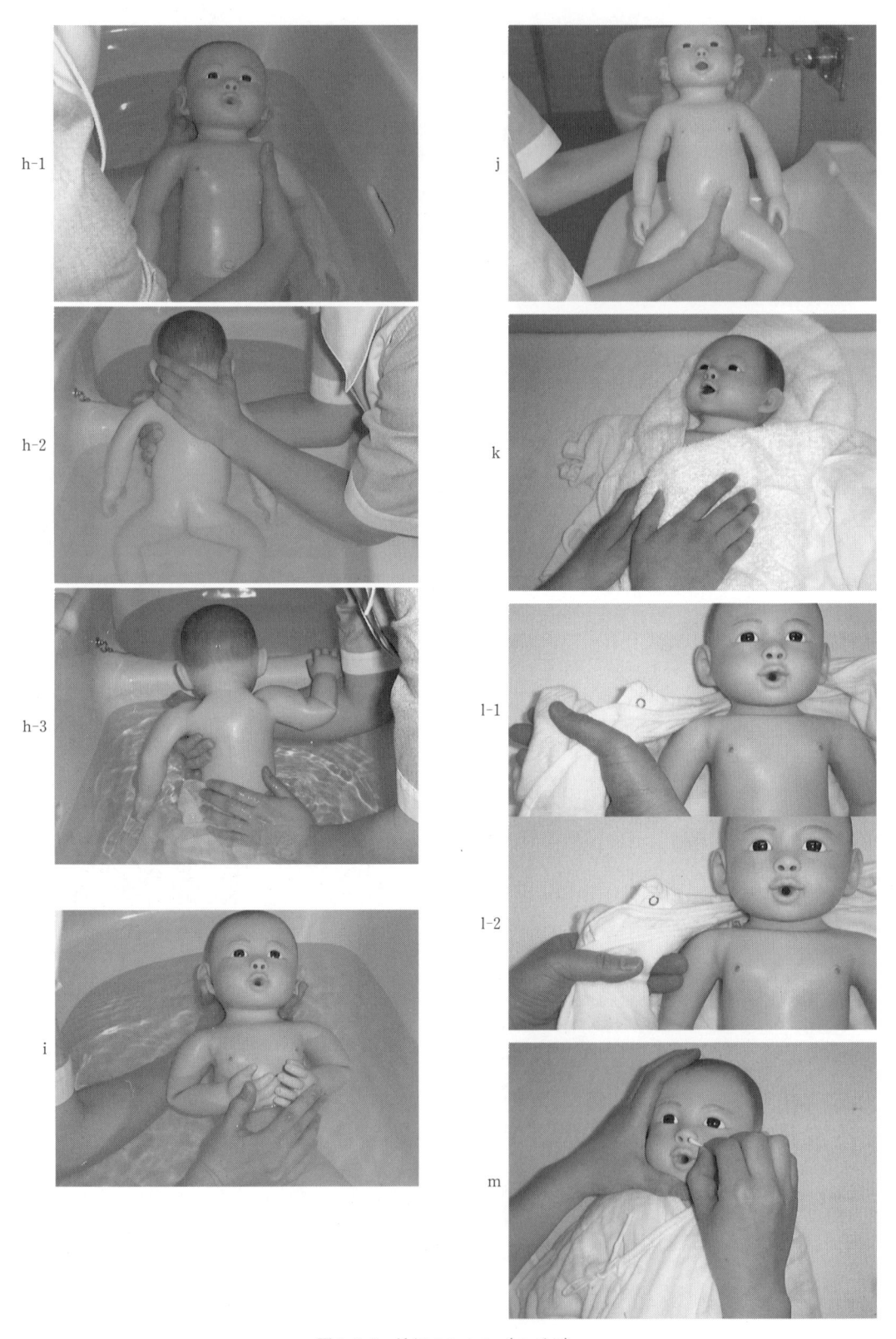

188　第9章　母性看護における基本的技術

図9-2-1　沐浴のしかた（つづき）

うにきちんと把持する（図9-2-1c）。
②目尻から目頭に向かって拭く。一回ごとにガーゼを洗うか，面を替えて常に清潔な面で拭く（眼脂がある場合はないほうから先に洗う）。
③額部から頬部，顎部にかけては図のように「3」の字か，鼻から口，顎部にかけては「S」の字を描くように拭く（図9-2-1d-1，9-2-1d-2）。
④顔全体を拭いたら，耳介，耳の後ろも拭く。

b．頭を洗う。
ガーゼを使用し，髪の毛を十分濡らしてから，石鹸を手で泡立て，指腹を使って，円を描くように洗う。十分に石鹸分を流した後，ガーゼを絞って，髪の毛の水分を拭き取る。

c．頸部を洗う。
頸部は皮膚が接しているため，拇指，示指でVの字を描くように，指を入れて洗い，石鹸分はガーゼや手指を使って洗い流す（図9-2-1e）。

d．上肢を洗う。
沐浴布を片方ずつはずし，児の小指の方から指を入れて洗った後，前腕，上腕に向かってくるくるとつかみ洗いし，腋窩までしっかり洗う（図9-2-1f）。

e．胸部・腹部を洗う。
胸部から腹部にかけて，手のひら全体を使って洗う。腹部は「の」の字を描くように洗い，臍部も怖がらず汚れをとるように洗う（図9-2-1g）。

f．下肢を洗う。
上肢と同様にくるくると足先から大腿，股間までつかみ洗いをする。

g．背部・殿部を洗う。
沐浴布をはずし，拇指以外の指を腋窩に入れ，拇指を児の肩におき，固定する。腕に児の胸を乗せるように支え，背部・殿部を洗う（図9-2-1h-1，h-2，h-3）。

h．陰部を洗う。
体勢を元に戻して，陰部を洗う。女児は前から後ろに洗う。男児は陰嚢の裏も丁寧に洗う。

i．肛門を洗う。

j．しばらく，両手をもって胸を押さえ，沈めながらお湯であたため，湯から静かにあげる（図9-2-1i）。

k．児に付着している水分をとるために振ったりしない（図9-2-1j）。

l．準備していたバスタオルに児を包み，軽く押さえるように水分を拭き取る。皮膚が重なっている部分の水分も丁寧にしっかり拭き取る（図9-2-1k）。

m．バスタオルを頭のほうから足のほうに巻き取るようにはずし，かるくおむつをあて，送り手，迎え手をして，児の腕に袖を通す（図9-2-1l-1，l-2）。

n．不必要な露出や保温に気をつけて，臍の処置をする。

o．おむつを当てなおし，衣服を整える。髪の毛を整え，頭を一方の手でしっかり固定し，もう一方の利き手で耳，鼻の水分を綿棒で拭き取る。鼻腔は綿棒をくるくる回すようにして分泌物を取り除き，鼻翼より奥には入れない。綿棒を取り換えて左右行う（図9-2-1m）。

p．後始末をする。

q．沐浴後の観察を行う。

9.3 母児同室の指導

A．日本での母児同室

1950年代ごろまで，日本は自宅分娩が中心であり，出産直後から母と子が24時間一緒に過ごすことは当然のことであった。しかし，児の異

常の早期発見，感染防止，母体の疲労回復といった理由により，施設分娩が推奨され，その後増加していった。それに伴い，母児異室が一般的になった。

1985年WHOでは「健康な新生児は，母子の状態が許す限り，いつでも母親のかたわらにいるべきで，監視や措置を理由に，母子を離すべきではない」と勧告している。そして，今再び，母乳哺育の確立，母子関係確立などの面から母児同室が見直されてきている。

B．開始時期

分娩後，母子ともに異常がなければできるだけ早期の母児同室が望ましい。しかし，何らかのリスクがある場合は新生児室やNICUにおいて観察し，バイタルサインや初回授乳に問題がないことを確認後，母児同室とする。

C．母児同室の影響

出生直後の母児接触（カンガルーケアなど）に続き，早期の母児同室は常に母親と接触していることから授乳や愛着行動が継続されることになり，児の発達にとって最も望ましい。

児の哺乳欲求に合わせた授乳ができ，産後早期の乳頭への刺激が，乳汁分泌を促進させることにもつながる。また，母乳哺育の確立につながるとともに，母親は一日の児の生活リズムや泣く事の意味を早期から聞き分けることができるようになっていく。さらに，吸啜によって子宮収縮が促進されるといった身体的な効果も得られる。

母親は十分な睡眠もとられず，なかなか出てこない母乳を頻回に吸わせたり，泣いている児を落ち着かせようと抱っこしたり，試行錯誤をくりかえす。しかし，それは母親が自分なりの方法で児と関わっていく大切な場面となる。つまり，母児同室により母親は自分の子どもをいかに理解し，対応するかを自分自身で模索して，自然に児の状況を捉え，思いやりのある育児をしていく機会になるといえる。

経腟分娩の入院期間は6日前後が一般的であり，その期間は母親が育児を学び，母子関係を築く大切な期間である。また，母児同室では父親と児との接触が容易である。父親が児を抱っこしたり，沐浴指導やおむつ交換，児の睡眠パターンを知る機会ともなり，退院後の育児参加につながる。母児同室はこれから始まる育児に必要な母と子の絆，家族の絆をつくっていく上でも大切な場となる。

D．母児異室の問題点

母児異室をとることは産後の母親の疲労回復などにおいて理想的な環境と思われる。しかし，児は授乳のときにしか母親と接触できず，泣いてもすぐに抱き上げてもらえにくい状況で，退院までの1週間は心理的に不安定な状態にあると予測される。母親も児に接するのは授乳時のみのため，児の1日のリズムや排尿・排便の状態など十分な理解がされにくい。

核家族化，少産少子化が進み，児が泣いたときのあやしかたや抱っこの仕方がわからないといった母親が多くなっている近年，分娩入院中の児との十分な接触は退院後の育児にとって重要である。

E．看護者として必要なこと

母児同室は単に母子を同室に一緒にすればよいというものではない。出産後の身体も心も不安定な時期にある母親の疑問や不安によく耳を傾け，できるだけ頻繁に訪室して，母児の様子を観察しながら，円滑な母児相互作用が促進されるようなサポートが必要となる。

9.4 おむつ交換

A. 目 的

おむつが当てられている部分は便や尿が外に漏れないように封じ込められていることから、高温・多湿な状態となっている。そのため、児の皮膚は物理的、機械的な刺激に対して傷つきやすい状態となり、おむつかぶれの原因となりやすい。おむつ交換は授乳前後や啼泣時などを目安に行い、常に清潔・乾燥状態を保持できるようにする。

また、おむつ交換は排尿・排便の回数、性状、皮膚の状態などを観察する機会であるとともに、児にとっては爽快感を感じるときでもあり、声かけやスキンシップによりコミュニケーションの機会となる。

B. 留意点

① 不適切なサイズのおむつカバー、紙おむつの使用は漏れの原因となったり、児の活動を妨げることになるため、サイズを考慮し使用する。
② 呼吸運動を妨げたり、下肢の運動の妨げにならないようにする。
③ 交換は、授乳前後および啼泣時に観察のうえ適宜行う。
④ おむつ交換前後の手洗いを確実に行う。
⑤ 声をかけながら、児とのふれあいの機会を大切にする。

C. 方 法

(1) 布おむつ

布おむつは吸水性がよく、柔らかく肌ざわりがよく（柔軟剤は使用しない）、洗濯しやすいもの、通気性のよいものを選ぶ。

① 流水と石鹸で手を洗う。
② 新しいおむつを準備する。
③ 不必要な露出とならないよう、衣服はおむつ交換に必要な部分だけを脱がす。
④ おむつを開いて、排泄物の性状・量、皮膚の状態を観察する。
⑤ 汚染されていないおむつの部分を使用して、便を拭き取り、残った汚れていない部分に殿部をおく。
⑥ 温湯でしぼった綿花、またはガーゼ・布オムツなどで陰部を上から下に、肛門が最後になるように拭く。このとき、強くこすらないように注意する（図9-4-1）。
　a. 女児は上（外陰部）から下（肛門）に向

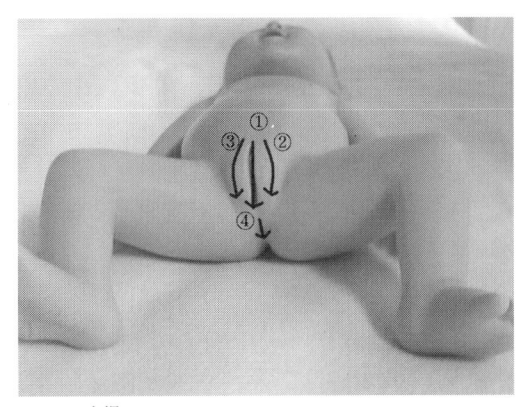

女児
1番：中央　2, 3番：左右　4番：肛門
外陰部から肛門にむかって拭く。
逆に拭いたり、同じ綿花で二度拭きしない。

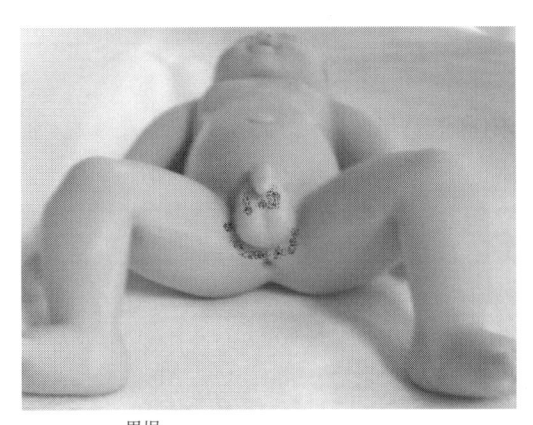

男児
陰茎、陰囊の裏側もきれいに拭く。

図9-4-1　陰部の拭き方

かって拭く。大腸菌により汚染を防ぐためには，逆に拭いたり，同じ綿花で二度拭きしない。

　b．男児は陰茎，陰嚢の裏側も確認し，きれいに拭く。

　c．皮膚の割れ目やしわの部分は丁寧に拭く。

　d．最後に肛門を拭く。

⑦数回繰り返し，きれいになった後，殿部を持ちあげ，汚れたおむつを取り出し，新しいおむつを当てる（図9-4-2）。

股関節脱臼を予防するため，新生児の自然な肢位，股関節や膝関節を曲げた形を保ちながら当てる。また，足を引っぱたり，つり上げたりしない（図9-4-2）。

⑧おむつは尿のでる方向を厚く当てる。

　a．男児は前側（腹部側），女児は後側（殿部側）を折り返し，厚く当てる。

　b．男児の場合は陰茎を下にむける。

⑨腹部を圧迫することにより呼吸運動を妨げないよう臍から下の位置に当てる。また，下肢の運動の妨げにならないよう，良肢位が保てるように当てる（図9-4-3）。

⑩おむつがおむつカバーからはみ出していないか確認をする。

⑪衣服を整える。

(2) 紙おむつ

紙おむつは肌にあたる部分は柔らかく，尿や水分は高分子吸収体でコロイド状となって，断水され，外側は水分の漏れを防ぐ素材となっている。そのため，多湿という状態が緩和され，おむつかぶれの予防にもつながる。ただし，不織布が肌に合わない場合がある（メーカーによる）ため，紙おむつを使用したあとは児の皮膚の状態を観察することが必要である。

紙おむつは，長時間使用しても漏れないことやサラッとした感じ，使い捨てができることなどのメリットがある。日中，夜間，お出かけの

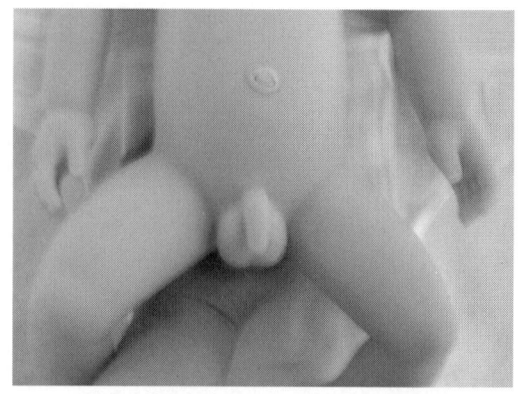

殿部を持ち上げて，新しいおむつをおく。

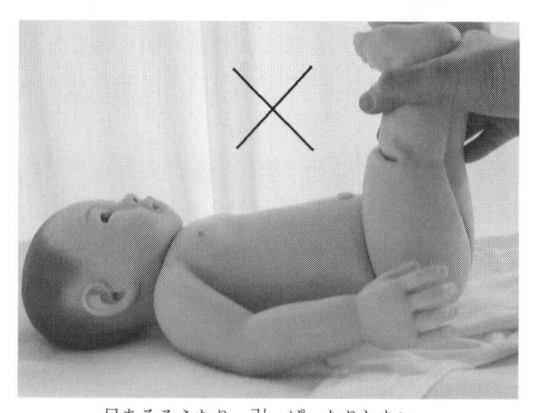

足をそろえたり，引っぱったりしない。

図9-4-2　おむつを当てる場合の注意点

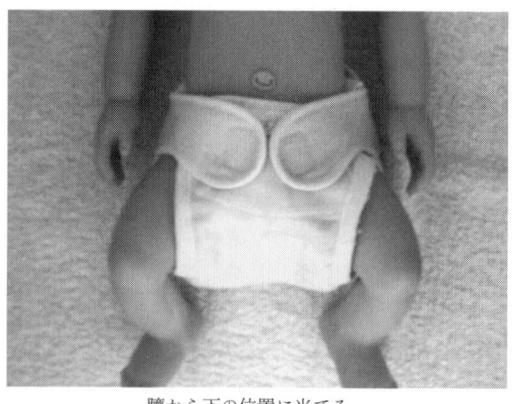

臍から下の位置に当てる。

図9-4-3　おむつを当てる位置

時などの使い分けの工夫もできる。

おむつ交換の方法は布おむつとほぼ同様であるが，注意点として図9-4-4を参照。

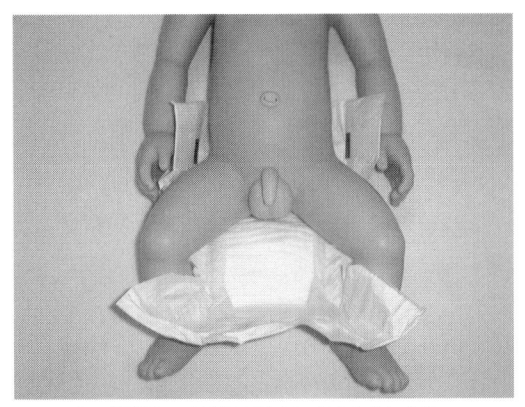

1．粘着テープが腰の部分にくるようにする。 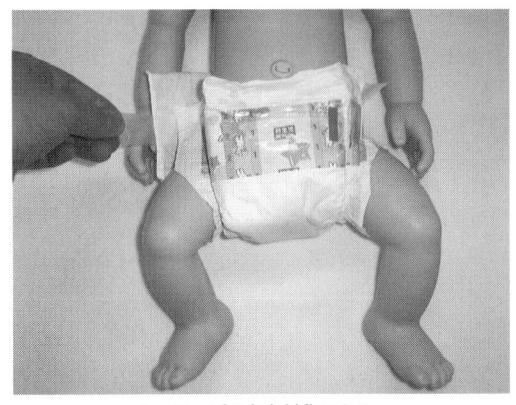　　　2．テープは左右対称にする。

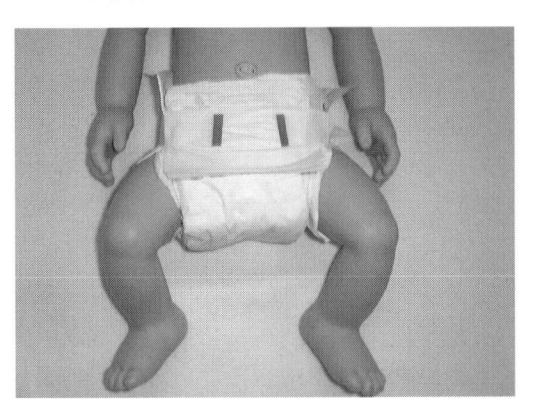

3．大腿のギャザーを外側にむける。 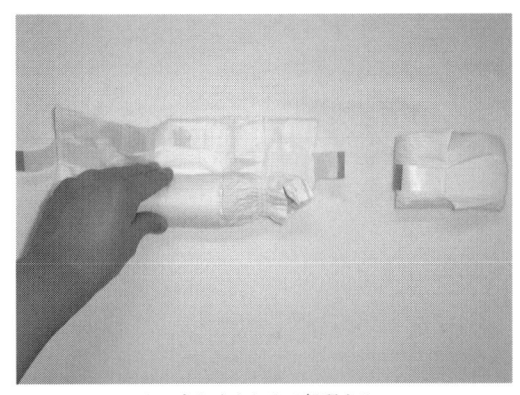　　　4．小さくまとめて処理する。

図9-4-4　紙おむつ使用時の注意点

9.5　褥婦の悪露交換

　分娩後は子宮内の胎盤剝離面の生理的創傷や胎児の通過により，細かい小さな創が軟産道にも広範囲におよぶ。また，会陰部には会陰切開や会陰裂傷による創が存在する場合がある。外陰部は肛門に近く，汚染されやすい場所であるとともに，悪露が排出されることにより外陰部の湿潤の持続となり感染を容易にする。しかし，褥婦自身が外陰部を直接目で見ることは容易なことではないため，会陰切開や会陰裂傷などの疼痛により，排泄後も十分に清拭ができないこともあり，清潔が保ちにくい。

　産褥子宮感染症の半分以上が大腸菌を主とするグラム陰性桿菌で，産褥尿路感染症も大腸菌が大部分であり，一般に上行感染が多いということからも産褥期に外陰部の清潔を保つことは予防上重要である。

A．目　的

①清潔を保持し，感染を防止する。
②創傷の治癒を促進する。
③外陰部，悪露，子宮収縮状態，肛門部などを観察する。
④清潔にすることにより，爽快感を得る。

B．観　察

①悪露の性状（量，色，臭気）

②外陰部の状態（浮腫，腫脹，静脈瘤の有無，抜糸後は癒合状態）
③創傷縫合部の状態（発赤，腫脹，浮腫，離開，血腫，皮下出血など）
④子宮の状態（子宮底の高さ・長さ，子宮の硬度，後陣痛の有無）
⑤肛門の状態（脱肛，痔核，出血，疼痛の有無）
⑥その他（膀胱・直腸の充満の有無）

C．留意点

①内診台で実施する場合は乗り降りへの介助や声かけを行う。
②不必要な露出を避け，プライバシーの保持を確実にする。
③褥婦には看護者がどのような動作が行われるのか見えないために，必ず実施前，実施中には声かけをする。
④事前に排尿（排便）を促す。
⑤清潔操作で行う。

D．方 法

外陰部の清潔方法として，洗浄法と清拭法がある。

(1) 洗浄法

1）必要物品を準備する。
　①滅菌されたもの：洗浄液（微温湯，または薬液が入った液），綿球，消毒薬，鑷子，鑷子立て
　②スクリーン，防水シーツ，産褥用ナプキン，バスタオル，ティッシュペーパー，膿盆または受水盤，メジャー，洗浄用イリゲーター（ベッド上の場合：洗浄ボトル），診察台（ベッド上の場合は便器，腰枕）
2）悪露交換の必要性を説明し，理解してもらう。
3）膀胱充満などによる子宮収縮の影響を考慮し，排尿の有無を確認する。
4）肌や外陰部を露出するため，カーテン・ドアを閉めてプライバシーに配慮する（外国人などで内診台のカーテンを引くことに拒否する人がいる）。（図9-5-1）
5）診察台の場合：安全に配慮し診察台に誘導する。
6）カーテンなどで顔が見えなくなるため，再度氏名を確認する。
7）産褥ショーツのマジックテープをはがし，洗浄液で濡れないように腰の位置まで押し入れる。
8）子宮底を触診し，悪露の排泄と子宮収縮状態を確認する。
9）ナプキンをはずす（悪露の性状を観察する）。
10）子宮収縮状態を観察する。
　＊ベッド上で実施する場合，温めていた便器を挿入する。
11）洗浄液を実際に自分の手で触れて温度を確認する。特にイリゲーターのチューブ内にある洗浄液の温度が下がっていることがあるため，気をつける（図9-5-2）。
12）褥婦に洗浄液をかけることを伝える。
13）尿道口や腟に対して垂直に当たらないように気をつけ，陰裂上部（陰毛部）から洗浄液を流す（外陰部は創傷などにより敏感になっているため，洗浄液のかけかたや綿球での洗い方は，苦痛を与えないように強さを調節する）。
14）嘴管の先が外陰部に触れないようにする。
15）鑷子で綿球をとり，陰裂の中央を上から下に向かって洗い流す。小陰唇，大陰唇と洗い流す（図9-5-3）。
16）別の綿球をとり，左右それぞれ上から下に洗い流す。1回ごとに綿球を替える（図9-5-4）。
17）会陰から肛門にかけて洗い流す。
18）会陰切開部の縫合がある場合は，疼痛の程度を確認し，消毒をする。このとき創部は押

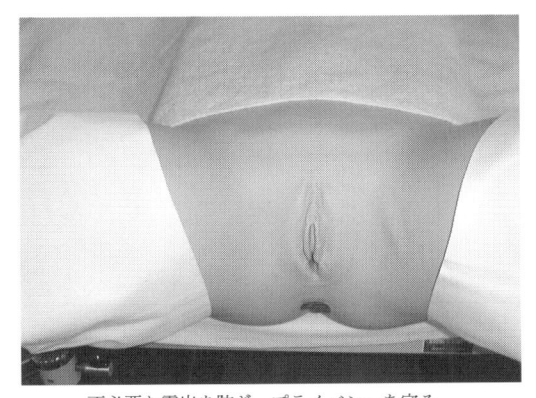

不必要な露出を防ぎ，プライバシーを守る。
図9-5-1　診察台での洗浄法

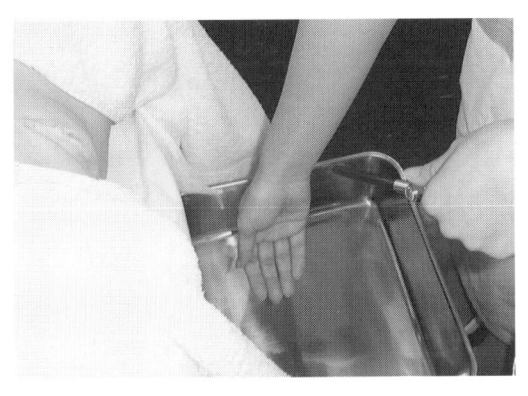

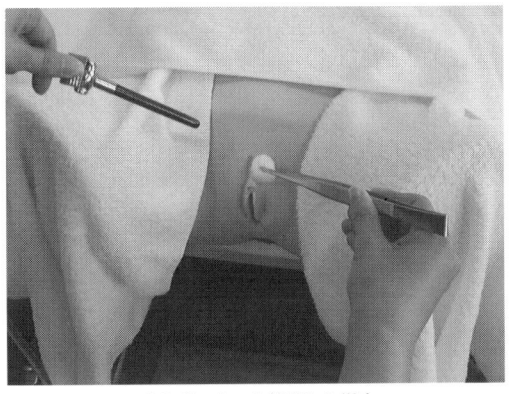

イリゲーターを使用した場合

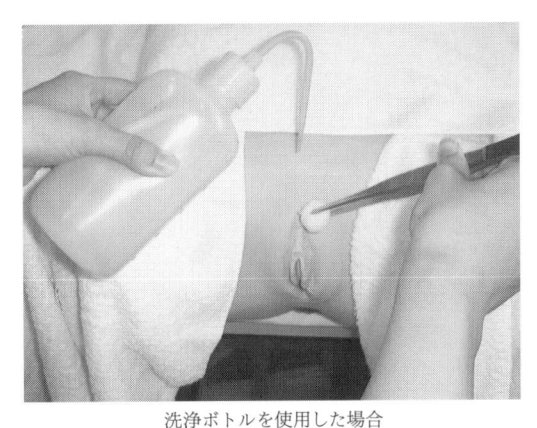

図9-5-2　洗浄液の温度の確認

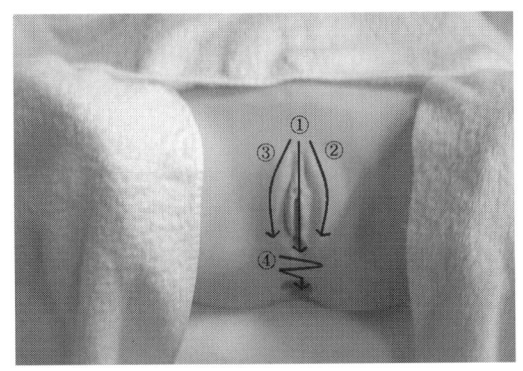

洗浄ボトルを使用した場合
図9-5-4　洗浄法の場合

①中央　②③左右　④会陰〜肛門
図9-5-3　洗う方向と順番

さえるようにして行い，こすったりしないようにする。

19）大腿部，殿部をティッシュペーパーで拭き取る。

20）新しいナプキンをあて，産褥ショーツで固定する。

21）終了したことを伝え，診察台から安全に降りられるよう誘導する（ベッド上の場合は便器をはずし，衣類を整える）。

(2) 清拭法

1）必要物品を準備する。

　洗浄法とほぼ同様であるが，洗浄液の代わりに拭き綿を準備する。

2）鑷子で拭き綿をつかみ，片方の手は手袋を装着し，陰裂を開き，小陰唇の中央を上から下に向かって拭く（図9-5-5）。

　以後，洗浄法に準じる。

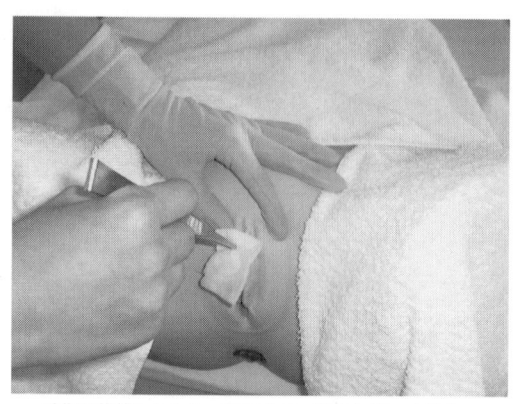

手袋を装着したもう一方の手で，陰裂を開いて拭く。

図9-5-5 清拭法の場合

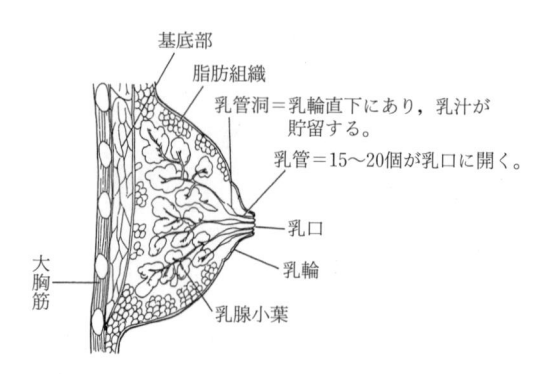

図9-6-1 乳房の解剖
出典：今津ひとみ他編著，母性看護学，2．産褥・新生児，医歯薬出版，2001．

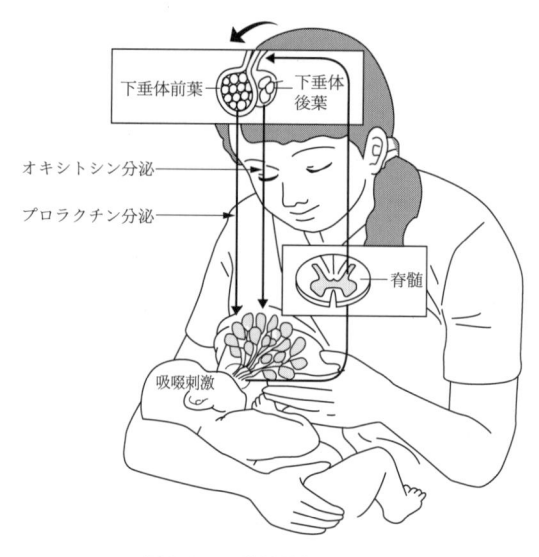

図9-6-2 乳汁分泌のしくみ
出典：堀内成子編著，産褥・退院支援ガイドブック，メディカ出版，2003．

9.6 乳房マッサージ（ケア）

乳房マッサージ（ケア）を実施するにあたっては，乳房の解剖，乳腺の発育，泌乳の機序について十分理解することが重要である。

妊娠中期になると初乳が分泌されるようになり，その初乳が乳口および乳管を塞ぐことがある。また，放置してしまうことによって，乾燥し上皮とともにはがれ，傷をつくり，皮膚が弱くなったり，傷つきやすくなる。しかも，授乳期における児の吸啜により，亀裂などのトラブルの原因になりやすい。

授乳期には乳房トラブルがなく，授乳がスムーズに実施できるよう，妊娠中から乳房・乳頭の状態を観察し，妊婦自身が母乳栄養に対する理解を深め，乳房ケアができるように援助する。

A．乳房の解剖（図9-6-1）

乳房の形状は半球状であり，第2肋骨から第6肋骨の高さに位置する。乳房のほぼ中央に乳頭があり，乳頭頂に10～15個の乳管の開口部である乳口がある。乳管の直径は約2mmであり，乳頭に開口する前に乳管胴に乳汁を貯留する。

乳腺小葉は腺房と乳管からなっている。基底部は皮下筋膜深葉と浅胸筋膜にある1～2mmの狭い間隙の部分である。

B．乳汁分泌のしくみ（図9-6-2）

妊娠中はプロゲステロンとエストロゲンの作用により，プロラクチンの作用が抑制されているが，分娩後胎盤が排出されることによって，血中のエストロゲン，プロゲステロンが急激に減少し，乳汁分泌が開始される。

吸啜刺激により，下垂体前葉からプロラクチンが放出され，乳汁分泌を促す。また，下垂体後葉から放出されるオキシトシンにより，射乳を起こす。

C．妊娠期の乳房ケア

妊娠期の乳房ケアには，観察と清潔保持のみの方法と積極的に自己マッサージを行う方法などさまざまである。

(1) 目的

①初乳の分泌により，乳口および乳管を塞いだり，乾燥し上皮とともにはがれ，傷をつくり，皮膚が弱くなったりといったトラブルを防止するために清潔を保持する。

②産褥期における，乳房，乳頭トラブルを予防し，母乳分泌がスムーズに実施できるようにする。

③乳房の観察とケアを通して母乳保育に対する意識を高め，母親となる準備として意識づける。

(2) 観察（図9-6-3）

1）乳房の形態
　Ⅰ，Ⅱa，Ⅱb，Ⅲ型の4タイプに分類する。
2）乳頭・乳輪部の状態
　a．扁平・陥没乳頭の有無
　b．乳頭・乳輪部の柔軟性，伸展性
　c．乳管の開口・開通の状態
　d．皮膚損傷の有無

(3) 下着（ブラジャー）

妊娠により，乳腺組織が増殖肥大し，血循環が盛んになることから乳房，乳頭を圧迫しないよう，乳房に適した大きさの下着を着用する。また，初乳が分泌するようになったら乳頭の清潔を心がける。

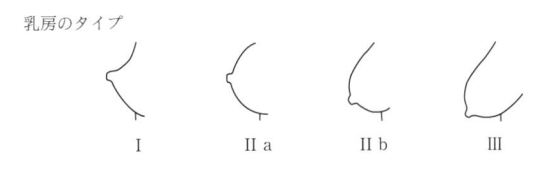

乳房のタイプ

　　Ⅰ　　　Ⅱa　　　Ⅱb　　　Ⅲ

乳頭の形

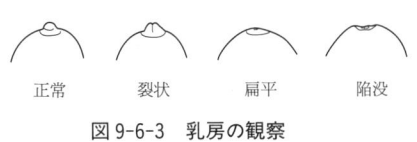

　正常　　裂状　　扁平　　陥没

図9-6-3　乳房の観察

(4) 乳房自己マッサージ法

1）禁忌
流・早産の可能性のある妊婦や乳頭刺激により子宮収縮がみられる場合は実施しない。

2）開始時期
胎盤が完成し，妊娠が安定する時期として，妊娠16週を目安に，遅くても妊娠20週位には始める。

3）実施
乳頭の清潔を中心とした皮膚のケアや皮膚の抵抗力を強くし，乳管の開通をはかる。乳頭のマッサージは1日1回短時間（1〜2分）から始め，妊娠末期まで続けることが大切である。妊娠36週以後は乳房マッサージも毎日行っていく。

　a．必要物品
　潤滑剤（オリーブ油，白色ワセリン，コールドクリームなど）
　b．方法（図9-6-4）
①入浴後または温湯で清拭してから，潤滑剤を塗布し，指先で軽くマッサージする。入浴時に行ってもよい。
②指先で静かに乳頭を伸展させるように軽くマッサージする。
③乳頭やその周囲の皮膚を柔らかくするようにマッサージをする。
④乳頭に初乳や汚れが付着して簡単に除去できない場合や乳頭の皮膚が硬い場合は潤滑剤を脱脂綿かガーゼに十分塗り，乳頭を

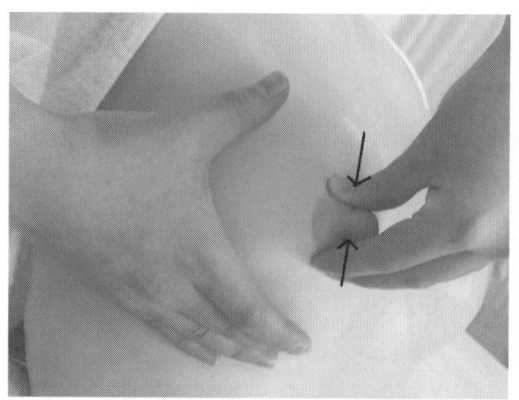

198　第9章　母性看護における基本的技術

1．オリーブ油などの潤滑剤を塗布し，拇指，示指，中指の3本の指腹で乳輪・乳頭をつまむ。

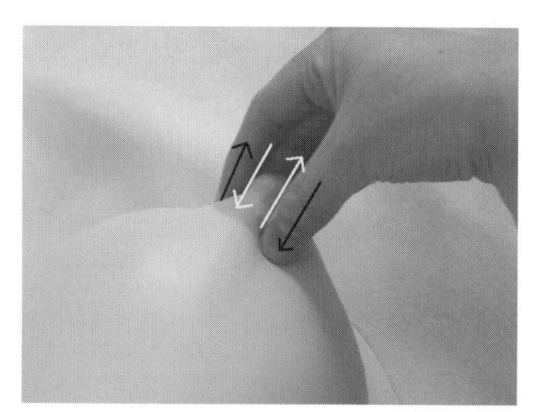

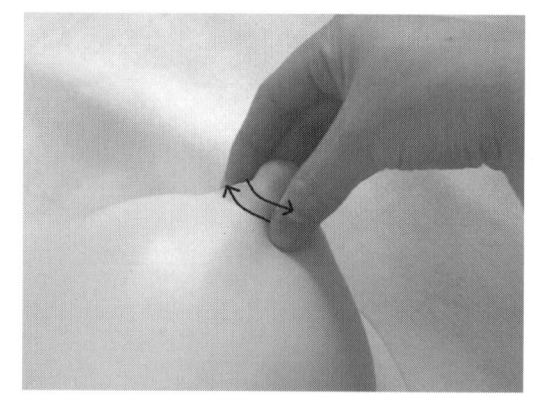

2．指腹で前後，左右とマッサージを行う。

図9-6-4　妊娠期の乳房手当て

覆い，しばらくしてから，洗い流す（図9-6-5）。

　c．陥没乳頭，扁平乳頭の場合
①1日数回，拇指と示指で乳頭をつまみ上げ，数秒，そのままを維持する。これを数回繰り返す。
②乳房の圧迫の強いブラジャー，服装は避ける。
③乳頭吸引器やブレストシールドを活用することもある（図9-6-6）。

D．産褥期の乳房ケア

　産褥期は母乳栄養確立に必要な援助およびトラブルを起こさないよう援助する。

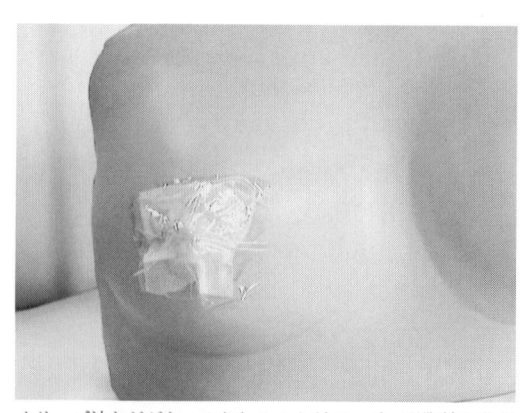

オリーブ油などがたっぷりしみこんだガーゼ・脱脂綿を乳頭にあて，その上からラップで覆う。

図9-6-5　乳頭の汚れの除去方法

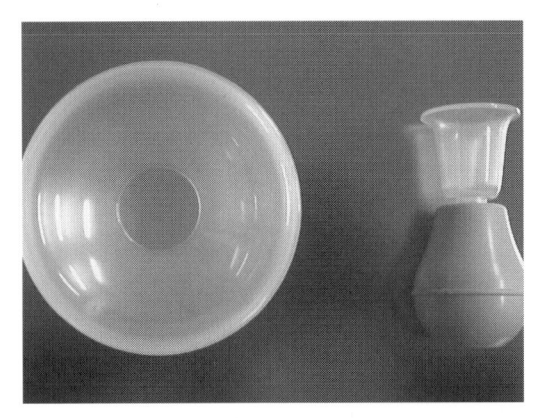

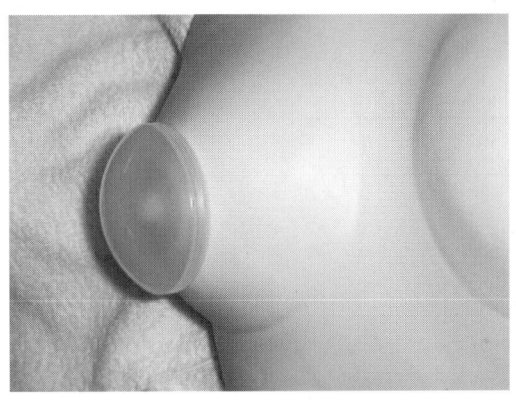

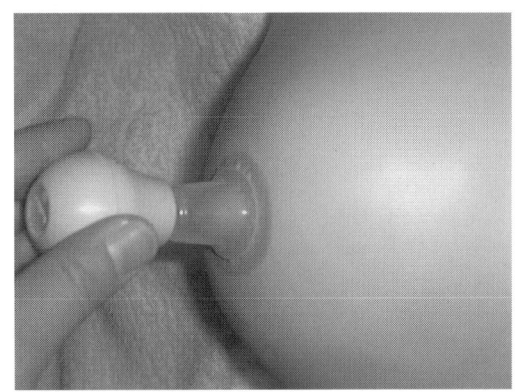

図9-6-6　乳頭吸引器・ブレストシールド

　特に産褥初期は乳房の状態が日々変化していくため，乳房，乳頭，母乳分泌量および全身状態も合わせて観察し，毎日の生活状況をみながら，変化に応じた援助が必要となる。

(1) 目的
①血液循環を促し，乳汁分泌を促進させる。
②乳房，乳頭・乳輪トラブルを予防する。
③母親自身に乳房の変化や状態を把握させる。
④母乳育児の意識づけ・意欲を持たせる。

(2) 観察
　「C．妊娠期のケア」の(2)観察1），2）a〜dに加え以下のことを観察する。
　e．乳房緊満の程度
　f．授乳前後の乳頭の状態
　g．乳汁の色や量

(3) 乳房，乳頭の清潔
　乳房の感染を予防するために授乳前後の乳房・乳頭の清拭を行う。日常的には乳房の保清に気をつけるが，授乳時の清拭綿による消毒は，乳頭の保護のために行わない場合もある。シャワーの場合は最初に洗い，強くこすらない。

(4) 実際
　産褥期は児が吸啜しやすいように乳頭・乳輪マッサージ（図9-6-7）を行い，柔らかくする。また，妊娠中に引き続いて，乳管の開通を心がける。
　産後3〜4日目頃から乳房緊満が出現してくることが多いため，それ以前からの乳房マッサージが大切である。乳房マッサージは乳房の基底部を動かし，乳房の血液循環を促進し，乳汁分泌を促す。また，乳房緊満を和らげる効果

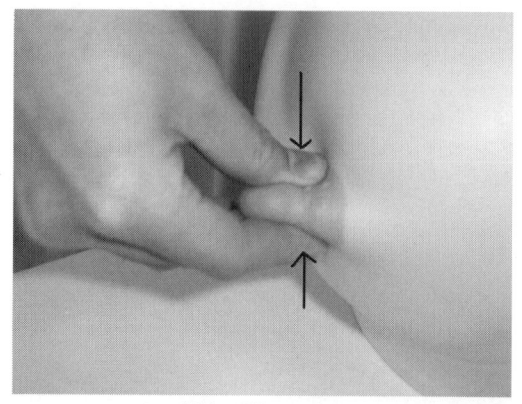

1. 乳頭・乳輪を圧迫する。

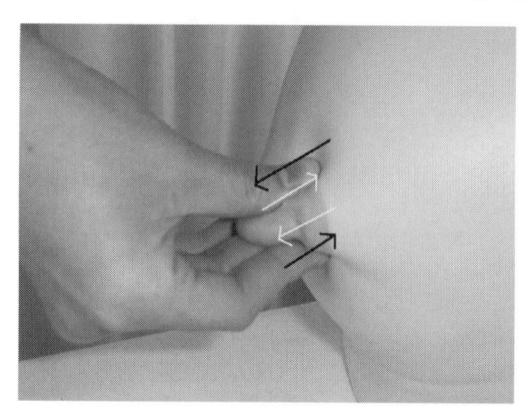

2. 縦方向にもみずらす。
   逆方向にもみずらす。

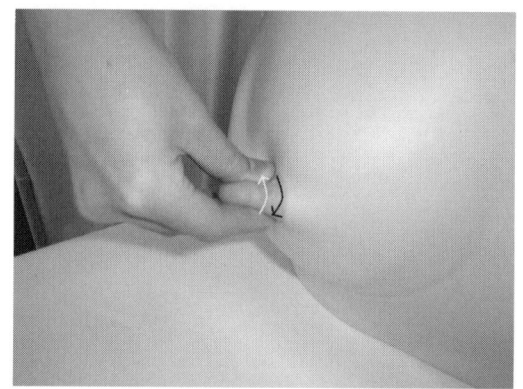

3. 横方向にもみずらす。

図 9-6-7　乳頭・乳輪マッサージ

基底部マッサージ
乳腺体に触れないで基底部を動かす。

操作1　　　　　　　　　　　　　　　　　　　　　　　　　　　乳房を反対側の手掌で保持し、同側の手を体側に平行になるように添えて内側に乳房基底部を動かす。

操作2　　　　　　　　　　　　　　　　　　　　　　　　　　　反対側の手掌を乳房の斜め下方の乳房周辺部に移動させ、乳房を保持し、同側の小指球を当てて内側上方へ乳房基底部を動かす。

操作3　　　　　　　　　　　　　　　　　　　　　　　　　　　乳房の下面に反対側の小指側を当て乳房を把持し、同側の手掌を添えて上方に乳房を持ち上げる。

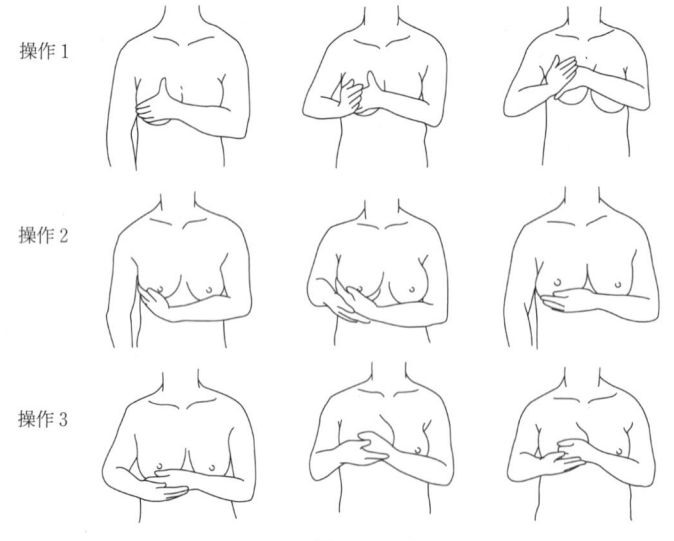

図 9-6-8　SMCによる自己乳房管理
出典：文献3).

もある。

乳房マッサージには以下のものがある。

①桶谷式乳房マッサージ：看護者の手により，基底部を動かし，乳頭・乳輪マッサージ，排乳を促すものである。

②藤森式自己管理法：褥婦自身が乳房基底部を動かすものである。

③SMC式乳房マッサージ：乳房の自己管理を促すものである（図9-6-8）。

④慶応式乳房マッサージ：乳房マッサージ実施前に温湿布を行い，乳房周囲，乳管洞に向かっての軽擦や強擦などを行うものである。

⑤アップルバウム法：両拇指と他の指で乳房をしっかり囲み，乳頭の下から持ち上げ，拇指と示指で乳輪の縁の上から胸壁に向かって押しつけ，分泌がみられるまで圧迫するといった自分でできる乳房マッサージ。

搾乳は直接授乳ができない場合（児の入院や仕事，外出などで児と離れている場合）や児が十分に母乳を飲んでくれず乳房緊満が取れない場合，乳房緊満が強く，児が吸いにくい場合などに，乳汁を排出し，乳房緊満を緩和させ，乳汁分泌を維持・促進する（図9-6-9）。

a．搾乳の方向
乳輪
乳管洞
皮膚に垂直

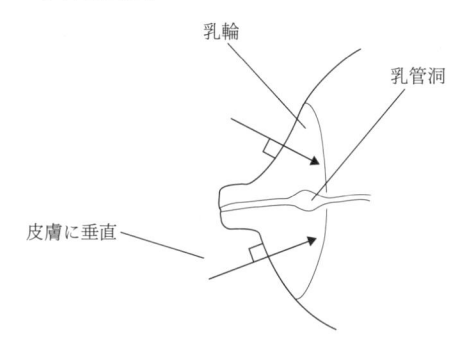

b．方法
1）拇指と示指を乳輪部にあてて，乳管を圧する。
2）手の位置を変えて全周囲から搾乳する。

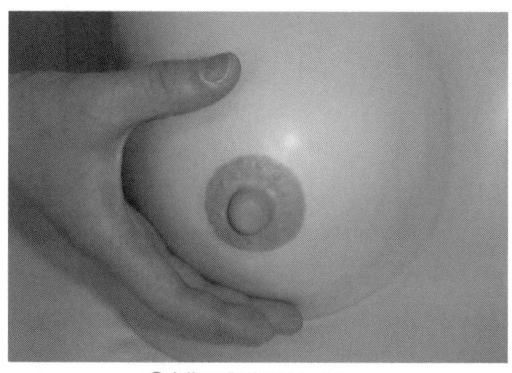

①中指で乳房を浮かせる。

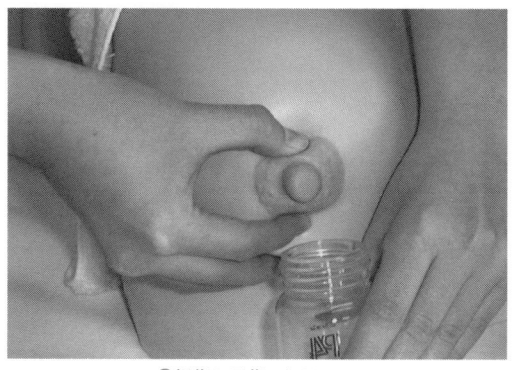

②拇指と示指でしぼる。

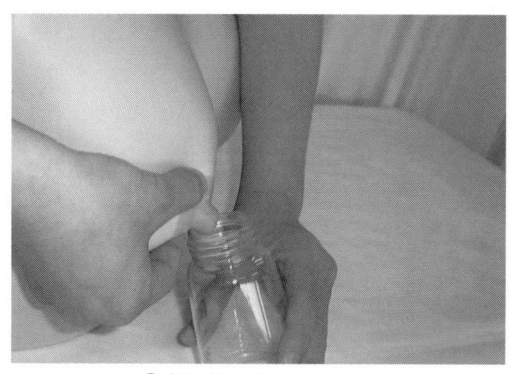

③哺乳びんに乳汁を入れる。

図9-6-9　搾乳法

E．トラブルが生じた場合

(1) 乳頭緊満が強く，熱感があるとき

氷で冷罨法を行うときや乳房の形をした保冷剤でクーリングを行うときはガーゼやタオルでくるみ，直接皮膚にあてない。また，冷やしすぎることにより，乳汁分泌を抑制するので気を

202　第9章　母性看護における基本的技術

つける。

(2) 乳頭・乳輪部の浮腫

乳頭・乳輪に浮腫が生じた場合のマッサージは，皮膚が傷つきやすい状態になるため，過剰な刺激とならないように気をつける。浮腫への対処方法として，図9-6-10を参照。

9.7　産褥体操

産褥体操は妊娠や分娩によって伸展，弛緩した筋肉や重心の移動に伴って変化した姿勢を元に戻し，循環，排泄などの生理的機能を取り戻すといった褥婦の心身の健康回復に有効である。

正常な産褥経過であれば，早期に開始していくが，出血多量や会陰損傷の程度や部位によっては状態に合わせた計画が必要である。また，退院後も続けていけるように褥婦の生活をふまえ，個別性にあわせた計画が望ましい。褥婦においては家事や育児などで身体を動かすことが産褥体操の代わりと考えているものが少なくな

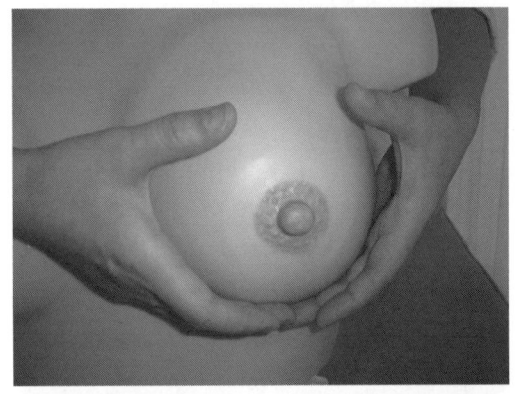

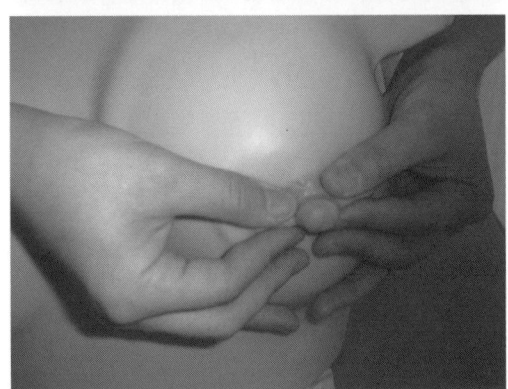

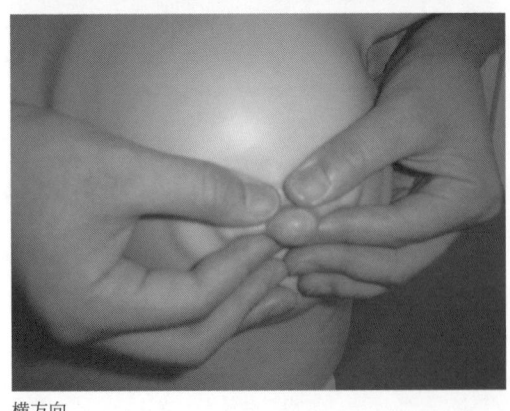

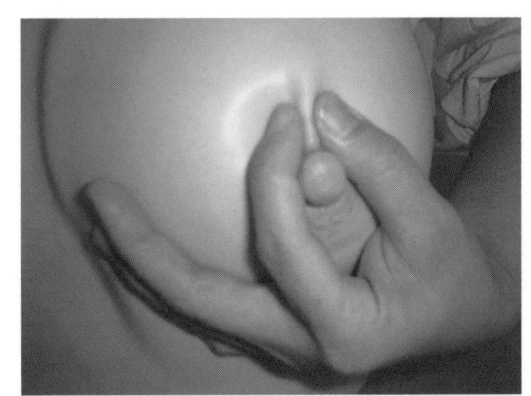

横方向
乳輪部左右外側から両手の拇指，示指，中指でゆっくりつまむ。乳頭に向かって乳輪の上方から位置をずらしていく。

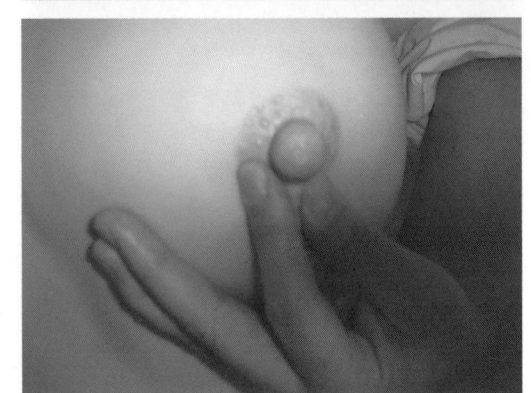

縦方向

図9-6-10　浮腫への対処

い。日常生活動作で使用する筋肉には限界があり，腰背筋・腹直筋・骨盤底筋の強化を図るためには継続的に体操を実施していく必要性の説明をして促すことが大切である。

A. 目 的

①妊娠・分娩によって伸展・弛緩した腹壁や骨盤底筋群の回復をはかる。
②悪露の停滞を防ぎ，子宮収縮を促す。
③乳房への血流を増加させ，乳汁の分泌を促す。
④血液循環をよくし，うっ血を防ぎ，静脈瘤や血栓形成を予防する。
⑤分娩で使った筋肉の疼痛を緩和させる。
⑥妊娠によって変化した姿勢を正しい状態に戻し，保持する。
⑦疲労を回復させ，心身ともにリラクゼーションさせる。
⑧適度な運動を行うことで増加した体重を戻すとともに肥満を防止する。

B. 禁 忌

1）分娩時，出血多量で疲労の強い者
2）高度の腟，会陰裂傷があり，開脚動作により症状が増悪する可能性のある者
3）産褥血栓症のある者

以上のような異常経過をたどる褥婦や合併症を持っている場合は合併症の種類，程度により異なってくるため，体操の可否，種類などに関しては医師と検討の上，計画していく。

C. 留意点

①分娩・産褥において異常のない褥婦を対象とする。
②開始時期は正常分娩であれば，できるだけ早期から開始する（産後24時間を目安とする）。

③軽い運動から始めて，徐々に種類，運動の強さを増やしていく。
④疲労を招かない程度に進めていく。
⑤毎日の日課の中に取り入れて継続していけるようにする。
⑥褥婦の個々の状態に合わせた内容とする。
⑦産後6〜8週間くらいは続ける。

D. 準 備

①飲食直後は避ける。
②排泄をすませておく。
③腹帯やコルセットをはずす（但し，腹直筋離開のある場合は腹帯・コルセットをしっかり巻いて行う）。
④自由に運動できるようにゆったりとして伸縮性のある衣類を着用する。
⑤室内の換気を行う。
⑥リズムをとりやすいように音楽などを流すとより効果的である。

E. 種 類

①呼吸法（胸式，腹式）
②腹臥位リラックス
③足先，足首の運動
④下肢の屈伸
⑤足の引き締め運動
⑥腕の運動
⑦腹筋運動
⑧骨盤傾斜運動
⑨骨盤をねじる運動

F. 進め方

表9-7-1，図9-7-1に例を示した。

表9-7-1 産褥体操の進め方

時期	種類	1度に行う回数
分娩当日	胸式深呼吸	2〜3回
産褥1日目	胸式深呼吸 足先の運動 腹臥位リラックス (悪露の排出を促す　後陣痛の強度な褥婦に有効)	3〜4回 10回（朝昼晩3回）
産褥2日目	産褥1日目までの運動に加え 腹式深呼吸 足首の屈伸 腕の運動（血液循環を促し，乳腺の機能をたかめる） 腹筋の回復：頭を起こす	4〜5回 10回（朝） 10回（2〜3回/日） 10回
産褥3〜4日目	産褥2日目までの運動に加え 腹筋運動（腹筋の強化） 骨盤傾斜運動 足の引き締め運動（分娩時伸展した骨盤底筋を引き締める）	4〜5回 10回 10回
産褥5〜6日目	分娩4日目までの運動に加え 下肢の屈伸（腹筋の強化，姿勢の矯正と下肢からの血流を促す） 骨盤をねじる運動（胴まわりを整え，腰の線の回復に役立つ）	10回 10回
退院〜1か月	5〜6日目の運動を1セットとして2〜3セット/日行う	

分娩当日

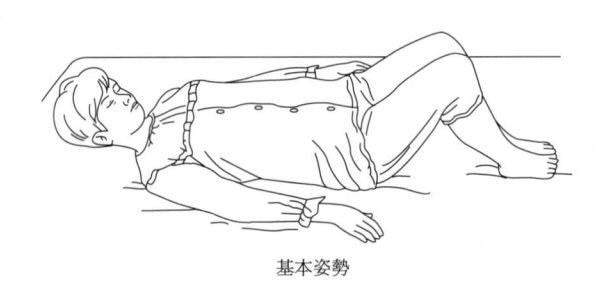

基本姿勢

胸式深呼吸

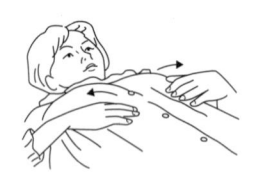

鼻から息を吸いながら，ゆっくりと手を脇のほうに移動させる。

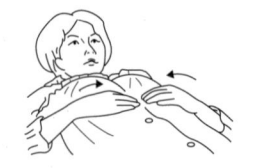

口から息を吐きながら，ゆっくりと手を元に戻す。

図9-7-1　産褥体操

出典：青木康子他，助産学体系第5巻，助産技術学，日本看護協会出版会，1993.

9.7 産褥体操

産褥1日目

足先の運動

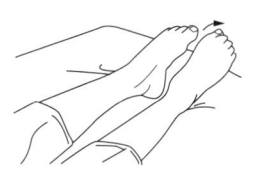

足首をそろえて曲げる。

両足の裏を合わせるように内側にむける。

腹臥位リラックス

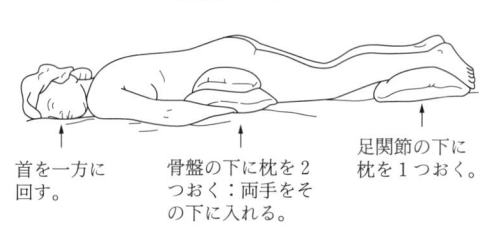

首を一方に回す。

骨盤の下に枕を2つおく：両手をその下に入れる。

足関節の下に枕を1つおく。

産褥2日目

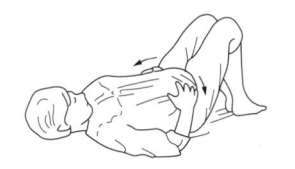

腹式深呼吸

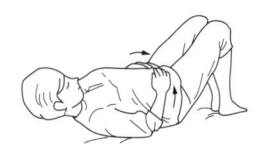

鼻から息を吸いながら，ゆっくりと手を脇のほうに移動させる。

息を吐きながら，ゆっくりと手を下腹に戻す。

足首の屈伸

足首をそろえて足背，つま先を伸ばす。

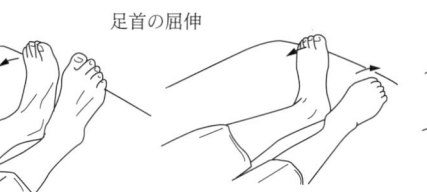

両足を左右交互に曲げ伸ばしする。

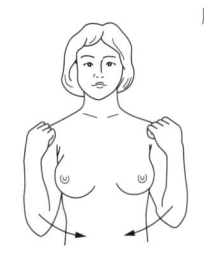

腕の運動

両肘を内側に動かす。

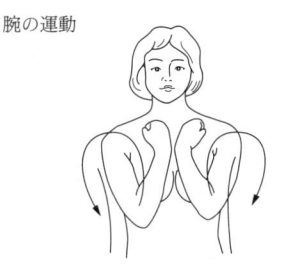

両腕を回す。

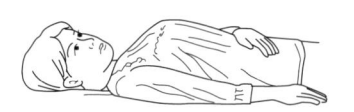

腹筋の回復：頭を起こす。

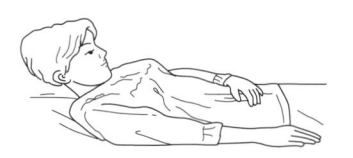

片手を腹部において，頭を起こして臍をみるようにする。

図9-7-1　産褥体操（つづき）

産褥3〜4日目

骨盤傾斜運動

両膝を伸ばしたまま，一方の足を突き出すようにし，反対側を引きつけるようにする。

足の引き締め運動

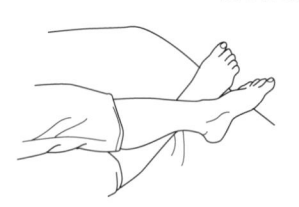

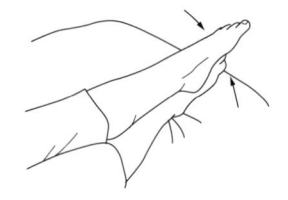

両下肢を交差させ，筋肉を緊張させる。
（左右の足を組み替えて同様に行う）

産褥5〜6日目

下肢の屈伸

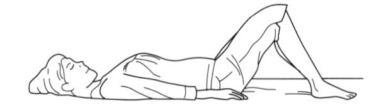

膝を立てて，足の裏を床につける。

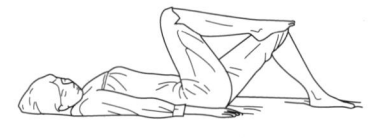

下肢を腹部に近づける。
（無理をしない）

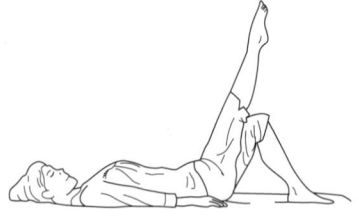

大腿が床に垂直になるように戻しながら，足を伸ばす。

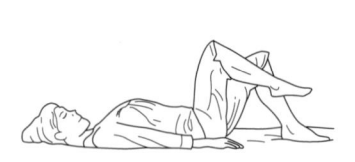

一呼吸して足を下ろす。

骨盤をねじる運動

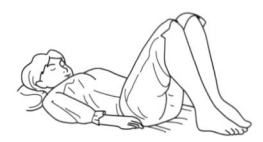

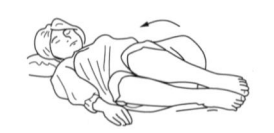

両足をそろえて膝を立て，そのまま倒す。
（両肩が浮かないようにする）

ゆっくりと戻し，反対側に倒す。

図9-7-1　産褥体操（つづき）

引用・参考文献

1）山下典子他：新生児の目の拭き方，助産婦雑誌，Vol. 48 No. 12 1994．
2）新純郎編著：周産期の臨床手技106，メディカ出版，2002．
3）武谷雄二監修：助産学講座6，助産診断学・技術学II，医学書院，2002．
4）小島操子監修：看護のコツと落とし穴④，女性・母性看護，中山書店，2000．
5）根津八紘：乳房管理学，諏訪メディカルサービス，1997．

索　引

A-Z

AID　172
AIH　172
AMH　31
ASD　131
DINKS　22
DNA　152
DNAの複製　152
DV　128
DV防止法　101, 127
ES細胞　180
eye-to-eye contact　58
FSH　34, 42
GIFT　176
GnRH　34, 42
GnRHa　174
HIV　10, 179
ICD-10　85
ICSI　176
IUD　137
IVF-ET　173
IVM　179
LH　33, 43
LHサージ　33, 44, 45
MESA　177
MIS　31
OHSS　178
PRECEDE-PROCEED model　16
PTSD　131
RNA　154
SMI　143
SRY遺伝子　30, 33
SSRI　167
STD　119
TESE　177
XX　29, 152, 163
XY　29, 152, 163

ア行

愛着　54, 58
愛着意識　54
アイデンティティの確立　117
アシステッドハッチング　178
アタッチメント　58
アンドロゲン　30, 31, 32, 41
アンドロゲン受容体　33
育児・介護休業法　63, 100
育児休業等に関する法律　100
育児時間　100
育児性　4
育児放棄　55
『医心方』　71
医制　73
遺伝暗号　152
遺伝カウンセラー　158, 160
遺伝カウンセリング　158
遺伝子　154
遺伝子診断（着床前）　178
医薬品の販売　101
医療費の援助　99, 105
陰核　33, 35, 41
陰茎　35, 41
陰唇陰嚢隆起　33, 35
陰嚢　33, 35, 41
インフォームド・コンセント　159
ウェルネス型看護診断　18
ウォルフ管　30, 51, 161
会陰　36
エストラジオール　43, 164
エストロゲン　33, 43, 140, 163, 168, 196
X染色体　29, 161
X連鎖劣性遺伝病　156
エディプス・コンプレックス　24
円形精子細胞　179
エントレインメント　58
エンパワーメント　14
エンブリオロジスト　181
黄体　33, 46
黄体化ホルモン（LH）　43
黄体形成ホルモン（LH）　33
黄体ホルモン　33, 44
欧米諸国の合計特殊出生率　78
オキシトシン　197
オギノ式　135
オタワ憲章　15
おむつ交換　191
悪露交換　193

カ行

開発途上国　10
外部生殖器　32
海綿骨　167
化学物質　61
核家族　112
核家族世帯　59
獲得免疫応答　168
下垂体　33
下垂体門脈　34
家族計画　132
家族形態　59
学校保健法　121
紙おむつ　192
空の巣症候群　142
加齢　146
環境汚染　60
看護過程　17
間接産科的死亡　87
基靭帯　39
基礎体温法　134
機能性子宮出血　119
基本的信頼　24
急性ストレス障害（ASD）　131
居住地域　59
クライエント　159
クレオパトラの分娩風景　65
クローン技術　180
クロミフェン　174
『桑名日記・柏崎日記』　7
ケアラーとしての男性　8
経口避妊薬（ピル）　138
月経　42, 47, 48, 118
月経周期　33, 44
結婚観（の変化）　23, 95, 114, 123
結婚準備期の保健指導　124
結婚年齢　93, 122
ゲノム　154
健康教育　14, 107
健康診査　99, 104, 125
　乳幼児の――　99, 103
　妊産婦の――　99, 102
原始生殖細胞　30
減数手術　178
減数分裂　29
顕微授精　175
公害　61
高学歴化　23, 27, 93, 122
広間膜　38
合計特殊出生率　59, 77, 113

欧米諸国の―― 78
　　　わが国の―― 78
高脂血症　142, 170
口唇期　24
肯定的感情　54
更年期　27, 140
更年期障害　28, 142
幸福感　55
幸福追求の集団　111
抗ミュラー管ホルモン(AMH)
　　31
肛門期　24
戸籍法　101
骨粗鬆症　144, 165, 168
骨盤軸　40
骨量　141, 165, 168
ゴナドトロピン　34, 115, 140
ゴナドトロピン放出ホルモン
　　(GnRH)　42
コミュニティ　58
固有卵巣索　38
婚姻制度　122
婚姻率　91
コンドーム　121, 136

サ　行

搾乳　201
殺精子剤　137
サロゲート　179
サンガー　134
産科鉗子　67
産業構造　59
産後ケア事業　106
産褥期の乳房ケア　198
産褥体操　202
産褥体操の進め方　204
三世帯家族　59
産前・産後の休業　100
産婆規則　73
産婆試験規則　73
産婆名簿登録規則　73
産婆養成所　66
支援者　55
ジェンダー　12, 20, 162
子宮　32, 37
子宮円索　39
子宮峡部　37
子宮収縮輪　37
子宮動脈　39
『子玄子産論』　72
自己同一性　26
自己同一性の拡散　26, 117

死産　87
　　妊娠期間別の――　91
　　妊娠満22週以後の――　85
　　母親の年齢別の――　91
死産証書　101
死産の原因　90
　　自然――　91
死産の届出に関する規程　87
死産率　87
　　自然――　88
　　人工――　88
思春期　25, 33, 50, 115, 163
思春期スパート　163
思春期貧血　118
思春期保健　107
視床下部―下垂体―性腺軸　33,
　　42, 50
次世代育成力　6
自然死産　89
自然死産の原因　92
自然死産率　90
死胎検案書　101
市町村　73, 99, 102
市町村保健センター　109
児童虐待の防止等に関する法律
　　75, 102, 129
児頭の計測　184
ジヒドロテストステロン(DHT)
　　33
社会進出の増加　93, 122
住環境　60
宗教改革　65
周産期死亡　85
周産期死亡の原因　86
周産期死亡率　85
『蚕斯草』　72
就労　62
宿主抗原　169
受精　30, 46
受胎調節実地指導員　101, 109,
　　137
出自を知る権利　181
出生場所　82
出生前診断　159, 178
出生率　77, 113
　　合計特殊――　59, 77, 113
　　母親の年齢別――　80
出張助産師　83
受動喫煙　62
小陰唇　33, 35
小横径　184
生涯を通じた女性の健康づくり
　　107, 126

小骨盤　40
小斜径　184
常染色体　29, 152
常染色体性優性遺伝病　154
常染色体性劣性遺伝病　155
『小児養草』　72
初経　25, 42, 48, 116, 117
助産師　109
助産所　109
女性に対する暴力　10, 126
女性の健康と権利　8
女性の性器切除手術　10
女性のライフサイクル　23, 133,
　　142
女性ホルモン　33
女性用コンドーム　136
新エンゼルプラン　107, 126
人工死産　87
人工死産率　88
人工授精　172
人口増加率　59, 75
人工妊娠中絶　89, 90, 113, 119,
　　134, 139
親性　5
新生児計測　182
新生児死亡　83
　　早期――　83
新生児死亡率　83
心的外傷後ストレス障害(PTSD)
　　131
振動　62
親密な関係における暴力(ドメス
　　ティック・バイオレンス)
　　127
スキンシップ　58
健やか親子21　74, 108, 126
ストーカー行為等の規制に関する
　　法律　101, 127
成員相互の感情　111
生活共同集団　111
精管　31
性感染症(STD)　26, 119
性教育　119
生産人口　76
精子　29, 41
清拭法　195
精子凍結保存　178
成熟分裂　47, 151
生殖医療コーディネーター　181
生殖医療指導医　181
生殖家族　112
生殖機能　115
生殖結節　33

生殖腺原基　50
生殖年齢　164
生殖隆起　30
性ステロイドホルモン　34
性腺刺激ホルモン　34
性腺刺激ホルモン放出ホルモン
　　　（GnRH）　34
性染色体　29, 152, 161, 163
精巣　41
精巣決定因子　50, 161
精巣上体　31
精巣性女性化症（TFM）　33
生存期間別乳児死亡　83
性中枢　115, 162
正中隆起　34
性同一性　24
性と生殖に関する健康と権利　8
精嚢　41
精嚢腺　31
生物学的性差　169
性別分業　52
性別役割分業育児　7
性暴力　127
性暴力被害支援専門看護婦　131
性ホルモン　27, 50, 167
性役割　162
生理休暇　100
世界女性会議　9, 126
セクシュアリティ　12, 21
世帯　112
セックス　12, 20, 161
セルトリ細胞　30, 31
セルフケア　13
セロトニン　167
前後径　184
仙骨子宮靱帯　39
洗浄法　194
染色体　29, 150
染色体異常　156
染色体異常の原因　157
染色体異常の種類　157
染色体異常の頻度　157
染色体不分離　157
先進国　10
先天性代謝異常検査　103
潜伏期　25
前立腺　41
騒音　61
早期新生児死亡　83
　　生後1週未満の――　85
早期新生児死亡率　83
増殖期　47

タ 行

第1次結婚ブーム　92
第1次ベビーブーム　77
大陰唇　33, 35
大横径　184
体外受精　173
対児感情　54
体脂肪率　166
大斜径　184
大泉門　184
第2次結婚ブーム　92
第二次性徴　25, 33, 50, 115, 163
第2次ベビーブーム　77
第二反抗期　117
代理懐胎　179
多因子遺伝病　156
ダウン症　158
ダグラス窩　36
多胎妊娠　178
タナー　116
タナーの分類　118
たばこ　62
単一排卵機序　45
男女共同参画社会基本法　9, 101
男女雇用機会均等法　63, 100
男性の助産師　67
男性ホルモン　30, 41, 51
地域社会　58
血忌みの思想　70
恥丘　35
腟　36
腟外射精　137
腟の自浄作用　36
着床前遺伝子診断　178
『中条流産科全書』　72
調節卵巣刺激法　174
直接産科的死亡　87
直系家族　113
ディンクス（DINKS）　22, 27, 123
デーデルライン桿菌　36
テストステロン　30, 33, 41, 51,
　　163, 168
転座　157
ドイッチュ　2
頭囲　184
土偶　69
特定胚　180
届出義務　99
ドメスティック・バイオレンス
　　（DV）　128
ドメスティック・バイオレンス法
　　101, 127

トリソミー　157
『頓医抄』　71

ナ 行

内部生殖器　30
2段階胚移植　174
乳児死亡　83
　　生存期間別――　83
乳児死亡・新生児死亡の死因順位
　　83
乳児死亡の要因　83
乳児死亡率　83
乳汁分泌のしくみ　195
乳頭吸引器　198
乳頭・乳輪部の浮腫　202
乳頭・乳輪マッサージ　200
乳頭の汚れの除去方法　198
乳房ケア　196
　　産褥期の――　198
　　妊娠期の――　197
乳房の解剖　195
乳房の形態　197
乳房マッサージ　196
乳幼児の健康診査　103
女医制度　70
尿失禁　141
尿生殖洞　30
尿生殖ひだ　33
尿生殖裂　33
尿道海綿体部　33
妊産婦死亡　87
妊産婦死亡の原因　87
妊産婦死亡率　10, 87
　　わが国の――　87
妊産婦の健康診査　102
妊産婦の時間外・休日・深夜労働
　　100
妊産婦の有害危険業務の就業
　　100
妊娠黄体　46
妊娠期間別の死産　91
妊娠期の乳房ケア　197
妊娠の届出　99, 102
妊婦の軽易業務への転換　100
布おむつ　191
ネガティブフィードバック　34,
　　44
年少人口　76, 114
年齢別人口　76

ハ行

胚移植　173
　　2段階——　174
配偶子　150
配偶者からの暴力の防止及び被害者の保護に関する法律　101, 127
配偶者暴力支援センター　101
胚性幹細胞　180
胚凍結保存　177
胚培養士　181
胚盤胞移植　177
排卵　33, 47
『バタードウーマン』　128
ハッチング　178
母親自覚　54
母親の年齢別死産　91
母親の年齢別出生率　80
母親への適応過程　55
母親モデル　56
腹帯の起源　70
パラサイトシングル　114
バルトリン腺　36
晩婚化　23, 93, 96, 114, 122
ピアカウンセリング　121
B型肝炎母子感染防止対策　103
非婚化　97
皮質骨　167
否定的感情　54
ヒトゲノム　163
複合家族　113
父系社会　52
父子の接触時間　6
父性　6
不妊　125
不妊(心理)カウンセラー　181
不妊指導　125
不妊法　139
プラーク　170
プリシード—プロシードモデル　16
ブレストシールド　198
プレネイタルビジット　106
プロゲステロン　33, 44, 196
プロラクチン　43, 196
分泌期　47
分娩椅子　65
平均寿命　23, 59, 166

閉経　27, 48, 140, 164
ペッサリー　136
ベビーブーマー　113
ベビーブーム期　75
ヘルスプロモーション　15
保因者　155
膀胱子宮靱帯　39
訪問指導　99, 105
保健行動　16
保健指導　99
　　結婚準備期の——　124
　　思春期の——　117
　　妊産婦の——　105
保健所　109
母児異室　190
母一子関係　53
母子健康センター　109
母子健康センターの設置　99
母子健康手帳の交付　99, 102
母子世帯数　95
母子相互作用　57
ポジティブフィードバック　34, 44
母児同室　189
母子保健活動　98
母子保健施設　98
母子保健に関する原理　98
母子保健の向上に関する措置　98
母子保健法　2, 98, 102, 121
母性　1
母性愛　2
母性意識　53
母性観　4
母性継承期　144
母性行動　57
母性の育成　55
母性保護　62, 99
母体保護法　90, 101, 134, 139
母乳育児を成功させるための十カ条　107
ホルモン補充　165

マ行

魔女狩り　66
マタニティ・エイド・ナース　68
麻薬　61
マルサス　133
『万安方』　71

未婚化　96, 114, 123
未熟児養育医療　105
ミトコンドリア　153
ミュラー管　30, 51, 161
ミュラー抑止因子(MIF)　161
ミュラー管抑制因子　51
ミュラー管抑制物質(MIS)　31
免疫応答　168
メンデル遺伝病　154
沐浴　184
模倣相互作用　58

ヤ・ラ・ワ行

融解胚移植　177
優生保護法　90, 113, 134
養育費　95
養護性　5
ライディッヒ細胞　31, 41
ライフサイクル　11
ライフステージ　23
卵管　32, 37
卵子　29
卵巣　38, 51, 140
卵巣過剰刺激症候群　178
卵巣堤索　38
卵巣動脈　40
卵胞刺激ホルモン(FSH)　34, 42
卵胞ホルモン　43
離婚した夫婦の同居期間　94
離婚率　59, 91, 123
リプロダクティブ・ヘルス/ライツ　8, 107, 127, 132
リプロダクティブ・ヘルス　8, 132, 133, 162
リプロダクティブ・ライツ　8, 132, 133
良妻賢母　52
ルービン　55
老化　145
老人性腟炎　146
労働基準法　63, 99, 121
老年期　28, 145, 165
老年人口　76
Y染色体　29, 33, 161
わが国の合計特殊出生率　78
わが国の妊産婦死亡率　87

執筆者一覧 (執筆順)

後藤　節子（椙山女学園大学，まえがき，3.1，7章）
森田せつ子（豊橋創造大学，1章，4.1，5.1）
濱松加寸子（聖隷クリストファー大学看護学部看護学科，2.1，2.2）
束村　博子（名古屋大学大学院生命農学研究科応用分子生命科学専攻，2.3）
浅井　光興（医療法人格医会可世木病院，2.4，2.5）
久納　智子（藤田保健衛生大学医療科学部看護学科，3.2，3.3）
中嶋　律子（名古屋市立大学看護学部，3.4）
佐藤　弘子（独立行政法人国立病院機構石川病院看護部，4.2）
坂上　明子（埼玉県立大学保健医療福祉学部看護学科，4.3）
稲垣　恵美（日本赤十字豊田看護大学，5.2）
岡田　由香（愛知県立看護大学，5.3）
清水　　亮（清水マタニティ相談所，5.4）
渡邊　実香（中部大学生命健康科学部保健看護学科，5.5）
大村いづみ（有限会社ナーシングオフィスSAHLA，前名古屋市立大学看護学部，5.6，5.7）
山中　　昴（前岡崎女子短期大学，6章）
安藤　寿夫（豊橋市民病院総合生殖医療センター，8章）
藤原　　郁（藤田保健衛生大学医療科学部看護学科，9章）
堀　　文子（中部大学生命健康科学部保健看護学科，別冊付録）

新版 テキスト母性看護 I

2005年4月30日　初版第1刷発行
2008年9月10日　初版第2刷発行

定価はカバーに
表示しています

編者	後藤　節子
	森田　せつ子
	鈴木　和代
	大村　いづみ

発行者　金　井　雄　一

発行所　財団法人　名古屋大学出版会
〒464-0814　名古屋市千種区不老町名古屋大学構内
電話(052)781-5027／FAX(052)781-0697

© Setsuko Goto et al., 2005　　Printed in Japan
印刷・製本　㈱クイックス　　ISBN978-4-8158-0512-8
乱丁・落丁はお取替えいたします。

R〈日本複写権センター委託出版物〉
本書の全部または一部を無断で複写複製（コピー）することは，著作権法上の例外を除き，禁じられています。本書からの複写を希望される場合は，必ず事前に日本複写権センター(03-3401-2382)の許諾を受けてください。

後藤節子 / 森田せつ子 / 久納智子他編	
新版 テキスト母性看護 II	妊婦・産婦・褥婦・新生児の生理学的特性，周産期の正常・異常経過とその看護を，看護教官・助産師・医師らが詳細に解説。改訂にあたり記述を全面的に改めるとともに，カンガルーケアや母乳育児の確立のためのポイント，周産期のメンタルヘルスなど最新の医療・ケアの情報も収録した。
B 5 判・310頁・本体4,300円	

鈴森薫 / 吉村泰典 / 堤治編	
新しい産科学 ―生殖医療から周産期医療まで―	本書は，妊娠，分娩の生理など周産期医療に重点をおきつつ，生殖医療についても最先端から生命倫理まで丁寧に解説したテキストである。医師国家試験のガイドラインに基づき重要項目を網羅するとともに，産科学を総括的に吸収できるように編集した医学生，看護学生，助産師必携の書。
B 5 判・286頁・本体4,800円	

菅沼信彦著	
最新 生殖医療 ―治療の実際から倫理まで―	生殖補助医療は身近になった一方で，進歩ゆえに生じた複雑な社会的・倫理的問題に直面している。本書は，最新の不妊治療法を詳しく述べるとともに，ES細胞・iPS細胞等の先端科学技術の応用や，代理母・配偶子提供などが抱える現代的課題も取り上げ，その光と影の両面をわかりやすく解説する。
A 5 判・242頁・本体3,600円	

渡邊一功 / 森島恒雄 / 小島勢二監修 堀部敬三 / 梶田光春編	
小児科診療マニュアル	本書は，小児科医，内科医，研修医などを対象に第一線の現場ですぐ役立つよう編集された「診断と治療」のハンドブックである。とくに小児科一般臨床で三年に一例は経験するであろう疾患を対象として，最新の治療法を具体的に詳述。名古屋大学小児科学教室の総力を結集した一冊。
四六判・648頁・本体7,500円	

長屋昌宏著	
新生児ECMO ―臨床の手引き―	高度な呼吸循環障害に陥った新生児の肺や心機能を補助するECMO（エクモ）について，第一人者が豊富な臨床経験に基づいてわかりやすく解説する。ECMOの開始から離脱までの実技，維持管理の実際はもちろん，基礎知識や今後の課題をも網羅した，医師・臨床工学技士・看護従事者必携の書。
A 5 判・200頁・本体4,600円	

原田正文著	
子育ての変貌と次世代育成支援 ―兵庫レポートにみる子育て現場と子ども虐待予防―	世界的にも稀な大規模で信頼性の高い子育て実態調査の結果を，過去の調査と比較しつつ丹念に分析。ここ20数年間での子育ての急速な変貌とその課題を明らかにする。精神科小児・思春期臨床の視点やストレス理論，心の発達理論なども踏まえ，母親に必要な支援および子ども虐待の予防策を探る。
B 5 ・386頁・本体5,600円	

島本佳寿広編	
基礎からの臨床医学 ―放射線診療に携わる人のために―	臨床現場で必要な事項について，初歩から最先端の話題までもれなく取り上げ平易に解説した本テキストは，放射線技師はじめコ・メディカルの基礎教育・国家試験対策に最適である。各種疾患についてはCT，MRIなど最新の画像所見を多数収録し，画像を通じて理解できるよう配慮した。
B 5 判・256頁・本体3,800円	

―別冊付録―

関係法規の抄録

目　次

1．法令及び通知

I　保健

1　母子保健法（抄） ……………………… 2
（昭和 40 年 8 月 18 日　法律第 141 号）
（注：平成 17 年 11 月 7 日　法律第 123 号改正現在）

2　母子保健法施行規則（抄） …………… 4
（昭和 40 年 12 月 28 日　厚生省令第 55 号）
（注：平成 18 年 9 月 29 日　厚生労働省令第 169 号現在）

3　母体保護法（抄）（旧　優生保護法） … 5
（昭和 23 年 7 月 13 日　法律 156 号）
（注：平成 18 年 6 月 2 日　法律第 50 号改正現在）

II　医事

4　戸籍法（抄） …………………………… 6
（昭和 22 年 12 月 22 日　法律第 224 号）
（注：平成 19 年 5 月 11 日　法律第 35 号改正現在）

5　死産の届出に関する規程（抄） ……… 6
（昭和 21 年 9 月 30 日　厚生省令第 42 号）
（注：平成 13 年 12 月 12 日　厚生労働省令第 153 号改正現在）

6　死産届書，死産証書及び死胎検案書に関する省令（抄） …………………… 7
（昭和 27 年 4 月 28 日　厚生省令第 12 号）
（注：平成 14 年 2 月 22 日　厚生労働省令第 14 号改正現在）

III　労働

7　労働基準法（抄） ……………………… 8
（昭和 22 年 4 月 7 日　法律第 49 号）
（注：平成 19 年 12 月 5 日　法律第 128 号改正現在）

8　雇用の分野における男女の均等な機会及び待遇の確保等に関する法律（通称男女雇用機会均等法）（抄） …………… 8
（昭和 47 年 7 月 1 日　法律第 113 号）
（注：平成 20 年 5 月 2 日　法律第 26 号改正現在）

9　雇用の分野における男女の均等な機会及び待遇の確保等に関する法律施行規則（抄） …………………………… 10
（昭和 61 年 1 月 27 日　労働省令第 2 号）
（注：平成 19 年 10 月 1 日　厚生労働省令第 121 号改正現在）

10　育児休業，介護休業等育児又は家族介護を行う労働者の福祉に関する法律（抄） ………………………………… 10
（平成 3 年 5 月 15 日　法律第 76 号）
（注：平成 20 年 5 月 2 日　法律第 26 号改正現在）

IV　その他

11　男女共同参画社会基本法（抄） ……… 12
（平成 11 年 6 月 23 日　法律第 78 号）
（注：平成 11 年 12 月 22 日　法律第 160 号改正現在）

12　配偶者からの暴力の防止及び被害者の保護に関する法律（通称 DV 防止法）（抄） ………………………………… 14
（平成 13 年 4 月 13 日　法律第 31 号）
（注：平成 19 年 7 月 11 日　法律第 64 号改正現在）

13　児童虐待の防止等に関する法律（抄） … 19
（平成 12 年 5 月 24 日　法律第 82 号）
（注：平成 19 年 6 月 1 日　法律第 30 号改正現在）

14　ストーカー行為等の規制等に関する法律（抄） ……………………………… 24
（平成 12 年 5 月 24 日　法律第 81 号）

2．資料

15　今後の子育て支援のための施策の基本的方向について（エンゼルプラン）（抄） ……………………………………… 27
（平成 6 年 12 月 16 日）

16　重点的に推進すべき少子化対策の具体的実施計画について（新エンゼルプラン）の要旨 ………………………… 27
（平成 11 年 12 月 19 日）

17　健やか親子 21 検討会報告書―母子保健の 2010 年までの国民運動計画―（抄） ……………………………………… 28
（平成 12 年 11 月）

1．法令及び通知

Ⅰ 保 健

1 母子保健法（抄）

（昭和40年8月18日　法律第141号）
（注：平成17年11月7日　法律第123号改正現在）

第1章 総 則

（目的）

第1条　この法律は，母性並びに乳児及び幼児の健康の保持及び増進を図るため，母子保健に関する原理を明らかにするとともに，母性並びに乳児及び幼児に対する保健指導，健康診査，医療その他の措置を講じ，もつて国民保健の向上に寄与することを目的とする。

（母性の尊重）

第2条　母性は，すべての児童がすこやかに生まれ，かつ，育てられる基盤であることにかんがみ，尊重され，かつ，保護されなければならない。

（乳幼児の健康の保持増進）

第3条　乳児及び幼児は，心身ともに健全な人として成長してゆくために，その健康が保持され，かつ，増進されなければならない。

（母性及び保護者の努力）

第4条　母性は，みずからすすんで，妊娠，出産又は育児についての正しい理解を深め，その健康の保持及び増進に努めなければならない。

2　乳児又は幼児の保護者は，みずからすすんで，育児についての正しい理解を深め，乳児又は幼児の健康の保持及び増進に努めなければならない。

（国及び地方公共団体の責務）

第5条　国及び地方公共団体は，母性並びに乳児及び幼児の健康の保持及び増進に努めなければならない。

2　国及び地方公共団体は，母性並びに乳児及び幼児の健康の保持及び増進に関する施策を講ずるに当たつては，その施策を通じて，前3条に規定する母子保健の理念が具現されるように配慮しなければならない。

（用語の定義）

第6条　この法律において「妊産婦」とは，妊娠中又は出産後1年以内の女子をいう。

2　この法律において「乳児」とは，1歳に満たない者をいう。

3　この法律において「幼児」とは，満1歳から小学校就学の始期に達するまでの者をいう。

4　この法律において「保護者」とは，親権を行う者，未成年後見人その他の者で，乳児又は幼児を現に監護する者をいう。

5　この法律において「新生児」とは，出生後28日を経過しない乳児をいう。

6　この法律において「未熟児」とは，身体の発育が未熟のまま出生した乳児であつて，正常児が出生時に有する諸機能を得るに至るまでのものをいう。

（都道府県児童福祉審議会の権限）

第7条　児童福祉法（昭和22年法律第164号）第8条第2項に規定する都道府県児童福祉審議会（同条第1項ただし書に規定する都道府県にあつては，地方社会福祉審議会。以下この条において同じ。）及び同条第4項に規定する市町村児童福祉審議会は，母子保健に関する事項につき，調査審議するほか，同条第2項に規定する都道府県児童福祉審議会は都道府県知事の，同条第4項に規定する市町村児童福祉審議会は市町村長の諮問にそれぞれ答え，又は関係行政機関に意見を具申することができる。

（都道府県の援助等）

第8条　都道府県は，この法律の規定により市町村が行う母子保健に関する事業の実施に関し，市町村相互間の連絡調整を行い，及び市町村の求めに応じ，その設置する保健所による技術的事項についての指導，助言その他当該市町村に対する必要な技術的援助を行うものとする。

（実施の委託）

第8条の2　市町村は，この法律に基づく母子保健に関する事業の一部について，病院若しくは診療所又は医師，助産師その他適当と認められる者に対し，その実施を委託することができる。

（連携及び調和の確保）

第8条の3　都道府県及び市町村は，この法律に基づく母子保健に関する事業の実施に当たつては，学校保健法（昭和33年法律第56号），児童福祉法その他の法令に基づく母性及び児童の保健及び福祉に関する事業との連携及び調和の確保に努めなければならない。

第2章 母子保健の向上に関する措置

（知識の普及）

第9条　都道府県及び市町村は，母性又は乳児若しくは幼児の健康の保持及び増進のため，妊娠，出産又は育児に関し，相談に応じ，個別的又は集団的に，必要な指導及び助言を行い，並びに地域住民の活動を支援すること等により，母子保健に関する知識の普及に努めなければならない。

（保健指導）

第10条　市町村は，妊産婦若しくはその配偶者又は乳児若しくは幼児の保護者に対して，妊娠，出産又は育児に関し，必要な保健指導を行い，又は医師，歯科医師，助産師若しくは保健師について保健指導を受けることを勧奨しなければならない。

（新生児の訪問指導）

第11条　市町村長は，前条の場合において，当該乳児が新生児であつて，育児上必要があると認めるときは，医師，保健師，助産師又はその他の職員をして当該新生児の保護者を訪問させ，必要な指導を行わせるものとする。

ただし，当該新生児につき，第19条の規定による指導が行われるときは，この限りでない。

2　前項の規定による新生児に対する訪問指導は，当該新生児が新生児でなくなつた後においても，継続することができる。

（健康診査）

第12条　市町村は，次に掲げる者に対し，厚生労働省令の定めるところにより，健康診査を行わなければならない。

一　満1歳6か月を超え満2歳に達しない幼児
二　満3歳を超え満4歳に達しない幼児

2　前項の厚生労働省令は，健康増進法（平成14年法律第103号）第9条第1項に規定する健康診査等指針（第16条第4項において単に「健康診査等指針」という。）と調和が保たれたものでなければならない。

第13条　前条の健康診査のほか，市町村は，必要に応じ，妊産婦又は乳児若しくは幼児に対して，健康診査を行い，又は健康診査を受けることを勧奨しなければならない。

（栄養の摂取に関する援助）

第14条　市町村は，妊産婦又は乳児若しくは幼児に対して，栄養の摂取につき必要な援助をするように努めるものとする。

（妊娠の届出）

第15条　妊娠した者は，厚生労働省令で定める事項につき，速やかに，保健所を設置する市又は特別区においては保健所長を経て市長又は区長に，その他の市町村においては市町村長に妊娠の届出をするようにしなければならない。

（母子健康手帳）

第16条　市町村は，妊娠の届出をした者に対して，母子健康手帳を交付しなければならない。

2　妊産婦は，医師，歯科医師，助産師又は保健師について，健康診査又は保健指導を受けたときは，その都度，母子健康手帳に必要な事項の記載を受けなければならない。乳児又は幼児の健康診査又は保健指導を受けた当該乳児又は幼児の保護者についても，同様とする。

3　母子健康手帳の様式は，厚生労働省令で定める。

4　前項の厚生労働省令は，健康診査等指針と調和が保たれたものでなければならない。

（妊産婦の訪問指導等）

第17条　第13条の規定による健康診査を行つた市町村の長は，その結果に基づき，当該妊産婦の健康状態に応じ，保健指導を要する者については，医師，助産師，保健師又はその他の職員をして，その妊産婦を訪問させて必要な指導を行わせ，妊娠又は出産に支障を及ぼすおそれがある疾病にかかつている疑いのある者については，医師又は歯科医師の診療を受けることを勧奨するものとする。

2　市町村は，妊産婦が前項の勧奨に基づいて妊娠又は出産に支障を及ぼすおそれがある疾病につき医師又は歯科医師の診療を受けるために必要な援助を与えるように努めなければならない。

（低体重児の届出）

第18条　体重が2500グラム未満の乳児が出生したときは，その保護者は，速やかに，その旨をその乳児の現在地の都道府県，保健所を設置する市又は特別区に届け出なければならない。

（未熟児の訪問指導）

第19条　都道府県，保健所を設置する市又は特別区の長は，その区域内に現在地を有する未熟児について，養育上必要があると認めるときは，医師，保健師，助産師又はその他の職員をして，その未熟児の保護者を訪問させ，必要な指導を行わせるものとする。

2　第11条第2項の規定は，前項の規定による訪問指導に準用する。

3　都道府県知事は，第1項の規定による訪問指導を行うときは，当該未熟児の現在地の市町村長（保健所を設置する市の市長及び特別区の区長を除く。）に，その旨を通知しなければならない。

（養育医療）

第20条　都道府県，保健所を設置する市又は特別区は，養育のため病院又は診療所に入院することを必要とする未熟児に対し，その養育に必要な医療（以下「養育医療」という。）の給付を行い，又はこれに代えて養育医療に要する費用を支給することができる。

2　前項の規定による費用の支給は，養育医療の給付が困難であると認められる場合に限り，行なうことができる。

3　養育医療の給付の範囲は，次のとおりとする。

一　診察
二　薬剤又は治療材料の支給
三　医学的処置，手術及びその他の治療
四　病院又は診療所への入院及びその療養に伴う世話その他の看護
五　移送

4　養育医療の給付は，厚生労働大臣又は都道府県知事が次項の規定により指定する病院若しくは診療所又は薬局（以下「指定養育医療機関」という。）に委託して行なうものとする。

5　厚生労働大臣は，国が開設した病院若しくは診療所又は薬局についてその主務大臣の同意を得て，都道府県知事は，その他の病院若しくは診療所又は薬局についてその開設者の同意を得て，第1項の規定による養育医療を担当させる機関を指定する。

6　第1項の規定により支給する費用の額は，次項の規定により準用する児童福祉法第21条の2の規定により指定養育医療機関が請求することができる診療報酬の例により算定した額のうち，本人及びその扶養義務者（民法（明治29年法律第89号）に定める扶養義務者をいう。第21条の4第1項において同じ。）が負担するこ

きないと認められる額とする。
7 児童福祉法第20条第7項及び第8項並びに第21条の規定は,指定養育医療機関について,同法第21条の2から第21条の4までの規定は,養育医療の給付について準用する。この場合において,同法第21条の3第4項及び第21条の4第2項中「都道府県」とあるのは,「都道府県,保健所を設置する市又は特別区」と読み替えるものとする。

（医療施設の整備）
第20条の2 国及び地方公共団体は,妊産婦並びに乳児及び幼児の心身の特性に応じた高度の医療が適切に提供されるよう,必要な医療施設の整備に努めなければならない。

（調査研究の推進）
第20条の3 国は,乳児及び幼児の障害の予防のための研究その他母性並びに乳児及び幼児の健康の保持及び増進のため必要な調査研究の推進に努めなければならない。

（費用の支弁）
第21条 市町村が行う第12条の規定による健康診査に要する費用は,当該市町村の支弁とする。
2 都道府県,保健所を設置する市又は特別区が行う第20条の規定による措置に要する費用は,当該都道府県,当該市又は当該特別区の支弁とする。

（国の負担）
第21条の3 国は,政令の定めるところにより,第21条第1項の規定により市町村が支弁する費用についてはその3分の1を,同条第2項の規定により都道府県,保健所を設置する市及び特別区が支弁する費用についてはその2分の1を負担するものとする。

（費用の徴収）
第21条の4 第20条の規定による養育医療の給付に要する費用を支弁した都道府県,保健所を設置する市又は特別区の長は,当該措置を受けた者又はその扶養義務者から,その負担能力に応じて,当該措置に要する費用の全部又は一部を徴収することができる。
2 前項の規定による費用の徴収は,徴収されるべき者の居住地又は財産所在地の都道府県知事又は市町村長に嘱託することができる。
3 第1項の規定により徴収される費用を,指定の期限内に納付しない者があるときは,地方税の滞納処分の例により処分することができる。この場合における徴収金の先取特権の順位は,国税及び地方税に次ぐものとする。

第3章 母子保健施設

第22条 市町村は,必要に応じ,母子健康センターを設置するように努めなければならない。
2 母子健康センターは,母子保健に関する各種の相談に応ずるとともに,母性並びに乳児及び幼児の保健指導を行ない,又はこれらの事業にあわせて助産を行なうことを目的とする施設とする。

２ 母子保健法施行規則（抄）

（昭和40年12月28日　厚生省令第55号）
（注：平成18年9月29日　厚生労働省令第169号現在）

（健康診査）
第2条 母子保健法（昭和40年法律第141号。以下「法」という。）第12条の規定による満1歳6か月を超え満2歳に達しない幼児に対する健康診査は,次の各号に掲げる項目について行うものとする。
一　身体発育状況
二　栄養状態
三　脊柱及び胸郭の疾病及び異常の有無
四　皮膚の疾病の有無
五　歯及び口腔の疾病及び異常の有無
六　四肢運動障害の有無
七　精神発達の状況
八　言語障害の有無
九　予防接種の実施状況
十　育児上問題となる事項
十一　その他の疾病及び異常の有無
2 法第12条の規定による満3歳を超え満4歳に達しない幼児に対する健康診査は,次の各号に掲げる項目について行うものとする。
一　身体発育状況
二　栄養状態
三　脊柱及び胸郭の疾病及び異常の有無
四　皮膚の疾病の有無
五　眼の疾病及び異常の有無
六　耳,鼻及び咽頭の疾病及び異常の有無
七　歯及び口腔の疾病及び異常の有無
八　四肢運動障害の有無
九　精神発達の状況
十　言語障害の有無
十一　予防接種の実施状況
十二　育児上問題となる事項
十三　その他の疾病及び異常の有無

（妊娠の届出）
第3条 法第15条の厚生労働省令で定める事項は,次のとおりとする。
一　届出年月日
二　氏名,年齢及び職業
三　居住地
四　妊娠月数
五　医師又は助産師の診断又は保健指導を受けたときは,その氏名
六　性病及び結核に関する健康診断の有無

（母子健康手帳の様式）
第7条 母子健康手帳には,様式第3号に定める面のほか,次の各号に掲げる事項を示した面を設けるものとする。
一　日常生活上の注意,健康診査の受診勧奨,栄養の摂取方法,歯科衛生等妊産婦の健康管理に当たり

二　育児上の注意，疾病予防，栄養の摂取方法等新生児の養育に当たり必要な情報
三　育児上の注意，疾病予防，栄養の摂取方法，歯科衛生等乳幼児の養育に当たり必要な情報
四　予防接種の種類，接種時期，接種に当たつての注意等予防接種に関する情報
五　母子保健に関する制度の概要，児童憲章等母子保健の向上に資する情報
六　母子健康手帳の再交付に関する手続等母子健康手帳を使用するに当たつての留意事項

（養育医療）
第9条　法第20条第1項の規定による養育医療の給付を受けようとするときは，当該未熟児の保護者は，その未熟児の居住地の都道府県知事（保健所を設置する市又は特別区にあつては，市長又は区長とする。以下この条において同じ。）に申請しなければならない。
2　都道府県知事は，前項の申請に基づいて養育医療の給付を行うときは，様式第1号による養育医療券を申請者に交付するものとする。
3　前項の養育医療券の交付を受けた者は，その監護する未熟児につき養育医療をうけさせるに当たつては，養育医療券を指定養育医療機関に提出しなければならない。

③　母体保護法（抄）（旧　優生保護法）

（昭和23年7月13日　法律156号）
（注：平成18年6月2日　法律第50号改正現在）

第1章　総則

（この法律の目的）
第1条　この法律は，不妊手術及び人工妊娠中絶に関する事項を定めること等により，母性の生命健康を保護することを目的とする。

（定義）
第2条　この法律で不妊手術とは，生殖腺を除去することなしに，生殖を不能にする手術で厚生労働省令をもつて定めるものをいう。
2　この法律で人工妊娠中絶とは，胎児が，母体外において，生命を維持することのできない時期に，人工的に，胎児及びその附属物を母体外に排出することをいう。

第2章　不妊手術

第3条　医師は，次の各号の一に該当する者に対して，本人の同意及び配偶者（届出をしていないが，事実上婚姻関係と同等な事情にある者を含む。以下同じ。）があるときはその同意を得て，不妊手術を行うことができる。ただし，未成年者については，この限りでない。
一　妊娠又は分娩が，母体の生命に危険を及ぼすおそれのあるもの
二　現に数人の子を有し，かつ，分娩ごとに，母体の健康度を著しく低下するおそれのあるもの

2　前項各号に掲げる場合には，その配偶者についても同項の規定による不妊手術を行うことができる。
3　第一項の同意は，配偶者が知れないとき又はその意思を表示することができないときは本人の同意だけで足りる。

第3章　母性保護

（医師の認定による人工妊娠中絶）
第14条　都道府県の区域を単位として認定された社団法人たる医師会の指定する医師（以下「指定医師」という。）は，次の各号の一に該当する者に対して，本人及び配偶者の同意を得て，人工妊娠中絶を行うことができる。
一　妊娠の継続又は分娩が身体的又は経済的理由により母体の健康を著しく害するおそれのあるもの
二　暴行若しくは脅迫によつて又は抵抗若しくは拒絶することができない間に姦淫されて妊娠したもの
2　前項の同意は，配偶者が知れないとき若しくはその意思を表示することができないとき又は妊娠後に配偶者がなくなつたときには本人の同意だけで足りる。

（受胎調整の実地指導）
第15条　女子に対して厚生労働大臣が指定する避妊用の器具を使用する受胎調整の実地指導は，医師のほかは，都道府県知事の指定を受けた者でなければ業として行つてはならない。但し，子宮腔内に避妊用の器具を挿入する行為は，医師でなければ業として行つてはならない。
2　前項の都道府県知事の指定を受けることができる者は，厚生労働大臣の定める基準に従つて都道府県知事の認定する講習を終了した助産師，保健師又は看護師とする。
3　前二項に定めるものの外，都道府県知事の指定又は認定に関して必要な事項は，政令でこれを定める。

第6章　届出，禁止その他

（届出）
第25条　医師又は指定医師は，第3条第1項又は第14条第1項の規定によつて不妊手術又は人工妊娠中絶を行つた場合は，その月中の手術の結果を取りまとめて翌月10日までに，理由を記して，都道府県知事に届け出なければならない。

（通知）
第26条　不妊手術を受けた者は，婚姻しようとするときは，その相手方に対して，不妊手術を受けた旨を通知しなければならない。

（秘密の保持）
第27条　不妊手術又は人工妊娠中絶の施行の事務に従事した者は，職務上知り得た人の秘密を，漏らしてはならない。その職を退いた後においても同様とする。

（禁止）
第28条　何人も，この法律の規定による場合の外，故なく，生殖を不能にすることを目的として手術又はレントゲン照射を行つてはならない。

II 医事

4 戸籍法（抄）

(昭和22年12月22日　法律第224号)
(注：平成19年5月11日　法律第35号改正現在)

第4章 届出
第2節 出生

(届出期間・届出記載事項・出生証明書の添附)

第49条 出生の届出は，14日以内（国外で出生があつたときは，3箇月以内）にこれをしなければならない。
2 届書には，次の事項を記載しなければならない。
　一 子の男女の別及び嫡出子又は嫡出でない子の別
　二 出生の年月日時分及び場所
　三 父母の氏名及び本籍，父又は母が外国人であるときは，その氏名及び国籍
　四 その他法務省令で定める事項
3 医師，助産師又はその他の者が立ち会った場合には，医師，助産師，その他の者の順序に従ってそのうちの一人が法務省令・厚生労働省令の定めるところによって作成する出生証明書を届出書に添付しなければならない。ただし，やむを得ない事由があるときは，この限りでない。

(子の名)

第50条 子の名には，常用平易な文字を用いなければならない。
2 常用平易な文字の範囲は，法務省令でこれを定める。

(届出の場所)

第51条 出生の届出は，出生地でこれをすることができる。
2 汽車その他の交通機関（船舶を除く。以下同じ。）の中で出生があつたときは母がその交通機関から降りた地で，航海日誌を備えない船舶の中で出生があつたときはその船舶が最初に入港した地で，出生の届出をすることができる。

(届出義務者)

第52条 嫡出子出生の届出は，父又は母がこれをし，子の出生前に父母が離婚をした場合には，母がこれをしなければならない。
2 嫡出でない子の出生の届出は，母がこれをしなければならない。
3 前2項の規定によつて届出をすべき者が届出をすることができない場合には，左の者は，その順序に従って，届出をしなければならない。
　第一 同居者
　第二 出産に立ち会つた医師，助産師又はその他の者
4 第1項又は第2項の規定によつて届出をすべき者が届出をすることができない場合には，その者以外の法定代理人も，届出をすることができる。

(嫡出子否認の訴を提起したときの届出)

第53条 嫡出子否認の訴を提起したときであつても，出生の届出をしなければならない。

(裁判所が父を定めるべきときと出生届)

第54条 民法第773条の規定によつて裁判所が父を定むべきときは，出生の届出は，母がこれをしなければならない。この場合には，届書に，父が未定である事由を記載しなければならない。
2 第52条第3項及び第4項の規定は，前項の場合にこれを準用する。

(航海中の出生の届出)

第55条 航海中に出生があつたときは，船長は，24時間以内に，第49条第2項に掲げる事項を航海日誌に記載して，署名し，印をおさなければならない。
2 前項の手続をした後に，船舶が日本の港に著いたときは，船長は，遅滞なく出生に関する航海日誌の謄本をその地の市町村長に送付しなければならない。
3 船舶が外国の港に著いたときは，船長は，遅滞なく出生に関する航海日誌の謄本をその国に駐在する日本の大使，公使又は領事（日本政府在外事務所を置く場合には日本政府在外事務所所長）に送付し，大使，公使又は領事（日本政府在外事務所を置く場合には日本政府在外事務所所長）は，遅滞なく外務大臣を経由してこれを本籍地の市町村長に送付しなければならない。

(公設所における出生の届出)

第56条 病院，監獄その他の公設所で出生があつた場合に，父母がともに届出をすることができないときは，公設所の長又は管理人が，届出をしなければならない。

(棄児)

第57条 棄児を発見した者又は棄児発見の申告を受けた警察官は，24時間以内にその旨を市町村長に申し出なければならない。
2 前項の申出があつたときは，市町村長は，氏名をつけ，本籍を定め，且つ，附属品，発見の場所，年月日時その他の状況並びに氏名，男女の別，出生の推定年月日及び本籍を調書に記載しなければならない。その調書は，これを届書とみなす。

(棄児死亡の届出)

第58条 前条第1項に規定する手続をする前に，棄児が死亡したときは，死亡の届出とともにその手続をしなければならない。

(棄児引き取りのときの届出)

第59条 父又は母は，棄児を引き取つたときは，その日から1箇月以内に，出生の届出をし，且つ，戸籍の訂正を申請しなければならない。

5 死産の届出に関する規程（抄）

(昭和21年9月30日　厚生省令第42号)
(注：平成13年12月12日　厚生労働省令第153号改正現在)

（目的）
第1条 この規程は，公衆衛生特に母子保健の向上を図るため，死産の実情を明らかにすることを目的とする。

（定義）
第2条 この規程で，死産とは妊娠第4月以降における死児の出産をいひ，死児とは出産後において心臓膊動，随意筋の運動及び呼吸のいずれをも認めないものをいふ。

（死産の届出）
第3条 すべての死産は，この規程に定めるところにより，届出なければならない。

（届出先及び添附書類）
第4条 死産の届出は，医師又は助産師の死産証書又は死胎検案書を添へて，死産後7日以内に届出人の所在地又は死産があつた場所の市町村長（都の区の存する区域及び地方自治法（昭和22年法律第67号）第252条の19第1項の指定都市にあたつては，区長とする。以下同じ。）に届出なければならない。
2　汽車その他の交通機関（船舶を除く。）の中で死産があつたときは母がその交通機関から降りた地の，航海日誌のない船舶の中で死産があつたときはその船舶が最初に入港した地の市町村長に死産の届出をすることができる。
3　航海日誌のある船中で死産があつたときは，死産の届出を船長になさなければならない。船長は，これらの事項を航海日誌に記載して署名捺印しなければならない。
4　船長は，前項の手続きをなした後最初に入港した港において，速やかに死産に関する航海日誌の謄本を入港地の市町村長に送付しなければならない。

（死産届書）
第5条 死産届は書面によつてこれをなさなければならない。
2　死産届書には，次の事項を記載し，届出人がこれに記名捺印しなければならない。
　一　父母の氏名
　二　父母の婚姻の届出直前（婚姻の届出をしていないときは，その死産当時）の本籍。若し，日本の国籍を有しないときは，その国籍
　三　死産児の男女の別及び嫡出子又は嫡出でない子の別
　四　死産の年月日時分及び場所
　五　その他厚生労働省令で定める事項

（死産証書・死胎検案書）
第6条 死産証書又は死胎検案書には，次の事項を記載し，医師又は助産師がこれに記名捺印しなければならない。
　一　死産児の男女別及び母の氏名
　二　死産の年月日時分
　三　その他厚生労働省令で定める事項

（届出義務者）
第7条 死産の届出は，父がこれをなさなければならない。やむを得ない事由のため父が届出をすることができないときは，母がこれをなさなければならない。父母共にやむを得ない事由のため届出をすることのできないときは，次の順序によって届出をださなければならない。
　一　同居人
　二　死産に立ち会った医師
　三　死産に立ち会った助産師
　四　その他の立会者

（死産の事実を証する書面）
第8条 やむを得ない事由のため，医師又は助産師の死産証書又は死胎検案書が得られないときは，その理由を死産届書に附記し，死産の事実を証すべき書面を添附しなければならない。

（母の不明な死産児の通知）
第9条 母の不明な死産児があつたときは，警察官が，医師の作成した死胎検案書を添附して，その旨を遅滞なく発見地の市町村長に通知しなければならない。

（書式）
第10条 死産届書，死産証書及び死胎検案書の様式は，厚生労働省令でこれを定める。

（届出義務違反に対する罰則）
第11条 死産の届出義務者が正当な事由なくして期間内に届出を怠ったときは，500円以下の過料に処する。

（管轄裁判所）
第12条 過料の裁判は，簡易裁判所がこれを行う。

6　死産届書，死産証書及び死胎検案書に関する省令（抄）

（昭和27年4月28日　厚生省令第12号）
（注：平成14年2月22日　厚生労働省令第14号改正現在）

第1条 死産の届出に関する規程（以下「規程」という。）第5条第2項第5号の規定により死産届書に記載すべき事項は，次のとおりとする。
　一　父母の生年月日及び死産当時の父母の年齢
　二　死産当時の世帯の主な仕事及び国勢調査実施年の4月1日から翌年3月31日までの間の死産については，死産当時の父母の職業
　三　死産当時の母の住所
　四　母の出産した出生子，死産児及び妊娠満11週以前の流産死胎の数
　五　届出人の住所及び資格

第2条 規程第6条第3号の規定により死産証書又は死胎検案書に記載すべき事項は，次のとおりとする。
　一　妊娠周数
　二　死産児の体重及び身長
　三　妊娠満22週以後の自然死産児の死亡の時期
　四　死産の場所及びその種別（病院，診療所又は助産所（以下「病院等」という。）で死産したときは，その名称を含む。）

五 単胎か多胎かの別及び多胎の場合には，その出産順位
六 死産の自然人工別及び人工死産の場合には，母体保護法（昭和23年法律第156号）によるか否かの別
七 死産の原因となった傷病の名称又は死産の理由
八 胎児手術の有無並びに手術が行われた場合には，その部位及び主要所見
九 死胎解剖の有無及び解剖が行われた場合には，その主要所見
十 証明又は検索の年月日
十一 当該文書を交付した年月日
十二 当該文書を作成した医師若しくは助産師の所属する病院等の名称及び所在地又は医師若しくは助産師の住所並びに医師又は助産師である旨

第3条 死産届書，死産証書及び死胎検案書は，別記様式によるものとする。

III 労　働

7 労働基準法（抄）
(昭和22年4月7日　法律第49号)
(注：平成19年12月5日　法律第128号改正現在)

第2章　労働契約

（解雇制限）
第19条　使用者は，労働者が業務上負傷し，又は疾病にかかり療養のために休業する期間及びその後30日間並びに産前産後の女性が第65条の規定によつて休業する期間及びその後30日間は，解雇してはならない。ただし，使用者が，第81条の規定によって打切補償を支払う場合又は天災事変その他やむを得ない事由のために事業の継続が不可能となつた場合においては，この限りでない。

第6章の2　妊産婦等

（危険有害業務の就業制限）
第64条の3　使用者は，妊娠中の女性及び産後1年を経過しない女性（以下「妊産婦」という。）を，重量物を取り扱う業務，有害ガスを発散する場所における業務その他妊産婦の妊娠，出産，哺育等に有害な業務に就かせてはならない。
2　前項の規定は，同項に規定する業務のうち女性の妊娠又は出産に係る機能に有害である業務につき，厚生労働省令で，妊産婦以外の女性に関して，準用することができる。
3　前2項に規定する業務の範囲及びこれらの規定によりこれらの業務に就かせてはならない者の範囲は，厚生労働省令で定める。

（産前産後）
第65条　使用者は，6週間（多胎妊娠の場合にあつては，14週間）以内に出産する予定の女性が休業を請求した場合においては，その者を就業させてはならない。
2　使用者は，産後8週間を経過しない女性を就業させてはならない。ただし，産後6週間を経過した女性が請求した場合において，その者について医師が支障がないと認めた業務に就かせることは，差し支えない。
3　使用者は，妊娠中の女性が請求した場合においては，他の軽易な業務に転換させなければならない。
第66条　使用者は，妊産婦が請求した場合においては，第32条の2第1項，第32条の4第1項及び第32条の5第1項の規定にかかわらず，1週間について第32条第1項の労働時間，1日について同条第2項の労働時間を超えて労働させてはならない。
2　使用者は，妊産婦が請求した場合においては，第33条第1項及び第3項並びに第36条第1項の規定にかかわらず，時間外労働をさせてはならず，又は休日に労働させてはならない。
3　使用者は，妊産婦が請求した場合においては，深夜業をさせてはならない。

（育児時間）
第67条　生後満1年に達しない生児を育てる女性は，第34条の休憩時間のほか，1日2回各々少なくとも30分，その生児を育てるための時間を請求することができる。
2　使用者は，前項の育児時間中は，その女性を使用してはならない。

（生理日の就業が著しく困難な女性に対する措置）
第68条　使用者は，生理日の就業が著しく困難な女性が休暇を請求したときは，その者を生理日に就業させてはならない。

8 雇用の分野における男女の均等な機会及び待遇の確保等に関する法律（通称男女雇用機会均等法）（抄）
(昭和47年7月1日　法律第113号)
(注：平成20年5月2日　法律第26号改正現在)

第1章　総　則

（目的）
第1条　この法律は，法の下の平等を保障する日本国憲法の理念にのっとり雇用の分野における男女の均等な機会及び待遇の確保を図るとともに，女性労働者の就業に関して妊娠中及び出産後の健康の確保を図る等の措置を推進することを目的とする。

（基本的理念）
第2条　この法律においては，労働者が性別により差別されることなく，また，女性労働者にあつては母性を尊重されつつ，充実した職業生活を営むことができるようにすることをその基本的理念とする。
2　事業主並びに国及び地方公共団体は，前項に規定する基本的理念に従って，労働者の職業生活の充実が図ら

れるように努めなければならない。

（啓発活動）
第3条 国及び地方公共団体は、雇用の分野における男女の均等な機会及び待遇の確保等について国民の関心と理解を深めるとともに、特に、雇用の分野における男女の均等な機会及び待遇の確保を妨げている諸要因の解消を図るため、必要な啓発活動を行うものとする。

（男女雇用機会均等対策基本方針）
第4条 厚生労働大臣は、雇用の分野における男女の均等な機会及び待遇の確保等に関する施策の基本となるべき方針（以下「男女雇用機会均等対策基本方針」という。）を定めるものとする。
2 男女雇用機会均等対策基本方針に定める事項は、次のとおりとする。
　一 男性労働者及び女性労働者のそれぞれの職業生活の動向に関する事項
　二 雇用の分野における男女の均等な機会及び待遇の確保等について講じようとする施策の基本となるべき事項
3 男女雇用機会均等対策基本方針は、男性労働者及び女性労働者のそれぞれの労働条件、意識及び就業の実態等を考慮して定められなければならない。
4 厚生労働大臣は、男女雇用機会均等対策基本方針を定めるに当たつては、あらかじめ、労働政策審議会の意見を聴くほか、都道府県知事の意見を求めるものとする。
5 厚生労働大臣は、男女雇用機会均等対策基本方針を定めたときは、遅滞なく、その概要を公表するものとする。
6 前2項の規定は、男女雇用機会均等対策基本方針の変更について準用する。

第2章 雇用の分野における男女の均等な機会及び待遇の確保等
第1節 性別を理由とする差別の禁止等

（性別を理由とする差別の禁止）
第5条 事業主は、労働者の募集及び採用について、その性別にかかわりなく均等な機会を与えなければならない。
第6条 事業主は、次に掲げる事項について、労働者の性別を理由として、差別的取扱いをしてはならない。
　一 労働者の配置（業務の配分及び権限の付与を含む。）、昇進、降格及び教育訓練
　二 住宅資金の貸付けその他これに準ずる福利厚生の措置であつて厚生労働省令で定めるもの
　三 労働者の職種及び雇用形態の変更
　四 退職の勧奨、定年及び解雇並びに労働契約の更新

（性別以外の事由を要件とする措置）
第7条 事業主は、募集及び採用並びに前条各号に掲げる事項に関する措置であつて労働者の性別以外の事由を要件とするもののうち、措置の要件を満たす男性及び女性の比率その他の事情を勘案して実質的に性別を理由とする差別となるおそれがある措置として厚生労働省令で定めるものについては、当該措置の対象となる業務の性質に照らして当該措置の実施が当該業務の遂行上特に必要である場合、事業の運営の状況に照らして当該措置の実施が雇用管理上特に必要である場合その他の合理的な理由がある場合でなければ、これを講じてはならない。

（女性労働者に係る措置に関する特例）
第8条 前3条の規定は、事業主が、雇用の分野における男女の均等な機会及び待遇の確保の支障となつている事情を改善することを目的として女性労働者に関して行う措置を講ずることを妨げるものではない。

（婚姻、妊娠、出産等を理由とする不利益取扱いの禁止等）
第9条 事業主は、女性労働者が婚姻し、妊娠し、又は出産したことを退職理由として予定する定めをしてはならない。
2 事業主は、女性労働者が婚姻したことを理由として、解雇してはならない。

（指針）
第10条 厚生労働大臣は、第5条から第7条まで及び前条第1項から第3項までの規定に定める事項に関し、事業主が適切に対処するために必要な指針（次項において「指針」という。）を定めるものとする。
2 第4条第4項及び第5項の規定は指針の策定及び変更について準用する。この場合において、同条第4項中「聴くほか、都道府県知事の意見を求める」とあるのは、「聴く」と読み替えるものとする。

第2節 事業主の講ずべき措置

（職場における性的な言動に起因する問題に関する雇用管理上の措置）
第11条 事業主は、職場において行われる性的な言動に対するその雇用する労働者の対応により当該労働者がその労働条件につき不利益を受け、又は当該性的な言動により当該労働者の就業環境が害されることのないよう、当該労働者からの相談に応じ、適切に対応するために必要な体制の整備その他の雇用管理上必要な措置を講じなければならない。
2 厚生労働大臣は、前項の規定に基づき事業主が講ずべき措置に関して、その適切かつ有効な実施を図るために必要な指針（次項において「指針」という。）を定めるものとする。
3 第4条第4項及び第5項の規定は、指針の策定及び変更について準用する。この場合において、同条第4項中「聴くほか、都道府県知事の意見を求める」とあるのは、「聴く」と読み替えるものとする。

（妊娠中及び出産後の健康管理に関する措置）
第12条 事業主は、厚生労働省令で定めるところにより、その雇用する女性労働者が母子保健法（昭和40年法律第411号）の規定による保健指導又は健康診査を受けるために必要な時間を確保することができるようにしな

ければならない。
第13条 事業主は，その雇用する女性労働者が前条の保健指導又は健康診査に基づく指導事項を守ることができるようにするため，勤務時間の変更，勤務の軽減等必要な措置を講じなければならない。
2 厚生労働大臣は，前項の規定に基づき事業主が講ずべき措置に関して，その適切かつ有効な実施を図るために必要な指針（次項において「指針」という。）を定めるものとする。
3 第4条第4項及び第5項の規定は，指針の策定及び変更について準用する。この場合において，同条第4項中「聴くほか，都道府県知事の意見を求める」とあるのは，「聴く」と読み替えるものとする。

9 雇用の分野における男女の均等な機会及び待遇の確保等に関する法律施行規則（抄）

（昭和61年1月27日 労働省令第2号）
（注：平成19年10月1日 厚生労働省令第121号改正現在）

（法第12条の措置）
第2条の3 事業主は，次に定めるところにより，その雇用する女性労働者が保健指導又は健康診査を受けるために必要な時間を確保することができるようにしなければならない。
　一 当該女性労働者が妊娠中である場合にあつては，次の表の左欄に掲げる妊娠週数の区分に応じ，それぞれ同表の右欄に掲げる期間以内ごとに1回，当該必要な時間を確保することができるようにすること。ただし，医師又は助産師がこれと異なる指示をしたときは，その指示するところにより，当該必要な時間を確保することができるようにすること。

妊娠週数	期間
妊娠23週まで	4週
妊娠24週から35週まで	2週
妊娠36週から出産まで	1週

　二 当該女性労働者が出産後1年以内である場合にあつては，医師又は助産師が保健指導又は健康診査を受けることを指示したときは，その指示するところにより，当該必要な時間を確保することができるようにすること。

10 育児休業，介護休業等育児又は家族介護を行う労働者の福祉に関する法律（抄）

（平成3年5月15日 法律第76号）
（注：平成20年5月2日 法律第26号改正現在）

第1章 総則

（目的）
第1条 この法律は，育児休業及び介護休業に関する制度並びに子の看護休暇に関する制度を設けるとともに，子の養育及び家族の介護を容易にするため勤務時間等に関し事業主が講ずべき措置を定めるほか，子の養育又は家族の介護を行う労働者等に対する支援措置を講ずること等により，子の養育又は家族の介護を行う労働者等の雇用の継続及び再就職の促進を図り，もつてこれらの者の職業生活と家庭生活との両立に寄与することを通じて，これらの者の福祉の増進を図り，あわせて経済及び社会の発展に資することを目的とする。

（定義）
第2条 この法律において，次の各号に掲げる用語の意義は，当該各号に定めるところによる。
　一 育児休業 労働者（日々雇用される者を除く。以下この条，次章から第5章まで，第21条から第26条まで，第28条及び第29条において同じ。）が，次章に定めるところにより，その子を養育するためにする休業をいう。
　四 対象家族 配偶者（婚姻の届出をしていないが，事実上婚姻関係と同様の事情にある者を含む。以下この号及び第61条第3項（同条第6項から第8項までにおいて準用する場合を含む。）において同じ。），父母及び子（これらの者に準ずる者として厚生労働省令で定めるものを含む。）並びに配偶者の父母をいう。
　五 家族 対象家族その他厚生労働省令で定める親族をいう。

（基本的理念）
第3条 この法律の規定による子の養育又は家族の介護を行う労働者等の福祉の増進は，これらの者がそれぞれ職業生活の全期間を通じてその能力を有効に発揮して充実した職業生活を営むとともに，育児又は介護について家族の一員としての役割を円滑に果たすことができるようにすることをその本旨とする。
2 子の養育又は家族の介護を行うための休業をする労働者は，その休業後における就業を円滑に行うことができるよう必要な努力をするようにしなければならない。

（関係者の責務）
第4条 事業主並びに国及び地方公共団体は，前条に規定する基本的理念に従って，子の養育又は家族の介護を行なう労働者等の福祉を増進するように努めなければならない。

第2章 育児休業

（育児休業の申出）
第5条 労働者は，その養育する1歳に満たない子について，その事業主に申し出ることにより，育児休業をすることができる。ただし，期間を定めて雇用される者にあっては，次の各号のいずれにも該当するものに限り，当該申出をすることができる。
　一 当該事業主に引き続き雇用された期間が1年以上である者

二　その養育する子が1歳に達する日（以下この条において「1歳到達日」という。）を超えて引き続き雇用されることが見込まれる者（当該子の1歳到達日から1年を経過する日までの間に，その労働契約の期間が満了し，かつ，当該労働契約の更新がないことが明らかである者を除く。）

2　前項の規定にかかわらず，育児休業をしたことがある労働者は，当該育児休業を開始した日に養育していた子については，厚生労働省令で定める特別の事情がある場合を除き，前項の申出をすることができない。

3　労働者は，その養育する1歳から1歳6か月に達するまでの子について，次の各号のいずれにも該当する場合に限り，その事業主に申し出ることにより，育児休業をすることができる。ただし，期間を定めて雇用される者であってその配偶者が当該子の1歳到達日において育児休業をしているものにあっては，第1項各号のいずれにも該当するものに限り，当該申出をすることができる。
　　一　当該申出に係る子について，当該労働者又はその配偶者が，当該子の1歳到達日において育児休業をしている場合
　　二　当該子の1歳到達日後の期間について休業することが雇用の継続のために特に必要と認められる場合として厚生労働省令で定める場合に該当する場合

4　第1項及び前項の規定による申出（以下「育児休業申出」という。）は，厚生労働省令で定めるところにより，その期間中は育児休業をすることとする1の期間について，その初日（以下「育児休業開始予定日」という。）及び末日（以下「育児休業終了予定日」という。）とする日を明らかにして，しなければならない。この場合において，同項の規定による申出にあっては，当該申出に係る子の1歳到達日の翌日を育児休業開始予定日としなければならない。

5　第1項ただし書，第2項，第3項ただし書及び前項後段の規定は，期間を定めて雇用される者であって，その締結する労働契約の期間の末日を育児休業終了予定日（第7条第3項の規定により当該育児休業終了予定日が変更された場合にあっては，その変更後の育児休業終了予定日とされた日）とする育児休業をしているものが，当該育児休業に係る子について，当該労働契約の更新に伴い，当該更新後の労働契約の期間の初日を育児休業開始予定日とする育児休業申出をする場合には，これを適用しない。

（育児休業申出があった場合における事業主の義務等）

第6条　事業主は，労働者からの育児休業申出があったときは，当該育児休業申出を拒むことができない。ただし，当該事業主と当該労働者が雇用される事業所の労働者の過半数で組織する労働組合があるときはその労働組合，その事業所の労働者の過半数で組織する労働組合がないときはその労働者の過半数を代表する者との書面による協定で，次に掲げる労働者のうち育児休業をすることができないものとして定められた労働者に該当する労働者からの育児休業申出があった場合は，この限りでない。
　　一　当該事業主に引き続き雇用された期間が1年に満たない労働者
　　二　労働者の配偶者で当該育児休業申出に係る子の親であるものが，常態として当該子を養育することができるものとして厚生労働省令で定める者に該当する場合における当該労働者
　　三　前2号に掲げるもののほか，育児休業をすることができないこととすることについて合理的な理由があると認められる労働者として厚生労働省令で定めるもの

2　前項ただし書の場合において，事業主にその育児休業申出を拒まれた労働者は，前条第1項及び第3項の規定にかかわらず，育児休業をすることができない。

3　事業主は，労働者からの育児休業申出があった場合において，当該育児休業申出に係る育児休業開始予定日とされた日が当該育児休業申出があった日の翌日から起算して1月（前条第3項の規定による申出にあっては2週間）を経過する日（以下この項において「1月等経過日」という。）前の日であるときは，厚生労働省令で定めるところにより，当該育児休業開始予定日とされた日から当該1月等経過日（当該育児休業申出があった日までに，出産予定日前に子が出生したことその他の厚生労働省令で定める事由が生じた場合にあっては，当該1月等経過日前の日で厚生労働省令で定める日）までの間のいずれかの日を当該育児休業開始予定日として指定することができる。

4　第1項ただし書及び前項の規定は，労働者が前条第5項に規定する育児休業申出をする場合には，これを適用しない。

（育児休業期間）

第9条　育児休業申出をした労働者がその期間中は育児休業をすることができる期間（以下「育児休業期間」という。）は，育児休業開始予定日とされた日から育児休業終了予定日とされた日（第7条第3項の規定により当該育児休業終了予定日が変更された場合にあっては，その変更後の育児休業終了予定日とされた日。次項において同じ。）までの間とする。

2　次の各号に掲げるいずれかの事情が生じた場合には，育児休業期間は，前項の規定にかかわらず，当該事情が生じた日（第3号に掲げる事情が生じた場合にあっては，その前日）に終了する。
　　一　育児休業終了予定日とされた日の前日までに，子の死亡その他の労働者が育児休業申出に係る子を養育しないこととなった事由として厚生労働省令で定める事由が生じたこと。
　　二　育児休業終了予定日とされた日の前日までに，育児休業申出に係る子が1歳（第5条第3項の規定による申出により育児休業をしている場合にあっては，1歳6か月）に達したこと。
　　三　育児休業終了予定日とされた日までに，育児休業

申出をした労働者について，労働基準法（昭和22年法律第49号）第65条第1項若しくは第2項の規定により休業する期間，第15条第1項に規定する介護休業期間又は新たな育児休業期間が始まったこと。
3　前条第3項後段の規定は，前項第1号の厚生労働省令で定める事由が生じた場合について準用する。

（不利益取扱いの禁止）
第10条　事業主は，労働者が育児休業申出をし，又は育児休業をしたことを理由として，当該労働者に対して解雇その他不利益な取扱いをしてはならない。

第3章の2　子の看護休暇

（子の看護休暇の申出）
第16条の2　小学校就学の始期に達するまでの子を養育する労働者は，その事業主に申し出ることにより，1の年度において5労働日を限度として，負傷し，又は疾病にかかったその子の世話を行うための休暇（以下この章において「子の看護休暇」という。）を取得することができる。
2　前項の規定による申出は，厚生労働省令で定めるところにより，子の看護休暇を取得する日を明らかにして，しなければならない。
3　第1項の年度は，事業主が別段の定めをする場合を除き，4月1日に始まり，翌年3月31日に終わるものとする。

（子の看護休暇の申出があった場合における事業主の義務等）
第16条の3　事業主は，労働者からの前条第1項の規定による申出があったときは，当該申出を拒むことができない。
2　第6条第1項ただし書（第2号を除く。）及び第2項の規定は，労働者からの前条第1項の規定による申出があった場合について準用する。この場合において，第6条第1項第1号中「1年」とあるのは「6月」と，同条第2項中「前項ただし書」とあるのは「第16条の3第2項において準用する第6条第1項ただし書」と，「前条第1項及び第3項」とあるのは「第16条の2第1項」と読み替えるものとする。

（準用）
第16条の4　第10条の規定は，第16条の2第1項の規定による申出及び子の看護休暇について準用する。

第6章　事業主が講ずべき措置

（勤務時間の短縮等の措置等）
第23条　事業主は，厚生労働省令で定めるところにより，その雇用する労働者のうち，その1歳（当該労働者が第5条第3項の申出をすることができる場合にあっては，1歳6か月。以下この項において同じ。）に満たない子を養育する労働者で育児休業をしないものにあっては労働者の申出に基づく勤務時間の短縮その他の当該労働者が就業しつつその子を養育することを容易にするための措置（以下この項及び次条第1項において「勤務時間の短縮等の措置」という。）を，その雇用する労働者のうち，その1歳から3歳に達するまでの子を養育する労働者にあっては育児休業の制度に準ずる措置又は勤務時間の短縮等の措置を講じなければならない。

（3歳から小学校就学の始期に達するまでの子を養育する労働者等に関する措置）
第24条　事業主は，その雇用する労働者のうち，その3歳から小学校就学の始期に達するまでの子を養育する労働者に関して，育児休業の制度又は勤務時間の短縮等の措置に準じて，必要な措置を講ずるよう努めなければならない。

（労働者の配置に関する配慮）
第26条　事業主は，その雇用する労働者の配置の変更で就業の場所の変更を伴うものをしようとする場合において，その就業の場所の変更により就業しつつその子の養育又は家族の介護を行うことが困難となることとなる労働者がいるときは，当該労働者の子の養育又は家族の介護の状況に配慮しなければならない。

（再雇用特別措置等）
第27条　事業主は，妊娠，出産若しくは育児又は介護を理由として退職した者（以下「育児等退職者」という。）について，必要に応じ，再雇用特別措置（育児等退職者であって，その退職の際に，その就業が可能となったときに当該退職に係る事業の事業主に再び雇用されることの希望を有する旨の申出をしていたものについて，当該事業主が，労働者の募集又は採用に当たって特別の配慮をする措置をいう。第30条及び第39条第1項第1号において同じ。）その他これに準ずる措置を実施するよう努めなければならない。

IV　その他

11　男女共同参画社会基本法（抄）

（平成11年6月23日　法律第78号）
（注：平成11年12月22日　法律第160号改正現在）

第1章　総則

（目的）
第1条　この法律は，男女の人権が尊重され，かつ，社会経済情勢の変化に対応できる豊かで活力ある社会を実現することの緊要性にかんがみ，男女共同参画社会の形成に関し，基本理念を定め，並びに国，地方公共団体及び国民の責務を明らかにするとともに，男女共同参画社会の形成の促進に関する施策の基本となる事項を定めることにより，男女共同参画社会の形成を総合的かつ計画的に推進することを目的とする。

（定義）
第2条　この法律において，次の各号に掲げる用語の意

義は，当該各号に定めるところによる。
　一　男女共同参画社会の形成　男女が，社会の対等な構成員として，自らの意思によって社会のあらゆる分野における活動に参画する機会が確保され，もって男女が均等に政治的，経済的，社会的及び文化的利益を享受することができ，かつ，共に責任を担うべき社会を形成することをいう。
　二　積極的改善措置　前号に規定する機会に係る男女間の格差を改善するため必要な範囲内において，男女のいずれか一方に対し，当該機会を積極的に提供することをいう。

（男女の人権の尊重）
第3条　男女共同参画社会の形成は，男女の個人としての尊厳が重んぜられること，男女が性別による差別的取扱いを受けないこと，男女が個人として能力を発揮する機会が確保されることその他の男女の人権が尊重されることを旨として，行わなければならない。

（社会における制度又は慣行についての配慮）
第4条　男女共同参画社会の形成に当たっては，社会における制度又は慣行が，性別による固定的な役割分担等を反映して，男女の社会における活動の選択に対して中立でない影響を及ぼすことにより，男女共同参画社会の形成を阻害する要因となるおそれがあることにかんがみ，社会における制度又は慣行が男女の社会における活動の選択に対して及ぼす影響をできる限り中立なものとするように配慮されなければならない。

（政策等の立案及び決定への共同参画）
第5条　男女共同参画社会の形成は，男女が，社会の対等な構成員として，国若しくは地方公共団体における政策又は民間の団体における方針の立案及び決定に共同して参画する機会が確保されることを旨として，行われなければならない。

（家庭生活における活動と他の活動の両立）
第6条　男女共同参画社会の形成は，家族を構成する男女が，相互の協力と社会の支援の下に，子の養育，家族の介護その他の家庭生活における活動について家族の一員としての役割を円滑に果たし，かつ，当該活動以外の活動を行うことができるようにすることを旨として，行われなければならない。

（国際的協調）
第7条　男女共同参画社会の形成の促進が国際社会における取組と密接な関係を有していることにかんがみ，男女共同参画社会の形成は，国際的協調の下に行われなければならない。

（国の責務）
第8条　国は，第3条から前条までに定める男女共同参画社会の形成についての基本理念（以下「基本理念」という。）にのっとり，男女共同参画社会の形成の促進に関する施策（積極的改善措置を含む。以下同じ。）を総合的に策定し，及び実施する責務を有する。

（地方公共団体の責務）
第9条　地方公共団体は，基本理念にのっとり，男女共同参画社会の形成の促進に関し，国の施策に準じた施策及びその他のその地方公共団体の区域の特性に応じた施策を策定し，及び実施する責務を有する。

（国民の責務）
第10条　国民は，職域，学校，地域，家庭その他の社会のあらゆる分野において，基本理念にのっとり，男女共同参画社会の形成に寄与するように努めなければならない。

（法制上の措置等）
第11条　政府は，男女共同参画社会の形成の促進に関する施策を実施するため必要な法制上又は財政上の措置その他の措置を講じなければならない。

（年次報告等）
第12条　政府は，毎年，国会に，男女共同参画社会の形成の状況及び政府が講じた男女共同参画社会の形成の促進に関する施策について報告を提出しなければならない。
2　政府は，毎年，前項の報告に係る男女共同参画社会の形成の状況を考慮して講じようとする男女共同参画社会の形成の促進に関する施策を明らかにした文書を作成し，これを国会に提出しなければならない。

第2章　男女共同参画社会の形成の促進に関する基本的施策

（男女共同参画基本計画）
第13条　政府は，男女共同参画社会の形成の促進に関する施策の総合的かつ計画的な推進を図るため，男女共同参画社会の形成の促進に関する基本的な計画（以下「男女共同参画基本計画」という。）を定めなければならない。
2　男女共同参画基本計画は，次に掲げる事項について定めるものとする。
　一　総合的かつ長期的に講ずべき男女共同参画社会の形成の促進に関する施策の大綱
　二　前号に掲げるもののほか，男女共同参画社会の形成の促進に関する施策を総合的かつ計画的に推進するために必要な事項
3　内閣総理大臣は，男女共同参画会議の意見を聴いて，男女共同参画基本計画の案を作成し，閣議の決定を求めなければならない。
4　内閣総理大臣は，前項の規定による閣議の決定があったときは，遅滞なく，男女共同参画基本計画を公表しなければならない。
5　前2項の規定は，男女共同参画基本計画の変更について準用する。

（都道府県男女共同参画計画等）
第14条　都道府県は，男女共同参画基本計画を勘案して，当該都道府県の区域における男女共同参画社会の形成の促進に関する施策についての基本的な計画（以下「都道府県男女共同参画計画」という。）を定めなければなら

ない。
2 都道府県男女共同参画計画は，次に掲げる事項について定めるものとする。
　一 都道府県の区域において総合的かつ長期的に講ずべき男女共同参画社会の形成の促進に関する施策の大綱
　二 前号に掲げるもののほか，都道府県の区域における男女共同参画社会の形成の促進に関する施策を総合的かつ計画的に推進するために必要な事項
3 市町村は，男女共同参画基本計画及び都道府県男女共同参画計画を勘案して，当該市町村の区域における男女共同参画社会の形成の促進に関する施策についての基本的な計画（以下「市町村男女共同参画計画」という。）を定めるように努めなければならない。
4 都道府県又は市町村は，都道府県男女共同参画計画又は市町村男女共同参画計画を定め，又は変更したときは，遅滞なく，これを公表しなければならない。

（施策の策定等に当たっての配慮）
第15条 国及び地方公共団体は，男女共同参画社会の形成に影響を及ぼすと認められる施策を策定し，及び実施するに当たっては，男女共同参画社会の形成に配慮しなければならない。

（国民の理解を深めるための措置）
第16条 国及び地方公共団体は，広報活動等を通じて，基本理念に関する国民の理解を深めるよう適切な措置を講じなければならない。

（苦情の処理等）
第17条 国は，政府が実施する男女共同参画社会の形成の促進に関する施策又は男女共同参画社会の形成に影響を及ぼすと認められる施策についての苦情の処理のために必要な措置及び性別による差別的取扱いその他の男女共同参画社会の形成を阻害する要因によって人権が侵害された場合における被害者の救済を図るために必要な措置を講じなければならない。

（調査研究）
第18条 国は，社会における制度又は慣行が男女共同参画社会の形成に及ぼす影響に関する調査研究その他の男女共同参画社会の形成の促進に関する施策の策定に必要な調査研究を推進するように努めるものとする。

（国際的協調のための措置）
第19条 国は，男女共同参画社会の形成を国際的協調の下に促進するため，外国政府又は国際機関との情報の交換その他男女共同参画社会の形成に関する国際的な相互協力の円滑な推進を図るために必要な措置を講ずるように努めるものとする。

（地方公共団体及び民間の団体に対する支援）
第20条 国は，地方公共団体が実施する男女共同参画社会の形成の促進に関する施策及び民間の団体が男女共同参画社会の形成の促進に関して行う活動を支援するため，情報の提供その他の必要な措置を講ずるように努めるものとする。

12 配偶者からの暴力の防止及び被害者の保護に関する法律（通称DV防止法）（抄）

（平成13年4月13日　法律第31号）
（注：平成19年7月11日　法律第64号改正現在）

第1章　総則

（定義）
第1条 この法律において「配偶者からの暴力」とは，配偶者からの身体に対する暴力（身体に対する不法な攻撃であって生命又は身体に危害を及ぼすものをいう。以下同じ。）又はこれに準ずる心身に有害な影響を及ぼす言動（以下この項において「身体に対する暴力等」と総称する。）をいい，配偶者からの身体に対する暴力等を受けた後に，その者が離婚をし，又はその婚姻が取り消された場合にあっては，当該配偶者であった者から引き続き受ける身体に対する暴力等を含むものとする。
2 この法律において「被害者」とは，配偶者からの暴力を受けた者をいう。
3 この法律にいう「配偶者」には，婚姻の届出をしていないが事実上婚姻関係と同様の事情にある者を含み，「離婚」には，婚姻の届出をしていないが事実上婚姻関係と同様の事情にあった者が，事実上離婚したと同様の事情に入ることを含むものとする。

（国及び地方公共団体の責務）
第2条 国及び地方公共団体は，配偶者からの暴力を防止するとともに，被害者の自立を支援することを含め，その適切な保護を図る。

第1章の2　基本方針及び都道府県基本計画等

（基本方針）
第2条の2 内閣総理大臣，国家公安委員会，法務大臣及び厚生労働大臣（以下この条及び次条第5項において「主務大臣」という。）は，配偶者からの暴力の防止及び被害者の保護のための施策に関する基本的な方針（以下この条及び次条第1項及び第3項において「基本方針」という。）を定めなければならない。
2 基本方針においては，次に掲げる事項につき，次条第1項の都道府県基本計画及び同条第3項の市町村基本計画の指針となるべきものを定めるものとする。
　一 配偶者からの暴力の防止及び被害者の保護に関する基本的な事項
　二 配偶者からの暴力の防止及び被害者の保護のための施策の内容に関する事項
　三 その他配偶者からの暴力の防止及び被害者の保護のための施策の実施に関する重要事項
3 主務大臣は，基本方針を定め，又はこれを変更しようとするときは，あらかじめ，関係行政機関の長に協議しなければならない。
4 主務大臣は，基本方針を定め，又はこれを変更したときは，遅滞なく，これを公表しなければならない。

（都道府県基本計画等）
第2条の3 都道府県は，基本方針に即して，当該都道府県における配偶者からの暴力の防止及び被害者の保護のための施策の実施に関する基本的な計画（以下この条において「都道府県基本計画」という。）を定めなければならない。
2 都道府県基本計画においては，次に掲げる事項を定めるものとする。
　一 配偶者からの暴力の防止及び被害者の保護に関する基本的な方針
　二 配偶者からの暴力の防止及び被害者の保護のための施策の実施内容に関する事項
　三 その他配偶者からの暴力の防止及び被害者の保護のための施策の実施に関する重要事項
3 市町村（特別区を含む。以下同じ。）は，基本方針に即し，かつ，都道府県基本計画を勘案して，当該市町村における配偶者からの暴力の防止及び被害者の保護のための施策の実施に関する基本的な計画（以下この条において「市町村基本計画」という。）を定めるよう努めなければならない。
4 都道府県又は市町村は，都道府県基本計画又は市町村基本計画を定め，又は変更したときは，遅滞なく，これを公表しなければならない。
5 主務大臣は，都道府県又は市町村に対し，都道府県基本計画又は市町村基本計画の作成のために必要な助言その他の援助を行うよう努めなければならない。

第2章　配偶者暴力相談支援センター等

（配偶者暴力相談支援センター）
第3条 都道府県は，当該都道府県が設置する婦人相談所その他の適切な施設において，当該各施設が配偶者暴力相談支援センターとしての機能を果たすようにするものとする。
2 市町村は，当該市町村が設置する適切な施設において，当該各施設が配偶者暴力相談支援センターとしての機能を果たすように努めるものとする。
3 配偶者暴力相談支援センターは，配偶者からの暴力の防止及び被害者の保護のため，次に掲げる業務を行うものとする。
　一 被害者に関する各般の問題について，相談に応ずること又は婦人相談員若しくは相談を行う機関を紹介すること。
　二 被害者の心身の健康を回復させるため，医学的又は心理学的な指導その他の必要な指導を行うこと。
　三 被害者（被害者がその家族を同伴する場合にあっては，被害者及びその同伴する家族。次号，第6号及び第5号及び第8条の3において同じ。）の緊急時における安全の確保及び一時保護を行うこと。
　四 被害者が自立して生活することを促進するため，就業の促進，住宅の確保，援護等に関する制度の利用等について情報の提供，助言，関係機関との連絡調整，その他の援助を行うこと。
　五 第4章に定める保護命令の制度の利用について，情報の提供その他の援助を行うこと。
　六 被害者を居住させ保護する施設の利用について，情報の提供，助言，関係機関との連絡調整，その他の援助を行うこと。
4 前項第3号の一時保護は，婦人相談所が，自ら行い，又は厚生労働大臣が定める基準を満たす者に委託して行うものとする。
5 配偶者暴力相談支援センターは，その業務を行うに当たっては，必要に応じ，配偶者からの暴力の防止及び被害者の保護を図るための活動を行う民間の団体との連携に努めるものとする。

（婦人相談員による相談等）
第4条 婦人相談員は，被害者の相談に応じ，必要な指導を行うことができる。

（婦人保護施設における保護）
第5条 都道府県は，婦人保護施設において被害者の保護を行うことができる。

第3章　被害者の保護

（配偶者からの暴力の発見者による通報等）
第6条 配偶者からの暴力（配偶者又は配偶者であった者からの身体に対する暴力に限る。以下この章において同じ。）を受けている者を発見した者は，その旨を配偶者暴力相談支援センター又は警察官に通報するよう努めなければならない。
2 医師その他の医療関係者は，その業務を行うに当たり，配偶者からの暴力によって負傷し又は疾病にかかったと認められる者を発見したときは，その旨を配偶者暴力相談支援センター又は警察官に通報することができる。この場合において，その者の意思を尊重するよう努めるものとする。
3 刑法（明治40年法律第45号）の秘密漏示罪の規定その他の守秘義務に関する法律の規定は，前2項の規定により通報することを妨げるものと解釈してはならない。
4 医師その他の医療関係者は，その業務を行うに当たり，配偶者からの暴力によって負傷し又は疾病にかかったと認められる者を発見したときは，その者に対し，配偶者暴力相談支援センター等の利用について，その有する情報を提供するよう努めなければならない。

（配偶者暴力相談支援センターによる保護についての説明等）
第7条 配偶者暴力相談支援センターは，被害者に関する通報又は相談を受けた場合には，必要に応じ，被害者に対し，第3条第3項の規定により配偶者暴力相談支援センターが行う業務の内容について説明及び助言を行うとともに，必要な保護を受けることを勧奨するものとする。

（警察官による被害の防止）
第8条 警察官は，通報等により配偶者からの暴力が行われていると認めるときは，警察法（昭和29年法律第162号），警察官職務執行法（昭和23年法律第136号）そ

の他の法令の定めるところにより，暴力の制止，被害者の保護その他の配偶者からの暴力による被害の発生を防止するために必要な措置を講ずるよう努めなければならない。

第8条の2 警視総監若しくは道府県警察本部長（道警察本部の所在地を包括する方面を除く方面については，方面本部長。第15条第3項において同じ。）又は警察署長は，配偶者からの暴力を受けている者から，配偶者からの暴力による被害を自ら防止するための援助を受けたい旨の申出があり，その申出を相当と認めるときは，当該配偶者からの暴力を受けている者に対し，国家公安委員会規則で定めるところにより，当該被害を自ら防止するための措置の教示その他配偶者からの暴力による被害の発生を防止するために必要な援助を行うものとする。

（福祉事務所による自立支援）
第8条の3 社会福祉法（昭和26年法律第45号）に定める福祉に関する事務所（次条において「福祉事務所」という。）は，生活保護法（昭和25年法律第144号），児童福祉法（昭和22年法律第164号），母子及び寡婦福祉法（昭和39年法律第129号）その他の法令の定めるところにより，被害者の自立を支援するために必要な措置を講ずるよう努めなければならない。

（被害者の保護のための関係機関の連携協力）
第9条 配偶者暴力相談支援センター，都道府県警察，福祉事務所等都道府県又は市町村の関係機関その他の関係機関は，被害者の保護を行うに当たっては，その適切な保護が行われるよう，相互に連携を図りながら協力するよう努めるものとする。

（苦情の適切かつ迅速な処理）
第9条の2 前条の関係機関は，被害者の保護に係る職員の職務の執行に関して被害者から苦情の申出を受けたときは，適切かつ迅速にこれを処理するよう努めるものとする。

第4章 保護命令

（保護命令）
第10条 被害者（配偶者からの身体に対する暴力又は生命等に対する脅迫（被害者の生命又は身体に対し害を加える旨を告知してする脅迫をいう。以下この章において同じ。）を受けた者に限る。以下この章において同じ。）が，配偶者からの身体に対する暴力を受けた者である場合にあっては配偶者からの更なる身体に対する暴力（配偶者からの身体に対する暴力を受けた後に，被害者が離婚をし，又はその婚姻が取り消された場合にあっては，当該配偶者であった者から引き続き受ける身体に対する暴力。第12条第1項第2号において同じ。）により，配偶者からの生命等に対する脅迫を受けた者である場合にあっては配偶者から受ける身体に対する暴力（配偶者からの生命等に対する脅迫を受けた後に，被害者が離婚をし，又はその婚姻が取り消された場合にあっては，当該配偶者であった者から引き続き受ける身体に対する暴力。同号において同じ。）により，その生命又は身体に重大な危害を受けるおそれが大きいときは，裁判所は，被害者の申立てにより，その生命又は身体に危害が加えられることを防止するため，当該配偶者（配偶者からの身体に対する暴力又は生命等に対する脅迫を受けた後に，被害者が離婚をし，又はその婚姻が取り消された場合にあっては，当該配偶者であった者。以下この条，同項第3号及び第4号並びに第18条第一項において同じ。）に対し，次の各号に掲げる事項を命ずるものとする。ただし，第2号に掲げる事項については，申立ての時において被害者及び当該配偶者が生活の本拠を共にする場合に限る。

　一　命令の効力が生じた日から起算して6月間，被害者の住居（当該配偶者と共に生活の本拠としている住居を除く。以下この号において同じ。）その他の場所において被害者の身辺につきまとい，又は被害者の住居，勤務先その他その通常所在する場所の付近をはいかいしてはならないこと。
　二　命令の効力が生じた日から起算して2月間，被害者と共に生活の本拠としている住居から退去すること及び当該住居の付近をはいかいしてはならないこと。

2　前項本文に規定する場合において，同項第一号の規定による命令を発する裁判所又は発した裁判所は，被害者の申立てにより，その生命又は身体に危害が加えられることを防止するため，当該配偶者に対し，命令の効力が生じた日以後，同号の規定による命令の効力が生じた日から起算して6月を経過する日までの間，被害者に対して次の各号に掲げるいずれの行為もしてはならないことを命ずるものとする。

　一　面会を要求すること。
　二　その行動を監視していると思わせるような事項を告げ，又はその知り得る状態に置くこと。
　三　著しく粗野又は乱暴な言動をすること。
　四　電話をかけて何も告げず，又は緊急やむを得ない場合を除き，連続して，電話をかけ，ファクシミリ装置を用いて送信し，若しくは電子メールを送信すること。
　五　緊急やむを得ない場合を除き，午後10時から午前6時までの間に，電話をかけ，ファクシミリ装置を用いて送信し，又は電子メールを送信すること。
　六　汚物，動物の死体その他の著しく不快又は嫌悪の情を催させるような物を送付し，又はその知り得る状態に置くこと。
　七　その名誉を害する事項を告げ，又はその知り得る状態に置くこと。
　八　その性的羞恥心を害する事項を告げ，若しくはその知り得る状態に置き，又はその性的羞恥心を害する文書，図画その他の物を送付し，若しくはその知り得る状態に置くこと。

3　第1項本文に規定する場合において，被害者がその成年に達しない子（以下この項及び次項並びに第12条第1項第3号において単に「子」という。）と同居しているときであって，配偶者が幼年の子を連れ戻すと疑うに足

りる言動を行っていることその他の事情があることから被害者がその同居している子に関して配偶者と面会することを余儀なくされることを防止するため必要があると認めるときは，第1項第1号の規定による命令を発する裁判所又は発した裁判所は，被害者の申立てにより，その生命又は身体に危害が加えられることを防止するため，当該配偶者に対し，命令の効力が生じた日以後，同号の規定による命令の効力が生じた日から起算して6月を経過する日までの間，当該子の住居（当該配偶者と共に生活の本拠としている住居を除く。以下この項において同じ。），就学する学校その他の場所において当該子の身辺につきまとい，又は当該子の住居，就学する学校その他その通常所在する場所の付近をはいかいしてはならないことを命ずるものとする。ただし，当該子が15歳以上であるときは，その同意がある場合に限る。

4　第1項本文に規定する場合において，配偶者が被害者の親族その他被害者と社会生活において密接な関係を有する者（被害者と同居している子及び配偶者と同居している者を除く。以下この項及び次項並びに第12条第1項第4号において「親族等」という。）の住居に押し掛けて著しく粗野又は乱暴な言動を行っていることその他の事情があることから被害者がその親族等に関して配偶者と面会することを余儀なくされることを防止するため必要があると認めるときは，第1項第1号の規定による命令を発する裁判所又は発した裁判所は，被害者の申立てにより，その生命又は身体に危害が加えられることを防止するため，当該配偶者に対し，命令の効力が生じた日以後，同号の規定による命令の効力が生じた日から起算して6月を経過する日までの間，当該親族等の住居（当該配偶者と共に生活の本拠としている住居を除く。以下この項において同じ。）その他の場所において当該親族等の身辺につきまとい，又は当該親族等の住居，勤務先その他その通常所在する場所の付近をはいかいしてはならないことを命ずるものとする。

5　前項の申立ては，当該親族等（被害者の15歳未満の子を除く。以下この項において同じ。）の同意（当該親族等が15歳未満の者又は成年被後見人である場合にあっては，その法定代理人の同意）がある場合に限り，することができる。

（管轄裁判所）

第11条　前条第1項の規定による命令の申立てに係る事件は，相手方の住所（日本国内に住所がないとき又は住所が知れないときは居所）の所在地を管轄する地方裁判所の管轄に属する。

2　前条第1項の規定による命令の申立ては，次の各号に掲げる地を管轄する地方裁判所にもすることができる。
　一　申立人の住所又は居所の所在地
　二　当該申立てに係る配偶者からの身体に対する暴力又は生命等に対する脅迫が行われた地

（保護命令の申立て）

第12条　第10条第1項から第4項までの規定による命令（以下「保護命令」という。）の申立ては，次に掲げる事項を記載した書面でしなければならない。
　一　配偶者からの身体に対する暴力又は生命等に対する脅迫を受けた状況
　二　配偶者からの更なる身体に対する暴力又は配偶者からの生命等に対する脅迫を受けた後の配偶者から受ける身体に対する暴力により，生命又は身体に重大な危害を受けるおそれが大きいと認めるに足りる申立ての時における事情
　三　第10条第3項の規定による命令の申立てをする場合にあっては，被害者が当該同居している子に関して配偶者と面会することを余儀なくされることを防止するため当該命令を発する必要があると認めるに足りる申立ての時における事情
　四　第10条第4項の規定による命令の申立てをする場合にあっては，被害者が当該親族等に関して配偶者と面会することを余儀なくされることを防止するため当該命令を発する必要があると認めるに足りる申立ての時における事情
　五　配偶者暴力相談支援センターの職員又は警察職員に対し，前各号に掲げる事項について相談し，又は援助若しくは保護を求めた事実の有無及びその事実があるときは，次に掲げる事項
　　イ　当該配偶者暴力相談支援センター又は当該警察職員の所属官署の名称
　　ロ　相談し，又は援助若しくは保護を求めた日時及び場所
　　ハ　相談又は求めた援助若しくは保護の内容
　　ニ　相談又は申立人の求めに対して執られた措置の内容

2　前項の書面（以下「申立書」という。）に同項第5号イからニまでに掲げる事項の記載がない場合には，申立書には，同項第1号から第4号までに掲げる事項についての申立人の供述を記載した書面で公証人法（明治41年法律第53号）第58条ノ2第1項の認証を受けたものを添付しなければならない。

（迅速な裁判）

第13条　裁判所は，保護命令の申立てに係る事件については，速やかに裁判をするものとする。

（保護命令事件の審理の方法）

第14条　保護命令は，口頭弁論又は相手方が立ち会うことができる審尋の期日を経なければ，これを発することができない。ただし，その期日を経ることにより保護命令の申立ての目的を達することができない事情があるときは，この限りでない。

2　申立書に第12条第1項第5号イからニまでに掲げる事項の記載がある場合には，裁判所は，当該配偶者暴力相談支援センター又は当該所属官署の長に対し，申立人が相談し又は援助若しくは保護を求めた際の状況及びこれに対して執られた措置の内容を記載した書面の提出を求めるものとする。この場合において，当該配偶者暴力相談支援センター又は当該所属官署の長は，これに速やかに応ずるものとする。

3　裁判所は，必要があると認める場合には，前項の配偶者暴力相談支援センター若しくは所属官署の長又は申立人から相談を受け，若しくは援助若しくは保護を求められた職員に対し，同項の規定により書面の提出を求めた事項に関して更に説明を求めることができる。

（保護命令の申立てについての決定等）
第15条　保護命令の申立てについての決定には，理由を付さなければならない。ただし，口頭弁論を経ないで決定をする場合には，理由の要旨を示せば足りる。
2　保護命令は，相手方に対する決定書の送達又は相手方が出頭した口頭弁論若しくは審尋の期日における言渡しによって，その効力を生ずる。
3　保護命令を発したときは，裁判所書記官は，速やかにその旨及びその内容を申立人の住所又は居所を管轄する警視総監又は道府県警察本部長に通知するものとする。
4　保護命令を発した場合において，申立人が配偶者暴力相談支援センターの職員に対し相談し，又は援助若しくは保護を求めた事実があり，かつ，申立書に当該事実に係る第12条第1項第5号イからニまでに掲げる事項の記載があるときは，裁判所書記官は，速やかに，保護命令を発した旨及びその内容を，当該申立書に名称が記載された配偶者暴力相談支援センター（当該申立書に名称が記載された配偶者暴力相談支援センターが2以上ある場合にあっては，申立人がその職員に対し相談し，又は援助若しくは保護を求めた日時が最も遅い配偶者暴力相談支援センター）の長に通知するものとする。
5　保護命令は，執行力を有しない。

（即時抗告）
第16条　保護命令の申立てについての裁判に対しては，即時抗告をすることができる。
2　前項の即時抗告は，保護命令の効力に影響を及ぼさない。
3　即時抗告があった場合において，保護命令の取消しの原因となることが明らかな事情があることにつき疎明があったときに限り，抗告裁判所は，申立てにより，即時抗告についての裁判が効力を生ずるまでの間，保護命令の効力の停止を命ずることができる。事件の記録が原裁判所に存する間は，原裁判所も，この処分を命ずることができる。
4　前項の規定により第10条第1項第1号の規定による命令の効力の停止を命ずる場合において，同条第2項から第4項までの規定による命令が発せられているときは，裁判所は，当該命令の効力の停止をも命じなければならない。
5　前2項の規定による裁判に対しては，不服を申し立てることができない。
6　抗告裁判所が第10条第1項第1号の規定による命令を取り消す場合において，同条第2項から第4項までの規定による命令が発せられているときは，抗告裁判所は，当該命令をも取り消さなければならない。
7　前条第4項の規定による通知がされている保護命令について，第3項若しくは第4項の規定によりその効力の停止を命じたとき又は抗告裁判所がこれを取り消したときは，裁判所書記官は，速やかに，その旨及びその内容を当該通知をした配偶者暴力相談支援センターの長に通知するものとする。
8　前条第3項の規定は，第3項及び第4項の場合並びに抗告裁判所が保護命令を取り消した場合について準用する。

（保護命令の取消し）
第17条　保護命令を発した裁判所は，当該保護命令の申立てをした者の申立てがあった場合には，当該保護命令を取り消さなければならない。第10条第1項第1号又は第2項から第4項までの規定による命令にあっては同号の規定による命令が効力を生じた日から起算して3月を経過した後において，同条第1項第2号の規定による命令にあっては当該命令が効力を生じた日から起算して2週間を経過した後において，これらの命令を受けた者が申し立て，当該裁判所が当該保護命令の申立てをした者に異議がないことを確認したときも，同様とする。
2　前条第6項の規定は，第10条第1項第1号の規定による命令を発した裁判所が前項の規定により当該命令を取り消す場合について準用する。
3　第15条第3項及び前条第7項の規定は，前2項の場合について準用する。

（第10条第1項第2号の規定による命令の再度の申立て）
第18条　第10条第1項第2号の規定による命令が発せられた後に当該発せられた命令の申立ての理由となった身体に対する暴力又は生命等に対する脅迫と同一の事実を理由とする同号の規定による命令の再度の申立てがあったときは，裁判所は，配偶者と共に生活の本拠としている住居から転居しようとする被害者がその責めに帰することのできない事由により当該発せられた命令の効力が生ずる日から起算して2月を経過する日までに当該住居からの転居を完了することができないことその他の同号の規定による命令を再度発する必要があると認めるべき事情があるときに限り，当該命令を発するものとする。ただし，当該命令を発することにより当該配偶者の生活に特に著しい支障を生ずると認めるときは，当該命令を発しないことができる。
2　前項の申立てをする場合における第12条の規定の適用については，同条第1項各号列記以外の部分中「次に掲げる事項」とあるのは「第1号，第2号及び第5号に掲げる事項並びに第18条第1項本文の事情」と，同項第5号中「前各号に掲げる事項」とあるのは「第1号及び第2号に掲げる事項並びに第18条第1項本文の事情」と，同条第2項中「同項第1号から第3号までに掲げる事項」とあるのは「同項第1号及び第2号に掲げる事項並びに第18条第1項本文の事情」とする。

（事件の記録の閲覧等）
第19条　保護命令に関する手続について，当事者は，裁判所書記官に対し，事件の記録の閲覧若しくは謄写，そ

の正本，謄本若しくは抄本の交付又は事件に関する事項の証明書の交付を請求することができる。ただし，相手方にあっては，保護命令の申立てに関し口頭弁論若しくは相手方を呼び出す審尋の期日の指定があり，又は相手方に対する保護命令の送達があるまでの間は，この限りでない。

第5章 雑 則

（職務関係者による配慮等）
第23条 配偶者からの暴力に係る被害者の保護，捜査，裁判等に職務上関係のある者（次項において「職務関係者」という。）は，その職務を行うに当たり，被害者の心身の状況，その置かれている環境等を踏まえ，被害者の国籍，障害の有無等を問わずその人権を尊重するとともに，その安全の確保及び秘密の保持に十分な配慮をしなければならない。
2 国及び地方公共団体は，職務関係者に対し，被害者の人権，配偶者からの暴力の特性等に関する理解を深めるために必要な研修及び啓発を行うものとする。

（教育及び啓発）
第24条 国及び地方公共団体は，配偶者からの暴力の防止に関する国民の理解を深めるための教育及び啓発に努めるものとする。

（調査研究の推進等）
第25条 国及び地方公共団体は，配偶者からの暴力の防止及び被害者の保護に資するため，加害者の更生のための指導の方法，被害者の心身の健康を回復させるための方法等に関する調査研究の推進並びに被害者の保護に係る人材の養成及び資質の向上に努めるものとする。

（民間の団体に対する援助）
第26条 国及び地方公共団体は，配偶者からの暴力の防止及び被害者の保護を図るための活動を行う民間の団体に対し，必要な援助を行うよう努めるものとする。

（都道府県及び市の支弁）
第27条 都道府県は，次の各号に掲げる費用を支弁しなければならない。
  一 第3条第3項の規定に基づき同項に掲げる業務を行う婦人相談所の運営に要する費用（次号に掲げる費用を除く。）
  二 第3条第3項第3号の規定に基づき婦人相談所が行う一時保護（同条第4項に規定する厚生労働大臣が定める基準を満たす者に委託して行う場合を含む。）に要する費用
  三 第4条の規定に基づき都道府県知事の委嘱する婦人相談員が行う業務に要する費用
  四 第5条の規定に基づき都道府県が行う保護（市町村，社会福祉法人その他適当と認める者に委託して行う場合を含む。）及びこれに伴い必要な事務に要する費用
2 市は，第4条の規定に基づきその長の委嘱する婦人相談員が行う業務に要する費用を支弁しなければならない。

（国の負担及び補助）
第28条 国は，政令の定めるところにより，都道府県が前条第1項の規定により支弁した費用のうち，同項第1号及び第2号に掲げるものについては，その10分の5を負担するものとする。
2 国は，予算の範囲内において，次の各号に掲げる費用の10分の5以内を補助することができる。
  一 都道府県が前条第1項の規定により支弁した費用のうち，同項第3号及び第4号に掲げるもの
  二 市が前条第2項の規定により支弁した費用

第6章 罰 則

第29条 保護命令に違反した者は，1年以下の懲役又は100万円以下の罰金に処する。
第30条 第12条第1項（第18条第2項の規定により読み替えて適用する場合を含む。）の規定により記載すべき事項について虚偽の記載のある申立書により保護命令の申立てをした者は，10万円以下の過料に処する。

13 児童虐待の防止等に関する法律（抄）

（平成12年5月24日　法律第82号）
（注：平成19年6月1日　法律第73号改正現在）

（目的）
第1条 この法律は，児童虐待が児童の人権を著しく侵害し，その心身の成長及び人格の形成に重大な影響を与えるとともに，我が国における将来の世代の育成にも懸念を及ぼすことにかんがみ，児童に対する虐待の禁止，児童虐待の予防及び早期発見その他の児童虐待の防止に関する国及び地方公共団体の責務，児童虐待を受けた児童の保護及び自立の支援のための措置等を定めることにより，児童虐待の防止等に関する施策を促進し，もって児童の権利利益の擁護に資することを目的とする。

（児童虐待の定義）
第2条 この法律において，「児童虐待」とは，保護者（親権を行う者，未成年後見人その他の者で，児童を現に監護するものをいう。以下同じ。）がその監護する児童（18歳に満たない者をいう。以下同じ。）について行う次に掲げる行為をいう。
  一 児童の身体に外傷が生じ，又は生じるおそれのある暴行を加えること。
  二 児童にわいせつな行為をすること又は児童をしてわいせつな行為をさせること。
  三 児童の心身の正常な発達を妨げるような著しい減食又は長時間の放置，保護者以外の同居人による前2号又は次号に掲げる行為と同様の行為の放置その他の保護者としての監護を著しく怠ること。
  四 児童に対する著しい暴言又は著しく拒絶的な対応，児童が同居する家庭における配偶者に対する暴力（配偶者（婚姻の届出をしていないが，事実上婚姻関係と同様の事情にある者を含む。）の身体に対

する不法な攻撃であって生命又は身体に危害を及ぼすもの及びこれに準ずる心身に有害な影響を及ぼす言動をいう。）その他の児童に著しい心理的外傷を与える言動を行うこと。

（児童に対する虐待の禁止）
第3条　何人も，児童に対し，虐待をしてはならない。

（国及び地方公共団体の責務等）
第4条　国及び地方公共団体は，児童虐待の予防及び早期発見，迅速かつ適切な児童虐待を受けた児童の保護及び自立の支援（児童虐待を受けた後18歳となった者に対する自立の支援を含む。第3項及び次条第2項において同じ。）並びに児童虐待を行った保護者に対する親子の再統合の促進への配慮その他の児童虐待を受けた児童が良好な家庭的環境で生活するために必要な配慮をした適切な指導及び支援を行うため，関係省庁相互間その他関係機関及び民間団体の間の連携の強化，民間団体の支援，医療の提供体制の整備その他児童虐待の防止等のために必要な体制の整備に努めなければならない。

2　国及び地方公共団体は，児童相談所等関係機関の職員及び学校の教職員，児童福祉施設の職員，医師，保健師，弁護士その他児童の福祉に職務上関係のある者が児童虐待を早期に発見し，その他児童虐待の防止に寄与することができるよう，研修等必要な措置を講ずるものとする。

3　国及び地方公共団体は，児童虐待を受けた児童の保護及び自立の支援を専門的知識に基づき適切に行うことができるよう，児童相談所等関係機関の職員，学校の教職員，児童福祉施設の職員その他児童虐待を受けた児童の保護及び自立の支援の職務に携わる者の人材の確保及び資質の向上を図るため，研修等必要な措置を講ずるものとする。

4　国及び地方公共団体は，児童虐待の防止に資するため，児童の人権，児童虐待が児童に及ぼす影響，児童虐待に係る通告義務等について必要な広報その他の啓発活動に努めなければならない。

5　国及び地方公共団体は，児童虐待を受けた児童がその心身に著しく重大な被害を受けた事例の分析を行うとともに，児童虐待の予防及び早期発見のための方策，児童虐待を受けた児童のケア並びに児童虐待を行った保護者の指導及び支援のあり方，学校の教職員及び児童福祉施設の職員が児童虐待の防止に果たすべき役割その他児童虐待の防止等のために必要な事項についての調査研究及び検証を行うものとする。

6　児童の親権を行う者は，児童を心身ともに健やかに育成することについて第一義的責任を有するものであって，親権を行うに当たっては，できる限り児童の利益を尊重するよう努めなければならない。

7　何人も，児童の健全な成長のために，良好な家庭的環境及び近隣社会の連帯が求められていることに留意しなければならない。

（児童虐待の早期発見等）
第5条　学校，児童福祉施設，病院その他児童の福祉に業務上関係のある団体及び学校の教職員，児童福祉施設の職員，医師，保健師，弁護士その他児童の福祉に職務上関係のある者は，児童虐待を発見しやすい立場にあることを自覚し，児童虐待の早期発見に努めなければならない。

2　前項に規定する者は，児童虐待の予防その他の児童虐待の防止並びに児童虐待を受けた児童の保護及び自立の支援に関する国及び地方公共団体の施策に協力するよう努めなければならない。

3　学校及び児童福祉施設は，児童及び保護者に対して，児童虐待の防止のための教育又は啓発に努めなければならない。

（児童虐待に係る通告）
第6条　児童虐待を受けたと思われる児童を発見した者は，速やかに，これを福祉事務所若しくは児童相談所又は児童委員を介して福祉事務所若しくは児童相談所に通告しなければならない。

2　前項の規定による通告は，児童福祉法（昭和22年法律第164号）第25条の規定による通告とみなして，同法の規定を適用する。

3　刑法（明治40年法律第45号）の秘密漏示罪の規定その他の守秘義務に関する法律の規定は，第1項の規定による通告をする義務の遵守を妨げるものと解釈してはならない。

第7条　児童相談所又は福祉事務所が前条第1項の規定による通告を受けた場合においては，当該通告を受けた児童相談所又は福祉事務所の所長，所員その他の職員及び当該通告を仲介した児童委員は，その職務上知り得た事項であって当該通告をした者を特定させるものを漏らしてはならない。

（通告又は送致を受けた場合の措置）
第8条　市町村又は都道府県の設置する福祉事務所が第6条第1項の規定による通告を受けたときは，市町村又は福祉事務所の長は，必要に応じ近隣住民，学校の教職員，児童福祉施設の職員その他の者の協力を得つつ，当該児童との面会その他の当該児童の安全の確認を行うための措置を講ずるとともに，必要に応じ次に掲げる措置を採るものとする。

一　児童福祉法第25条の七第1項第1号若しくは第2項第1号又は第25条の8第1号の規定により当該児童を児童相談所に送致すること。

二　当該児童のうち次条第1項の規定による出頭の求め及び調査若しくは質問，第9条第1項の規定による立入り及び調査若しくは質問又は児童福祉法第33条第1項若しくは第2項の規定による一時保護の実施が適当であると認めるものを都道府県知事又は児童相談所長へ通知すること。

2　児童相談所が第6条第1項の規定による通告又は児童福祉法第25条の7第1項第1号若しくは第2項第1号又は第25条の8第1号の規定による送致を受けたときは，児童相談所長は，必要に応じ近隣住民，学校の教

職員，児童福祉施設の職員その他の者の協力を得つつ，当該児童との面会その他の当該児童の安全の確認を行うための措置を講ずるとともに，必要に応じ同法第33条第1項の規定による一時保護を行うものとする。

3　前2項の児童の安全の確認を行うための措置，児童相談所への送致又は一時保護を行う者は，速やかにこれを行うものとする。

（出頭要求等）

第8条の2　都道府県知事は，児童虐待が行われているおそれがあると認めるときは，当該児童の保護者に対し，当該児童を同伴して出頭することを求め，児童委員又は児童の福祉に関する事務に従事する職員をして，必要な調査又は質問をさせることができる。この場合においては，その身分を証明する証票を携帯させ，関係者の請求があったときは，これを提示させなければならない。

2　都道府県知事は，前項の規定により当該児童の保護者の出頭を求めようとするときは，厚生労働省令で定めるところにより，当該保護者に対し，出頭を求める理由となった事実の内容，出頭を求める日時及び場所，同伴すべき児童の氏名その他必要な事項を記載した書面により告知しなければならない。

3　都道府県知事は，第1項の保護者が同項の規定による出頭の求めに応じない場合は，次条第1項の規定による児童委員又は児童の福祉に関する事務に従事する職員の立入り及び調査又は質問その他の必要な措置を講ずるものとする。

（立入調査等）

第9条　都道府県知事は，児童虐待が行われているおそれがあると認めるときは，児童委員又は児童の福祉に関する事務に従事する職員をして，児童の住所又は居所に立ち入り，必要な調査又は質問をさせることができる。この場合においては，その身分を証明する証票を携帯させ，関係者の請求があったときは，これを提示させなければならない。

2　前項の規定による児童委員又は児童の福祉に関する事務に従事する職員の立入り及び調査又は質問は，児童福祉法第29条の規定による児童委員又は児童の福祉に関する事務に従事する職員の立入り及び調査又は質問とみなして，同法第61条の5の規定を適用する。

（再出頭要求等）

第9条の2　都道府県知事は，第8条の2第1項の保護者又は前条第1項の児童の保護者が正当な理由なく同項の規定による児童委員又は児童の福祉に関する事務に従事する職員の立入り又は調査を拒み，妨げ，又は忌避した場合において，児童虐待が行われているおそれがあると認めるときは，当該保護者に対し，当該児童を同伴して出頭することを求め，児童委員又は児童の福祉に関する事務に従事する職員をして，必要な調査又は質問をさせることができる。この場合においては，その身分を証明する証票を携帯させ，関係者の請求があったときは，これを提示させなければならない。

2　第8条の2第2項の規定は，前項の規定による出頭の求めについて準用する。

（臨検，捜索等）

第9条の3　都道府県知事は，第8条の2第1項の保護者又は第9条第1項の児童の保護者が前条第1項の規定による出頭の求めに応じない場合において，児童虐待が行われている疑いがあるときは，当該児童の安全の確認を行い又はその安全を確保するため，児童の福祉に関する事務に従事する職員をして，当該児童の住所又は居所の所在地を管轄する地方裁判所，家庭裁判所又は簡易裁判所の裁判官があらかじめ発する許可状により，当該児童の住所若しくは居所に臨検させ，又は当該児童を捜索させることができる。

2　都道府県知事は，前項の規定による臨検又は捜索をさせるときは，児童の福祉に関する事務に従事する職員をして，必要な調査又は質問をさせることができる。

3　都道府県知事は，第1項の許可状（以下「許可状」という。）を請求する場合においては，児童虐待が行われている疑いがあると認められる資料，臨検させようとする住所又は居所に当該児童が現在すると認められる資料並びに当該児童の保護者が第9条第1項の規定による立入り又は調査を拒み，妨げ，又は忌避したこと及び前条第1項の規定による出頭の求めに応じなかったことを証する資料を提出しなければならない。

4　前項の請求があった場合においては，地方裁判所，家庭裁判所又は簡易裁判所の裁判官は，臨検すべき場所又は捜索すべき児童の氏名並びに有効期間，その期間経過後は執行に着手することができずこれを返還しなければならない旨，交付の年月日及び裁判所名を記載し，自己の記名押印した許可状を都道府県知事に交付しなければならない。

5　都道府県知事は，許可状を児童の福祉に関する事務に従事する職員に交付して，第1項の規定による臨検又は捜索をさせるものとする。

6　第1項の規定による臨検又は捜索に係る制度は，児童虐待が保護者がその監護する児童に対して行うものであるために他人から認知されること及び児童がその被害から自ら逃れることが困難である等の特別の事情から児童の生命又は身体に重大な危険を生じさせるおそれがあることにかんがみ特に設けられたものであることを十分に踏まえた上で，適切に運用されなければならない。

（臨検又は捜索の夜間執行の制限）

第9条の4　前条第1項の規定による臨検又は捜索は，許可状に夜間でもすることができる旨の記載がなければ，日没から日の出までの間には，してはならない。

2　日没前に開始した前条第1項の規定による臨検又は捜索は，必要があると認めるときは，日没後まで継続することができる。

（許可状の提示）

第9条の5　第9条の3第1項の規定による臨検又は捜索の許可状は，これらの処分を受ける者に提示しなけれ

（身分の証明）
第9条の6　児童の福祉に関する事務に従事する職員は，第9条の3第1項の規定による臨検若しくは捜索又は同条第2項の規定による調査若しくは質問（以下「臨検等」という。）をするときは，その身分を示す証票を携帯し，関係者の請求があったときは，これを提示しなければならない。

（臨検又は捜索に際しての必要な処分）
第9条の7　児童の福祉に関する事務に従事する職員は，第9条の3第1項の規定による臨検又は捜索をするに当たって必要があるときは，錠をはずし，その他必要な処分をすることができる。

（臨検等をする間の出入りの禁止）
第9条の8　児童の福祉に関する事務に従事する職員は，臨検等をする間は，何人に対しても，許可を受けないでその場所に出入りすることを禁止することができる。

（責任者等の立会い）
第9条の9　児童の福祉に関する事務に従事する職員は，第9条の3第1項の規定による臨検又は捜索をするときは，当該児童の住所若しくは居所の所有者若しくは管理者（これらの者の代表者，代理人その他これらの者に代わるべき者を含む。）又は同居の親族で成年に達した者を立ち会わせなければならない。
2　前項の場合において，同項に規定する者を立ち会わせることができないときは，その隣人で成年に達した者又はその地の地方公共団体の職員を立ち会わせなければならない。

（警察署長に対する援助要請等）
第10条　児童相談所長は，第8条第2項の児童の安全の確認又は一時保護を行おうとする場合において，これらの職務の執行に際し必要があると認めるときは，当該児童の住所又は居所の所在地を管轄する警察署長に対し援助を求めることができる。都道府県知事が，第9条第1項の規定による立入り及び調査若しくは質問をさせ，又は臨検等をさせようとする場合についても，同様とする。
2　児童相談所長又は都道府県知事は，児童の安全の確認及び安全の確保に万全を期する観点から，必要に応じ迅速かつ適切に，前項の規定により警察署長に対し援助を求めなければならない。
3　警察署長は，第1項の規定による援助の求めを受けた場合において，児童の生命又は身体の安全を確認し，又は確保するため必要と認めるときは，速やかに，所属の警察官に，同項の職務の執行を援助するために必要な警察官職務執行法（昭和23年法律第136号）その他の法令の定めるところによる措置を講じさせるよう努めなければならない。

（調書）
第10条の2　児童の福祉に関する事務に従事する職員は，第9条の3第1項の規定による臨検又は捜索をしたときは，これらの処分をした年月日及びその結果を記載した調書を作成し，立会人に示し，当該立会人とともにこれに署名押印しなければならない。ただし，立会人が署名押印をせず，又は署名押印することができないときは，その旨を付記すれば足りる。

（都道府県知事への報告）
第10条の3　児童の福祉に関する事務に従事する職員は，臨検等を終えたときは，その結果を都道府県知事に報告しなければならない。

（行政手続法の適用除外）
第10条の4　臨検等に係る処分については，行政手続法（平成5年法律第88号）第3章の規定は，適用しない。

（不服申立ての制限）
第10条の5　臨検等に係る処分については，行政不服審査法（昭和37年法律第160号）による不服申立てをすることができない。

（行政事件訴訟の制限）
第10条の6　臨検等に係る処分については，行政事件訴訟法（昭和37年法律第139号）第37条の4の規定による差止めの訴えを提起することができない。

（児童虐待を行った保護者に対する指導等）
第11条　児童虐待を行った保護者について児童福祉法第27条第1項第2号の規定により行われる指導は，親子の再統合への配慮その他の児童虐待を受けた児童が良好な家庭的環境で生活するために必要な配慮の下に適切に行われなければならない。
2　児童虐待を行った保護者について児童福祉法第27条第1項第2号の措置が採られた場合においては，当該保護者は，同号の指導を受けなければならない。
3　前項の場合において保護者が同項の指導を受けないときは，都道府県知事は，当該保護者に対し，同項の指導を受けるよう勧告することができる。
4　都道府県知事は，前項の規定による勧告を受けた保護者が当該勧告に従わない場合において必要があると認めるときは，児童福祉法第33条第2項の規定により児童相談所長をして児童虐待を受けた児童に一時保護を加えさせ又は適当な者に一時保護を加えることを委託させ，同法第27条第1項第3号又は第28条第1項の規定による措置を採る等の必要な措置を講ずるものとする。
5　児童相談所長は，第3項の規定による勧告を受けた保護者が当該勧告に従わず，その監護する児童に対し親権を行わせることが著しく当該児童の福祉を害する場合には，必要に応じて，適切に，児童福祉法第33条の6の規定による請求を行うものとする。

（面会等の制限等）
第12条　児童虐待を受けた児童について児童福祉法第27条第1項第3号の措置（以下「施設入所等の措置」という。）が採られ，又は同法第33条第1項若しくは第2項の規定による一時保護が行われた場合において，児童虐待の防止及び児童虐待を受けた児童の保護のため必要

があると認めるときは、児童相談所長及び当該児童について施設入所等の措置が採られている場合における当該施設入所等の措置に係る同号に規定する施設の長は、厚生労働省令で定めるところにより、当該児童虐待を行った保護者について、次に掲げる行為の全部又は一部を制限することができる。
　一　当該児童との面会
　二　当該児童との通信
2　前項の施設の長は、同項の規定による制限を行った場合又は行わなくなった場合は、その旨を児童相談所長に通知するものとする。
3　児童虐待を受けた児童について施設入所等の措置（児童福祉法第28条の規定によるものに限る。）が採られ、又は同法第33条第1項若しくは第2項の規定による一時保護が行われた場合において、当該児童虐待を行った保護者に対し当該児童の住所又は居所を明らかにしたとすれば、当該保護者が当該児童を連れ戻すおそれがある等再び児童虐待が行われるおそれがあり、又は当該児童の保護に支障をきたすと認めるときは、児童相談所長は、当該保護者に対し、当該児童の住所又は居所を明らかにしないものとする。

第12条の2　児童虐待を受けた児童について施設入所等の措置（児童福祉法第28条の規定によるものを除く。以下この項において同じ。）が採られた場合において、当該児童虐待を行った保護者に当該児童を引き渡した場合には再び児童虐待が行われるおそれがあると認められるにもかかわらず、当該保護者が当該児童の引渡しを求めること、当該保護者が前条第1項の規定による制限に従わないことその他の事情から当該児童について当該施設入所等の措置を採ることが当該保護者の意に反し、これを継続することが困難であると認めるときは、児童相談所長は、次項の報告を行うに至るまで、同法第33条第1項の規定により当該児童に一時保護を行うことができる。
2　児童相談所長は、前項の一時保護を行った場合には、速やかに、児童福祉法第26条第1項第1号の規定に基づき、同法第28条の規定による施設入所等の措置を要する旨を都道府県知事に報告しなければならない。

第12条の3　児童相談所長は、児童福祉法第33条第1項の規定により児童虐待を受けた児童について一時保護を行っている場合（前条第1項の一時保護を行っている場合を除く。）において、当該児童について施設入所等の措置を要すると認めるときであって、当該児童虐待を行った保護者に当該児童を引き渡した場合には再び児童虐待が行われるおそれがあると認められるにもかかわらず、当該保護者が当該児童の引渡しを求めること、当該保護者が第12条第1項の規定による制限に従わないことその他の事情から当該児童について施設入所等の措置を採ることが当該保護者の意に反すると認めるときは、速やかに、同法第26条第1項第1号の規定に基づき、同法第28条の規定による施設入所等の措置を要する旨を都道府県知事に報告しなければならない。

第12条の4　都道府県知事は、児童虐待を受けた児童について施設入所等の措置（児童福祉法第28条の規定によるものに限る。）が採られ、かつ、第12条第1項の規定により、当該児童虐待を行った保護者について、同項各号に掲げる行為の全部が制限されている場合において、児童虐待の防止及び児童虐待を受けた児童の保護のため特に必要があると認めるときは、厚生労働省令で定めるところにより、6月を超えない期間を定めて、当該保護者に対し、当該児童の住所若しくは居所、就学する学校その他の場所において当該児童の身辺につきまとい、又は当該児童の住所若しくは居所、就学する学校その他その通常所在する場所（通学路その他の当該児童が日常生活又は社会生活を営むために通常移動する経路を含む。）の付近をはいかいしてはならないことを命ずることができる。
2　都道府県知事は、前項に規定する場合において、引き続き児童虐待の防止及び児童虐待を受けた児童の保護のため特に必要があると認めるときは、6月を超えない期間を定めて、同項の規定による命令に係る期間を更新することができる。
3　都道府県知事は、第1項の規定による命令をしようとするとき（前項の規定により第1項の規定による命令に係る期間を更新しようとするときを含む。）は、行政手続法第13条第1項の規定による意見陳述のための手続の区分にかかわらず、聴聞を行わなければならない。
4　第1項の規定による命令をするとき（第2項の規定により第1項の規定による命令に係る期間を更新するときを含む。）は、厚生労働省令で定める事項を記載した命令書を交付しなければならない。
5　第1項の規定による命令が発せられた後に児童福祉法第28条の規定による施設入所等の措置が解除され、停止され、若しくは他の措置に変更された場合又は第12条第1項の規定による制限の全部又は一部が行われなくなった場合は、当該命令は、その効力を失う。同法第28条第4項の規定により引き続き施設入所等の措置が採られている場合において、第1項の規定による命令が発せられたときであって、当該命令に係る期間が経過する前に同条第2項の規定による当該施設入所等の措置の期間の更新に係る承認の申立てに対する審判が確定したときも、同様とする。
6　都道府県知事は、第1項の規定による命令をした場合において、その必要がなくなったと認めるときは、厚生労働省令で定めるところにより、その命令を取り消さなければならない。

　　（施設入所等の措置の解除）
第13条　都道府県知事は、児童虐待を受けた児童について施設入所等の措置が採られ、及び当該児童の保護者について児童福祉法第27条第1項第2号の措置が採られた場合において、当該児童について採られた施設入所等の措置を解除しようとするときは、当該児童の保護者について同号の指導を行うこととされた児童福祉司等の意見を聴くとともに、当該児童の保護者に対し採られた当該指導の効果、当該児童に対し再び児童虐待が行われることを予防するために採られる措置について見込まれる

（児童虐待を受けた児童等に対する支援）
第13条の2　市町村は，児童福祉法第214条第3項の規定により保育所に入所する児童を選考する場合には，児童虐待の防止に寄与するため，特別の支援を要する家庭の福祉に配慮をしなければならない。
2　国及び地方公共団体は，児童虐待を受けた児童がその年齢及び能力に応じ充分な教育が受けられるようにするため，教育の内容及び方法の改善及び充実を図る等必要な施策を講じなければならない。
3　国及び地方公共団体は，居住の場所の確保，進学又は就業の支援その他の児童虐待を受けた者の自立の支援のための施策を講じなければならない。

（資料又は情報の提供）
第13条の3　地方公共団体の機関は，市町村長，都道府県の設置する福祉事務所の長又は児童相談所長から児童虐待に係る児童又はその保護者の心身の状況，これらの者の置かれている環境その他児童虐待の防止等に係る当該児童，その保護者その他の関係者に関する資料又は情報の提供を求められたときは，当該資料又は情報について，当該市町村長，都道府県の設置する福祉事務所の長又は児童相談所長が児童虐待の防止に関する事務又は業務の遂行に必要な限度で利用し，かつ，利用することに相当な理由があるときは，これを提供することができる。ただし，当該資料又は情報を提供することによって，当該資料又は情報に係る児童，その保護者その他の関係者又は第三者の権利利益を不当に侵害するおそれがあると認められるときは，この限りでない。

（都道府県児童福祉審議会等への報告）
第13条の4　都道府県知事は，児童福祉法第8条第2項に規定する都道府県児童福祉審議会（同条第1項ただし書に規定する都道府県にあっては，地方社会福祉審議会）に，第9条第1項の規定による立入り及び調査又は質問，臨検等並びに児童虐待を受けた児童に行われた同法第33条第1項又は第2項の規定による一時保護の実施状況，児童の心身に著しく重大な被害を及ぼした児童虐待の事例その他の厚生労働省令で定める事項を報告しなければならない。

（親権の行使に関する配慮等）
第14条　児童の親権を行う者は，児童のしつけに際して，その適切な行使に配慮しなければならない。
2　児童の親権を行う者は，児童虐待に係る暴行罪，傷害罪その他の犯罪について，当該児童の親権を行う者であることを理由として，その責めを免れることはない。

（親権の喪失の制度の適切な運用）
第15条　民法（明治29年法律第89号）に規定する親権の喪失の制度は，児童虐待の防止及び児童虐待を受けた児童の保護の観点からも，適切に運用されなければならない。

（大都市等の特例）
第16条　この法律中都道府県が処理することとされている事務で政令で定めるものは，地方自治法（昭和22年法律第67号）第252条の19第1項の指定都市（以下「指定都市」という。）及び同法第252条の22第1項の中核市（以下「中核市」という。）並びに児童福祉法第59条の4第1項に規定する児童相談所設置市においては，政令で定めるところにより，指定都市若しくは中核市又は児童相談所設置市（以下「指定都市等」という。）が処理するものとする。この場合においては，この法律中都道府県に関する規定は，指定都市等に関する規定として指定都市等に適用があるものとする。

（罰則）
第17条　第12条の4第1項の規定による命令（同条第2項の規定により同条第1項の規定による命令に係る期間が更新された場合における当該命令を含む。）に違反した者は，1年以下の懲役又は100万円以下の罰金に処する。

14　ストーカー行為等の規制等に関する法律（抄）

（平成12年5月24日　法律第81号）

（目的）
第1条　この法律は，ストーカー行為を処罰する等ストーカー行為等について必要な規制を行うとともに，その相手方に対する援助の措置等を定めることにより，個人の身体，自由及び名誉に対する危害の発生を防止し，あわせて国民の生活の安全と平穏に資することを目的とする。

（定義）
第2条　この法律において「つきまとい等」とは，特定の者に対する恋愛感情その他の好意の感情又はそれが満たされなかったことに対する怨恨の感情を充足する目的で，当該特定の者又はその配偶者，直系若しくは同居の親族その他当該特定の者と社会生活において密接な関係を有する者に対し，次の各号のいずれかに掲げる行為をすることをいう。
　一　つきまとい，待ち伏せし，進路に立ちふさがり，住居，勤務先，学校その他その通常所在する場所（以下「住居等」という。）の付近において見張りをし，又は住居等に押し掛けること。
　二　その行動を監視していると思わせるような事項を告げ，又はその知り得る状態に置くこと。
　三　面会，交際その他の義務のないことを行うことを要求すること。
　四　著しく粗野又は乱暴な言動をすること。
　五　電話をかけて何も告げず，又は拒まれたにもかかわらず，連続して，電話をかけ若しくはファクシミリ装置を用いて送信すること。
　六　汚物，動物の死体その他の著しく不快又は嫌悪の情を催させるような物を送付し，又はその知り得

る状態に置くこと。
　七　その名誉を害する事項を告げ、又はその知り得る状態に置くこと。
　八　その性的羞恥心を害する事項を告げ若しくはその知り得る状態に置き、又はその性的羞恥心を害する文書、図画その他の物を送付し若しくはその知り得る状態に置くこと。
2　この法律において「ストーカー行為」とは、同一の者に対し、つきまとい等（前項第一号から第四号までに掲げる行為については、身体の安全、住居等の平穏若しくは名誉が害され、又は行動の自由が著しく害される不安を覚えさせるような方法により行われる場合に限る。）を反復してすることをいう。

（つきまとい等をして不安を覚えさせることの禁止）
第3条　何人も、つきまとい等をして、その相手方に身体の安全、住居等の平穏若しくは名誉が害され、又は行動の自由が著しく害される不安を覚えさせてはならない。

（警告）
第4条　警視総監若しくは道府県警察本部長又は警察署長（以下「警察本部長等」という。）は、つきまとい等をされたとして当該つきまとい等に係る警告を求める旨の申出を受けた場合において、当該申出に係る前条の規定に違反する行為があり、かつ、当該行為をした者が更に反復して当該行為をするおそれがあると認めるときは、当該行為をした者に対し、国家公安委員会規則で定めるところにより、更に反復して当該行為をしてはならない旨を警告することができる。
2　一の警察本部長等が前項の規定による警告（以下「警告」という。）をした場合には、他の警察本部長等は、当該警告を受けた者に対し、当該警告に係る前条の規定に違反する行為について警告又は第6条第1項の規定による命令をすることができない。
3　警察本部長等は、警告をしたときは、速やかに、当該警告の内容及び日時その他当該警告に関する事項で国家公安委員会規則で定めるものを都道府県公安委員会（以下「公安委員会」という。）に報告しなければならない。
4　前3項に定めるもののほか、第1項の申出の受理及び警告の実施に関し必要な事項は、国家公安委員会規則で定める。

（禁止命令等）
第5条　公安委員会は、警告を受けた者が当該警告に従わずに当該警告に係る第3条の規定に違反する行為をした場合において、当該行為をした者が更に反復して当該行為をするおそれがあると認めるときは、当該行為をした者に対し、国家公安委員会規則で定めるところにより、次に掲げる事項を命ずることができる。
　一　更に反復して当該行為をしてはならないこと。
　二　更に反復して当該行為が行われることを防止するために必要な事項
2　公安委員会は、前項の規定による命令（以下「禁止命令等」という。）をしようとするときは、行政手続法（平成5年法律第88号）第13条第1項の規定による意見陳述のための手続の区分にかかわらず、聴聞を行わなければならない。
3　前2項に定めるもののほか、禁止命令等の実施に関し必要な事項は、国家公安委員会規則で定める。

（仮の命令）
第6条　警察本部長等は、第4条第1項の申出を受けた場合において、当該申出に係る第3条の規定に違反する行為（第2条第1項第1号に掲げる行為に係るものに限る。）があり、かつ、当該行為をした者が更に反復して当該行為をするおそれがあると認めるとともに、当該申出をした者の身体の安全、住居等の平穏若しくは名誉が害され、又は行動の自由が著しく害されることを防止するために緊急の必要があると認めるときは、当該行為をした者に対し、行政手続法第13条第1項の規定にかかわらず、聴聞又は弁明の機会の付与を行わないで、国家公安委員会規則で定めるところにより、更に反復して当該行為をしてはならない旨を命ずることができる。
2　一の警察本部長等が前項の規定による命令（以下「仮の命令」という。）をした場合には、他の警察本部長等は、当該仮の命令を受けた者に対し、当該仮の命令に係る第3条の規定に違反する行為について警告又は仮の命令をすることができない。
3　仮の命令の効力は、仮の命令をした日から起算して15日とする。
4　警察本部長等は、仮の命令をしたときは、直ちに、当該仮の命令の内容及び日時その他当該仮の命令に関する事項で国家公安委員会規則で定めるものを公安委員会に報告しなければならない。
5　公安委員会は、前項の規定による報告を受けたときは、当該報告に係る仮の命令があった日から起算して15日以内に、意見の聴取を行わなければならない。
6　行政手続法第3章第2節（第28条を除く。）の規定は、公安委員会が前項の規定による意見の聴取（以下「意見の聴取」という。）を行う場合について準用する。この場合において、同法第15条第1項中「聴聞を行うべき期日までに相当な期間をおいて」とあるのは、「速やかに」と読み替えるほか、必要な技術的読替えは、政令で定める。
7　公安委員会は、仮の命令に係る第3条の規定に違反する行為がある場合において、意見の聴取の結果、当該仮の命令が不当でないと認めるときは、行政手続法第13条第1項の規定及び前条第2項の規定にかかわらず、聴聞を行わないで禁止命令等をすることができる。
8　前項の規定により禁止命令等をしたときは、仮の命令は、その効力を失う。
9　公安委員会は、第7項に規定する場合を除き、意見の聴取を行った後直ちに、仮の命令の効力を失わせなければならない。
10　仮の命令を受けた者の所在が不明であるため第6項において準用する行政手続法第15条第3項の規定によ

り意見の聴取の通知を行った場合の当該仮の命令の効力は，第3項の規定にかかわらず，当該仮の命令に係る意見の聴取の期日までとする。

11　前各項に定めるもののほか，仮の命令及び意見の聴取の実施に関し必要な事項は，国家公安委員会規則で定める。

（警察本部長等の援助等）

第7条　警察本部長等は，ストーカー行為又は第3条の規定に違反する行為（以下「ストーカー行為等」という。）の相手方から当該ストーカー行為等に係る被害を自ら防止するための援助を受けたい旨の申出があり，その申出を相当と認めるときは，当該相手方に対し，当該ストーカー行為等に係る被害を自ら防止するための措置の教示その他国家公安委員会規則で定める必要な援助を行うものとする。

2　警察本部長等は，前項の援助を行うに当たっては，関係行政機関又は関係のある公私の団体と緊密な連携を図るよう努めなければならない。

3　警察本部長等は，第1項に定めるもののほか，ストーカー行為等に係る被害を防止するための措置を講ずるよう努めなければならない。

4　第1項及び第2項に定めるもののほか，第1項の申出の受理及び援助の実施に関し必要な事項は，国家公安委員会規則で定める。

（国，地方公共団体，関係事業者等の支援）

第8条　国及び地方公共団体は，ストーカー行為等の防止に関する啓発及び知識の普及，ストーカー行為等の相手方に対する支援並びにストーカー行為等の防止に関する活動等を行っている民間の自主的な組織活動の支援に努めなければならない。

2　ストーカー行為等に係る役務の提供を行った関係事業者は，当該ストーカー行為等の相手方からの求めに応じて，当該ストーカー行為等が行われることを防止するための措置を講ずること等に努めるものとする。

3　ストーカー行為等が行われている場合には，当該ストーカー行為等が行われている地域の住民は，当該ストーカー行為等の相手方に対する援助に努めるものとする。

（報告徴収等）

第9条　警察本部長等は，警告又は仮の命令をするために必要があると認めるときは，その必要な限度において，第4条第1項の申出に係る第3条の規定に違反する行為をしたと認められる者その他の関係者に対し，報告若しくは資料の提出を求め，又は警察職員に当該行為をしたと認められる者その他の関係者に質問させることができる。

2　公安委員会は，禁止命令等をするために必要があると認めるときは，その必要な限度において，警告若しくは仮の命令を受けた者その他の関係者に対し，報告若しくは資料の提出を求め，又は警察職員に警告若しくは仮の命令を受けた者その他の関係者に質問させることができる。

（禁止命令等を行う公安委員会等）

第10条　この法律における公安委員会は，禁止命令等並びに第5条第2項の聴聞及び意見の聴取に関しては，当該禁止命令等並びに同項の聴聞及び意見の聴取に係る事案に関する第4条第1項の申出をした者の住所地を管轄する公安委員会とする。

2　この法律における警察本部長等は，警告及び仮の命令に関しては，当該警告又は仮の命令に係る第4条第1項の申出をした者の住所地を管轄する警察本部長等とする。

3　公安委員会は，警告又は仮の命令があった場合において，当該警告又は仮の命令に係る第4条第1項の申出をした者がその住所を当該公安委員会の管轄区域内から他の公安委員会の管轄区域内に移転したときは，速やかに，当該警告又は仮の命令の内容及び日時その他当該警告又は仮の命令に関する事項で国家公安委員会規則で定めるものを当該他の公安委員会に通知しなければならない。ただし，当該警告又は仮の命令に係る事案に関する第5条第2項の聴聞又は意見の聴取を終了している場合は，この限りでない。

4　公安委員会は，前項本文に規定する場合において，同項ただし書の聴聞又は意見の聴取を終了しているときは，当該聴聞又は意見の聴取に係る禁止命令等をすることができるものとし，同項の他の公安委員会は，第1項の規定にかかわらず，当該聴聞又は意見の聴取に係る禁止命令等をすることができないものとする。

5　公安委員会は，前項に規定する場合において，第3項ただし書の聴聞に係る禁止命令等をしないときは，速やかに，同項に規定する事項を同項の他の公安委員会に通知しなければならない。

（罰則）

第13条　ストーカー行為をした者は，6月以下の懲役又は50万円以下の罰金に処する。

2　前項の罪は，告訴がなければ公訴を提起することができない。

第14条　禁止命令等（第5条第1項第1号に係るものに限る。以下同じ。）に違反してストーカー行為をした者は，1年以下の懲役又は100万円以下の罰金に処する。

2　前項に規定するもののほか，禁止命令等に違反してつきまとい等をすることにより，ストーカー行為をした者も，同項と同様とする。

第15条　前条に規定するもののほか，禁止命令等に違反した者は，50万円以下の罰金に処する。

（適用上の注意）

第16条　この法律の適用に当たっては，国民の権利を不当に侵害しないように留意し，その本来の目的を逸脱して他の目的のためにこれを濫用するようなことがあってはならない。

2．資　料

15　今後の子育て支援のための施策の基本的方向について（エンゼルプラン）（抄）

(平成6年12月16日)

１．少子化への対応の必要性

　平成5年のわが国の出生数は、118万人であり、これは、戦争直後（昭和22年）の268万人の半分以下である。また、女性が一生の間に生む子どもの数を示す合計特殊出生率は1.46と史上最低を記録した。

　少子化については、子ども同士のふれあいの減少等により自主性や社会性が育ちにくいといった影響や、年金などの社会保障費用に係る現役世代の負担の増大、若年労働力の減少等による社会の活力の低下等の影響が懸念されている。

　こうした状況を踏まえ、少子化の原因や背景となる要因に対応して子ども自身が健やかに育っていける社会、子育てに喜びや楽しみを持ち安心して子どもを生み育てることができる社会を形成して行く事が必要である。

　子育てはとかく夫婦や家庭の問題ととらえられがちであるが、その様々な制約要因を除外していくことは、国や地方自治体はもとより、企業・職場や地域社会の役割でもある。そうした観点から子育てや支援社会の構築を目指すことが要請されている。

２．わが国の少子化の原因と背景
　(1) 少子化の原因
　　　（晩婚化の進行）
　　　（夫婦の出生力の低下）
　　　（女性の職場進出と子育てと仕事の両立の難しさ）
　　　（育児の心理的、肉体的負担）
　　　（住宅事情と出生動向）
　　　（教育費等の子育てコストの増大）

３．子育て支援のための施策の趣旨及び基本的視点
　　　（施策の趣旨）
　　　（基本的視点）

４．子育て支援のための施策の基本的方向
　子育てにかかる状況を勘案すると子育て支援のための施策の基本的方向は次のとおりとする。
　(1) 子育てと仕事の両立支援の推進
　(2) 家庭における子育て支援
　(3) 子育てのための住宅及び生活環境の整備
　(4) ゆとりある教育の実現と健全育成の推進
　(5) 子育てコストの軽減

５．重点施策

　今後、子育てのための支援策としては、基本的方向にそって、教育、雇用、住宅、福祉の面で総合的に推進していく必要があるが、少子化の原因や子育て家庭の意識等に鑑み、特に、次の施策を重点的に実施する。
　(1) 仕事と育児との両立のための雇用環境の整備
　　①育児休業給付の実施など育児休業を気兼ねなくとることのできる環境整備
　　②事業所内託児施設の設置促進など子育てしながら働き続けることのできる環境整備
　　③育児のために退職した者の再就職の支援
　　④労働時間の短縮等の充実
　(2) 多様な保育サービスの充実
　　①保育システムの多様化・弾力化の促進
　　②低年齢児保育、延長保育、一時的保育事業の拡充
　　　ア．低年齢児受け入れ枠の拡大
　　　イ．延長保育の拡充
　　　ウ．一時的保育事業の拡充
　　③保育所の多機能化のための整備
　　④放課後児童対策の充実
　(3) 安心して子どもを生み育てることができる母子保健医療体制の充実
　　①地域における母子保健医療体制の整備
　　②乳幼児健康支援デイサービス事業の推進
　(4) 住宅及び生活環境の整備
　　①良質なファミリー向けの住宅の供給
　　②子育てと仕事の両立、家族のだんらんのためのゆとりある住生活の実現
　　③子どもの遊び場、安全な生活環境などの整備
　(5) ゆとりある学校教育の推進
　　①ゆとりある学校教育の推進
　　②体験的活動機会の提供等による学校外活動の充実
　　③子育てに関する相談体制の整備等による家庭教育の充実
　(6) 子育てに伴う経済負担の軽減
　(7) 子育て支援のための基盤整備
　　①地域子育て支援センターの整備
　　②地方自治体における取組み

16　重点的に推進すべき少子化対策の具体的実施計画について（新エンゼルプラン）の要旨

(平成11年12月19日)

１　趣旨
○　少子化対策については、これまで「今後の子育て支援のための施策の基本的方向について」（平成6年12月文部・厚生・労働・建設4大臣合意）及びその具体化の一環としての「当面の緊急保育対策等を推進するための基本的考え方」（平成6年12月大蔵・厚生・自治大臣合意）等に基づき、その推進を図ってきたところ

○　このプランは、「少子化対策推進関係閣僚会議」で決定された「少子化対策推進基本方針」に基づく重点施策の具体的実施計画として策定（大蔵、文部、厚生、労働、建設、自治の6大臣の合意）

２　主な内容
　(1) 保育サービス等子育て支援サービスの充実
　　①低年齢児（0～2歳）の保育所受入れの拡大
　　②多様な需要に応える保育サービスの推進
　　　・延長保育、休日保育の推進等

③在宅児も含めた子育て支援の推進
　　　　・地域子育て支援センター，一時保育，ファミリー・サポート・センター等の推進
　　　④放課後児童クラブの推進
　(2)　仕事と子育ての両立のための雇用環境の整備
　　　①育児休業を取りやすく，職場復帰をしやすい環境の整備
　　　　・育児休業制度の充実に向けた検討，育児休業給付の給付水準の40%への引上げ（現行25%），育児休業取得者の代替要員確保及び原職等復帰を行う事業主に対する助成金制度の創設等
　　　②子育てをしながら働き続けることのできる環境の整備
　　　　・短時間勤務制度等の拡充や子どもの看護のための休暇制度の検討等
　　　③出産・子育てのために退職した者に対する再就職の支援
　　　　・再就職希望登録者支援事業の整備
　(3)　働き方についての固定的な性別役割分業や職場優先の企業風土の是正
　　　①固定的な性別役割分業の是正
　　　②職場優先の企業風土の是正
　(4)　母子保健医療体制の整備
　　　　・国立成育医療センター（仮称），周産期医療ネットワークの整備等
　(5)　地域で子どもを育てる教育環境の整備
　　　①体験活動等の情報提供及び機会と場の充実
　　　　・子どもセンターの全国展開等
　　　②地域における家庭教育を支援する子育て支援ネットワークの整備
　　　　・家庭教育24時間電話相談の推進等
　　　③学校において子どもが地域の人々と交流し，様々な社会環境に触れられるような機会の充実
　　　④幼稚園における地域の幼児教育センターとしての機能等の充実
　(6)　子どもたちがのびのび育つ教育環境の実現
　　　①学習指導要領等の改訂
　　　②平成14年度から完全学校週5日制を一斉に実施
　　　③高等学校教育の改革及び中高一貫教育の推進
　　　　・総合学科，中高一貫教育校等の設置促進
　　　④子育ての意義や喜びを学習できる環境の整備
　　　⑤問題行動へ適切に対応するための対策の推進
　　　　・「心の教室」カウンセリング・ルームの整備，スクールカウンセラー等の配置
　(7)　教育に伴う経済的負担の軽減
　　　①育英奨学事業の拡充
　　　②幼稚園就園奨励事業等の充実
　(8)　住まいづくりやまちづくりによる子育ての支援
　　　①ゆとりある住生活の実現
　　　②仕事や社会活動をしながら子育てしやすい環境の整備
　　　③安全な生活環境や遊び場の確保

17　健やか親子21検討会報告書―母子保健の2010年までの国民運動計画―(抄)

（平成12年11月）

はじめに

「健やか親子21」は，これまでの母子保健の取組の成果を踏まえ，残された課題と新たな課題を整理し，21世紀の母子保健の主要な取組を提示するビジョンであると同時に，それぞれの課題についての取組の目標を設定し，関係者，関係機関・団体が一体となって推進する国民運動計画である。

「健やか親子21」は，安心して子どもを産み，健やかに育てることの基礎となる少子化対策としての意義に加え，少子・高齢社会において，国民が健康で明るく元気に生活できる社会の実現を図るための国民の健康づくり運動（健康日本21）の一環となるものである。

平成12年2月に関係専門家等による検討会を設置し，母子保健に関する主要課題として，(1)思春期の保健対策の強化と健康教育の推進，(2)妊娠・出産に関する安全性と快適さの確保と不妊への支援，(3)小児保健医療水準を維持・向上させるための環境整備，(4)子どもの心の安らかな発達の促進と育児不安の軽減，の4課題を設定し，約9か月にわたり9回の検討会を開催し議論を進めてきたが，今般，その報告書をとりまとめた。

今後，この報告書を踏まえ，住民一人一人が自らの決定に基づいて，健康増進や疾病の予防，さらに障害や慢性疾患をコントロールする能力を高めること及び健康を支援する環境づくりを柱とする公衆衛生戦略であるヘルスプロモーションの基本理念に基づき，国民をはじめ地方公共団体，国，専門団体，民間団体等が連携し，21世紀における「健やかな親子像」を目指した国民的な運動が展開されることを期待する。

第1章　基本的な考え方
第1節　「健やか親子21」の性格

「健やか親子21」は，21世紀の母子保健の主要な取組を提示するビジョンであり，かつ関係者，関係機関・団体が一体となって推進する国民運動計画である。

同時に，安心して子どもを産み，ゆとりを持って健やかに育てるための家庭や地域の環境づくりという少子化対策としての意義と，少子・高齢社会において国民が健康で元気に生活できる社会の実現を図るための国民健康づくり運動である「健康日本21」の一翼を担うという意義を有している。

名称については，主として母子保健が対象となるものの，目指すものが，父親や広く祖父母も含め，親と子が健やかに暮らせる社会づくりであるので，本運動計画のそうした意義を踏まえて「健やか親子21」とした。

この国民運動計画の対象期間は2001年（平成13年）から2010年（平成22年）までの10年間とし，中間の年となる2005年（平成17年）に実施状況を評価し，必要な見直しを行うこととしている。

第2節　「健やか親子21」の基本的視点

我が国の母子保健の様々な指標は、これまで関係者が努力を続けた成果として、20世紀中に既に世界最高水準に到達している。その成果を踏まえ、21世紀の母子保健の主要な取組を展望するに当たり、以下の4つの基本的視点に立脚した。

(1) 20世紀中に達成した母子保健の水準を低下させないために努力する（母子保健システムの質・量の維持等）
(2) 20世紀中に達成しきれなかった課題を早期に克服する（乳幼児の事故死亡率、妊産婦死亡率等の世界最高水準の達成等）
(3) 20世紀終盤に顕在化し21世紀にさらに深刻化することが予想される新たな課題に対応する（思春期保健、育児不安と子どもの心の発達の問題、児童虐待等の取組の強化等）
(4) 新たな価値尺度や国際的な動向を踏まえた斬新な発想や手法により取り組むべき課題を探求する（ヘルスプロモーションの理念・方法の活用、根拠に基づいた医療（EBM）の推進、生活の質（QOL）の観点からの慢性疾患児・障害児の療育環境の整備や妊娠から出産に至る環境の整備、保健・医療・福祉・教育・労働施策の連携等）

第3節　「健やか親子21」の課題設定

「健やか親子21」においては、前節の基本的視点を踏まえ、以下の4つを21世紀に取り組むべき主要な課題として設定した。

(1) 思春期の保健対策の強化と健康教育の推進
(2) 妊娠・出産に関する安全性と快適さの確保と不妊への支援
(3) 小児保健医療水準を維持・向上させるための環境整備
(4) 子どもの心の安らかな発達の促進と育児不安の軽減

それぞれの課題ごとに「問題認識」、「取組の方向性」、「具体的な取組」について第2章において記述した。

「問題認識」では、現状に対する見解と主要課題として選定した理由等を示し、「取組の方向性」では、取組に当たっての基本的な方向性や枠組みを提示した。これを受けて「具体的な取組」では可能な限り具体的な形での方策を提言しているが、実施可能性を必ずしも厳密に担保したものではなく、各課題の解決に寄与すると期待されうる方策を厳選した。各課題の性格・内容の相違により必ずしも均一な記述ではないが、上述の趣旨に沿い、実践面を重視し記述した。この提言を参考として関係者等が可能な範囲で自主的な取組を行い、課題解決に貢献していくことが期待される。

留意すべきは、この4課題に含まれないものが重要でないということではなく、主要課題の選定に当たっては総花的な取組を避け、国民運動として集中的に取り組むべき課題を精選したということである。したがって、小児の歯科保健や栄養の分野は、「健康日本21」における生活習慣病予防に関わる部分に譲り、また、アトピーなどの個別疾患対策も対象としていない。これら「健やか親子21」に掲げた主要課題に含まれないが重要なものについても、従来に引き続いて着実に取り組んでいくことが期待される。

第4節　「健やか親子21」の推進方策

1　基本理念

「健やか親子21」の国民運動の推進にあたり、その理念の基本をヘルスプロモーションにおいた。

ヘルスプロモーションは、1986年にオタワで開催されたWHO国際会議において提唱されたもので、(1)住民一人一人が自らの決定に基づいて、健康増進や疾病の予防、さらに障害や慢性疾患をコントロールする能力を高めること、(2)健康を支援する環境づくりを行うこと、を2本の柱として展開する公衆衛生戦略である。

従来の健康教育が、「健康」を最終的な目標にして考える傾向が強かったのに対して、ヘルスプロモーションは、「QOLの向上」を最終的な目標に据え、健康は「より良い生活のための資源の一つ」として位置付けていることが特徴である。

図に母子保健分野における従来の健康教育とヘルスプロモーションの考え方の違いを示した。従来の健康教育は「安全な妊娠・出産と正しい育児」を目指して、専門家が母親に対して手とり足とり指導をしていた関わりが中心であったが、ヘルスプロモーションは、妊娠・出産や育児を通じて人間として成長しながら、親子が「豊かな人生」を送れるように、子どもの育ちに関して個々の親子を支援するとともに、地域・社会の構成員が一緒に「子どもの育ち」の玉を押せるように支援し、更に坂道の傾斜を緩やかにしようというものである。「子どもの育ち」の玉を押す力を強くすることは、ヘルスプロモーションの柱の一つである「住民一人一人が自らの決定に基づいて、健康増進や疾病の予防、さらに障害や慢性疾患をコントロールする能力を高めること」にあたり、坂道の傾斜を緩やかにする取組は、もう一つの柱である「健康を支援する環境づくりを行うこと」にあたる。

2　「健やか親子21」の推進方策

「健やか親子21」で掲げた主要課題は、いずれもその達成に向けて国民をはじめ保健・医療・福祉・教育・労働等の関係者、関係機関・団体がそれぞれの立場から寄与することが不可欠な内容を有している。上述したヘルスプロモーションの基本理念に基づき「健やか親子21」が国民運動計画として展開していくために、以下の3つを主要な方策として位置付けた。

(1) 関係者、関係機関・団体が寄与しうる取組の内容を明確にして自主的活動を推進すること
(2) 各団体の活動の連絡調整等を行う中央レベルの「健やか親子21推進協議会」を設置すること
(3) 計画期間と達成すべき具体的課題を明確にした目標を設定すること

第3章に、国民、地方公共団体、国、専門団体、民間

団体の寄与しうる内容を各課題ごとに記述した。これらの取組を効果的に調整・推進するために，関係者等の行動計画のとりまとめや進捗状況の報告を統括する「健やか親子21推進協議会」を中央に設置することも提言した。さらに，国民運動計画を推進するに当たり，計画期間と達成すべき具体的課題を明確にした目標を示した。

第2章 主要課題（抄）

「健やか親子21」の主要課題について，各課題ごとに，問題認識，取組の方向性，具体的な取組について記述。

(1) 思春期の保健対策の強化と健康教育の推進
(2) 妊娠・出産に関する安全性と快適さの確保と不妊への支援
(3) 小児保健医療水準を維持・向上させるための環境整備
(4) 子どもの心の安らかな発達の促進と育児不安の軽減

第3章 推進方策（抄）

「健やか親子21」の推進方策について，関係者，関係機関・団体の寄与しうる取組の内容の明確化，「健やか親子21推進協議会」の設置，2010年までの目標の設定等について記述。

新版 テキスト母性看護Ⅰ：別冊付録

2005年4月30日　初版第1刷発行
2008年9月10日　初版第2刷発行

定価はカバーに
表示しています

編　者	後　藤　節　子
	森　田　せつ子
	鈴　木　和　代
	大　村　いづみ

発行者　金　井　雄　一

発行所　財団法人　名古屋大学出版会
〒464-0814　名古屋市千種区不老町名古屋大学構内
電話(052)781-5027／FAX(052)781-0697

Ⓒ Setsuko Goto *et al.*, 2005　　　　Printed in Japan
印刷・製本　㈱クイックス　　　ISBN978-4-8158-0512-8
乱丁・落丁はお取替えいたします。

Ⓡ〈日本複写権センター委託出版物〉
本書の全部または一部を無断で複写複製（コピー）することは，著作権法
上の例外を除き，禁じられています。本書からの複写を希望される場合は，
必ず事前に日本複写権センター(03-3401-2382)の許諾を受けてください。